乳腺肿瘤临床病理学

Clinicopathology of Tumors of the Breast

主　编　阚　秀

丁华野

沈丹华

北京大学医学出版社

RUXIAN ZHONGLIU LINCHUANG BINGLIXUE

图书在版编目（CIP）数据

乳腺肿瘤临床病理学 / 阚秀，丁华野，沈丹华主编.
—北京：北京大学医学出版社，2014.8
ISBN 978-7-5659-0888-0

Ⅰ. ①乳…　Ⅱ. ①阚…②丁…③沈…　Ⅲ. ①乳腺癌 -
病理学　Ⅳ. ① R737.9

中国版本图书馆 CIP 数据核字（2014）第 144375 号

乳腺肿瘤临床病理学

主　　编：阚　秀　丁华野　沈丹华
出版发行：北京大学医学出版社
地　　址：（100191）北京市海淀区学院路38号　北京大学医学部院内
电　　话：发行部 010-82802230；图书邮购 010-82802495
网　　址：http：//www.pumpress.com.cn
E-mail：booksale@bjmu.edu.cn
印　　刷：北京画中画印刷有限公司
经　　销：新华书店
责任编辑：冯智勇　　责任校对：金彤文　　责任印制：张京生
开　　本：889mm×1194mm　1/16　印张：26　字数：838千字
版　　次：2014年8月第1版　2014年8月第1次印刷
书　　号：ISBN 978-7-5659-0888-0
定　　价：239.00元

本书由

北京大学医学科学出版基金

资助出版

编委名单

主　　编　阚　秀　丁华野　沈丹华

编　　委　（按姓氏汉语拼音排序）

陈定宝　北京大学人民医院

陈云新　北京大学人民医院

戴　林　北京大学人民医院

丁华野　北京军区总医院

皋岚湘　北京军区总医院

顾依群　北京市海淀妇幼保健院

阚　秀　北京大学人民医院

李新功　山东省东营市中心医院

刘芳芳　北京大学人民医院

柳剑英　北京大学医学部

钱利华　北京大学人民医院

任　力　空军总医院

沈丹华　北京大学人民医院

吴起嵩　胜利油田中心医院

王国涛　北京军区总医院

薛　宁　北京天宜乳腺医院

薛卫成　北京大学肿瘤医院

余小蒙　北京友谊医院

张晋夏　北京天宜乳腺医院

秘　　书　陈定宝

参编人员　（按姓氏汉语拼音排序）

鲍冬梅　杜　青　杜晓媛　高松源　李红宾

蔺会云　刘静贤　王爱春　王功伟　汪颖南

张晓波　郑红芳　郑吉春　钟萍萍

主编简介

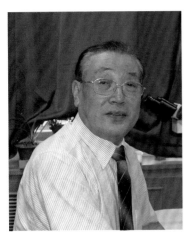

阚秀 1935年生。北京大学人民医院病理科原主任，主任医师，教授，硕士研究生导师。专家特长：肿瘤病理学，细胞病理学，尤其是乳腺病理及其细胞学诊断。享有国务院政府特殊津贴。

1961年毕业于北京医学院（现北京大学医学部）本科。毕业后留校，在病理教研室任教。1972年调入北京市肿瘤研究所病理研究室，从事肿瘤病理研究工作。1988年起在北京大学人民医院病理科工作至今。1994年被收入《中国名医列传》。

先后兼任中华人民共和国卫生部医疗技术咨询专家、国际细胞学会成员（MIAC）、中华病理学会临床细胞学委员会副主任委员、北京细胞学会副主任委员、中国抗癌协会乳腺癌研究会委员、北京医科大学病理会诊中心执行主任、中国百万妇女乳腺普查病理专家。曾兼任《中华肿瘤学杂志》《诊断病理学杂志》《中华乳腺病杂志》和《肿瘤研究与临床杂志》等杂志编委等职。

40多年来一直从事病理学事业。专长研究乳腺疾病、乳腺癌及乳腺癌癌前病变和针吸细胞学诊断等，取得一定成果。每年接受大量全国各地乳腺标本会诊材料。先后发表论文93篇（第一作者60篇，其中一篇曾获《中华病理学杂志》1987年优秀论文奖），被国内外广泛引用。主编《乳腺癌临床病理学》《细针吸取细胞病理学》《诊断细胞病理学》《肿瘤病理诊断及鉴别诊断学》等专著4部。参加编写及翻译其他专著10余部。获卫生部及北京市科技成果奖3项。为推动国内乳腺癌研究和细胞学诊断学科发展做出一定贡献。

作为病理细胞学专家，于1981年应邀参加日本第22届全国临床细胞学大会，并做"中国肿瘤细胞学概况"的专题报告。1983年赴美，在美国国立卫生研究院（NIH）肿瘤研究所（NCI）做访问学者，研修针吸细胞学达2年之久。1987年赴瑞士，参加国际合作编写《乳腺癌细胞病理学》（*Cytopathology of Breast Cancer*）一书，该书以6国文字编写，国际发行。2000年参加台湾细胞学术会议，并做"乳腺癌细胞病理学"专题演讲。

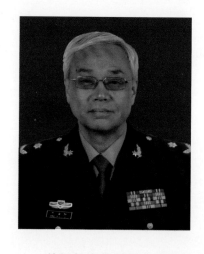

丁华野 毕业于第四军医大学，硕士学历、学位。现任北京军区病理研究诊断中心、北京军区总医院病理科主任医师和教授，硕士及博士生导师，享受国务院政府特殊津贴。为中华医学会病理学分会和中国抗癌协会肿瘤病理学会"乳腺疑难病理会诊中心"首席会诊专家。

现担任国家卫生与计划生育委员会病理质控评价中心专家委员会副主任委员兼常规技术组长；国家卫生与计划生育委员会人才中心全国卫生人才评价、培训、研究、管理领域专家；国家卫生与计划生育委员会病理医师定期考核专家委员会委员；中华医学会北京分会理事，北京市病理学会顾问；中国抗癌协会肿瘤病理学专业委员会委员；中国病理医师协会理事；解放军病理学会顾问；北京军区科学技术委员会常委、医学领域（基础医学与内科学）委员会副主任委员；《诊断病理学杂志》顾问等。

曾担任中华医学会病理学分会副主任委员兼秘书长，北京市病理学会主任委员，《诊断病理学杂志》总编。

发表学术论文 300 多篇。主编 / 编著 / 参与翻译病理专著 40 多部 / 册。获科技进步 / 临床成果奖 40 多项。荣立三等功 3 次。从事病理工作近 40 年，在诊断病理方面（特别是乳腺疾病的病理诊断）有丰富的经验及很好的口碑。

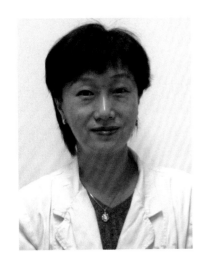

沈丹华 1959 年生，汉族，上海市人。现任北京大学人民医院病理科主任，主任医师，硕士生导师。

1983 年毕业于首都医科大学（原北京第二医学院）医疗系，毕业后分配到北京天坛医院病理科工作。1984 年在北京医科大学病理学系进修外科病理诊断学。1993 年调入北京大学人民医院病理科工作。2003 年晋升为主任医师。1996 年、1998 年及 2000 年先后 3 次赴香港大学病理学系访问学习。2004 年获病理学硕士学位。

长期从事临床外科病理诊断及相关的研究工作，专长妇科及骨肿瘤病理诊断。在乳腺肿瘤的 DNA 图像分析、妇产科肿瘤细胞及分子遗传学研究领域取得一定成绩，曾主持及参与 3 项国家自然科学基金项目。已在国内外杂志上发表论文百余篇，其中发表 SCI 收录论文十余篇。做为主编及副主编组织及编写《妇产科病理学》《子宫内膜癌》《妇产科诊断病理学（第 2 版）》等专著；参与《ROSAI & ACKERMAN 外科病理学》《诊断外科病理学》《外科病理鉴别诊断学》《女性生殖道病理学》《妇产科诊断病理学》和《肿瘤组织病理学诊断》等多部病理学巨著的翻译工作。

现兼任中华医学会妇科肿瘤分会委员，中华医学会妇产科分会病理学组组长，中华医学会病理学分会女性生殖学组委员，中华医学会妇科肿瘤分会妇科病理及细胞学会诊中心专家组成员，中国医师学会病理医师分会委员，《中华病理学杂志》《中华妇产科杂志》编委，《诊断病理学杂志》《中国妇产科临床杂志》常务编委，《中华普通外科杂志》特邀审稿专家。

前　言

《乳腺癌临床病理学》一书于1993年出版发行，当时作为国内第一部乳腺癌病理学专著，曾为乳腺癌病理学启蒙做出贡献。转眼20年一瞬间，时过境迁，正如Tavassoli教授所言，乳腺癌的研究取得飞速发展，乳腺癌临床出现巨大演变，对乳腺病理学提出了新的机遇及挑战。我们必须面对，必须与时俱进。我们努力的方向是尽量反映近代病理学的新技术、新进展、新认识。此时正值WHO新版乳腺肿瘤分类（2012年版）问世，有幸及时阅读参考，甚得启迪。

《乳腺肿瘤临床病理学》对下列乳腺癌病理的新进展、新热点内容，特别提出予以重点关注，包括：

1. 传统乳腺病理活检模式的新演变；

2. 乳腺非手术活检病理学诊断的新进展；

3. 乳腺癌新辅助疗法对病理学的新挑战；

4. 乳腺癌保乳治疗对病理的新要求——手术切除边缘检测；

5. 影像引导下乳腺微小癌病理活检的新方法；

6. 乳腺癌前哨淋巴结病理活检；

7. 乳腺癌内分泌治疗的新指标——乳腺癌激素受体（ER，PR）病理学检测；

8. 乳腺癌靶向治疗病理学指标的新标准——HER2及Topo-Ⅱa等基因的病理学检测；

9. 免疫组化在乳腺病理学检查中的重要性——确定乳腺癌临床治疗及预后判断的重要指标；

10. 中国人乳腺癌的一些临床病理学特点；

11. 对乳腺交界性病变的新认识——乳腺导管增生DIN分级系统；

12. 乳腺癌的病理学分型及分级的新变化；

13. 关于乳腺癌病理分期（pTNM）的应用及标准；

14. 何谓"早期乳癌"；

15. 近年提出的几种值得临床注意的乳腺癌新组织学类型；

16. 与乳腺癌发生相关的乳腺小叶结构新概念——乳腺终末导管小叶单位（TDLU）；

17. 乳腺各种疾病病理学的新变化、新认识。

本书书名《乳腺肿瘤临床病理学》仍以《乳腺癌临床病理学》为基础，为实际工作使用方便，除乳腺癌重点介绍外，本书也收集乳腺所有其他各种肿瘤疾病内容，做简明阐述。

本书编写宗旨：为便于临床医师应用，以临床病理为出发点。本书特色是将病理与临床衔接，可作为临床—病理桥梁，便于病理医师应用。本书以病理组织学为基础，强调各种病变特点，可为病理诊断及鉴别诊断的方便手册。为便于初学者阅读，本书试做不少"小结"及示意图，以供参考用。

本书编写特点：实用，简明，条理清楚，尽量采用图片及表格。编写内容以实用资料为主，撰写灵活不拘一格，有些似拾遗或杂谈，理论阐述较少。

本书的编写荣幸地得到丁华野教授和沈丹华教授两位专家的鼎力相助，同时仰赖于北京大学人民医院病理科全科同志的共同奋斗。在这里要特别感谢本书编委秘书陈定宝医师所做的多方面努力。此外，还特别幸运地邀请到多位乳腺病理学专家参加本书的编写，为本书的出版做出巨大贡献。

本书编写得到北京大学医学科学出版基金的支持，也荣幸地得到中国社会工作者协会乳腺癌基金会及著名乳腺肿瘤专家徐光炜教授的鼓励和支持，在此特别致谢。

最后，再次感谢参加本书编写的各位专家同仁所付出的辛勤劳动，将个人经验与知识无保留地奉献给新的一代。

由于工作繁忙，时间仓促，编写中疏漏缺欠之处难免，诚请各位同道指正。

阚　秀

北京大学人民医院

2014年8月

目　　录

上　篇　总　论

下 篇 乳腺癌及乳腺病理学各论

上 篇

总 论

第1章
乳腺癌病理学概论

阚　秀　陈云新　薛卫成　刘芳芳
李新功　顾依群　王爱春　薛　宁

第一节　乳腺癌的发生率及高危因素

世界范围内，乳腺癌是女性最常见的恶性肿瘤。自20世纪70年代末开始，乳腺癌发病率一直位居女性肿瘤首位，并且全球每年以约2%的速度递增。据有关资料统计显示，2007年全球有130万浸润性乳腺癌新发病例。2007年全球46.5万人死于乳腺癌。乳腺癌是全球女性的首位死亡原因。据2004年中国肿瘤登记处的统计数据显示，中国乳腺癌发病率的世界标准化率为27.76/10万，位居中国女性肿瘤发病的首位[1]，因而乳腺癌的防治更加不容忽视。

一、不同国家地区乳腺癌的发病率及死亡率

乳腺癌的发病率在不同的国家及地区变化很大，可能与种族、健康状况及生活方式有关。2002年全世界的统计资料显示（图1-1），北美、澳大利亚、北欧和西欧乳腺癌的发病率最高，东欧的发病率较低，大部分非洲和亚洲国家乳腺癌的发病率最低。乳腺癌发病率相差最大的两个国家是莫桑比亚和美国，莫桑比亚的乳腺癌发病率为3.9/10万，而美国乳腺癌的发病率为101.1/10万，两者发病率相差25倍。又如，在非洲广大农村及撒哈拉沙漠地区乳腺癌的发病率（16.5/10万）是南非发病率的一半（33.5/10万），南非白人城市妇女具有较高的乳腺癌发病率[2]。在中国，上海城镇1993—1997年乳腺癌的发病率为27.2/10万，而在江苏启东农村仅为11.2/10万[3,4]。在韩国，首尔（20.8/10万）和

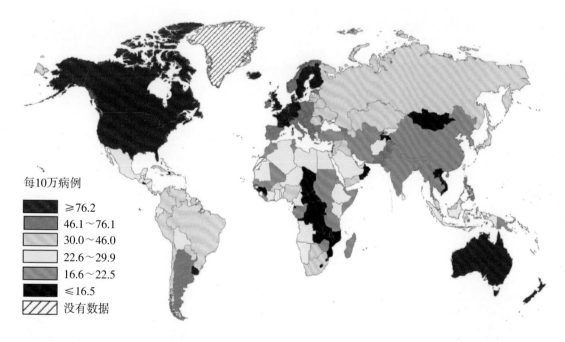

每10万病例

- ≥76.2
- 46.1～76.1
- 30.0～46.0
- 22.6～29.9
- 16.6～22.5
- ≤16.5
- 没有数据

图1-1　世界范围内不同国家及地区的年龄标准化乳腺癌发病率（引自Globocan，2002）

Kanghwa 县（12.7/10 万）乳腺癌发病率几乎相差一倍[5]。表 1-1 详细阐述了不同国家和地区（2002 年）乳腺癌的发病率和死亡率[6]。

二、乳腺癌的发病率在增加

1975 年全球乳腺癌新病例数为 54.12 万，而到 1990 年则增至 79.48 万，20 年内发病数增加了 47%。同期相比，乳腺癌的粗发病率也有较大幅度增长。1975 年全球乳腺癌粗发病率为 23.7/10 万，1990 年则上升至 30.3/10 万。美国癌症协会 2007 公布的数据显示（图 1-2），在美国，白人妇女的乳腺癌发病率最高，增速也最快。黑人妇女位居第二，其次是西班牙裔、亚洲 / 太平洋岛民和美国印第安 / 阿拉斯加原住民妇女。另一方面，黑人妇女的乳腺癌死亡率最高，随后是白人、美国印第安人 / 阿拉斯加原住民、西班牙裔、亚洲 / 太平洋岛民妇女。在过去 25 年，由于生育方式的改变，特别是乳腺癌筛查的增加，西方国家乳腺癌的发病率增高了约 30%[7]。然而，在美国 2001－2004 年乳腺癌

表 1-1	世界一些国家和地区乳腺癌发病率及死亡率（2002 年）					
国家 / 地区	发病率（/10 万）			死亡率（/10 万）		
	病例数	粗发病率	标化率	死亡人数	粗死亡率	标化率
世界	1151298	37.4	37.4	410712	13.3	13.2
较发达地区	636128	103.7	67.8	189765	30.9	18.1
不发达地区	514072	20.9	23.8	220648	9.0	10.3
非洲						
东部	15564	11.8	19.5	10974	8.3	14.1
中部	5173	10.1	16.5	3711	7.3	12.1
北部	16588	18.6	23.2	11751	13.2	16.7
南部	6474	25.4	33.4	3130	12.3	16.3
西部	21397	18.2	27.8	14833	12.6	19.6
加勒比海	6424	33.0	32.9	2478	12.7	12.7
美国						
中部	14240	20.3	25.9	5679	8.1	10.5
南部	75907	42.3	46.0	24681	13.8	15.1
北部	229631	141.9	99.4	48239	29.8	19.2
亚洲						
东部	167525	22.9	20.6	47866	6.5	5.8
东南部	58495	21.8	25.5	26818	10.0	11.8
中南部	133802	18.0	21.8	67165	9.0	11.1
西部	25163	26.1	33.3	10738	11.2	14.3
欧洲						
中部 / 东部	100262	63.4	42.6	45310	28.7	17.9
北部	62425	128.8	82.5	19789	40.8	22.6
南部	72458	97.8	62.4	24617	33.2	18.1
西部	125604	134.3	84.6	39297	42.0	22.3
澳大利亚 / 新西兰	13507	115.1	84.6	3338	28.4	19.4
美拉尼西亚	474	14.5	22.2	220	6.8	10.5
密克罗尼西亚	99	38.0	50.4	47	18.0	23.6
波利尼西亚	84	28.2	34.2	38	12.8	15.8

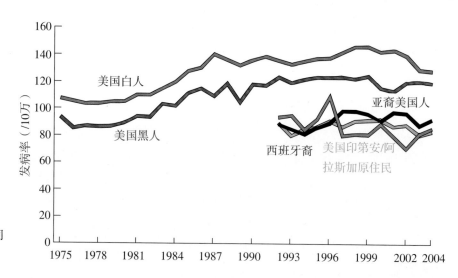

图 1-2　美国不同种族女性 1975—2004 年间乳腺癌发病率的变化趋势

的发病率减低，部分是由于激素替代治疗（Hormone Replacement Therapy，HRT）的减少及乳腺钼靶筛查的应用引起的。

在亚洲，日本、新加坡、韩国在过去的 40 年乳腺癌的发病率增高了 2～3 倍，中国城镇的统计数据显示 1994 年乳腺癌的发病率较 1972 年增高了 50%[4]。印度孟买乳腺癌的发病率从 1978 年的 20.5/10 万增高到 1997 年的 31.5/10 万[5]。在非洲，由于没有大样本的登记数据和精确的人口数据，很难评价乳腺癌的发病率。然而，仅乌干达局部地区的统计数据显示其乳腺癌的发病率从 1960 年的 11.7/10 万增高到 2002 年的 23.4/10 万[8]。一些拉丁美洲国家也报告了乳腺癌的发病率增高。在哥伦比亚的卡利，乳腺癌的发病率从 1983 年的 32.2/10 万增高到 1997 年的 44.4/10 万。然而，在拉丁美洲仅有的国家统计中心之一的 COSTA Rica，乳腺癌的发病率一直维持在 30/10 万这样一个相对稳定的水平[5]。

我国原为乳腺癌低发国家，虽然目前仍不属高发国，但乳腺癌的发病速度增长之快尤为值得注意。20 世纪 80 年代末我国乳腺癌年新发病数仅为 3 万例左右，但 90 年代初则猛增至 6 万例至 7 万例，减去人口增长因素，我国乳腺癌新病例数年均增长达 3%～4%，高出全球 1～2 个百分点。自 90 年代开始，我国乳腺癌粗发病率也有较大增长，与 1980 年的 6.4/10 万相比，到 1990 年粗发病率增长了 72%（11.0/10 万）。据中国肿瘤登记处 2004 年的统计数据显示，中国乳腺癌发病率的世界标化率为 27.76/10 万，与 1980 年相比增长了 4.3 倍[1]。中国肿瘤登记处 2004 年的研究数据显示，中国乳腺癌死亡率的世界标化率为 6.3/10 万，位居中国女性恶性肿瘤死亡率的第 5 位[8]。

我国沿海大城市的发病率及死亡率较内陆地区高，上海、北京、天津、广州等沿海经济发达地区是我国乳腺癌的高发区。仅以上海为例，上海市区 1975—1977 年乳腺癌标化发病率为 16.9/10 万，在女性恶性肿瘤中居第 4 位，到 1990 年时已上升为 27.2/10 万，1995 年上升为 42.8/10 万，1999 年已达 52.89/10 万。在过去的 25 年中，乳腺癌的发病率增加了 51%，跃居女性易患肿瘤的首位，而且发病年龄提前，35～44 岁组增加了 88%。

三、乳腺癌发病的地区和民族差异

乳腺癌的发病，与患者的遗传基因、生活习惯、常用食物、生育状况等紧密相关，不同人种、地域的乳腺癌发病率有着明显的区别。乳腺癌的高发地区，主要集中在北美、北欧和大洋洲，尤其白种女性居多；中发地区，集中在南美、南欧和以色列；亚洲则是低发地区。美国癌症协会 2007 年公布的数据显示，就是在美国不同种族之间的发病率也是相差很大的（图 1-3）。

四、乳腺癌的高发年龄

年龄与乳腺癌的发生有密切关系，25 岁以下的乳腺癌患者极少见，仅为 0.2% 左右。25 岁以下年龄组的乳腺肿瘤几乎全部为良性，最多见的为纤维腺瘤，偶见多发性乳头状瘤或腺病。

25～30 岁开始乳腺癌的发病率略有增加，活检也

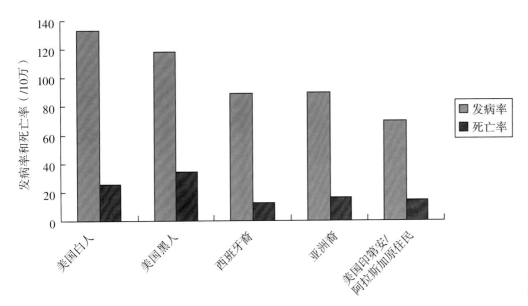

图 1-3　美国不同种族女性乳腺癌发病率和死亡率的差别

需相应稍积极些。30 岁以后乳腺癌的发病率明显增加。早在 1970 年，Segi M 等研究不同国家乳腺癌的发病率后发现，发病率高的国家如丹麦、美国、加拿大妇女绝经后发病率继续升高，但较年轻组增长缓慢。而在日本、波兰等发病率低的国家，绝经后妇女乳腺癌发病率下降。阚秀等在研究国人乳腺癌发病情况与美日等国家比较时发现[9]，我国妇女乳腺癌发病高峰在 45～50 岁，50 岁以后逐渐减少，与日本相似，而与西方国家不尽相同。此后大量文献证明中国妇女乳腺癌的发病率具有这种特点。而美国等西方国家乳腺癌发病高峰在 50～55 岁，并且下降缓慢，70 岁年龄组还保持相当高水平。因此日本等亚洲国家乳腺癌患者年龄轻，中年妇女多，而美国等国家老年患者偏多。美国等国家乳腺癌的死亡高峰年龄为 50～65 岁年龄组，较中国、日本等亚洲国家发病年龄推迟 10～15 年。

美国癌症协会 2007 年的研究数据提示（图 1-4），美国 2000－2004 年乳腺癌的发病高峰年龄仍在 55 岁左右。随着年龄的增长，发病率在不断升高，一直到 79 岁时，其发病率逐渐减低。而在中国天津市，陈可欣等总结了 1981－1997 年乳腺癌的发病年龄情况[10]，结果显示乳腺癌发病高峰在 45～50 岁，50 岁以后乳腺癌的发病率逐渐减低，并不像西方国家发病率那样仍在不断升高。

五、乳腺癌的高危因素研究

研究乳腺癌的发病特点及危险因素，对提高防治效

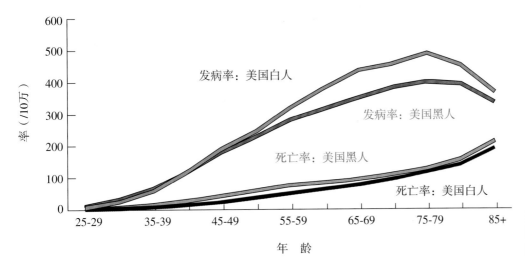

图 1-4　美国 2000－2004 年不同年龄和种族女性乳腺癌的发病率和死亡率

果有一定的现实意义，而且有助于探讨病因。国内外研究均已发现，遗传、饮食、月经、婚育、哺乳及精神因素均与乳腺癌的发病密切相关[11]。

（一）遗传因素

乳腺癌是一种有明显遗传倾向的疾病。文献报道，5%～10% 的乳腺癌患者有家族史，这可能是由于突变基因的常染色体显性遗传引起的。一个妇女若其母亲和（或）姊妹有乳腺癌病史，其发生乳腺癌的危险性是对照者的 2～3 倍。对那些有更年期前发病和（或）双侧性肿瘤家族史者，危险性剧增，可高达对照者的8.8 倍。

（二）饮食与肥胖

移民研究提示，从乳腺癌低发国家移民到乳腺癌高发国家，这些移民的乳腺癌的发病率也相应增高。这一研究提示生活方式的改变也是乳腺癌发病的风险因素之一，但仍不能确定是哪些因素与乳腺癌的发病率密切相关[12]。高的脂肪摄入、低的蔬菜及大豆摄入已提示与乳腺癌的发病率密切相关，但报道的结果仍不一致。其中最大的营养研究之一提示，与传统的蔬菜丰富的饮食相比，甜的饮食与乳腺癌的发病率具有中度的相关性[13]。

肥胖可增加绝经后乳腺癌的发病风险，体格锻炼可能减低绝经后乳腺癌的风险[14]。尽管饮食、肥胖及缺少锻炼是欧洲及美国乳腺癌的高发风险因子，研究也提示其也是发展中国家乳腺癌高发的原因之一。

（三）放射线与电离辐射

乳腺是对放射线及电离辐射致癌活性较为敏感的组织，尤其是乳腺处于有丝分裂期，如月经初潮、青春期、月经期和妊娠期对放射线更敏感。最终射线可以使细胞发生突变。日本的广岛、长崎原子辐射所造成的后果，该地区乳腺癌的发病率比其他地区妇女高 2～4 倍，而且发病年龄提前。

（四）月经、婚育、哺乳因素

长的月经史（月经开始早或结束晚）、未生育、最近使用过口服避孕药、30 岁以后生育第一胎、绝经后应用激素治疗（特别是雌激素结合黄体激素治疗）等因素均与乳腺癌的发生有关。最近的一项研究显示，40 岁以前患乳腺癌的中国妇女占乳腺癌患者的 17.6%，相比而言美国白人仅占 6%。这些小于 40 岁的乳腺癌患者，其初潮年龄较 40 岁以上的乳腺癌患者早，生第一胎的年龄则较 40 岁以上的乳腺癌患者也早[15]。正如最近报道的，年轻的中国妇女常常出现更加严重的疾病和更具侵袭性的肿瘤[15]。因而，有必要澄清这些生殖因素是通过怎样的途径影响年轻妇女乳腺癌的发病率，及是否有与年轻乳腺癌发病更加密切相关的风险因子。

（五）精神因素

性格内向，长期烦恼、悲伤、易怒、焦虑和疲倦等不良情绪，特别是在学习、工作、生活、社会人际关系、婚姻家庭关系上遭遇到负性事件的挫折、打击和坎坷等，作为应激源刺激机体，产生一种非特异的时相反应——应激反应，通过心理 - 神经 - 内分泌 - 免疫轴的作用，导致机体免疫监视、杀伤功能降低，T 淋巴细胞减少，在致癌因子参与下促使癌症发生发展[16]。

（陈云新　阚　秀）

第二节　中、日、美三国妇女乳腺癌比较

本文以阚秀教授发表的资料为基础[17]，再加入近年来中国、美国和日本的数据进行综合分析，以求对我国乳腺癌的特点更进一步加深了解。美日学者联合研究也表明，日本等亚洲国家妇女乳腺癌发病率较美国明显减低，预后则较欧美明显为好。这一现象引起了流行病学家的极大兴趣。因为它意味着其中必定存在某种自然因素。如能从中找出规律，对研究乳腺癌的发生及影响预后的因素会起很大的作用。

一、发病率比较

20 世纪 70 年代，中国、日本等东方国家与欧美等西方国家比较，乳腺癌最大的特点是发病率低，差别非常明显，研究提示，美国乳腺癌的发病率高于中国、日本 4～5 倍。根据李连弟等发表的中国市、县恶性肿瘤

的发病与死亡数据[18]以及日本、美国的统计数据可以看出，中国、美国、日本乳腺癌的发病率从 1978 年至 1997 年都在不断增加（图 1-5）。而且美国的发病率仍是明显高于日本和中国，且美国白人乳腺癌的发病率略高于美国黑人。

二、患病年龄比较

详见本节附录。

三、预后比较

20 世纪 70 年代，日本的乳腺癌预后好于美国。阚秀等总结中国 70 年代乳腺癌的 5 年和 10 年生存率分别为 66% 和 50.2%，明显低于美国和日本，这可能与当

时中国乳腺癌发现较晚及医疗条件不如美国、日本有一定关系。但到 90 年代，中国、日本和美国乳腺癌的 5 年和 10 年生存率较 70 年代均明显升高。然而，我们注意到，这时美国乳腺癌 5 年和 10 年的生存率略高于日本。中国的乳腺癌 5 年和 10 年生存率略低于美国（图 1-6）。

四、组织学类型比较

研究提示，乳腺癌的组织学类型与肿瘤的预后密切相关。研究比较中国、日本、美国白人及美国黑人的乳腺癌组织学亚型数据。中国的数据来源于刘仁斌等[19]对中山大学附属第一医院在 2001 年 1 月至 2007 年 12 月新收治的 910 例乳腺癌样本，美国和日本的数据分别

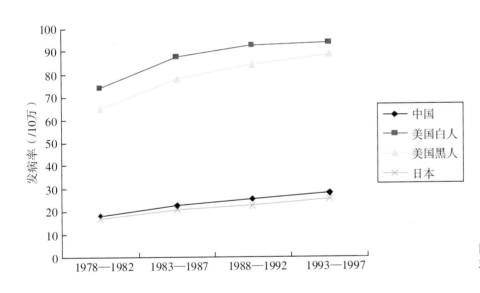

图 1-5　中国、美国、日本 1978—1997 年乳腺癌的发病率

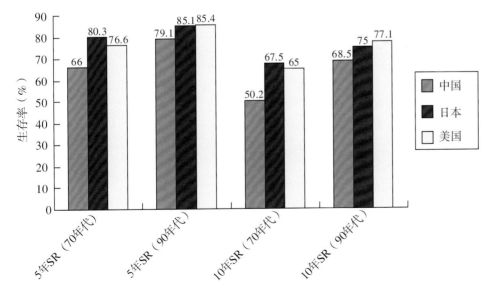

图 1-6　中国、日本及美国 20 世纪 70 年代和 90 年代乳腺癌的 5 年和 10 年生存率比较（注：SR= 生存率）

来自美国 SEER 的数据，结果提示中国浸润性导管癌占 89%，明显高于日本和美国。浸润性小叶癌中国的发病率和日本的发病率相近，稍低于美国（图 1-7）。

五、雌激素受体含量比较

大部分乳腺癌是激素依赖性肿瘤。ER 和 PR 是存在于细胞核中的对雌、孕激素有高度亲和力的蛋白质。雌激素与 ER 结合转移至细胞核内，刺激细胞生长和增殖，而 PR 可增强性激素对 ER 的反应，起促进和协同作用。因此，雌、孕激素不仅对肿瘤的生长有重大影响，而且其受体与乳腺癌的治疗和预后也密切相关。

刘仁斌等[19]对中山大学附属第一医院在 2001 年 1 月至 2007 年 12 月新收治的 910 例可手术乳腺癌的研究发现，在 910 例乳腺癌中 ER 阳性率占 67.0%[19]。Marotti J D 等[20]检测了 3093 例美国乳腺癌患者，其 ER 的阳性率为 68%[21]。Kammori M 等[21]研究检测日本乳腺癌患者，结果显示 ER 的阳性率为 66%。这些结果提示中国、美国和日本乳腺癌患者 ER 的阳性率相似。

郑清存的研究[22]提示，绝经前乳腺癌的 ER 阳性率为 65.5%；郭晨明等研究[23]提示绝经后乳腺癌 ER 的阳性率为 58.16%。这一结果显示绝经后乳腺癌 ER 的阳性率略低于绝经前。Klauber-DeMore 研究表明[24]，青年乳腺癌患者其 ER、PR、cerbB-2 的表达相对于中老年乳腺癌形成了自己的特点，即青年乳腺癌雌激素受体、孕激素受体阳性率低于中老年乳腺癌，而 cerbB-2 阳性率高于中老年乳腺癌。这表明青年组以非激素依赖性乳腺癌为主，而老年组以激素依赖性乳腺癌多见，年轻乳腺癌患者对内分泌治疗不敏感且预后差，而老年患者癌细胞分化程度高，生物学行为偏低。分析其原因可能是：乳腺是雌激素的靶器官，青年女性正值生育年龄，卵巢功能旺盛，乳腺癌患者血液中雌激素水平高，ER 阳性率低；再者青年女性服用口服避孕药时也使得体内雌激素水平偏高，加上受内外多种因素的影响常出现内分泌功能紊乱，性激素的分泌易出现异常。老年人卵巢功能减退，体内雌激素水平下降，雌激素受体的表达率大大高于年轻人。

（陈云新　阚　秀）

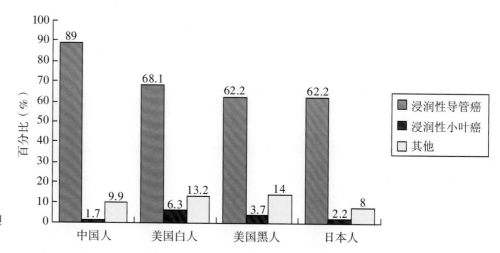

图 1-7　中国、美国及日本不同类型乳腺癌所占比例

附：国人与美、日等国妇女乳腺癌的临床病理对比研究

（阚秀，等. 中国肿瘤临床，1987，14：262）

美日学者联合研究表明，日本妇女乳腺癌发病率较美国明显为低，预后则较欧美明显为好。这一现象引起流行病学家的莫大兴趣。因为它提示，其中必定存在某种自然因素。如能从中找出规律，对研究乳腺癌的发生及影响预后的因素会起很大的作用。本文仅就我们现有的材料，与美日联合研究的病理资料做一对比分析，以

求对我国乳腺癌的特点更进一步加深理解。

1. 对比材料

（1）中国妇女选用北京市肿瘤研究所及北京医科大学第一医院的材料。取自 1958－1977 年女性乳腺癌住院进行根治术患者共 1021 例。全部具有 5 年以上随访材料，随访 10 年以上者共有 528 例。复习病历并把每一例有关材料制成卡片。复习全部病理切片。对比其组织学分型、淋巴结转移等病理学表现并进行重新评价。组织学分型参照了日本"乳腺癌临床病理取报规约"。将检查结果与美日材料进行比较。

（2）日美对比材料：日本选自癌研会研究所病理部 1956－1975 年乳腺癌患者共 2604 例。其中 10 年以上随访者 936 例。美国选用 Tennessee 州 Vanderbilt 大学 1956－1976 年 775 例乳腺癌材料，10 年以上随访者 320 例。

（3）乳腺癌激素受体比较材料，选用北京市肿瘤研究所近年来完成的 113 例乳腺癌激素受体检测结果与 1977 年美日合作报告的对比材料相比较。

2. 发病率比较

中国、日本等国家与欧美等西方国家比较，乳腺癌最大的特点是发病率低，其差别非常明显。从表 1 中可以看出，美国乳腺癌发病率高出中国、日本 4 ～ 5 倍。美国乳腺癌死亡率为 26.7/10 万，占女性死亡第 1 位。中日两国乳腺癌死亡率仅为 5/10 万左右，占女性死亡的第 5 ～ 6 位。这一基本特点，可能影响两地区妇女乳腺癌的一系列临床病理差别。

3. 预后比较

（1）总预后：

日本乳腺癌预后明显较美国为好。10 年存活率

表 1	乳腺癌发病率与死亡率比较		
		年龄标准化发病率 (/10 万)	年龄标准化死亡率 (/10 万)	死亡率 (/10 万)
中国	北京（1974－1981）	18.17	5.38	5
	上海（1963－1980）	17.9	8.1	
	天津（1973－1980）	10.45	4.07	
日本	大阪（1976）	12.1	4	6~7
	冈山（1976）	16.6		
美国（1958）		71.1	26.7	1

（63.8%）明显高于美国（46.9%）。此预后结果亦得到 Wynder 材料证实。该组织材料显示日本乳腺癌手术后 5 年存活率为 74%，而美国为 60%。我们的材料显示中国 10 年存活率 50.2%，5 年存活率 66%（506/767）。从表 5、表 6 中可以看出，当时我国乳腺癌发现较晚（肿瘤体积大、淋巴结转移的多）。加上当时医疗条件也不如日美发达等因素，可以这样推测，如果单凭肿瘤本身生物学特性理解，中国乳腺癌的预后应当接近于日本而与美国具有更大的差别。

（2）不同年龄组 10 年存活率：

比较三国病例不同年龄组 10 年存活率，发现三国基本相似（图 1）。10 年存活率最好的年龄组为 40 ～ 49 岁组，除 29 岁以下的年轻人及 70 岁以上的老年人预后较差外，各年龄组之间的差别不甚显著。美国 50 岁之后生存率下降较明显，此时正值其高发年龄，这可能是影响美国乳腺癌生存率的重要因素。

（3）组织学类型与 10 年存活率：

将乳腺癌组织学类型分成三大类进行比较（表 2），

表 2	组织学分型与 10 年存活率								
	中国			日本			美国		
	例数	存活数	10 年存活率（%）	例数	存活数	10 年存活率（%）	例数	存活数	10 年存活率（%）
非浸润性癌	13	13	100	36	33	91.7	3	3	100
浸润性普通型	466	213	46.8	825	506	61.3	279	126	45.2
浸润性特殊型	49	34	69.4	75	58	77.3	38	21	55.3
合计	528	265	50.2	936	597	63.8	320	150	46.9

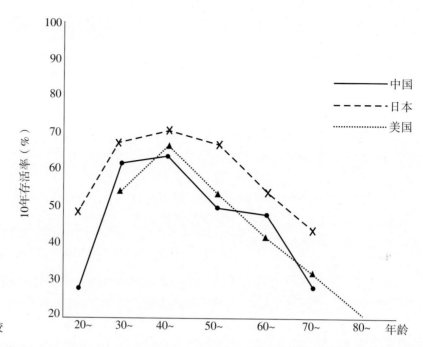

图 1　不同年龄 10 年存活率比较

各国之间未见显著差别，各型预后均以日本为最好。非浸润性癌，存活率均应为 100%，而日本为 91.7%，可能系个别病例取材不足，诊断有误之故。

（4）肿物大小及淋巴结转移与 10 年存活率：

如图 2、图 3 所示，无论肿瘤大小及淋巴结转移情况如何，乳腺癌预后日本均较美国为好。曲线表现基本平行。中国介于两国之间。在同样淋巴结转移情况下，较美国预后良好。

4.　患病年龄比较

本研究证明，中、日两国乳腺癌发病年龄相同。其发病年龄比美国提前一个年龄组（10 年）。中日两国乳腺癌发病年龄高峰位于 40 ～ 49 岁年龄组。而美国发病年龄则较迟一个年龄组，其发病年龄高峰位于 50 ～ 59 岁年龄组。中日两国 30 岁年龄组发病开始大幅上升，70 岁以后急剧下降。美国推迟至 40 岁组开始上升，70 岁组发病亦然维持高水平。因此，中日等国家乳腺癌患者多为中年妇女，而美国则多是老人（表 3、图 4）。

5.　组织学类型比较

本文中乳腺癌浸润性普通型，在中国包括单纯癌、髓样癌及硬癌。在日美包括乳头管状腺癌、髓样管状腺癌及硬癌。

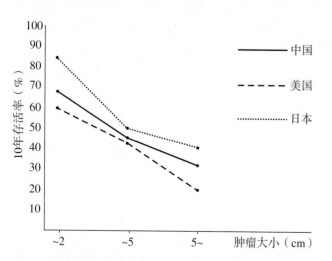

图 2　乳腺癌患者肿瘤大小与 10 年存活率

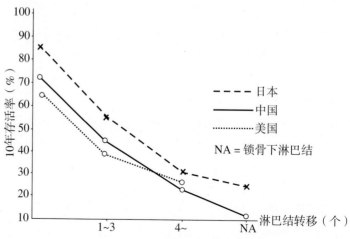

图 3　乳腺癌患者淋巴结转移与 10 年存活率

表3	乳腺癌患者手术时年龄比较					
手术时年龄（岁）	中国（1958—1977）		日本（1956—1976）		美国（1956—1976）	
	例数	%	例数	%	例数	%
20 ～	30	2.9	38	1.5	2	0.3
30 ～	213	21.4	464	17.8	50	7.8
40 ～	326	31.9	1057	40.6	160	21.2
50 ～	268	26.3	650	25.0	191	25.3
60 ～	130	12.7	281	10.8	162	21.5
70 ～	49	4.8	107	4.1	128	17.0
80 ～			7	0.3	53	7.0
合计	1021		2604		755	

比较三国乳腺癌组织学分型（表4）可以看出，中国与日本相似，而与美国不同。其最大差别表现在小叶癌。小叶原位癌的发生率美国较中国约高10倍，小叶浸润癌也高出近4倍。其他类型差别不显著。

有的作者研究指出，日美两国乳腺癌组织学类型不同可能影响着预后的差别。认为日本乳腺癌中导管内癌、黏液癌、伴有淋巴细胞浸润的髓样癌等预后较好的癌多见。本文材料未能证明这一事实。参照全国乳腺癌协作组病例组织学分型4396例资料，导管内癌占3.66%，黏液癌占2.82%，伴有淋巴细胞浸润髓样癌

占3.66%，与日美比较差别亦不显著。加之以上几型所占比例不大，作者认为不致达到影响乳腺癌整体生存率的程度。本文证明日本作者的材料结果，即中日两国小叶癌较美国明显减少，中国小叶原位癌只占全部乳腺癌的0.3%，浸润性小叶癌占2.1% ～ 2.6%。而美国前者为2.8%，后者为9%，均高出数倍至10倍。作者考虑这或许是美国双侧乳腺癌多见的原因。中国、日本双侧原发性乳腺癌发生率1.8% ～ 2.8%，而美国报告为6.4% ～ 15.0%，高出3 ～ 5倍。

6. 肿瘤大小及淋巴结转移

肿物大小以肿物肉眼标本测量最大直径为准。结果如表5所示。20世纪60年代前后我国妇女乳腺癌发现较晚，以2.1 ～ 5cm者居多，直径在2.0cm以下者不足20%。同时日美2cm以下者分别为44.8%及38.8%。淋巴结癌转移亦显同样情况，见表6。中国乳腺癌淋巴结转移阴性者占9.1%，较日美明显减少。二者均说明中国乳腺癌手术时已为期较晚。

7. 雌激素受体含量比较

根据我们已经报告的113例乳腺癌雌激素受体水平，亦显示中国与日本相似而与美国不同。美国ER阳性的乳腺癌约占全部乳腺癌病例的70%左右。其阳性率与患者的年龄及月经状态有关，随年龄的增长而增高，绝经后期较绝经前期阳性率增高更加明显。我们的材料近似于日本，ER阳性的乳腺癌不足55%，年龄及月经的变化对ER阳性率的影响不显著（表7、表8）。

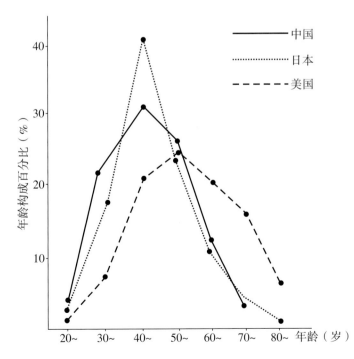

图4　乳腺癌患者手术时年龄比较

表 4	乳腺癌病理组织学类型比较					
病理组织学类型	中国（1958—1977）		日本（1958—1975）		美国（1956—1976）	
	例数	%	例数	%	例数	%
Ⅰ 非浸润性癌						
导管内癌	13	1.2	72	2.8	15	2.0
小叶原位癌	3	0.3	7	0.3	21	2.8
派杰病	11	1.1	11	0.4	8	1.0
Ⅱ 浸润性癌普通型	918	89.9	88.74	79.91		
Ⅲ 浸润性癌特殊型						
黏液癌	21	2.1	93	3.6	28	3.7
伴 LC 浸润髓样癌	2	0.2	50	1.9	9	1.2
小叶浸润癌	27	2.6	54	2.1	68	9.0
鳞状细胞癌	5	0.5	3	0.12	2	0.26
癌肉瘤	—		1	0.04	1	0.13
其他	21	2.0	—	—		
合计	1021		2406		755	

表 5	乳腺癌肿瘤大小比较					
	中国		日本		美国	
	例数	%	例数	%	例数	%
～2cm	201	22.7	1167	44.8	244	38.2
2.1～5cm	546	61.6	1226	47.1	271	43.1
5.1cm～	139	15.7	211	8.1	114	18.1
合计	886		2604		629	

表 6	乳腺癌淋巴结转移状况比较					
	中国		日本		美国	
	例数	%	例数	%	例数	%
阴性	411	49.1	1399	53.7	327	54.9
淋巴结转移						
（1～3）	293	35.0	625	24.0	146	24.5
（4 以上）	115	13.7	209	8.0	123	20.6
锁骨上下 LN	13	2.2	371	14.2		
合计	832		2604		596	

表7	乳腺癌患者雌激素受体阳性率比较		
	中国	日本	美国
总例数	113	319	480
阳性例数	61	178	343
%	54.0	55.8	71.5

美国与中日比 $\bar{x} = 25.751$，$P < 0.05$

表8	乳腺癌患者绝经前后 ER 阳性率比较		
	中国	日本	美国
绝经前 %（例）	50.8（65）	57（153）	59（184）
绝经后 %（例）	58.3（48）	55（166）	79（296）
χ^2	$\chi^2 = 0.036$	$\chi^2 = 0.135$	$\chi^2 = 21.834$
P 值	$P > 0.25$	$P > 0.50$	$P < 0.005$

* 括号内为病例总数

8．乳腺癌的地区性差别总结

本组 1958 − 1977 年 1021 例乳腺癌与日本癌研会病理室 1956 − 1975 年 2604 例及美国 Vnderbilt 大学 1956 − 1976 年 755 例乳腺癌基本材料进行临床对比研究分析。另外选用北京市肿瘤研究所 113 例乳腺癌雌激素受体检查结果与 1977 年美日合作报告的对比材料进行比较。结果表明，中国妇女乳腺癌所具有的特点与日本相似，而与美国显著不同。

中国、日本与美国比较：①美国乳腺癌的发病率及死亡率高于中国、日本 4 ～ 5 倍，美国乳腺癌的死亡率为 26.7 /10 万，占女性死亡第 1 位。中、日两国乳腺癌死亡率仅为 5/10 万左右，占女性死亡率的第 5 ～ 6 位。②日本乳腺癌患者预后明显较美国为好。日本乳腺癌患者的 10 年存活率为 63.8%，而美国为 46.9%。本文分析证明，中国妇女乳腺癌预后接近日本。③中、日两国乳腺癌发病年龄相同，而较美国提前一个年龄组（10 年）。中、日两国乳腺癌发病年龄高峰位于 40 ～ 49 岁，中年为多。美国发病年龄高峰则位于 50 ～ 59 岁，以老年为多。④年龄与预后的关系，三国比较未见明显差别。所有乳腺癌患者均以 40 ～ 49 年龄组预后最好。⑤组织学类型，美国小叶癌多发，较中日两国高 10 倍左右。中国小叶原位癌只占全部乳腺癌的 0.3%；浸润性小叶癌占 2.1% ～ 2.6%，而美国前者占 2.8%，后者占 9%。⑥美国双侧乳腺癌多见，占 6.4% ～ 15%，而中日双侧乳腺癌发生率只有 1.8% ～ 2.8%，两者相差 3 ～ 5 倍。⑦肿瘤大小及淋巴结转移对生存率的影响，各国间未见明显差别。⑧乳腺癌雌激素受体测量表明：中日两国妇女乳腺癌 ER 水平低（美国 ER 阳性病例占全部乳腺癌 70% 以上，而中日两国只占 50% 左右），并且不随年龄及月经情况而变化。

乳腺癌以上临床病理的地区性差别，为研究乳腺癌的发生及影响预后的因素提供了重要的依据。

第三节　乳腺癌临床检查方法

一、临床触诊

触诊是采用一定手法触摸探查病灶的临床检查技术，是医生临床检查和个人自我检查最重要的手段，是乳腺病变最基本的临床检查方法，历史悠久，简单而有效。但触诊受检查者手法和患者身体条件的影响，敏感性和特异性有限。现代 X 线检查能够发现的乳腺肿块，仅有 60% 可被触诊发现。触诊认为是良性的病变，15% 可能不准确，而触诊认为恶性的病变约 10% 有误。触诊认为已有癌转移的腋窝淋巴结，约 15% 在显微镜检查中不能证明存在转移癌。

检查方法如下：

1．触诊一般原则　触诊检查时应充分暴露乳房，诊室光线充足。触诊应从正常一侧开始。首先观察乳房的发育、大小、外形，乳头有无抬高或内陷，乳房皮肤有无凹陷、橘皮征或糜烂溃疡，注意有无乳头溢液和溢液的性质。然后触摸乳房有无肿块，判断肿块的情况和性质，并注意检查腋窝淋巴结。

2．观察　正常女性乳房两侧基本对称。乳头外凸，偶有内陷。妊娠期乳晕颜色加深，妊娠和哺乳期乳房可增大。月经期前后乳房可有胀痛。

乳头内陷和抬高：临床发现乳头内陷提示乳头附近可能存在癌瘤。

乳房皮肤橘皮征：是乳腺癌的特征。癌组织阻塞真皮内淋巴管,可导致乳房皮肤水肿,而毛囊汗腺处皮肤相对下陷,形成橘皮样外观。

3. 触摸肿块 注意肿块的大小、位置、质地硬度、表面是否光滑、界限、形状、移动度、压痛等。不可用手抓捏乳房,以免将乳腺组织误为肿块。一般将乳房划分为内上、外上、内下、外下和尾部五个区域。注意肿块移动度,以及肿块与皮肤粘连的检查。

4. 腋窝淋巴结检查 患者上臂上举,检查者手指尽量伸入腋窝尖部触摸淋巴结;患者手臂放下,自然搁置于检查者前臂,充分放松,检查者手指在腋窝内沿胸侧壁自上而下滑动触摸淋巴结;患者上臂向上抬起,检查者立于患者背后检查肩胛下组淋巴结。

二、钼靶X线摄影检查

（一）概述

乳腺钼靶X线摄影检查（Molybdenum X-ray Examination of the Breast,简称Mammography）,是一种低剂量乳腺X线拍摄技术。原理是根据乳房内的腺体和病变对低剂量X线的吸收能力不同,而形成不同图像。钼靶产生的X线波长较长,穿透力比X线弱,能在X线摄片中显示出乳头、乳晕、皮肤、皮下脂肪、导管、腺体及血管等不同密度的软组织阴影,可产生清晰的不同灰度的图像,可以较好地识别乳腺内各种软组织以及异常的密度改变,发现乳腺内隐匿性早期病变[25~29]。

乳腺钼靶X线摄影检查的广泛应用,改善了乳腺癌的诊断措施。近年随着钼铑双靶技术和全自动最优化参数控制技术的发展,获得的乳腺X线图像更为清晰,可在任何乳腺组织密度下获得满意的细节清晰、对比度适宜的图像。可清楚显示乳房内小于1cm的结节性病灶,并可准确定位。乳腺钼靶摄影能够发现临床不能触及的结节。对年龄较大的患者、大乳房或脂肪性乳房的检查效果优于触诊,其敏感性可高达95%。对年龄较小者,小乳房或致密腺体型乳房检查效果相对稍差。

乳腺钼靶X线摄影其辐射剂量较低,每人次（"两侧四位"）0.003Gy以下,对人体无损害。作为一种无创性检查手段,患者痛苦小,简便易行,分辨率高,重复性好,可以保留图像供前后对比。基本不受年龄、体型限制,适用于所有妇女的乳腺检查。对乳腺癌的诊断敏感性为82%～89%,特异性为87%～94%。小于0.5cm的病灶在钼靶乳腺片上常难以发现。乳腺X线摄影结果阴性并不能完全排除乳腺癌的可能。20%临床

可触及的肿物X线摄影阴性,其中假阴性率约1%。

乳腺钼靶X线摄影检查可以使用数字化技术,即乳腺数字化X线摄影,包括数字摄影（DR）和计算机X线摄影（CR）。乳腺专用CR系统具有较强的计算机图像后处理功能,突出微小病灶及特异性,极大地提高了早期乳腺癌的诊断质量。在钼靶立体定位下进行穿刺,可以进行术前病理学检查。

（二）钼靶X线检查常见病变

1. 钙化 钼靶图像中发现的钙化可以为片状钙化、簇状钙化、细点状微小钙化等。乳腺钼靶X线影像的计算机辅助检测微小钙化是这项检查技术的优势。50%～60%的乳腺恶性肿瘤伴有微钙化,乳腺良性病变仅20%可见钙化,而且两者钙化灶的形态有很大差别。由于细小、颗粒状、成簇的微钙化点是乳腺癌的一个重要的早期表现,对不同微小钙化意义的判别已成为乳腺癌早期诊断的研究热点。

2. 肿块 在两个不同投照位置均可见到的占位性病变,可具有多种形态表现。其中以肿块边缘征象对判断肿块的性质最为重要,可表现为边缘清晰、模糊、浸润性生长,或可见到从肿块边缘发出的放射状线影。

3. 结构扭曲 是指正常结构被扭曲,但无明确的肿块可见。包括从一点发出的放射状影和局灶性收缩,或者在乳腺实质的边缘出现扭曲[30]。

4. 其他征象 包括乳头、皮肤、腋窝淋巴结等的异常变化。

（三）BI-RADS报告系统

乳腺钼靶X线摄影检查结果,多采用美国放射学会提出的BI-RADS（Breast Imaging Reporting And Data System）评价系统（表1-2）,以规范报告,统一不同医疗机构的诊断术语和研究,也便于影像学医生与临床医生沟通[30~33]。这一分级报告系统,也被推广到其他乳腺检查结果报告。

三、乳腺的超声检查

乳腺超声检查是近年发展起来的临床诊断乳腺病变的重要方法。超声检查可通过密度不同的物质产生不同振幅的折射来清晰地显示乳腺内部结构。应用高频探头和彩色多普勒技术,使乳腺病变的超声检查具有很大优越性。乳腺超声检查是一种经济、简便、无创伤、无痛苦的检查方法,对年轻女性,尤其是妊娠、哺乳期妇女

表 1-2	乳腺钼靶 X 线摄影 BI-RADS 报告系统
BI-RADS 分级	**含义**
BI-RADS 0 级	需要结合其他检查
BI-RADS 1 级	阴性（未见异常）
BI-RADS 2 级	良性
BI-RADS 3 级	良性可能，需短期随访
BI-RADS 4 级	可疑恶性，建议活检
4A	低度可疑
4B	中度可疑
4C	高度可疑，但不肯定
BI-RADS 5 级	高度可疑恶性
BI-RADS 6 级	已经病理证实为恶性

更为适宜。

彩色多普勒超声可以显示病变内部的血流信号，通过对血流信号数量、形态、强度的分析使病灶性质的判别更准确。另外，三维超声、超声造影、超声弹性成像等新技术的发展，使得乳腺病变的超声检查更直观、更敏感[34,35]。主要乳腺病变的超声表现如下。

（一）乳腺增生症

双侧或单侧乳腺增大，边界光滑完整，内部质地、结构紊乱，回声分布不均，呈粗大光点及光斑。如有囊性增生，可见大小不等的无回声区，其后壁回声稍增强，有时见"蝌蚪尾"征。

（二）乳腺纤维腺瘤

肿块圆形或卵圆形，可分叶，边界清楚，多有薄而光滑的包膜，内部一般为弱回声及低回声，也可为等回声，分布均匀，后方回声无变化或轻度增强，两侧见侧方声影。

（三）乳腺导管内乳头状瘤

位于大导管内，乳头状或结节状，轮廓模糊，多为低 - 中回声，部分可为强回声，有时见蒂状回声。远端导管扩张。可呈囊肿样。

（四）乳腺导管内癌

乳腺无明显肿块，可有腺体局部回声减低，结构紊乱，导管轻度扩张，内壁不光滑或导管内弱回声。典型者在扩张导管内见弱回声的乳头状突起，形态不规则，可见血流信号，频谱为高速高阻型。许多病例可见簇状微钙化点。

（五）乳腺浸润性癌

肿块不规则，无包膜，断面呈蟹足样或锯齿样，部分出现"恶性晕"征，即肿块前、侧壁被不规则、厚薄不均匀的强回声带包绕，厚度 1 ～ 3mm，为癌浸润周围组织，引起纤维组织增生的结果。肿块内部回声复杂多样，多为弱低回声，可等回声或稍强回声，分布不均匀。有内部坏死时可为低回声或无回声。肿块后壁回声减低或消失。在高频声像图中，可见微钙化呈针尖样强回声，后方无声影；粗钙化为 > 1mm 的强回声点。肿块表面和内部可有钙化弧状或环状强回声。有时可见浸润皮肤和皮下脂肪的征象。肿块内部血流信号增多，典型者呈高速高阻型频谱。

四、电子计算机X线体层摄影（CT）

电子计算机 X 线体层摄影（Computed Tomography，CT）是一种通过计算机处理 X 线扫描结果而获取人体断层影像的技术。CT 具有高密度分辨力，可以分辨出 0.5% 的密度差，可获得各部位清晰的横断面图像，因而常常能显示出普通射线检查所不能显示出的病变。近年发展的多层螺旋 CT 实现了快速的容积扫描，重建图像更清晰，进一步提高了小病灶的检出率，为乳腺病变的检查提供了全新的模式。

CT 可以发现直径为 0.2cm 大小的病灶，还可以发现腋窝和乳内区有无肿大的淋巴结以及胸壁肌肉是否受侵犯，可发现早期肺、胸膜、纵隔等的转移，可以监测有无局部复发，可以同时观察对侧乳腺的病灶情况。但 CT 检查对细微钙化的发现不如钼靶摄影，X 线曝光量较大，一般不作为常规检查首选方法[36]。

五、磁共振成像（MRI）

磁共振成像（Magnetic Resonance Imaging，MRI）是利用磁共振原理，将人体置于磁场中，施加射频脉冲，使人体氢质子产生 MRI 信号，将这些信号收集并经计算机转成图像的成像技术。MRI 对人体没有任何伤害，对软组织有极好的分辨力。获得的各种参数都可以用来成像，多个成像参数能提供丰富的诊断信息，这使得医疗诊断和对人体内代谢和功能的研究方便有效。

MRI 用于乳腺检查可以清楚地分辨病变轮廓、边界、形态、内部结构、病变与周围组织的关系等。在增强时可以观察病灶的血流灌注、扩散、血管渗透等情况。对乳腺癌的诊断具有很高敏感性，对位于乳腺高位或深部的病变具有优势。可能有助于发现其他检查不能发现的隐匿性乳腺癌[37,38]。

乳腺恶性肿瘤的早期增强率常明显大于良性病变，当病变早期增强率 < 60% 时提示病变良性，而 ≥ 80% 常提示恶性。但早期增强率诊断的特异性较差。时间 - 信号强度曲线指病灶信号强度随时间变化发生改变的过程，诊断敏感性、特异性、准确性均在 80% 左右。单相型曲线的阴性预测值可高达 95%，是排除恶性的重要方法。增强灶的形态表现也有价值。导管状（树枝状）强化常提示为恶性病变，特别是对导管原位癌具有诊断意义。边缘光滑的结节状强化灶提示为良性病变，而边缘不规则提示恶性可能，毛刺状边缘高度提示恶性。

六、乳腺导管内视镜

乳腺导管内视镜（breast duct endoscopy）包括光学直管硬镜和纤维导管内视镜。前者图像清晰，伪影少，不失真，分辨率高，但管径较粗，置管较困难。后者管径细，易操作，可获得数字化图像。乳腺纤维导管内视镜的应用，为乳腺导管病变的诊断提供了一个崭新的手段。

应用价值：乳腺导管内视镜主要适用于观察导管内病变，对具有乳头溢液的患者进行检查，对于导管内乳头状肿瘤具有特殊诊断价值，可以确定病变的准确位置。另外可以通过活检确定病变性质，有效提高了早期乳腺癌的检出率[39]，还可以在病变区放置定位针，帮助手术时准确找到病灶[40]。

基本表现：正常乳腺导管自乳头开始，依次为乳头内导管、主导管、分支导管和末梢导管，管壁光滑，弹性好。乳头状瘤可见乳头状、半球状、桑葚状突起，灰白色、灰黄色或淡红色，表面光滑，有光泽，周围导管壁光滑，有弹性，无凹凸不平现象。中央型乳头状瘤发生在 Ⅰ～Ⅱ 级导管，多单发；周围型乳头状瘤发生在 Ⅲ～Ⅳ 级导管，常为多发性。导管内癌在导管内生长方式和形态多样，共同特征为管壁灰暗，有大小不规整的灰色或淡红色斑块状隆起，可见脆弱的细胞性桥样结构，病变基底或表面可有出血，周围管壁僵硬，弹性差。当内视镜观察范围未见病变，但上游有原因不明的出血时，应进一步检查。

七、近红外线血氧饱和度检测

乳腺的近红外线扫描检测血氧饱和度技术（Infraed Light Scanning），是 20 世纪 80 年代以来出现的新技术。它的机制是光线穿过乳房时，由于皮肤、水分子、血红蛋白等不同人体组织成分以不同方式透射或散射光线，对红外线的吸收程度不同，在荧屏上显示不同灰度的图像。氧合血红蛋白（HbO_2）在近红外光谱特定区域具有明显的吸收能力，而乳腺癌病灶血液供应丰富，局部血红蛋白含量增高，与周围正常组织形成对比，癌灶部分呈低灰度影像，成为发现乳腺癌肿的依据。这种现象在癌症初期即可显示，有助于早期判断肿瘤的性质，准确率可达 80%。基于这种原理的检查仪器已经开发多种，一些简易的设备已经在我国基层医疗单位推广，成为乳腺癌筛查的重要手段。

应用价值：乳腺的近红外线扫描，依次检查乳腺各区，并对比分析两侧乳房图像。对一组经病理证实的乳腺良恶性病变进行红外线血氧参数与微血管密度分析，结果提示乳腺良、恶性肿块局部微血管密度与其血氧含量近红外检测参数存在相关性，说明近红外线血氧含量检测参数作为诊断乳腺癌标准具有可靠性[41]。这种检查无创伤，较方便快捷，适于临床使用。与 X 线钼靶摄影比较，敏感性类似。其缺陷是假阳性率略高，小病灶可能漏诊。特别适用于乳腺癌筛查。

（李新功）

第四节　乳腺癌的一般病理学特征

一、发病部位

乳腺癌起源于乳腺上皮且最常见于终末导管 - 小叶单位的上皮细胞。发生部位通常以乳腺的象限来表示，约 50% 的乳腺癌发生在外上象限，15% 发生在内上象限，10% 在外下象限，5% 在内下象限，17% 在乳腺中心区（乳晕 1cm 范围），3% 为弥漫性（大块或多灶性）。这一明显的部位差别，主要是因为每一象限中乳腺实质的含量不同，乳腺癌的发生率与乳腺实质含量呈正比。

部分乳腺癌发生部位表现为多发性（在乳腺癌主块

所在象限之外发现乳腺癌），多发性在小叶癌比导管癌更多见。目前，由于全部乳腺标本都进行影像学检查和光学显微镜检查，多中心性的发现率大大提高。研究显示：约 13.4% 的乳腺浸润性癌表现为多中心性。单发癌和多发癌具有相似的局部淋巴结转移率，有的研究显示，总体积相同的多中心肿瘤比单中心肿瘤生存率低。

浸润性乳腺癌发生于左侧乳房的概率稍高，左侧乳房与右侧乳房发生概率的比例大约是 1.07∶1。一侧乳腺癌患者，其对侧发生乳腺癌的发生率是一般人群的 5 倍，如再有乳腺癌家族史，其双侧乳腺癌的发生率更高。小叶癌的双侧发生率特别高，可以高达 25% ~ 50%。

二、大体特征

乳腺癌类型较多，形态复杂，不同种类不同病变程度的乳腺癌形态表现差异较大。

（一）非浸润性癌（原位癌）

导管原位癌常表现为质硬、边界不清的肿块。切面可见扩张的导管内含灰黄色软膏样坏死物质，挤压时可由导管溢出，状如皮肤粉刺。小叶原位癌常为多发性，常无明显肉眼改变。

（二）浸润性癌

1. 浸润性导管癌　肿瘤大小差别很大，从 0.5cm 到大于 10cm 不等。大多数质硬，不规则状或结节状，无弹性。切面常凹陷，可见黄、白色条纹，可有沙砾感。由于结缔组织较多，可见半透明的条索，其中夹杂着暗灰色斑点或条纹伸入到间质内，间质中的脂肪掺入到肿瘤中，所以边缘呈放射状（所谓蟹足状或毛刺状）。

总结其特点：略呈凹陷的切面，磁白色的斑纹，膨胀的脂肪组织，肿瘤与间质放射状的混杂（图 1-8、图 1-9）。

2. 浸润性小叶癌　肿物常弥漫多灶性分布，外形不规则，切面多呈橡皮样，色灰白柔韧，与周围组织无明确界限。部分病例无明显肉眼改变。

（三）特殊类型癌

主要有髓样癌、小管癌、黏液癌及佩吉特病等。髓样癌肿块边界不清，结节或分叶状，质软，切面呈灰白色髓样，常见出血、坏死。

三、临床表现

乳腺癌的临床表现有多种形式，如乳腺出现肿块、乳头溢液、疼痛、乳头糜烂或皮肤凹陷等（表 1-3）。当然有些症状的出现可能已不是早期的病变，因而了解各种乳腺肿瘤的症状，提高识别能力，有助于肿瘤的早

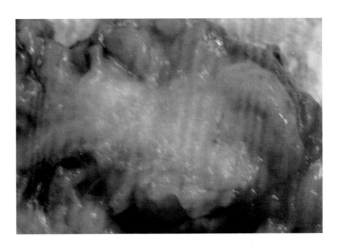

图 1-8　乳腺浸润性导管癌：切面稍凹陷，黄白色条纹，界限不清

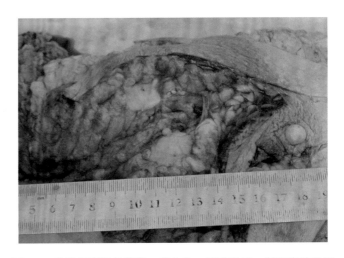

图 1-9　乳腺浸润性导管癌：磁白色，界限尚清，周围脂肪组织略膨胀

表 1-3	妇女乳腺疾病的常见临床症状发生频率
肿块	60% ~ 70%
疼痛	14% ~ 18%
乳头异常	7% ~ 9%
变形	1%
炎症	1%
家族史	3% ~ 14%

期发现。

常见乳腺肿瘤的症状有以下几种：

（一）乳腺肿块

60%～70% 的病例早期表现为患侧乳房出现无痛、单发的小肿块，若乳腺出现肿块，应对以下几个方面加以了解。

1．部位　乳腺以乳头为中心，做一十字交叉，可将乳腺分为内上、外上、内下、外下及中央（乳晕部）5 个区。而乳腺癌以外上多见，其次是内上。内下、外下较少见。

2．数目　乳腺癌以单侧乳腺的单发肿块为多见，单侧多发肿块及原发双侧乳腺癌临床上并不多见。

3．大小　早期乳腺癌的肿块一般较小，有时与小叶增生或一些良性病变不易区分。但即使很小的肿块有时也会累及乳腺悬韧带，而引起局部皮肤的凹陷或乳头回缩等症状，较易早期发现。

4．形态和边界　乳腺癌绝大多数呈浸润性生长，边界欠清。有的可呈扁平状，表面不光滑，有结节感。但需注意的是，肿块越小，上述症状越不明显，而且少数特殊类型的乳腺癌可因浸润较轻，呈膨胀性生长，表现为光滑、活动、边界清楚，与良性肿瘤不易区别。

5．硬度　乳腺癌肿块质地较硬，但富于细胞的髓样癌可稍软，个别也可呈囊性，如囊性乳头状癌。少数肿块周围，有较多脂肪组织包裹触诊时有柔韧感。

6．活动度　肿块较小时，活动度较大，但这种活动是肿块与其周围组织一起活动，与纤维腺瘤活动度不同。若肿瘤侵犯胸大肌筋膜，则活动度减弱；肿瘤进一步累及胸大肌，则活动消失。皮肤水肿可呈橘皮状，称"橘皮症"，肿瘤周围皮下出现结节称"卫星结节"。

（二）疼痛

14%～18% 的病例伴发疼痛，而多数乳腺癌患者缺乏疼痛症状。由于疼痛发生较少，故乳腺癌常不易被早期发现。

（三）乳头乳晕改变

1．乳头溢液　乳头溢液可因多种乳腺疾病而引起，也较易为患者注意，是临床上约 10% 的患者前来就诊的主要原因之一，在各种乳腺疾病的症状中，其发生率仅次于乳腺肿块和乳腺疼痛。乳腺癌患者有 5%～10% 有乳头溢液，但以乳头溢液为唯一症状者，仅占 1%

（乳头溢液详见本书第五章第三节）。

2．乳头回缩及朝向改变　当肿瘤侵及乳头或乳晕下区时，乳腺的纤维组织和导管系统可因此而缩短，牵拉乳头，使其凹陷，偏向，甚至完全缩入乳晕后方。当肿瘤在乳头下或附近时，早期即可出现。

3．乳头糜烂　乳头糜烂是乳头湿疹样癌的典型症状，约 2/3 的患者可伴有乳晕或乳房其他部位的肿块。起始只有乳头脱屑或乳头小裂隙，常先感觉乳头瘙痒或烧灼感，乳头脱屑常伴有少量分泌物并结痂，揭去痂皮可见鲜红糜烂面，经久不愈。

（四）乳房皮肤改变

1．发红及肿胀　乳腺癌皮肤红肿以炎性乳腺癌最为典型，皮肤颜色浅红或深红，由局限的一块很快扩展到大部分乳腺，乃至全乳。触诊时，整个乳腺增厚、变硬，皮温增高，且肿胀、粗糙，有明显的橘皮样变。肿瘤体积较大或生长较快时，肿瘤表面的皮肤常变得较薄，其下浅表血管特别是静脉常见曲张，肿瘤局部皮温升高。在急性炎症期、妊娠期或哺乳期的肿瘤亦常可见有浅表静脉曲张。

2．酒窝征　乳腺组织被位于皮下的浅筋膜所包绕，深浅筋膜之间由 Cooper 韧带相连。由于浅筋膜与皮肤相连，当乳腺癌侵及乳腺间的 Cooper 韧带使之缩短时，会牵拉皮肤，使局部皮肤凹陷，如同酒窝，称之为"酒窝征"（图 1-10）。

3．橘皮症　皮肤水肿，毛孔牵拉，可以呈橘皮状，称"橘皮症"（图 1-11）。

4．皮肤结节　结节分布在病变周围的皮肤时，称

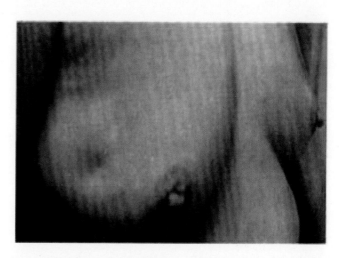

图 1-10　乳腺癌皮肤表面酒窝征

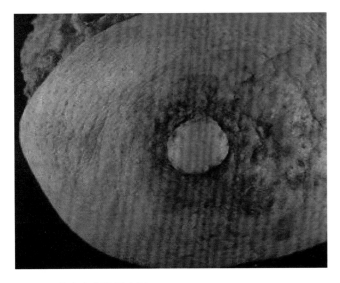

图 1-11　乳腺癌皮肤橘皮征

卫星结节，它是癌细胞沿淋巴管、乳腺导管或皮下筋膜梁索直接浸润于皮肤所致。卫星结节可单个或数个，后者多呈散在分布。

5. 皮肤破溃　肿瘤发展到晚期，肿块增大，可使皮肤隆起，如血供不足，随着皮肤发红，变薄，可发生破溃。患者常伴疼痛，有时剧痛难忍。由于创面有大量的坏死组织及血性分泌物渗出，患者常因此出现消瘦、贫血征象。

（五）腋淋巴结肿大

乳腺病逐步发展，可侵犯淋巴管，逐步转移到腋淋巴结。淋巴结逐步增大，淋巴结数由少逐步增多，最后可以相互融合。转移的淋巴结如果侵犯压迫腋静脉常可使同侧上肢水肿，如侵犯臂丛神经时则可引起肩部酸痛。

（王爱春　顾依群）

第五节　乳腺癌病理组织学分类（分型）

一、乳腺癌组织学分型的历史回顾

乳腺癌的组织形态复杂，类型众多，往往同一病例具有多种类型。因此，目前关于乳腺癌的分类较为混乱，国内外有多种乳腺癌组织学分类标准，实际应用很不统一。

1983 年全国乳腺癌病理协作组收集国内 10 家大医院具有 10 年随访材料的乳腺癌病例，共 4396 例，提出了一种分类，并对各型的所占比例及 5 年存活率、10 年存活率进行了详细分析[42]（表 1-7）。为国内第一组大宗乳腺癌病理报告，资料详尽可靠。

中华病理学会 1997 年召开乳腺病理学专题研讨会，会议提出对乳腺癌分类的推荐意见，对上述方案进行了一定的改进，当时是一种较为合理、较为实用的分类方案[43]（表 1-6）。

2003 年 WHO 召集国际上百位著名病理学专家，以 Tavassoli EA、Devilee P 为首，制定了 WHO 乳腺肿瘤病理组织学分类[44]（表 1-4）。至今被广泛应用。

2012 年新版 WHO 乳腺肿瘤病理组织学分类已出版，乳腺癌分类未做重大修改[45]（表 1-5）。只是特别强调，非特殊型浸润性癌（NST）仅指浸润性导管癌，将浸润性小叶癌列入特殊类型一类，其他仅做细微变动。

本书以 2003 年 WHO 乳腺病理组织学分类为基础分型，参考中华病理学会乳腺癌分类推荐意见（1997），结合 2012 年版 WHO 乳腺肿瘤病理组织学分类[45]，也采用了其他近年主要乳腺病理专著的一些概念，现将以上提到的主要分类列表介绍如下。

二、WHO（2003年）乳腺肿瘤病理组织学分类（表1-4）

表1-4　WHO 乳腺肿瘤病理组织学分类（Tavassoli，Devilee，2003）[44]

上皮性肿瘤		小叶原位癌	8520/2	
浸润性导管癌，非特殊性	8500/3	导管内增生性病变		
混合性癌		普通型导管增生		
多型性癌	8022/3	平坦型上皮非典型增生		
伴有破骨巨细胞的癌	8035/3	非典型导管增生		
伴有绒癌图像的癌		导管原位癌	8500/2	
伴有黑色素特征的癌		微小浸润癌		
浸润性小叶癌	8520/3	导管内乳头状肿瘤		
小管癌	8211/3	中心型乳头状瘤	8503/0	
浸润性筛状癌	8201/3	外周型乳头状瘤	8503/0	
髓样癌	8510/3	非典型乳头状瘤		
黏液癌及其他富于黏液的肿瘤		导管内乳头状癌	8503/2	
黏液癌	8480/3	囊内乳头状癌	8504/2	
囊腺癌和柱状细胞黏液癌	8480/3	良性上皮增生		
印戒细胞癌	8490/3	包括各种类型腺病		
神经内分泌肿瘤		硬化腺病		
实性神经内分泌癌		大汗腺腺病		
非典型类癌	8249/3	盲管腺病		
小细胞 / 燕麦细胞癌	8041/3	微腺管腺病		
大细胞神经内分泌癌	8013/3	腺肌上皮腺病		
浸润性乳头状癌	8503/3	放射状瘢痕 / 复合性硬化性病变		
浸润性微乳头状癌	8507/3	腺瘤		
大汗腺癌	8401/3	管状腺瘤	8211/0	
化生性癌	8575/3	泌乳腺瘤	8204/0	
纯上皮化生性癌	8575/3	大汗腺腺瘤	8401/0	
鳞状细胞癌	8070/3	多型性腺瘤	8940/0	
伴有梭形细胞化生的腺癌	8572/3	导管腺瘤	8503/0	
腺鳞癌	8560/3	**腺肌上皮病变**		
黏液表皮样癌	8483/3	肌上皮增生		
上皮 / 间叶混合性癌	8575/3	腺肌上皮腺病		
富于脂质的癌	8413/3	腺肌上皮瘤	8983/0	
分泌性癌	8502/3	恶性肌上皮瘤	8982/3	
嗜酸性细胞癌	8390/3	**间叶肿瘤**		
腺样囊性癌	8200/3	血管瘤	9120/0	
腺泡细胞癌	8550/3	血管瘤病		
富于糖原透明细胞癌	8315/3	血管外皮细胞瘤	9150/1	
皮质腺癌	8410/3	假血管瘤样间质增生		
炎症性癌	8530/3	肌纤维母细胞瘤	8825/0	
小叶瘤变		纤维瘤病（侵袭性）	8821/1	

续表

表 1-4	WHO 乳腺肿瘤病理组织学分类（Tavassoli，Devilee，2003）[44]			
炎症性纤维母细胞瘤	8825/1	导管周围间质肉瘤，低度恶性	9020/3
脂肪瘤	8850/0	乳腺错构瘤	
血管脂肪瘤	8861/0	**乳头部肿瘤**	
颗粒细胞瘤	9580/0	乳头腺瘤	8506/0
神经纤维瘤	9540/0	汗腺瘤样腺瘤	8407/0
神经鞘瘤	9560/0	乳头 Paget 病	8540/3
血管肉瘤	9120/3	**恶性淋巴瘤**	
脂肪肉瘤	8850/3	弥漫性大 B 细胞淋巴瘤	9680/3
横纹肌肉瘤	8900/3	Burkitt 淋巴瘤	9687/3
骨肉瘤	9180/3	结外 MALT 型边缘区 B 细胞淋巴瘤	9699/3
平滑肌瘤	8890/0	滤泡型淋巴瘤	9690/3
平滑肌肉瘤	8890/3	**转移性肿瘤**	
纤维上皮性肿瘤		**男性乳腺肿瘤**	
纤维腺瘤	9010/0	男性乳腺发育	
叶状肿瘤		癌	
良性	9020/0		
交界性	9020/1	浸润癌	8500/3
恶性	9020/3	原位癌	8500/2

注：※ 表内编码前者（4 位数）为国际医学系统性命名分类（SNOMED）编码；后者（1 位数）为国际肿瘤疾病分类（ICD-O）编码；即 0 为生物学行为良性，3 为恶性肿瘤，1 为交界性或生物学行为未定，2 为原位癌或上皮内瘤Ⅲ级。

三、2012年WHO乳腺肿瘤病理组织学分类（表1-5）

表 1-5	WHO 乳腺肿瘤病理组织学分类（Sunil R.Lakhani，2012）[45]			
上皮性肿瘤		小管小叶癌	
微小浸润性癌		混合性小叶癌	
浸润性乳腺癌		小管癌	8211/3
非特殊类型的浸润性癌（NST）	8500/3	筛状癌	8201/3
多形性癌	8022/3	黏液癌	8480/3
伴有破骨细胞样间质巨细胞的癌	8035/3	伴有髓样特征的癌	
伴有绒毛膜癌特征的癌		髓样癌	8510/3
伴有黑色素特征的癌		不典型髓样癌	8513/3
浸润性小叶癌	8520/3	伴有髓样特征的非特殊类型浸润性癌	8500/3
经典型小叶癌		伴有大汗腺分化的癌	
实性小叶癌		伴有印戒细胞分化的癌	
腺泡状小叶癌		浸润性微乳头状癌	8507/3*
多形性小叶癌		非特殊类型化生性癌	8575/3

续表

表 1-5		WHO 乳腺肿瘤病理组织学分类（Sunil R.Lakhani，2012）[45]		
低级别腺鳞癌	8570/3	小叶瘤变	
纤维瘤病样化生性癌	8572/3	小叶原位癌	
鳞状细胞癌	8070/3	经典型小叶原位癌	8520/2
梭形细胞癌	8032/3	多形性小叶原位癌	8519/2*
伴有间叶分化的化生性癌		非典型小叶增生	
软骨分化	8571/3	**导管内增生性病变**	
骨分化	8571/3	普通型导管增生	
其他类型间叶分化	8575/3	柱状细胞病变，包括平坦型上皮非典型性	
混合性化生性癌	8575/3	非典型导管增生	
肌上皮癌	8982/3	**乳头状病变**	
少见类型		导管内乳头状瘤	8503/0
伴有神经内分泌特征的癌		伴有非典型增生的导管内乳头状瘤	8503/0
高分化神经内分泌肿瘤	8246/3	伴有导管原位癌的导管内乳头状瘤	8503/2*
分化差的神经内分泌癌（小细胞癌）	8041/3	伴有小叶原位癌的导管内乳头状瘤	8520/2
伴有神经内分泌分化的癌	8574/3	导管内乳头状瘤	8503/2
分泌性癌	8502/3	包被性乳头状癌	8504/2
浸润性乳头状癌	8503/3	伴有浸润的包被性乳头状癌	8504/3
腺泡细胞癌	8550/3	实性乳头状癌	
黏液表皮样癌	8430/3	原位	8509/2
多形性癌	8525/3	浸润性	8509/3
嗜酸性细胞癌	8290/3	**良性上皮增生**	
富于脂质的癌	8314/3	硬化性腺病	
富于糖原的透明细胞癌	8315/3	大汗腺腺病	
皮脂腺癌	8410/3	微腺体腺病	
涎腺/皮肤附属器型肿瘤		放射状瘢痕/复杂性硬化性病变	
圆柱瘤	8200/0	腺瘤	
透明细胞汗腺腺瘤	8402/0*	管状腺瘤	8211/0
上皮-肌上皮肿瘤		泌乳腺瘤	8204/0
多形性腺瘤	8940/0	大汗腺腺瘤	8401/0
腺肌上皮瘤	8983/0	管状腺瘤	8503/0
伴有癌的腺肌上皮瘤	8983/3*	**间叶性肿瘤**	
腺样囊性癌	8200/3	结节性筋膜炎	8828/0*
前驱病变		肌纤维母细胞瘤	8825/0
导管原位癌	8500/2	韧带样型纤维瘤病	8821/1

续表

表 1-5	WHO 乳腺肿瘤病理组织学分类（Sunil R.Lakhani，2012）[45]		
炎性肌纤维母细胞瘤	8825/1	恶性	9020/3
良性血管病变		导管周间质肿瘤，低级别	9020/3
血管瘤	9120/0	错构瘤	
血管瘤病		**乳头部肿瘤**	
非典型血管病变		乳头腺瘤	8506/0
假血管瘤样间质增生		汗腺瘤样肿瘤	8407/0
颗粒细胞瘤	9580/0	乳头 Paget 病	8540/3
良性外周神经鞘肿瘤		**恶性淋巴瘤**	
神经纤维瘤	9540/0	弥漫性大 B 细胞淋巴瘤	9680/3
神经鞘瘤	9560/0	Burkitt 淋巴瘤	9687/3
脂肪瘤	8850/0	T 细胞淋巴瘤	
血管脂肪瘤	8861/0	间变性大细胞淋巴瘤，ALK 阴性	9702/3
脂肪肉瘤	8850/3	结外 MALT 型边缘区 B 细胞淋巴瘤	9699/3
血管肉瘤	9120/3	滤泡性淋巴瘤	9690/3
横纹肌肉瘤	8900/3	**转移性肿瘤**	
骨肉瘤	9180/3	**男性乳腺肿瘤**	
平滑肌瘤	8890/0	男性乳腺发育	
平滑肌肉瘤	8890/3	癌	
纤维上皮性肿瘤		浸润性癌	8500/3
纤维腺瘤	9010/0	原位癌	8500/2
叶状肿瘤	9020/1	**临床类型**	
良性	9020/0	炎性乳癌	8530/3
交界性	9020/1	双侧乳腺癌	

　　形态学编码为国际肿瘤学疾病分类（ICD-O）。编码 /0 为生物学行为良性肿瘤，/1 为非特指，交界性或生物学行为未定，/2 为原位癌或上皮内瘤变Ⅲ级，/3 为恶性肿瘤；分类修改自 2003 版 WHO 乳腺肿瘤组织学分类，考虑了我们对这些病变理解的改变。关于神经内分泌肿瘤，分类被简化以便在形态学分类中较实用；* 这些新的编码经 IARC/WHO ICD-O 委员会允许。

四、1997年中华病理学会推荐方案（表1-6）

表 1-6　乳腺癌病理组织学分类（推荐方案）[42]（中华病理学会乳腺病理专题研讨会，1997 年，舟山）

1. 非浸润性癌

（1）导管内癌

（2）小叶原位癌

2. 早期浸润性癌（癌的浸润成分 < 10%）

（1）导管癌早期浸润

（2）小叶癌早期浸润

3. 浸润性癌

A）普通型（非特殊型）

（1）浸润性导管癌

（包括所谓单纯癌、硬癌、非典型髓样癌、腺癌，分高、中、低分化三级）

（2）浸润性小叶癌

（包括经典型和非经典型，后者包括组织细胞样型、印戒细胞型及腺泡型等）

B）特殊型

乳头状癌

小管癌

黏液腺癌

印戒细胞癌

髓样癌伴淋巴细胞浸润

富脂质癌

分泌型癌

大汗腺癌（包括少见类型如富于糖原的透明细胞癌、嗜酸细胞癌）

涎腺型癌（包括腺样囊性癌、黏液表皮样癌、腺肌上皮癌等）

神经内分泌癌（诊断标准：神经内分泌细胞应占肿瘤的 50% 以上，其分类与消化道和呼吸道神经内分泌及类癌相同；神经内分泌细胞占 50% 以下者称神经内分泌分化）

化生性癌：包括鳞状细胞癌，梭形细胞癌，癌肉瘤，伴巨细胞、骨、软骨化生性癌，化生成分占 50% 以上；50% 以下者称伴某种成分化生。难以分类的癌（难以规入上列类型的癌）

C）特殊临床类型

Paget 病（伴或不伴导管内癌及浸润性导管癌）

炎性乳腺癌（为临床类型，有炎症表现，可有较多淋巴管内瘤栓）

双侧乳腺癌

五、病理组织学分型对预后的意义（表1-7）

表1-7	4396 例乳腺癌病理组织学类型及预后（中国抗癌协会乳腺癌协作组，1985）[43]						
类型		总例数	占比率(%)	5 年存活率(%)	10 年存活率(%)	总计	
						5 年存活率（%）	10 年存活率（%）
非浸润性癌	小叶原位癌	9	0.21	100.0	100.0		
	导管内癌	161	3.66	90.0	83.7	90.5	83.8
早期浸润性癌	小叶癌早期浸润	17	0.39	88.2	72.7		
	导管癌早期浸润	74	1.68	83.2	80.0	92.3	78.0
特殊型浸润癌	乳头状癌	52	1.18	79.9			
	髓样癌伴大量淋巴细胞浸润	161	3.66	82.3	69.4		
	小管癌	26	0.59	100.0	100.0		
	腺样囊性癌	21	0.48	80.9	46.2	77.0	62.8
	大汗腺癌	42	0.96	66.7	40.7		
	鳞状细胞癌	11	0.25	63.6	66.0		
	Paget 病	63	1.43	50.8	39.1		
浸润性非特殊型癌	浸润性小叶癌	94	2.14	72.3	34.7		
	浸润性导管癌	484	11.01	71.9	52.3		
	单纯癌	2163	49.20	55.2	36.1	60.3	39.5
	硬癌	281	6.39	58.7	35.9		
	髓样癌	434	9.87	67.3	44.1		
	腺癌	162	3.69	70.4	56.0		
其他		17	0.39				
合计		4396	100.10	63.9	44.0		

（阚　秀）

第六节　乳腺癌分子生物学分型及其对临床的指导意义

近年来，乳腺癌的治疗选择已经变得复杂多样，包括多种形式的新辅助治疗和靶向治疗方案，而临床上在确定这些新治疗方案的适宜对象时，则越来越多地依赖于对每位患者肿瘤的全面评价，即所谓个性化治疗。HE 染色切片依然非常有效，而分子生物学的进展，为我们提供了新的重要的指标，对设计治疗方针具有重要指导意义。

一、乳腺癌分子分型

基因表达谱揭示了有意义的肿瘤生物学信息，Perou（2000）等[46]应用基因表达微芯片分析技术，提出了乳腺癌的分子病理分类。将乳腺癌分成 4 个亚型，即管腔型、HER2 过表达型、基底细胞样型以及正常乳腺样型。经进一步研究显示，管腔型肿瘤又可被划分为 A 型和 B 型（表 1-8）。

表 1-8	乳腺癌分子生物学分型（可用免疫组化替代划分，2008）						
分型	ER	PR	c-erbB2	CK5\6	P63	组成（%）	预后
管腔 A 型	+	+	−	−	−	44 ～	较好
管腔 B 型	+	+	+	−	−	14 ～	较差
HER2 过表达型	−	−	+	−	−	13 ～ 23	差
基底细胞样型	−	−	−	+	+ −	10 ～ 20	差
未分类型	−	−	−	−	−	?	差

注：未分类型（正常乳腺型，有称管腔 C 型）

这 5 个乳腺癌分子亚型已在其他独立的研究中得到了证实[47]。除了基因表达谱不同，这些分子亚型还与不同的临床结局密切相关[48]。

基因表达微芯片分析技术为金标准，但需新鲜标本，技术复杂，成本昂贵，无法在常规病理实验室使用。经研究，基本上可以用免疫组化抗体组合代替，免疫组化分子分型结果可以与临床结局联系起来[49]。因此，目前大多数病理实验室，均采用免疫组化法检测分子分型。值得注意的是，以免疫组化为基础的分子分类，一定要求技术标准化，包括组织固定条件、每个抗体的克隆号、评分标准等[54]。

二、乳腺癌免疫组化不同分子类型的临床病理特征

乳腺癌各种不同分子类型，其临床病理具有明显差别[50,51]。研究这些特点，有助于更好地判断乳腺癌的预后，并对不同的类型制订相应的治疗方案。为患者实施个性化治疗方案的制订奠定基础。

1. 管腔 A 型　是最多见的乳腺癌，占全部肿瘤的70% 左右。主要包括低级别浸润癌、小管癌、黏液癌、神经内分泌癌、微乳头状癌等。管腔 A 型多见于老年患者，大多数 TNM 分期 1 期，肿瘤细胞高～中度分化，与其他类型相比预后好。低级别的管腔 A 型乳腺癌的临床经过常是惰性的，且对内分泌治疗有很好的疗效。

2. 管腔 B 型　约占全部肿瘤的15% 左右。组织学级别较高，有较高的增殖基因表达，预后较管腔 A 型差，且对内分泌治疗的疗效不如管腔 A 型明显。

3. HER2 过表达型　是一种高危肿瘤，该基因的扩增与癌组织学分级密切相关，HER2 过表达型多为高级别肿瘤。HER2 阳性型乳腺癌占全部肿瘤的 6% 左右。多见于绝经期后女性，多为低分化乳腺癌，常常伴有腋窝淋巴结转移，TNM 分期多为较晚期。总体预后差。

4. 基底细胞样型　乳腺癌分子分型中，以基底细胞样型的临床病理特征最为明显。占全部肿瘤的 7% 左右。基底细胞样型肿瘤 100% 属于组织学分级高级别，高核分裂指数，高 Ki67 增殖指数，74% 有地图样坏死，推挤样边缘，间质多数淋巴细胞浸润。这些肿瘤常常呈实性生长，间质少，极似髓样癌，必须进行鉴别。基底细胞样型转移特点，多累及内脏器官，特别是肺和脑。预后较差，24 个月总生存率（overall survival，OS）低。

三阴性乳腺癌，多见于年轻女性，在术后前 3 年有高复发风险。远期复发较激素受体阳性肿瘤更常见，多为大脑与内脏转移。

总之，不同亚型其预后截然不同。不同亚型之间有不同的生存率，因此分子分型对临床预后的判断具有重要意义。ER、PR、HER2、CK5/6、EGFR 等 5 种免疫组化标记物与肿瘤的短期及长期生存率密切相关。在所有类型的乳腺癌中，管腔 A 型预后最好，5 年生存率最高可达86%，基底细胞样型的预后最差，5 年生存率仅60%。HER2 阳性型的乳腺癌预后类似基底细胞样型。

三、乳腺癌分子分型与治疗效果

免疫组化分子分型对于乳腺癌治疗方针的制订，具有非常重要的指导意义。管腔 A 型、管腔 B 型由于激素受体阳性，适合于内分泌治疗。HER2 过表达型，在严格控制检测标准的情况下（HER2 表达强阳性患者），目前应用曲妥珠单抗（Herceptin,）靶向治疗取得明显效果。对于基底细胞样型肿瘤，目前尚未发现明显有效的治疗靶点，顺铂和紫杉烷类可能有较好的疗效。

有研究证明，肿瘤化疗药物对于不同分子亚型，其反应结果不同。Rourier[52] 等观察新辅助化疗对于不同

分子亚型乳腺癌的反应，结果发现，新辅助化疗的完全性病理反应者（pCR，即经新辅助化疗后病理检查肿瘤完全消失），在基底细胞样型和 HER2 过表达型达 45%，最为敏感；而管腔型仅为 6%，管腔 A 型最具耐药性，管腔 B 型居中。

四、基底细胞样型浸润性乳腺癌特点

- 形态
  形似基底细胞癌；
  形态多为典型髓样癌或化生性癌；
  通常为高级别组织学分级。
- 免疫组化：
  ER、PR、HER2　三联阴性；
  CK5/6、CK14、CK17、EGFR 阳性（基底细胞表型）；
  SMA、p63、CD10、S100 可阳性（肌上皮细胞表型）；
  BRCA -1　多阳性；
- 预后：本型癌预后差。

五、三阴性癌、基底细胞样型癌与髓样癌

1. **三阴性乳腺癌**
   - 三阴——ER（−），PR（−），HER2（−）；多数病例 BRCA1（+）；
   - 三阴性乳腺癌为乳腺基底细胞样癌与未分类型癌的总称，均表现为上述三阴性[55]。其中大部分为基底细胞样癌（50%～60%）[53]，部分为未分类型癌（也称正常乳腺型癌，也有称管腔 C 型）。

2. **基底细胞样型乳腺癌**
   - 基底细胞样型癌与正常乳腺型癌的区别在于：基底细胞样型癌除三阴性外，CK5/6（+），EGFR（+）[56]；
   - 三阴性，大多数病例呈髓样癌组织学形态，也可是其他高级别癌，预后差；
   - 高分子 CK——CK5/6（+）、CK14、17（+）；
   - 肌上皮细胞——P63、CD10、SMA 等均可（+）；
   - 多数病例 BRCA1（+）。

3. **髓样癌**
   - 三阴性癌多呈髓样癌的组织学形态；
   - 呈髓样癌组织学形态者，其中一部分是基底细胞样癌，一部分是三阴性癌（正常乳腺型癌）。非三阴者，即为典型髓样癌（图 1-12）。

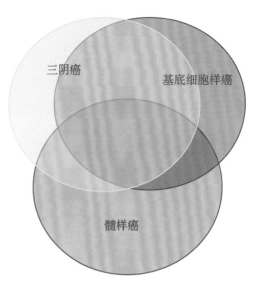

图 1-12　三阴癌、基底细胞样癌与髓样癌比例关系示意图

六、乳腺癌分子分型的意义小结

1. **辅助判断预后**
   - 不同类型的预后

管腔 A 型	好
管腔 B 型	较好
HER2 过表达型	差
基底细胞样型	差
未分类型（正常乳腺型，有称管腔 C 型）	差

   - 乳腺癌预后不良的免疫组化因素：
     ER（−）　　　PR（−）
     ER（−）　　　PR（−）　　　HER2（−）
     ——三阴
     HER2（+）
     CK5/6（+）
     BRCA-1（+）

2. **辅助确定治疗方针**

管腔 A 型	内分泌治疗为主
管腔 B 型	内分泌治疗为主
HER2 过表达型	曲妥珠单抗靶向治疗为主（Herceptin）
基底细胞样型	化疗为主
未分类型（正常乳腺型，有称管腔 C 型）	化疗为主？

（阚　秀）

第七节　乳腺癌的组织学分级标准

肿瘤的组织学分级与患者的预后具有密切关系，这早已为肿瘤学界所公认。乳腺癌的分化程度与预后紧密相关，但有各种不同分级方法，其结果也不一样。目前较为公认的分级方法是由 Bloom 和 Richardson（1957）提出的分级法，后经 Elston 和 Ellis 改良（又称 Nottinham 分级），于 2003 年 WHO 乳腺肿瘤组织学分类正式采用[57]。2012 年 WHO 乳腺肿瘤组织学分类（第 4 版）依然被引用[59]。主要根据腺管形成、细胞核多形性以及细胞核分裂象计数。具体半定量分级方法见表 1-9。

表 1-9	乳腺癌组织学分级：半定量分级法（Elston and Ellis，2003）[57]		
组织学图像		记分	
管腔形成			
占肿瘤的大部分（＞ 75%）		1	
中等程度（10% ~ 75%）		2	
少或无（＜ 10%）		3	
核多形性			
小而规则一致的细胞		1	
中等大小及异型性		2	
明显异型性（核大小＞良性细胞 2 倍）		3	
核分裂记数			
取决于显微镜视野		1 ~ 3	
3 种不同显微镜视野核分裂计数测量举例：			
视野直径（mm）	0.44	0.59	0.63
视野面积（mm²）	0.152	0.274	0.312
核分裂计数（每 10 个高倍视野）			
1	0 ~ 5	0 ~ 9	0 ~ 11
2	6 ~ 10	10 ~ 19	12 ~ 22
3	＞ 11	＞ 20	＞ 23
组织学分级：　1 级——高分化：3 ~ 5 分			
2 级——中分化：6 ~ 7 分			
3 级——低分化：8 ~ 9 分			

注明：1) 观察腺管形成、细胞核多形性时，应当检测肿瘤异型性最明显的区域。

2) 核分裂象计数只查肿瘤周边部分。计数应选取核分裂最活跃区域；在同一区域（但不一定连续的区域）计数 10 个高倍视野。应选取肿瘤细胞尽可能丰富的视野，避开细胞结构保留不良的区域。处于核分裂前期者不计。

3) 此分级也适用于小标本（如粗针针芯穿刺活检标本）[59]。但应当注意，由于标本太小，其准确性是有限的，特别是核分裂象计数欠准确。

说明：(1) 此分级反映了恶性肿瘤的四大特性，即：

- 幼稚性（anaplasia）（管腔形成程度）
- 异型性（displasia）（核多形性）
- 活跃性（activity）（核分裂象）
- 浸润性（infiltration）（及转移性）（metastasis）

(2) 组织学分级级别越高＝细胞组织分化程度越低（分化越差）＝肿瘤细胞越幼稚、异型越明显、生长越活跃＝恶性度越高这一分级信息应用于常规病理报告中，已成为必需。不同的观察者之间其可重复性及可靠性已得到足够证实。这一分级系统对于非特殊型浸润性导管癌（NOS 或 NST）非常可靠，也适用于导管癌及小叶癌的其他类型[59]。

一、乳腺癌组织学分级：半定量分级法

参见图 1-13 ～图 1-18。

二、乳腺癌组织学分级与预后的关系

如前述，乳腺癌组织学分级与预后的关系密切。特别对于非特殊型浸润导管癌，对于其他类型浸润性乳腺癌也适用[59]。有研究证明，乳腺癌组织学分级对预后的影响与分子生物学指标也相一致。现将有关文献报告的乳腺癌组织学分级与预后的关系[58]，列表于下（表 1-10）。

评论：

1. 乳腺癌病理组织学分级与患者 5 年生存率关系更密切，比分型更重要。
2. 乳腺浸润性导管癌（占 80% 以上）病理报告，一定要求分级！

表 1-10	乳腺癌组织学分级与患者 5 年生存率（%）的关系[58]			
作者	报告总例数	5 年生存率（%）		
		1 级	2 级	3 级
Simmons	358	80	39	13
Starff Handley	172	45	29	23
Haagensen	1103	78.6	48.1	32.8
Botomm Richardson	1409	75	47	32
HaltbornToruberg	525	97.8	77.7	36.9
Torben Schidt	579	88	66	31

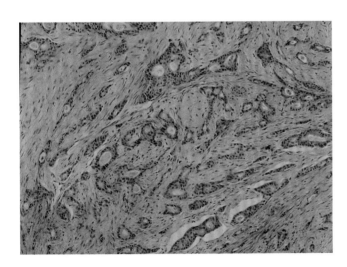

图 1-13　乳腺浸润性导管癌：高分化腺癌（1 级）

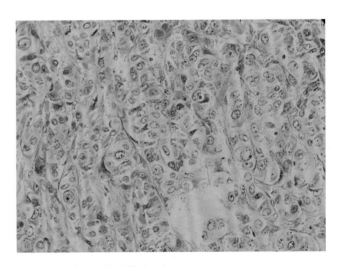

图 1-14　乳腺浸润性导管癌 2 级

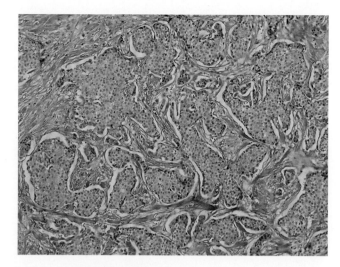

图 1-15 乳腺浸润性导管癌 2 级

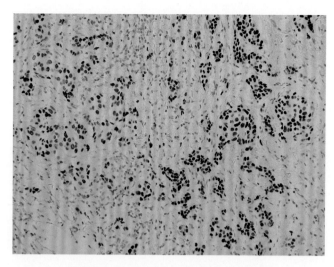

图 1-16 乳腺浸润性导管癌 2 级：癌细胞 ER 强阳性

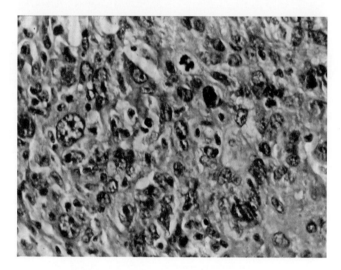

图 1-17 乳腺浸润性导管癌 3 级（低分化腺癌）

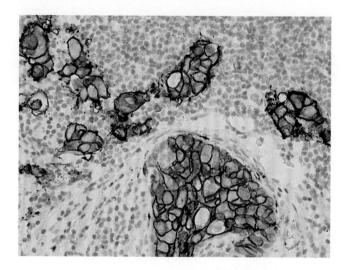

图 1-18 乳腺浸润性导管癌 3 级：癌细胞 HER2（+++）

（阚 秀）

第八节 乳腺癌的临床 TNM 分期及病理分期（pTNM）

1904 年，德国人 Steinthal 提出要根据预后将乳腺癌分为 3 期：Ⅰ期是局限于乳腺的小肿瘤；Ⅱ期是累及腋窝淋巴结的较大肿瘤；Ⅲ期是明显侵犯乳腺外组织的肿瘤。此后，Greenough 医生又将组织学检查加入分期系统。1956 年，Haagensen 和 Stout 则在此基础上加入第Ⅳ期，即发生全身转移的乳腺癌，这就形成乳腺癌的哥伦比亚临床分期系统。

肿瘤的 TNM 分期系统是由 Pierre Denoix 于 1942 年最初提出，主要是根据肿瘤大小（T）、有无区域淋巴结转移（N）和有无远处转移（M）进行评估。1953

年国际抗癌联盟（Union for International Cancer Control，UICC）应用 TNM 分期系统首先对乳腺癌和喉癌进行临床分期。美国癌症联合会（American Joint Committee on Cancer，AJCC）于 1977 年依据 TNM 提出了自己的乳腺癌分期系统。之后，二者经过多次合作，对各种肿瘤的 TNM 分期系统进行了扩大、修订和完善，于 1987 年达成一致，形成了第 4 版恶性肿瘤 TNM 分期标准。并于 1997 年、2002 年和 2010 年进行了修订[60~64]。现行第 7 版 TNM 分期（2010）[62,63] 的主要内容见表 1-11。2012 年版 WHO 乳腺肿瘤分类亦采用该版 TNM 系统[59]。

一、TNM分期系统类型

TNM 分期系统包括 4 种分类形式：临床（clinical）、病理（pathologic）、复发（recurrence）和尸检（autopsy）分类。临床 TNM 分期（cTNM），是为手术治疗提供依据，所有资料都是原发瘤首诊时经体检、影像学检查和为明确诊断所施行的病理活检获得的。病理 TNM 分期（pTNM），用来评估预后和决定是否需要辅助治疗，它综合了临床分期和病理学检查结果。复发瘤 TNM 分期（rTNM），是当患者无瘤生存一段时间后，复发时所收集到的信息，是为进一步治疗作依据。尸检 TNM 分期（aTNM），用于生前未发现肿瘤，尸检时才发现的病例。此外，在 cTNM 或 pTNM 前面添加前缀"m"，表明是多发癌的分期，添加前缀"y"，表明这个分期是在放化疗过程中或放化疗后做出的。例如：mPT1N0M0 代表多发性病理 I 期乳腺癌。

以下重点讨论第 7 版（2010）乳腺癌 TNM 分期的变化及其意义。

二、第7版乳腺癌TNM分期系统的变化及应用

现行第 7 版乳腺癌 TNM 分期系统的主要内容见表 1-11。第 6、7 版的主要区别在于增设了 I B 期，将原 II A 期中肿瘤大小为 T0（无原发肿瘤证据）或 T1（肿瘤最大直径 ≤ 2 cm）且淋巴结出现微转移者（N1mi）单独划归为 I B 期（T0 ~ 1，N1mi，M0）。在原有的临床 TNM 分期（cTNM）和病理 TNM 分期（pTNM）基础上，加入了新辅助治疗后的临床或病理 TNM 分期（ycTNM，ypTNM，下文单独讨论）。

（一）肿瘤大小的测量

- 可用于临床测定肿瘤大小，需要注意的是有些特殊类型的癌影像学难以准确判断大小，也难以区分浸润癌与原位癌。
- 原发瘤大小的病理测量（pT）：仅计算浸润成分，要把原位癌部分去除掉。例如，导管内癌（原位癌）成分是 4cm，而浸润癌成分仅为 0.5cm，肿瘤应按照浸润癌的大小归类为 pT1a。
- 对于较小的能容纳在一个蜡块中的浸润性癌，显微镜下测量是最准确的 pT 测量技术；对于较大的需要分放在多个蜡块中的浸润性癌，大体测量肿瘤大小比较准确，因为分放到不同蜡块中的肿瘤组织切片难以保证来自同一切面，盲目相加误差较大。对

于原位癌所占比例较高的肿瘤，要遵从影像、大体、镜下相结合的原则。

- 原位癌不论大小，只要没有浸润成分就归为 Tis。再划分为导管原位癌（DCIS）或小叶原位癌（LCIS）。既有 DCIS 又有 LCIS 的病例归为 DCIS。第 7 版 TNM 分期中也提到导管上皮内瘤变（DIN）和小叶上皮内瘤变（LIN），尚未得到广泛使用，要注意不同术语之间的对应关系。目前 DCIS 的肿瘤大小容易测量，而 LCIS 则较难。
- 炎症型乳腺癌的诊断要求典型的皮肤受累面积至少占据乳房皮肤面积的 1/3。组织学发现皮肤淋巴管癌栓是支持诊断的证据，但并非必须，而且只有皮肤淋巴管受累组织学证据而没有典型临床表现者也不足以诊断炎症型乳腺癌。

（二）区域淋巴结转移的测量

- 对于淋巴结中孤立肿瘤细胞的定义更加严格：成团的肿瘤细胞病灶大小不得超过 0.2mm；对于分散不融合的肿瘤，每个淋巴结单张组织切片中肿瘤细胞数量不超过 200 个。
- 对于前哨淋巴结（sn）的定义也更加严格：如果大体检出的淋巴结数量 ≥ 6 个，不能再称之为"前哨"淋巴结。
- 在第 6 版 TNM 分期中已经把锁骨下淋巴结（腋尖淋巴结，III 级腋窝淋巴结）与腋下、腋中淋巴结（I、II 级腋窝淋巴结）进行了区分。需要注意的是同侧锁骨上淋巴结也属于区域淋巴结，发生转移属于 N3c，但是如果肿瘤转移至对侧内乳淋巴结、对侧颈淋巴结或对侧腋窝淋巴结则属于 M1。

（三）远处转移的测量

- 在第 6 版 TNM 分期中已经提出临床病史和检查阴性足以说明该病例是 M0，并不需要过于精细的影像学或其他检查。目前的分期系统并不考虑隐性转移灶，要尽量少用 MX（远处转移无法评估）。在第 7 版 TNM 分期中，在远处转移评估中取消了 MX。
- 新增 M0（i+）组：其定义是骨髓或外周血中出现孤立、播散的肿瘤细胞，或者是在其他组织（如预防性卵巢切除标本）中偶然发现大小不超过 0.2mm 的病灶。如果没有临床和（或）影像学明显的转移灶，M0（i+）不改变肿瘤分期，暂被看做 M0。其

临床意义有待深入研究。

如果在确诊乳腺癌 4 个月内，既未进行新辅助治疗，也无疾病进展证据，但术后影像学发现远处转移，则分期应相应修改。但是如果是在之后出现的新转移灶，应视为复发，按照复发瘤进行分期。

三、新辅助治疗后TNM分期

- 乳腺癌新辅助治疗的应用和治疗后肿瘤缓解程度均影响患者的预后，因此也相应产生了新辅助治疗后病理分期（ypTNM），这种分期与术前的临床分期（cTNM）是两个不同而并存的分期系统。

- 治疗前的临床肿瘤大小（clinical T，cT）应根据临床或影像学所见来决定；而治疗后的 T 应根据临床、影像学（ycT）或病理所见（ypT）来综合决定。有关 ypT 的定义存在争议，尚不明确应该测量所有浸润病灶的大小，还是测量单个最大浸润病灶的大小，目前仍采取测量单个最大连续浸润病灶作为 ypT 值，对于多发病灶可加注前缀 m。瘤床内纤维化组织不计入肿瘤大小。

- 对于新辅助治疗前诊断炎症型乳腺癌者，即便治疗后炎症表现完全缓解，仍然划归为炎症型乳腺癌。

- ypTNM 应注明患者对新辅助治疗的反应程度（完全缓解、部分缓解、无缓解），而且需要说明判定缓解程度的依据（体检、影像技术、病理检查）。

- 尽管有学者认为完全缓解的定义是肿瘤完全消失（包括浸润癌和原位癌），而 AJCC 制定本版 TNM 分期时提出，只残留原位癌者也属于完全缓解，其依据是原位癌的存在对于局部治疗的选择有影响，但是对患者的预后没有影响。完全缓解者分期记录

为 ypT0，pN0c，M0，CR 或 ypTispN0cM0CR。

- 新辅助治疗后淋巴结转移灶 ≤ 0.2mm 者，归类为 ypN0（i+），然而这样的患者不属于病理完全缓解者。

- 如果患者治疗前为 M0，治疗后出现转移（ypMl）提示肿瘤进展。如果患者治疗前属于 Ml（IV 期），新辅助治疗后即使完全缓解也仍然属于IV期，与治疗后的缓解状态无关。

四、意义

TNM 分期始于 1959 年，当时尚未开展肿瘤的现代综合治疗，因此，TNM 分期对于肿瘤的治疗（主要是手术切除）至关重要。随后 50 年间肿瘤生物学的研究取得了许多成果，系统性治疗手段不断更新。以乳腺癌为例，TNM 分期已经不再成为治疗模式的主要决定因素。如何对 TNM 分期系统以及其他预后因素、治疗决定因素进行整合也成为关注的焦点[64]。在食管癌的分期系统中已将肿瘤类型、分级甚至部位与 TNM 综合制定出预后分组（prognostic grouping）。在乳腺癌中尚未将肿瘤组织学分级或分子标记物纳入 TNM 分期系统中，但是建议将这些检测结果（例如 ER、PR、HER2 等）与 TNM 分期一并上报，在不久的将来有望见到乳腺癌的生物学分组（B category）。

五、乳腺癌TNM分期与预后

乳腺癌 TNM 分期是决定预后因素中最关键的独立因素。全国乳腺癌研究会病理协作组（1985）收集全国 10 余单位乳腺癌 4396 例，具有 10 年以上随访，其分期与预后的结果见表 1-12[43]。王东民（2010）[65] 制成乳腺癌分期与存活率的关系图，见图 1-19。

表 1-11	乳腺癌 TNM 分期系统（第 7 版，2010）
原发肿瘤（T）：	

临床（cT）与病理（pT）均采用相同的 T 分类标准，测量应准确至毫米。对于略微超过 T 分类临界值者，例如 1.1mm 或 2.01cm，可记录为 1mm 或 2.0cm。与第 6 版相比，T 分类标准没有变化。

TX	原发肿瘤无法评估
T0	无原发肿瘤证据
Tis	原位癌
Tis（DCIS）	导管原位癌
Tis（LCIS）	小叶原位癌
Tis（Paget）	不伴肿瘤的乳头 Paget 病（伴有肿块时按肿瘤大小分期）

续表

表 1-11	乳腺癌 TNM 分期系统（第 7 版，2010）
T1	肿瘤最大直径 ≤ 20 mm
T1mi	微小浸润最大直径 ≤ 1 mm
T1a	肿瘤最大直径 > 1mm 而 ≤ 5 mm
T1b	肿瘤最大直径 > 5 mm 而 ≤ 10 mm
T1c	肿瘤最大直径 > 10 mm 而 ≤ 20 mm
T2	肿瘤最大直径 > 20 mm 而 ≤ 50 mm
T3	肿瘤最大直径 > 50 mm
T4	不论肿瘤大小，直接侵犯胸壁或皮肤
T4a	侵犯胸壁（包括肋骨、肋间肌和前锯肌，不包括胸肌）
T4b	乳房皮肤水肿（包括橘皮样变）、溃疡或同侧乳房皮肤卫星结节，但不满足炎症型乳腺癌诊断标准
T4c	T4a+T4b
T4d	炎症型乳腺癌（诊断标准见正文）

区域淋巴结临床分类（N）：与第 6 版相同

NX	区域淋巴结无法评估（已切除）
N0	无区域淋巴结转移
N1	同侧 I、II 级腋窝淋巴结转移，可移动
N2	同侧 I、II 级腋窝淋巴结转移，固定或融合；或有同侧内乳淋巴结转移临床征象 *，而没有 I、II 级腋窝淋巴结转移临床征象
N2a	同侧 I、II 级腋窝淋巴结转移，淋巴结彼此间或与其他组织结构固定、融合
N2b	有内乳淋巴结转移临床征象 *，而没有 I、II 级腋窝淋巴结转移临床征象
N3	同侧锁骨下淋巴结（III 级腋窝淋巴结）转移，伴或不伴 I、II 级腋窝淋巴结转移；或有同侧内乳淋巴结转移临床征象 *，并且显示 I、II 级腋窝淋巴结转移；或同侧锁骨上淋巴结转移，伴或不伴腋窝或内乳淋巴结转移
N3a	同侧锁骨下淋巴结转移
N3b	同侧内乳淋巴结转移伴腋窝淋巴结转移
N3c	同侧锁骨上淋巴结转移

注：* 有临床征象 = 临床检查或影像学检查发现的淋巴结转移（不包括淋巴闪烁造影术）。

区域淋巴结病理分类（pN）*：

　　与第 6 版相比，对于孤立肿瘤细胞的定义更加严格。除成团的肿瘤细胞病灶大小不超过 0.2mm 之外；对于分散不融合的肿瘤，每个淋巴结单张组织切片中肿瘤细胞数量不超过 200 个。

pNX	区域淋巴结无法评估（淋巴结未被切除或此前已切除）
pN0	组织学检查无区域淋巴结转移，未行进一步孤立肿瘤细胞检测 **
pN0（i-）	组织学检查无区域淋巴结转移，免疫组化检查阴性
pN0（i+）	组织学检查或免疫组化检查发现孤立肿瘤细胞，转移灶最大直径 ≤ 0.2 mm
pN0（mol-）	组织学检查无区域淋巴结转移，分子生物学检测（RT-PCR）阴性
pN0（mol+）	组织学检查无区域淋巴结转移，分子生物学检测（RT-PCR）阳性
pN1mi	微小转移（> 0.2 mm，或单个淋巴结单张组织切片中肿瘤细胞数量超过 200 个，但最大直径 ≤ 2 mm）
pN1	1 ~ 3 枚同侧腋窝淋巴结转移，和（或）经前哨淋巴结活检发现内乳淋巴结镜下转移，但无临床征象 ***
pN1a	1 ~ 3 枚腋窝淋巴结转移，至少 1 处转移灶 > 2 mm
pN1b	经前哨淋巴结活检发现内乳淋巴结镜下转移（包括微转移），但无临床征象

表 1-11	乳腺癌 TNM 分期系统（第 7 版，2010）
pN1c	pN1a +pN1b
pN2	4～9 枚同侧腋窝淋巴结转移；或者是有同侧内乳淋巴结转移临床征象，但不伴有腋窝淋巴结转移 ****
pN2a	4～9 枚腋窝淋巴结转移，至少 1 处转移灶＞2 mm
pN2b	有同侧内乳淋巴结转移临床征象，但不伴有腋窝淋巴结转移
pN3	≥10 枚同侧腋窝淋巴结转移；或锁骨下淋巴结（Ⅲ级腋窝淋巴结）转移；或有同侧内乳淋巴结转移临床征象，并伴有至少 1 枚Ⅰ、Ⅱ级腋窝淋巴结转移；或≥3 枚腋窝淋巴结转移，兼有无临床征象的内乳淋巴结镜下转移；或同侧锁骨上淋巴结转移
pN3a	≥10 枚同侧腋窝淋巴结转移（至少 1 处转移灶＞2 mm），或锁骨下淋巴结（Ⅲ级腋窝淋巴结）转移
pN3b	有同侧内乳淋巴结转移临床征象，并且有≥1 枚腋窝淋巴结转移；或存在≥3 枚腋窝淋巴结转移，通过检测前哨淋巴结发现镜下内乳淋巴结转移，但无临床征象。
PN3c	同侧锁骨上淋巴结转移

注：*病理学区域淋巴结分类（N 分类）要求至少切除并检查腋窝底部淋巴结（Ⅰ级）。对单个或多个前哨淋巴结的检查结果也可用于病理分类。如分类仅依据前哨淋巴结活检结果，而其后无进一步腋窝切除淋巴结的检查结果，则应设（sn）前哨淋巴结检查，例如 pN1（sn）。

**区域淋巴结仅有孤立肿瘤细胞（ITC）转移的肿瘤分类为 pN0；ITC 是指最大直径≤0.2 mm 的微小肿瘤细胞团和（或）单个淋巴结单张切片中分散肿瘤细胞总数不超过 200 个；借助免疫组化或分子生物学方法通常可检测到 ITC，HE 染色也可能观察。ITC 通常不表现肿瘤转移活性（如增生或间质反应）。

***无临床征象＝肿瘤经过临床检查或影像学分析（不包括淋巴闪烁造影术）未能被检测出来。

****有临床征象＝肿瘤经过临床检查或影像学分析（不包括淋巴闪烁造影术）或大体病理学检查可被检测出来。

远处转移（M）：

与第 6 版相比，取消了 MX（远处转移无法评估），新增了 cM0（i+）

M0	临床及影像学检查未见远处转移
cM0（i+）	临床及影像学检查未见远处转移证据及征象，而组织学或分子技术检测到骨髓、血液或其他器官中≤0.2 mm 的转移灶
Ml	临床及影像学检查发现远处转移，或组织学发现＞0.2mm 的转移灶

乳腺癌 TNM 分期（第 7 版，2010）

分期组（Stage Grouping）：

（与第 6 版相比，新增了 ⅠB 期）

0 期	Tis	N0	M0
Ⅰ期 A	T1	N0	M0
B	T0，T1*	N1mi	M0
Ⅱ期 A	T0，T1*	N1	M0
	T2	N0	M0
B	T2	N1	M0
	T3	N0	M0
Ⅲ期 A	T0，T1，T2	N2	M0
	T3	N1，N2	M0
B	T4	N0，N1，N2	M0
C	任何 T	N3	M0
Ⅳ期	任何 T	任何 N	Ml

注：*T1 包括 T1mi

分期	5 年存活			10 年存活		
	病例数	存活数	存活率（%）	病例数	存活数	存活率（%）
I	785	669	86.22	432	276	63.39
II	1721	1255	72.92	956	487	50.94
III	1709	800	46.81	1106	370	33.45
IV	61	6	9.84	34	2	5.38
不明	120	83	69,17	66	30	45.45
合计	4396	2813	64.00	2594	1165	44.91

表 1-12　4396 例乳腺癌 TNM 分期与预后

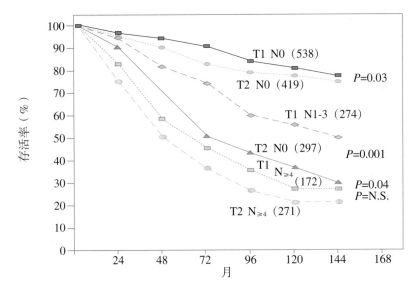

图 1-19　乳腺癌分期（T，N）与存活率（摘自：王东民，2010）[65]

（薛卫成　阚　秀）

第九节　何谓早期乳腺癌

一、概论

早期乳腺癌是多年来乳腺肿瘤学家积极关注的重要课题之一。其意义在于早期乳腺癌的长期治愈率可达 90% 以上。提高早期乳腺癌的诊断率，可以大大提高病人的生存率和生存期，降低死亡率[66]。因此，在目前乳腺癌病因不明的情况下，乳腺癌的早期发现、早期诊断、早期治疗（即早诊早治）就成为了乳腺肿瘤学界追逐的目标，以及寻求降低死亡率的关键途径。

研究证明，乳腺癌从一个单个癌变细胞，经过分裂增殖，发展到临床能够监测到的直径 1cm 的癌块，需经 30 个倍增（一个倍增时间短则 20 余天，长则达上百天）[67]。可想而知，早期发现的时间是非常充分的（图1-20）。

据日本癌症中心报告[68]，总结 20 年 2069 例乳腺癌治疗结果，各种治疗方法虽经 20 年努力改进，结果处于同期的乳腺癌 5 年存活率未见明显改变。但从分期组成百分比看，I 期乳腺癌逐年增加，晚期逐年减少，结果乳腺癌治愈率随之增高。可见，虽然在治疗技术高度发达的当代，彻底改善乳腺癌预后的途径，仍然是依

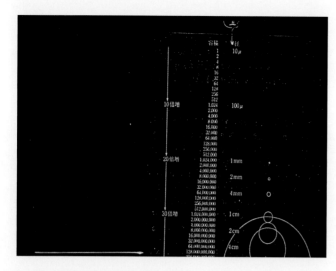

图 1-20 肿瘤发育倍增时间图（摘自：Kusama，1972）

靠早期发现。

那么，何谓早期？可惜的是，到目前为止，对于早期乳腺癌，尚没有一个像早期胃癌那样的明确的规定或定义。现将目前主要观点汇集如下：

1. 李树玲（1982），早期乳腺癌应具备条件：
- 病变处于病理组织学或临床早期阶段；
- 癌变局限于乳腺，无或很少远处转移；
- 病变局部处理后 90% 以上可以获得长期治愈。

2. 英国牛津（1985）早期乳腺癌试验协作组：
- 检查时发现病变仅局限于乳腺或仅有区域淋巴结受累，可以进行手术切除者，划归为早期乳腺癌；
- 此概念为与中晚期相对而言。

3. 阚秀（2006）在《肿瘤病理诊断及鉴别诊断学》[69] 一书中，关于"早期癌"的名词诠释如下：
- 概念：顾名思义，此概念仅指癌的早期，与进行性癌（或中晚期）相对而言。
- "早期"范围可包括以下几个方面：
  ① 病理组织学概念：系指原位癌（非浸润性癌）；
  ② 肿瘤体积：肿瘤越小应当越早，如微小癌、小癌。但必须指出，体积小，并不一定意味着无转移；
  ③ 临床 TNM 分期：Ⅰ期（T1 N0 M0）为早期；
  ④ 有些癌具有明确规定：如早期胃癌，规定未侵及肌层者称之。
- 意义：在于早期诊断早期治疗，可大大提高肿瘤治愈率，提高存活率。

二、目前较一致的观点总结如下

1. 病理学早期乳腺癌

原位癌：
- 包括导管原位癌和小叶原位癌，无肿块的 Paget 病；
- 新版 WHO 乳腺肿瘤分类（2003，2012）已将其列入交界性（癌前）病变，即 DIN（后述）。实际上，已不属于真正意义上的癌[44]；
- 未浸润即意味着不能转移，预后好；
- 病理取材应当足够，足以除外早期浸润。

微小浸润癌：
- 浸润灶直径 < 2mm 范围，或 2 个以上病灶中直径最大者不超过 1mm[45]，最近统一改为浸润灶直径 < 1mm 范围（2012 版 WHO 乳腺肿瘤分类）；
- 预后好，很少见转移，目前 ICD-O 尚未给以编码定级；

微小癌及小癌：
- 前者肿瘤直径 < 0.5cm，后者 < 1.0cm；
- 体积小，并不一定意味着不能转移（只要有浸润就可能发生转移）；据报告，乳腺癌直径 2cm 以下者，淋巴结转移率可达 33.6%[58]。

良性增生性病变局部恶变：
- 通常系指良性病变为主，在此基础上局灶发生的恶性变化；
- 癌变范围通常较小，多为原位性病变；
- 病理报告应注明原位癌变，如有浸润应另加以注明。

2. pTNM 早期乳腺癌[70]

pTNM-0 期乳腺癌：
> Tis（不分大小，凡原位癌均为 Tis）
> T0（隐性癌，淋巴结阴性者属早期）

pTNM-Ⅰ期乳腺癌：pT 1，pN-0 或 pN1mi，pM-0。
> pT 1mi（微小浸润癌，最大直径不超过 0.1cm）
> pT 1a（微小癌，肿瘤最大直径 > 0.1cm，≤ 0.5cm）
> pT 1b（小癌，肿瘤最大直径 > 0.5cm，≤ 1.0cm）
> pT 1c（肿瘤最大直径 > 1.0cm，≤ 2.0cm）

注：
pT1mi，pN0，M0 = pTNM-1A
（pT1mi = 单个或多个浸润癌灶，每个最大直径 ≤ 1mm）

pN1mi，pT1（T0），M0 = pTNM-1B

　　（pN1mi = 微转移灶 0，2—2，0mm）

pTis，pN0，M0 = pTNM-0

　　（pTis = 原位癌，不计体积大小）

3．中期乳腺癌——

pTNT- ⅡA 期乳腺癌（中早？）：

　　　pT0，pN1，pM0（隐性癌，淋巴结转移）

　　　pT1，N1，M0（体积小，淋巴结阳性）

　　　pT2，N0，M0（体积大，淋巴结阴性）

pTNT- Ⅱ B 期乳腺癌：

　　　pT2，N1，M0

　　　pT3，N0，M0

4．注：晚期乳腺癌——

（1）局部晚期乳腺癌（T3 或 N2，N3）：

T3：

- 肿瘤直径＞5cm；
- 肿瘤侵犯胸壁（肋骨、肋间肌、前锯肌）；
- 肿瘤侵犯皮肤（水肿、橘皮、溃疡、卫星结节）；
- 炎性乳腺癌。

　　N2，N3：

- 同侧转移性淋巴结融合；
- 内乳淋巴结转移；
- 同侧锁骨上下淋巴结转移。

　　（2）复发转移性晚期乳腺癌：

- 临床Ⅳ期（Mo）；
- 术后局部复发；
- 转移性乳腺癌。

5．癌前病变（交界性病变）——

非典型增生（DIN1a，DIN1b）[58]

原位癌（DIN1c，DIN Ⅱ，DIN Ⅲ），（pTNM，T=Tis）

乳腺早期癌的概念

- 原位癌——导管内癌及小叶原位癌（已被列为癌前病变）（不论体积大小病理取材需足够）
- 小癌及微小癌——微小癌（直径＜0.5cm），小癌（＜1.0cm）（体积小并不意味着不转移）
- TNM- Ⅰ 期癌——T ＜ 2cm，N0，M0
- pTM- Ⅰ 期癌—— Ⅰ A（pT ＜ 2cm，pN0，M0）

　　　　　　　　Ⅰ B（pT ＜ 2cm，pN1mi，M0）

- 0 期癌（亚临床癌）——临床隐性癌（T0，pT0，M0）pTis，pN0，M0
- 乳腺良性增生局部癌变——通常指体积小，无浸润

注："早期"或"早期浸润"需有明确定义

第十节　乳腺癌的发生、发展及转移

一、乳腺癌的发生及发展过程

乳腺癌是乳腺上皮增生性疾病。正常的乳腺细胞如何转变成为能够独立生长的新生物，这一变化的本质尚未彻底揭晓。

实验诱发肿瘤研究的开展，使人们得以有计划、有步骤地追踪观察病变的整个过程。现已充分证明，肿瘤形成的早期，必然要经历相对漫长的演变阶段。不经过癌前病变而突然发生癌是不可思议的。病变最早的变化极其细微，很可能只是核糖核酸等分子水平上的改变，甚或电子水平上的变化。细胞在致癌因子长期作用下，不断地适应和选择，这种变化逐步加重和积累，DNA的损伤或突变发展到一定程度，超过自我修复的限度，乃发生癌变。因此，这种质变为一系列部分量变的总和。它是一个既有阶段性又有连续性的移行过程。这一过程早期是可以修复的、可逆的。如果致癌因子持续作用，到一定阶段，细胞生长就逐渐不受机体所控制，不受当初的病原因子是否持续存在的影响，出现相对的自律性。

通常，病理学将正常组织细胞发展成为具有浸润能力的癌的整个过程，可划分为以下几个阶段（图1-21）。

这一演变为连续过程（图1-22、图1-23、图1-24），其间并无截然界限或严格的阈值。其间只存在着临界状态或临界期。如果肿瘤得以继续发展，将形成全身化，最终导致患者死亡。

必须指出，癌前病变可持续存在相当长时间，几年甚至几十年。然而，亦有患者先前无自觉症状而突然

发病，似无癌前阶段可查，可能为癌前病变时间过短所致。还需强调，癌前病变是可逆的，是可以治愈的。防癌的意义即在于把肿瘤控制在癌前病变，治愈癌前病变是积极的预防。原位癌发展成为浸润癌亦可经历相当长的时间。子宫颈癌及食管癌的研究都已证明，有的原位癌可持续长达 10 年之久。原位癌是否可逆而恢复正常，尚无定论。一个细胞一旦恶变后，逆行变成正常细胞将十分困难，或者是完全不可能的。

以上阶段划分，理论上十分明确。但是，在病理形态学上，病理诊断实际工作中，常有交叉重叠，如图1-25 所示。

我国乳腺癌的发病特点与西方国家的不同在于发病高峰年龄提前，美国乳腺癌高峰年龄在 50 ～ 59 岁，而我国在 40 ～ 49 岁，提前了 10 年。而且 30 ～ 39 岁乳腺癌的发病率为 13.3%，较美国高 2 倍左右。关于乳腺癌的癌前病变研究，目前多数认为，只有浸润性乳腺癌才是真正意义上的癌，只有非典型增生和原位癌才是真正意义上的乳腺癌前病变。乳腺非典型增生是乳腺增生至肿瘤形成过程中必经的过渡阶段，是肿瘤演变阶段性

渐进过程。一般非典型增生演变成导管原位癌需 10 余年时间，而从原位癌发展至浸润性癌又需近 10 年时间。所以，乳腺癌是有较长的临床前期可探知的癌症，适于进行筛查。乳头状瘤病为乳腺周围中小导管及末梢导管的多发性乳头状病变。根据病变程度分为轻、中、重度，只有中、重度非典型增生的乳头状瘤病与乳腺癌关系密切，被视为癌前病变。

2005 年我国启动了"百万妇女乳腺普查工程"。上海某医院对 658 792 名妇女进行全面普查[71]，对查出的 265 例乳腺癌进行资料分析（表 1-13）；对北京顺义区不同行业的女职工及农村妇女 9743 人进行了乳腺病普查工作[72]（表 1-14）；以及江西省对 10 254 名妇女进行乳腺癌普查的调研结果均显示，目前乳腺癌的发病年龄呈低龄化，40 ～ 49 岁是乳腺癌的最高发年龄，而50 岁以上年龄组发病率逐渐降低，这可能是由于随着年龄的增长，卵巢功能逐渐减退，患病率逐渐下降。青春期的乳腺增生一般无需治疗，待婚后妊娠后常可自然消失；围绝经期的乳腺增生一般认为是更年期综合征的一种表现，药物治疗有效，但需多随访，以防癌变。因

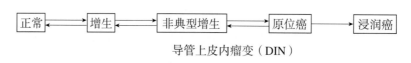

正常 ←→ 增生 ←→ 非典型增生 ←→ 原位癌 → 浸润癌

导管上皮内瘤变（DIN）

图 1-21　癌的发生发展过程

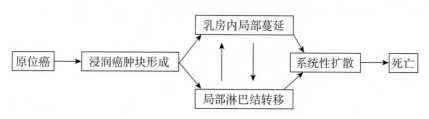

原位癌 → 浸润癌肿块形成 → 乳房内局部蔓延 / 局部淋巴结转移 → 系统性扩散 → 死亡

图 1-22　乳腺癌自然演变过程

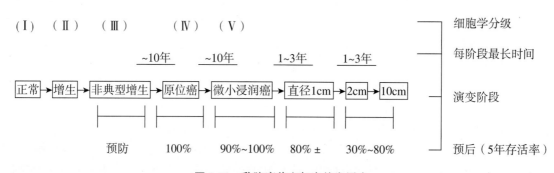

（Ⅰ）　（Ⅱ）　（Ⅲ）　　（Ⅳ）　（Ⅴ）　　　　　　　　细胞学分级

　　　　　　~10年　　~10年　　1~3年　　1~3年　　　　　每阶段最长时间

正常 → 增生 → 非典型增生 → 原位癌 → 微小浸润癌 → 直径1cm → 2cm → 10cm　　　演变阶段

预防　　　100%　　90%~100%　　80%±　　30%~80%　　　　预后（5年存活率）

图 1-23　乳腺癌普查与自然发展史

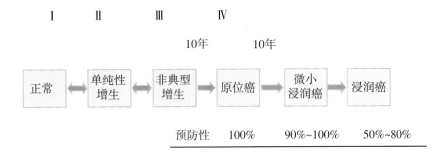

图 1-24 乳腺癌的发生发展过程

表 1-13	265 例乳腺癌年龄分组	
年龄（岁）	例数	构成比（%）
20 ～	6	2.4
30 ～	77	29.1
40 ～	105	39.5
50 ～	45	17.0
60 ～	24	9.0
70 ～	8	3.0
合计	265	100.0

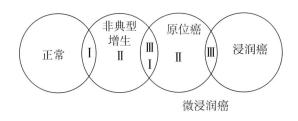

微浸润癌

图 1-25 癌前病变病理诊断，在实际工作中可能出现的重叠

此，普查年龄应放宽到 30 岁的妇女。普查间隔期应以 1.5 ～ 2 年为宜，30 ～ 49 岁高危年龄组的普查间隔期最好为 1 年。乳腺癌与高危因素的关系见表 1-15。乳腺癌的发生与家族史有关，一级亲属中有患乳腺癌的女性患乳腺癌的风险高 2 ～ 3 倍，如果有一级亲属在绝经前患双侧乳腺癌，则相对危险度高达 9 倍。倡导合理膳食、少饮酒、正常妊娠生育、坚持母乳喂养，以降低乳腺癌的患病风险[73]。

二、乳腺癌的发生机制研究

从分子生物学的角度，恶性肿瘤可视为基因的疾病，是因某些染色体上的 DNA 损伤致使基因突变的结果。控制细胞生长的基因序贯的突变、积累[74] 导致细胞的生长失控、缺乏分化而异常增生。然而，肿瘤的克隆性起源并不意味着产生肿瘤的原始细胞从一开始就已获得了恶性细胞的所有特征，恶性肿瘤的发生是一个多阶段逐步演变的过程。基因的序贯突变和选择，这一过程称为克隆性演变。在克隆性演化过程中，常积累一系列的基因突变，可涉及不同染色体上多种基因的变化，包括癌基因、肿瘤抑制基因、细胞周期调节基因、细胞凋亡基因及维持细胞基因组稳定性的基因（包括 DNA 修复、DNA 复制及染色体分离基因）等。这些基因的变化，有的是从干细胞由遗传得来，有的则是从体细胞由环境因素引起而后天获得，故癌症有遗传性和散发性之别。在肿瘤进展过程中，肿瘤细胞群中常有另外的基因突变发生，授予细胞选择性优势，例如更快速的生长，或具有侵犯和转移的特性，使它们在肿瘤细胞群中占据优势（成为显性），该过程称为克隆性选择。通过克隆性选择，肿瘤变得更快速生长和增加恶性表型。在实验性研究的基础上，加上对人类癌症的流行病学研究，把致癌过程分为三个阶段：启动期、促进期和进展期。

研究证实，乳腺癌的发生是由于大量个体遗传突变积累，共同改变细胞内在信号系统复杂元素的结果。当这些异常的基因改变在单个乳腺细胞内组合时，可破坏控制系统致使细胞功能处于不稳定和无规则状态。一个已破坏细胞的不断复制导致异常细胞克隆的形成，继续积累其他的异常突变，最终启动癌变过程。

许多年来，突变究竟是由什么原因引起这一问题一直是讨论的热点。因为涉及到很多基因变化，目前的共识是单一的因素不可能启动所有的基因改变。一个比

表 1-14	乳腺疾病年龄组分布情况				
年龄（岁）	人数	乳腺溢液	乳腺腺瘤	乳腺增生	癌
> 16 ~	23	0	0	2	0
20 ~	1230	1	15	172	0
30 ~	3652	13	45	1112	2
40 ~	3035	5	32	1063	4
50 ~	1385	0	12	312	2
60 ~	356	0	1	40	2
70 ~	56	0	0	4	0
< 90 ~	3	0	0	0	0

表 1-15	乳腺癌的高危因素分析（例，%）		
影响因素	乳腺癌（$n = 13$）	非乳腺癌（$n = 10\ 241$）	P 值
年龄 40 ~ 49 岁	8（61.54）	3080（30.08）	0.028
一级亲属乳腺癌史	1（7.69）	34（0.33）	0.044
未生育	2（15.38）	239（2.33）	0.036
月经初潮 < 12 岁	4（30.77）	931（9.09）	0.025
未哺乳	5（38.46）	1472（14.37）	0.029
高脂饮食	4（30.77）	993（9.70）	0.025
经常饮酒	2（15.38）	232（2.27）	0.034
乳腺病史	5（38.46）	1571（15.34）	0.037

较合理的解释，包括在正常干细胞复制期间，随机序列偶发的、自发性突变。其中一些突变有利于人体乳腺功能的进化，异常的突变通常在复杂的凋亡系统和抑制信号系统激活后被删除。当防御系统被破坏时，携带异常基因的细胞能够逃逸删除，最后通过异常突变，使细胞一代一代增殖下去。时间久了，基因的异常积累，导致细胞克隆的发展进而形成病理学上的异常。生物学研究确认，培养的干细胞在有丝分裂期间能够经历自发性的突变，而性激素可控制有丝分裂的比率，因此雌激素和黄体激素可影响突变发生的比率。在干细胞有丝分裂期间，染色体异常从一代细胞传到下一代细胞，自发性地联合基因改变，大量突变的积累最终引起乳腺癌[74]。

染色体不稳定概念框架提示了染色体畸变和癌症发生的关系。染色体结构和数目的不稳定，因乳腺癌易感基因 BRCA1 和 BRCA2 的灭活而引起，BRCA1 和

BRCA2 在维持基因组的稳定性方面起着关键的作用。研究证明 BRCA1 通过细胞周期调控点发挥肿瘤抑制功能和 DNA 损伤修复作用。此外，近来的蛋白质组学和遗传研究已揭示在体内存在显著的 BRCA1 合成物，每一种都管理着对于 DNA 损伤特殊的细胞反应。因此，BRCA1 是基因组主要的调节子，通过发挥它的能力执行和协调 DNA 多方面的损伤反应[75]。

最近的一项研究提出，Hedgehog 信号通路是一个新的乳腺癌候选治疗靶标。Hedgehog 信号通路主要成员有 Shh、Ptch1 和 Gli1[76]。另外，CyclinD1 是一个细胞周期调控子，在几种人类肿瘤包括乳腺肿瘤中过表达。雌激素和孕激素均能激活 CyclinD1 的表达，抗雌激素处理能降低其表达水平。CyclinD1 过表达与分化完全、雌激素受体阳性的肿瘤有较大关系。同时 CyclinD1 是 Hedgehog 信号通路的一个靶基因[77]。

三、局部浸润及肿块形成

癌细胞于上皮内生长扩散，侵入周围组织中，逐渐形成肿块。其形状及内部结构不尽相同。按 Gallager 的意见，肿块 80% 以上可分为如下三型：多结节型、放射型和粉刺样型。这些浸润形式不同，据信是由于肿瘤生长速度和侵犯形式的不同所致。

（一）多结节型

大约 1/2 的肿块属于此型。这种肿块边界清楚，切面为不规则的扇面状边缘。肿瘤细胞集中在肿瘤周边部分，中心呈地图样，相对细胞较少，纤维化。在肿瘤中心，周边可见导管内癌。这种肿瘤形式，通常是肿瘤生长迅速的表现。临近导管形成多数小结节，结节增大、中心坏死，纤维组织代替。进一步生长，结节相互融合，小的卫星结节在中等大小多结节附近很常见。

（二）放射状结节

约 1/3 的病例属此种。这种肿块呈不规则的蟹足状，不同长短的腿足向不同方向伸出。弥漫性纤维化，肿瘤细胞从中心向周边逐渐密集。足脚多是导管内癌，并具有胶原纤维和弹力纤维混合的厚壁。沿蟹足也可发现继发浸润结节。放射状结节较多结节型生长缓慢。新生细胞似乎通过导管壁"渗透"到外面，与导管周围纤维化混合在一起。肿块完全形成后，逐渐胀大，导管分支紊乱。

（三）粉刺样型

仅占 10% ～ 15%。受累区域常无明显境界，以至于很少能够确定真正的肿块。触诊表现为一个边界不十分清楚的硬韧病灶。乳腺 X 线造影，可见一模糊阴影，内含有杆状或分支状钙化。组织学上，多是非浸润性导管癌，很难辨别其浸润的存在。大切片可以清楚地看到病灶病变。电镜观察可见缺少基底膜。这种类型是极端缓慢生长的结果。肿瘤细胞生长，致使导管变粗，并破坏了基底膜。扩张的导管及结节中心广泛坏死，坏死组织内可有大片钙化。

（四）其他形式

也有少数肿块，不形成上述三种常见类型。例如黏液癌产生一个大的边界不清的结节。镜下有黏液物质组成，细胞很少。淋巴细胞浸润性髓样癌常呈圆形、边界

清楚、由一致的粉灰色或淡黄色组织所构成。浸润性小叶癌，通常弥漫性纤维化，肿块不清楚，与放射状肿块相似，但无周围伸出的突起。少数病例亦可弥漫扩展至全乳房，无肿块可查。

在临床治疗中许多学者越来越倾向于采用保留乳房疗法治疗乳腺癌。有报道提出乳腺癌浸润距离与临床病理指标之间的关系，可为保留乳房疗法治疗乳腺癌提供有效的手术依据，提高切缘阴性率。

由于越靠近乳头，乳腺导管越丰富，且其管径变得粗大，更有利于肿瘤细胞沿导管向乳头方向浸润扩散。另一方面，越靠近腋窝，淋巴管越丰富，且其管径变得粗大，更有利于肿瘤细胞沿淋巴管浸润转移。因此，选择乳腺癌原发灶至乳头方向和至腋窝方向的浸润距离，能够确定乳腺癌的局部侵袭范围。有研究指出，III 期以内乳腺癌局部侵袭范围，在原发肿瘤周围以内，至少应切除距离乳腺癌原发瘤边缘以内的癌旁组织，方可保证在较大程度上减少肿瘤细胞的残留及术后复发率。对组织学分级高的乳腺癌患者，应积极给予规范化放疗和内分泌治疗，最大限度地降低术后复发率，保证最佳治疗效果。

四、局部扩散

当病变部位的腺管上皮已经癌变以后，肿瘤在乳房内的生长包括许多机制。肿瘤细胞繁殖增多、周围组织浸润等自然是最重要的因素。融合性生长也是同样重要的因素。继发卫星结节形成一个新的浸润源，朝向中心肿瘤生长，互相融合，使肿块增大。乳腺内扩散的另一途径是肿瘤细胞由导管内向导管外蔓延，侵犯淋巴管，向心扩散到乳晕下淋巴网。其结果可在乳房内形成继发性癌灶，以此种方式新形成的继发性癌灶，有时比原发灶还大，易被误认为是原发病灶。

癌的浸润性生长的速度及范围，通常因患者的情况而有不同。如患者的年龄、妊娠、哺乳以及癌细胞的恶性程度和周围组织的抵抗力等。一般说来，脂肪组织最易于浸透，肌肉具有一定抵抗力，而筋膜组织则最能抵抗癌的浸润。常见癌细胞在筋膜一面已有明显生长，而在另一面则完全没有癌的浸润。有时侵犯神经膜，在神经纤维间生长并蔓延。

肿块进一步扩大，导致肿瘤细胞超出乳腺范围。胸筋膜及肌肉的侵犯导致了肿瘤与胸壁的固定。扩散至皮肤则产生皮肤皱缩、固定、粘连，最后溃疡形成。如果见到乳房血管内播散的证据，将是严重的征象。在切除

肿块中，在淋巴管或神经周围间隙内见到肿瘤细胞，由于这种侵犯可以形成继发肿瘤结节，此为不祥之兆。

五、淋巴转移

（一）淋巴结侵犯

乳腺癌细胞一旦侵入乳房淋巴管后，一方面可在淋巴管内停留，并继续生长繁殖，并可引起淋巴管阻塞而引起淋巴管反流，导致癌肿在乳房内扩散及皮肤水肿；另一方面，癌细胞迟早会以栓子形式转移至区域淋巴结，导致癌肿的淋巴道扩散。

癌细胞进入第一站淋巴结后，大部分停留在淋巴结输入管侧的边缘内，并被暂时阻滞在该淋巴结中。以后癌细胞不断繁殖增生，可侵入整个淋巴结。并可破坏淋巴结的包膜，侵犯周围组织。还可引起淋巴结的粘连，融合成一团。癌细胞破坏淋巴结，可通过输出管到达第二站淋巴结。

区域淋巴结受累的程度，既取决于受累淋巴结的数目和大小，也要视淋巴结是否与周围组织粘连。而第二站淋巴结的转移，是更晚期的表现。

（二）乳腺癌淋巴结转移可以在比较早期阶段发生

据报告，乳腺癌直径 2cm 以下者 20% ~ 40%（平均 33.6%）已有淋巴结转移。据日本藤森[68]分析 771 例直径小于 2cm 的乳腺癌，按肿瘤大小分成三组，结果直径 0.5cm 以下有转移者占 18.8%（3/16）；直径 0.5 ~ 1.0cm 有转移者占 23.8%（29/122）；直径 1 ~ 2cm 有转移者占 37.0%（234/633）。临床病理材料已经证明，淋巴结转移与原发瘤大小具有明显关系（表 1-16）。

（三）受累淋巴结检查的误差

触诊检查腋下淋巴结其假阳性、假阴性率均可高达 25% ~ 40%。因为肿大的淋巴结未必都是由于癌转移所致，而早期转移的淋巴结也未必都能触及。据杭州肿瘤医院（1976）报道，检查 500 例腋下淋巴结肿大的乳癌，经病理证明为癌转移者为 67.39%。这一事实表明，临床检查不论是否淋巴结肿大，均约有 1/3 的病例可能与病理检查结果不相符合。

淋巴结的病理检查本身也存在一定误差。因为病理常规检查淋巴结只取一个切面，易造成丢失。Saphir 选 39 例一个切面无转移的病例，将淋巴结做成连续切片，每一淋巴结平均切片 332 张，最后发现转移者 10/39 例，高达 25%。Picker 选 51 例报告无淋巴结转移的病例，采用透明方法，每例平均查到 36 个淋巴结，每一淋巴结连续切片 15μm 厚，发现 11 例为阳性，占 22%。因此，可以理解为什么有时腋下淋巴结尚无转移，而发生了远隔转移，即为什么乳癌外观认为正常的淋巴结也需一并切除。

（四）乳腺癌的淋巴结转移规律及特点

乳腺癌逐步发展，可侵及淋巴管，向其局部淋巴引流区转移。乳腺癌淋巴转移的途径包括：

（1）外侧转移途径：向腋窝淋巴结转移，这条途径引流乳房 50% ~ 75% 的淋巴液，是乳腺癌淋巴转移的主要途径。最常见的淋巴转移部位是同侧腋窝淋巴结。经腋窝部淋巴结，还可以转移至锁骨下淋巴结和锁骨上淋巴结。经乳房内动脉旁淋巴结，可以转移至锁骨下淋巴结和锁骨上淋巴结，也可以转移至胸内纵隔淋巴结。

表 1-16	原发瘤大小与淋巴结转移数的关系		受侵淋巴结数		
原发瘤大小	例数	淋巴结受侵例数	1 ~ 3	4 ~ 7	8 个以上
不能触及	27	6	5（88.3%）		1（16.7%）
< 3cm	373	110	73（66.4%）	16（14.5%）	21（19.1%）
3 ~ 6cm	462	242	129（53.3%）	54（22.3%）	59（24.4%）
> 6cm	145	87	37（42.5%）	16（18.4%）	34（39.1%）
计	1007	445	274（54.8%）	86（19.3%）	115（25.8%）

引自：Haagensen

（2）内侧转移途径：向胸骨旁淋巴结转移，也就是向胸廓内动脉或乳房内动脉周围淋巴结转移，这一途径占乳腺淋巴引流的 25% ~ 50%，也是乳腺癌转移的重要途径之一。

（3）对侧转移途径：胸壁皮肤有广泛的微细淋巴管形成的淋巴网，一侧乳腺癌可以沿皮肤表浅淋巴网转移至对侧乳腺和对侧腋窝。

（4）下行转移途径：乳腺淋巴液向下经腹直肌鞘深面，通过肝圆韧带达肝门、膈下。经腋窝部淋巴结，还可以转移至锁骨下淋巴结和锁骨上淋巴结。经乳房内动脉旁淋巴结，可以转移至锁骨下淋巴结和锁骨上淋巴结，也可以转移至胸内纵隔淋巴结。

一般来说，乳房外侧病变向腋窝淋巴结转移的机会占 2/3，向胸骨旁转移的机会为 1/3。在乳房内侧和中央部的肿瘤，向内侧和外侧淋巴结转移的机会各占 1/2。乳腺癌好发生肺转移和淋巴结转移，所以，患者手术以后应坚持继续治疗，可以减少癌细胞的转移扩散。

腋下淋巴结为乳癌转移的主要去处，是乳腺癌发生转移时最早受累者。腋下淋巴结多是第一站。含有转移癌的腋下淋巴结的数目、大小、位置水平及与周围组织粘连与否均有相当意义。

锁骨下群及胸肌间群淋巴结（Rotter's 结）也是乳房的第一站引流淋巴结。乳腺癌发生转移时，通常首先到达腋下中央群，所以该群淋巴结转移常见或是唯一受累者。而位置最高的锁骨下群则受累最晚且极少单独转移。对侧腋下淋巴结也可以发生转移，当然为晚期表现。

内乳淋巴结转移，通常先转移到腋下淋巴结。至腋淋巴结严重受累，淋巴结过滤被阻以后，才会发生内乳淋巴结转移。但内乳淋巴结阳性者也有 3% ~ 5% 的病例无腋下淋巴结转移。内乳淋巴结转移的发生率为 20% ~ 25%。内乳淋巴结转移与乳腺癌部位关系最为密切，以乳房内侧及中央区乳腺癌转移者最多见。内侧占 50% 以上。内乳淋巴结转移时以第 1、2、3 肋间为主。

锁骨上淋巴结转移，此淋巴结受侵系癌细胞通过腋顶部淋巴结或内乳淋巴结过滤作用的癌细胞直接注入或逆流转移，为第二站淋巴结转移。此淋巴结转移标志着该乳癌已属晚期。

（五）淋巴结转移与预后

淋巴结转移是决定乳腺癌预后的最重要特征。转移癌的淋巴结数目对预后的影响已相当明确。临床多采用国际 TNM 分期。病理统计常将阳性淋巴结分成为 3 个以下，4 ~ 7 个，8 个以上分别统计，各组预后截然不同。我们的 805 例材料[59]，淋巴结无转移者 5 年存活率 86.0%，转移淋巴结 1 ~ 2 个 5 年存活率 47.8%，4 ~ 7 个为 33.7%，8 个以上为 21.3%。实际上，每增加一个淋巴结的转移，其预后就随之更坏一些。当然淋巴结转移本身对人体并不构成严重威胁，它们的存在只是标志着癌已经超过了局部的范围，阳性淋巴结越多，这种可能性越大。

阳性腋下淋巴结的水平具有一定意义，因为乳腺癌时腋下淋巴结转移的形式相当规律。最先侵犯下部 1/3 的淋巴结，然后至中部，进而上部 1/3。自然上 1/3 及中 1/3 的淋巴结转移较单独下 1/3 转移具有更大的危险性。

转移淋巴结的大小也是评估乳腺癌预后的重要因素之一。转移癌淋巴结直径超过 2cm 的患者生存率明显降低。如果转移淋巴结超过 3 个时，通常淋巴结都较大。如果转移癌穿出淋巴结包膜，到达淋巴结周围脂肪组织淋巴结内，即使单独受累，其预后也是差的。

六、血行转移

从产生远隔部位转移的能力而论，乳腺癌是最富于侵犯性和多变的肿瘤之一。播散在早期即可发生，有时 I 期乳腺癌尚未见淋巴结转移之前，术后可因血行转移而致死。以其发生时间看，应把乳腺癌认为是系统性疾病。这正是乳腺癌令人悲观之处。

乳腺癌的血行转移，大都是因为癌细胞转移至淋巴结后，侵入了中央的大淋巴管，流入胸导管或右淋巴管，然后注入颈根部的左或右无名静脉，再经心而入肺。其次是癌细胞在乳房内直接侵入血管，随静脉血流经内乳静脉或腋静脉回心而入肺。再一条血行转移途径为经肋间静脉入奇静脉，然后入上腔静脉回心脏。由于静脉血均经心入肺，在肺毛细血管经过滤过，因而肺为乳腺癌发生血行转移最常受累器官。尸检材料证明，60% ~ 65% 的血行转移到肺，其余为肝、骨髓、皮肤等。脑、脊髓、胸膜等也并非罕见。胃肠道及卵巢转移是浸润性小叶癌的转移特点。各种奇特的转移都有报告，其中包括双侧拇指转移。

（刘芳芳　阚　秀）

第十一节 乳腺癌放疗、化疗反应

乳腺癌生长时，可以向周围正常乳腺组织内蔓延，也可以向腋窝、锁骨上和内乳部位的淋巴结转移。乳腺癌可以多部位起源，除了肉眼和X线所见，还可能有发现不了的小的癌细胞灶。通常手术切除的是乳腺上的可见肿瘤和最容易出现转移的腋窝淋巴结。即使是全乳腺切除，也不能保证不残留癌细胞。如果不予治疗，这些癌细胞就会不断繁殖，导致以后胸壁、锁骨上淋巴结等部位出现复发。当然，并不是所有患者都需要放疗，应选择复发可能性大的患者来进行放疗。手术前肿瘤长得比较大，或肿瘤已经侵犯乳腺皮肤或胸壁，待手术后病理检查显示腋窝淋巴结转移比较多的患者，如果不做术后放疗，复发率高。保乳手术的患者，因为手术切除范围比较小，仅做肿瘤和周围一部分正常乳腺组织切除，需要做术后放疗。如果不做放疗，同侧乳腺的肿瘤复发率在30%～40%，放疗可使复发率降到10%左右，所以放疗和保留乳房手术，构成了早期乳腺癌的局部治疗主要方案。放疗主要针对残留的乳房，杀灭原来肿瘤周围残存的散在癌细胞和乳腺其他部位可能存在的多部位起源的癌细胞。由于复发最多见于紧邻手术切除肿瘤部位的乳腺，所以在全乳腺放疗结束后，要再加强几次放疗。即使采用最好的药物，化疗也是无法取代放疗的。

化疗是乳腺癌临床常用的治疗手段，由于肿瘤的发生机制不同，患者对化疗药物的敏感性亦存在差异。近年来随着对肿瘤分子生物学和基因功能的研究，人们逐渐认识到肿瘤细胞相关基因表达水平的不同是造成不同患者对同一化疗药物敏感性不同的主要原因，从而使个体化用药成为可能。虽然目前尚未发现对所有或某一化疗药物敏感的特异基因，但有关细胞增殖和凋亡的基因与肿瘤细胞的化疗敏感性有关，如 *HER2*、*Topo-IIα*、*BRCA1*、*p53*、*Bax* 基因复发风险评估系统等基因。

一、放化疗在早期乳腺癌治疗中的应用

在早期乳腺癌的治疗中存在着先给予放还是化疗的讨论。行乳腺外科保守治疗的患者关心延缓放疗的开始而进行相继的化疗，可能会导致提高局部复发的危险。这种担心因为一项回顾性研究变得更强了。研究显示，先进行化疗的患者局部复发的比率高达16%，而先行放疗的患者局部复发的比率为6%。然而，10年内最新的报告显示首次治疗失败的方式以及整个的生存期比率无显著性差别。对于那些具有较近的外科边缘和其他局部复发危险因素的患者，不能延缓放疗的早期进行。

二、乳腺癌放化疗的疗效评价常用病理标准

（一）乳腺癌放化疗后病理形态改变分期

Ⅰ期（退化性变期）：主要表现为癌细胞不同程度变性。胞浆肿胀、疏松、出现大小不等的空泡，胞核肿胀、溶解、碎裂或萎缩。

Ⅱ期（肉芽组织形成期）：癌细胞进一步退变，甚至坏死，数量减少。间质纤维组织增生，有肉芽组织伸入癌巢内。退变的癌巢周围有多量泡沫细胞、淋巴细胞及浆细胞浸润。

Ⅲ期（纤维化期）：癌细胞明显减少，常呈高度退变、坏死或消失。间质纤维组织明显增多，并大量胶原化，甚至由瘢痕组织代替原癌组织区。

（二）乳腺癌放化疗后病理形态学改变分级

Ⅰ级：肿瘤切片中，1/3以下癌组织显示上述三期改变者。

Ⅱ级：肿瘤切片中，1/3～2/3癌组织显示上述三期改变者。

Ⅲ级：肿瘤切片中，2/3以上癌组织显示上述三期改变者。

三、乳腺癌新辅助化疗

乳腺癌术前化疗开展于20世纪70年代，最早 Haagensen 和 Stout 提出了新辅助化疗（neoadjuvant chemotherapy）这一概念。当初是作为不可手术局部进展期乳腺癌的诱导化疗或起始化疗，特别是2001年以来的大型随机临床研究结果显示可手术乳腺癌患者新辅助化疗和术后辅助化疗生存期相似，并发现许多原本不可手术患者术前化疗后接受了手术治疗，明显改善了生

存期[78]。

目前，新辅助化疗（也称术前化疗）已经成为乳腺癌多学科综合治疗的主要部分。尽管系统开展新辅助化疗临床研究不到 10 年的时间，比较一致的观点认为，新辅助化疗确实能够使乳腺癌患者临床分期降低，临床总体疗效达到 60% ~ 90%，只有 5% 的患者在治疗期间可能进展，这使乳腺癌患者的保乳机会明显增加。此外，新辅助化疗还能使 3% ~ 30% 的患者达到病理学完全缓解，临床研究一致证实病理完全缓解患者的生存期明显提高。

（一）新辅助化疗后主要变化

1. 肿瘤细胞坏死　肿瘤细胞呈退行性改变，细胞肿胀、界限不清，形态不规则，细胞质内可见红染颗粒。

2. 原位癌结构形成。

3. 瘤巨细胞形成　退变的奇异形巨核或多核瘤巨细胞。

4. 肿瘤细胞胞浆空泡化，细胞核浓缩，细胞凋亡等[79,80]。肿瘤间质也受到化疗的影响，其变化包括间质

水肿、坏死、出血、玻璃样变性、钙化、纤维化和炎细胞浸润等。除钙化外，其余间质变化均较化疗前加重。

（二）新辅助化疗疗效评价

常用的病理学评价标准，多推荐参照 Miller&Payne 分级[81]：

1 级：病灶基本无变化；

2 级：病灶有变化，大量肿瘤细胞残留；

3 级：大量肿瘤细胞消失；

4 级：仅极少量小癌灶分散残留；

5 级：无浸润癌残留。

Miller & Payne 分级 1 ~ 2 级，改换方案化疗或手术；若 Miller & Payne 分级 > 3 级，继续同方案化疗 2 周期。

病理完全缓解的获得对于远期生存有预测作用，被认为是衡量新辅助化疗疗效的"金标准"。

（新辅助化疗及疗效分级等及其他有关病理问题详见本书第 4 章第一节）。

（刘芳芳）

第十二节　乳腺癌的钙化与乳腺 X 线摄影

从病理组织学角度，钙化不一定都发生在恶性组织区域，但从影像学诊断而言，钙化是诊断某些微小癌、原位癌或"隐性乳腺癌"的重要或有时是唯一的术前诊断依据。遗憾的是，CT 虽有较高的密度分辨率，但受部分容积效应的影响，常无法显示出微细的钙化影像而遗漏这一重要征象，或仅表现为一局限高密度区。强化扫描时该区域可有明显强化。钙化的乳腺摄影检测仍然是检测非可触及的乳腺恶性肿瘤的重要方法。通常，钙化大（> 1mm），光滑，圆形，浓密，分散在一较大的区域，双侧发生或者与一些良性的过程相关的被分类为良性。恶性钙化显示成簇或线性的形态。簇状的钙化是多形态的和（或）加强的（微小的点状 < 1mm）。线性的钙化，包括分支的钙化，来源于导管的管型，特别是那些具有坏死的成分。时间的稳定性也应该被考虑：静止的钙化被考虑为良性的，新的或者是增多的钙化必须被怀疑。恶性病变的前身显示不同方式的钙化。导管原位癌是最常见的恶性钙化。形态学上，最常见的钙化

形式是簇状内颗粒状或无定形的钙化，大小和形状不规则；这可与那些在导管原位癌发现的筛孔相一致。相反，棒状、多形性、线性或者分支钙化比较少见，但是来自于广泛的坏死的钙化通常与高级别导管原位癌相关。这些方式在浸润性癌也可见。此外，形态、分布、大小和钙化数目的分析可帮助预测肿瘤的大小、分级和导管原位癌内浸润性焦点的存在[82]。

乳腺 X 线片主要的阳性发现是腺体内砂粒样钙化。乳腺癌钙化出现率，在术前常规照相时，可见到 30% ~ 40%。如果将切薄的组织块照相，其出现率会更高，可达 40% ~ 60%，也有高达 86% 的报告。病理组织学检查可发现钙化率 50% 以上。切取乳腺钙化区组织行病理检查可发现早期乳腺癌。乳腺组织内钙化不仅在乳腺癌内发生，也在一些乳腺良性病内发生。1976 年 Millis 等报道乳腺癌术前 X 线钙化发生率为 48.5%。1983 年 Poalell 等报道乳腺癌钙化发生率为 41%。国内报道的钙化发生率为 43%。文献报道良性乳腺病钙化

发生率低，Millis 等报道钙化发生率为 20%。国内相关文献报道的钙化发生率为 11.7%[83]。

一、乳腺癌钙化出现率

Ahmeds 观察钙化的超微结构，发现钙化形态似针尖样结晶位于肿瘤细胞内。因此他推测钙化是肿瘤细胞分泌钙所形成，而不是因为肿瘤细胞坏死或变性引起钙盐沉着。但是另有一观点认为除了生长活跃的乳腺细胞分泌钙盐可致钙化以外，肿瘤细胞坏死及变性亦可引起钙化。

X 线摄影发现钙化灶，对于隐性癌的诊断具有特殊意义。特别是当乳腺切除后寻找不可触知的及肉眼看不出的肿块，可将乳腺标本切成薄片，行 X 线摄影找到钙化灶，帮助病理医师发现隐性癌。这一工作需要外科、放射科和病理医师的密切合作。1960 年 Gershoncohen 报道了 X 线片上良性与恶性乳腺病钙化的区别。他们认为良性乳腺病钙化点粗大，呈斑块状，钙化点数量少；恶性乳腺癌的钙化除黏液腺癌偶可发生较粗大颗粒的钙化外，一般呈典型的针尖状微小钙化、小杆状钙化或小弧形钙化，常 3～5 枚成堆，或数十枚钙化密集成群。但也有研究表明良性和恶性乳腺病钙化点大小、形态、数量等方面无明显差别。

二、钙化与病理的关系

一般认为乳腺癌钙化主要发生于导管癌，癌细胞分化良好，并且多数无淋巴结转移。良性乳腺病钙化主要发生在囊性小叶增生症。在这些良性乳腺病中可见到小叶及导管增生非常活跃。在组织学上，钙化颗粒的沉着多数是在管内癌管腔中癌细胞的变性坏死区，个别为坏死癌细胞本身的钙化，少数钙化亦可发生在浸润性瘤块边缘的坏死残屑内、腺癌的管腔内或黏液腺癌的黏液基质内，以及癌旁正常乳腺末梢乳管腔内及间质内。因此为防止恶性变也应早期切除钙化区。总之，乳腺组织内细砂粒状钙化是一种病理现象，绝不是正常的生理现象，它的发生，主要在乳腺癌组织内，发生在良性乳腺病者少。良性乳腺病，主要是在增生活跃的乳腺小叶或导管内。该部位良性病也应及时手术治疗。乳腺组织内钙化与乳腺癌有密切关系，通过乳腺组织内钙化，可以早期诊断乳腺癌，应引起临床医师的高度重视。

目前公认影响乳腺癌预后的因素有：雌激素受体（ER）、孕激素受体（PR）及人表皮生长因子相关基因（c-erbB-2/HER2/neu）的表达、淋巴结转移及肿瘤大小等。多项资料显示，乳腺癌恶性钙化灶与 c-erbB-2 的表达有显著关联性（$P < 0.05$）。典型恶性钙化灶组的 c-erbB-2 阳性表达率显著高于无钙化灶组（$P < 0.05$）（表 1-17），故乳腺癌恶性钙化的 X 线表现可在一定程度上提示肿瘤组织 c-erbB-2 的表达水平，从而为肿瘤患者临床治疗计划的制订提供有价值的参考[84]。

由表 1-17 可以看出，典型恶性钙化灶组的 c-erbB-2 阳性表达率（72.73%）高于无钙化灶组（50.98%），且后者以弱阳性表达为主（$P < 0.05$）。

三、乳腺 X 线影像钙化的类型

1. 成团的不规则小颗粒（泥砂样钙化），明显意味着恶性。有时在良性病变，特别是在硬化腺病时见到。

2. 大的细条状及分支状钙化（杆状钙化），见于导管内癌。当然也可发生于导管扩张。

3. 少数广泛分散的颗粒，大小比较一致，常见于囊性乳腺病（乳腺增生症）。这种钙化灶比在恶性见到者更大一些。

4. 粗糙的不规则的钙质沉积，可见于纤维腺瘤。在癌时少见。

5. 环状及管状钙化。典型的发生于导管扩张，偶见于导管内癌。

6. 弯曲的波纹状钙化，有时见于硬化动脉管壁。

表 1-17	数字化乳腺摄影钙化与 c-erbB-2 表达			
数字化乳腺摄影	c-erbB-2 表达		c-erbB-2 不同阳性表达水平	
	阳性（%）	阴性（%）	(+)（%）	(++～+++)（%）
典型恶性钙化灶组	24（72.73）	9（27.27）	18（75）	6（25）
无钙化灶组	26（50.98）	25（49.02）	12（46.15）	14（53.85）
合计	50	34	30	20

据跟踪研究，发现癌的钙化，其数量及形状可以长时间不变，也可发生变化，甚而有消失的报道。

四、钙化的病理形态学

1．钙化的大小。X 线照相显示钙化颗粒的大小有 100 ~ 1500μm，癌时颗粒常细小。当组织切片测量时，平均大小为 10 ~ 50μm。重叠堆在一起可达 1500μm。X 线表现与组织切片不符是可以理解的。因为 X 线检查为摄影，常是成堆颗粒重叠的影像。

2．原位癌内坏死的钙化，导管癌腔内坏死碎片中更常见到钙化。多量钙质颗粒聚集，大小、形状均不规则。在坏死灶中可形成一些钙质颗粒，在切片上重叠。而在 X 线摄影时则成为细条状或分支状。

3．颗粒状及层板状小体，多见于黏液癌及分泌型癌。

4．良性病变的钙质沉积。有时形成砂粒体型。特别是硬化腺病，而以匀质性颗粒更常见。有时纤维腺瘤可见大的粗糙的钙化，多在致密的玻璃样变间质内。同样的钙化类型也见于某些癌的间质。导管扩张的钙化是由较大的匀质性钙盐沉积所组成，在导管腔内，但更多见于导管的结缔组织壁。

5．此外，据证明癌周的增生部常常出现钙化，多为小叶癌形成。如果良性病变出现钙化，则多为非典型增生等癌前病变，特别值得注意。

（刘芳芳）

第十三节　影响乳腺癌预后的病理因素

乳腺癌是一类包括了许多组织学类型及不同临床生物学行为的恶性肿瘤。当前的病理学分类系统是建立在与预后意义相关的形态学基础上的描述。预后因素提示我们的主要是患者将来由于乳腺癌全身性转移而丧失生存机会的可能性，而这种可能性也决定了整体治疗措施的必要性。因此，乳腺癌的预后因素是早期乳腺癌选择全身性治疗指征的主要依据。

一、概论

（一）乳腺癌的自然存活期

乳腺癌为恶性肿瘤，但其恶性程度与其他脏器肿瘤相比并不是最高者。据报告，乳腺癌的肿瘤倍增时间平均为 198 天。如此计算，乳腺癌从一个单一起始的肿瘤细胞发展成为一个 1 cm 直径的癌块，需经 16 年，从 2mm 变成 1cm 也需时近 4 年。可见乳腺癌生长速度较慢。

一个乳腺癌病人，不经过治疗，不加人工干预，任其自然发展，究竟能生存多少时间？即自然存活期有多长？文献报告：虽然乳腺癌的生长和发育速度不一，但一般来说，患者自发病至就诊时间平均为 1 ~ 2 年。若患者不经治疗，从发病至死亡的平均自然生存期（带瘤生存）为 3 年余。发病后约 20% 能活到 5 年，5% 左右可活到 10 年。个别患者也有活至 20 年者（表 1-18、表 1-19）。可见，当考虑任何因素对预后的影响时，都

表 1-18	乳腺癌的自然存活期		
作者	时间	观察例数	平均自然存活期（月）
关增文	1957	78	26.5
Daland	1927	100	39.5
Greenwood	1926	651	38.3

必须考虑到这一自然规律。

（二）乳腺癌的手术后存活期

目前，针对乳腺癌的治疗有多种手术方式，包括乳腺癌根治术、乳腺癌扩大根治术、仿根治术（改良根治术）、乳房单纯切除术、保留乳房的手术等。各家治疗习惯亦不尽一致。据文献报道，同期乳腺癌无论采取何种手术方式，5 年存活率都未见明显提高。故一些作者把提高治愈率的注意力转移到早期发现上，而不把希望寄托于手术方法的改进。国内外文献报道乳腺癌手术治疗后的 5 年存活率大约为 65%，10 年存活率为 50% 左右（表 1-20）。

阚秀教授（1988）[58] 应用电子计算机（Cox 模型）分析北京肿瘤医院所及北大医院（1954－1977）手术治疗后乳腺癌 805 例，以各因素综合作用计算，总的逐年存活率如表 1-21 所示。

表 1-19	未经治疗的乳腺癌生存时间	
经过年数	生存率	
	Bloom（%）	Daland（%）
1	86	79
2	66	59
3	43.6	40
4	28	30
5	18.4	22
6	13	14
7	9	9
8	7	
9	5	
10	3.6	5
11	2	3
12		2
13	1.6	2
14	0.8	0
总例数	250（例）	100（例）

表 1-20	乳腺癌手术治疗后存活率			
报告作者	例数	观察期限	5 年存活率（%）	10 年存活率（%）
天津人民医院	666	1954—1969	65.3	52.5
杭州肿瘤医院	500	1958—1967	62.4	48
全国乳癌病理组	4396	1954—1977	54.0	44.9
坂元吾伟（日）	2604	1956—1975	74.0	63.8
Wynder（美）	755	1954—1976	60.0	46.9

从表 1-21 可以看出，乳腺癌手术治疗后极少于 1 年内死亡，而多死于第 2 年。该年死亡率为 16%，等于第 3 ～ 5 年 3 年死亡率的总和。第 3 ～ 5 年平均死亡率为 5%，第 6 ～ 10 年平均年死亡率为 2%，10 年后为 1%。本组 805 例资料 5 年、10 年、15 年和 20 年的存活率分别为 66.4%、53.9%、46.3% 和 37.2%。

（三）评价肿瘤预后的常用指标

评价肿瘤预后的指标包括：无病生存期（DFS）；总生存期（OS）；生存率等。

（1）生存率（存活率）（Survival rate）：是指疾病（肿瘤）在治疗后的某一时间段生存的例数占总观察疗效的例数的百分比。按观察时间的不同又分为半年生存率、1 年生存率、2 年生存率、3 年生存率、5 年生存率及 10 年生存率。乳腺癌多用 5 年或 10 年生存率表示（与此相对应者即是肿瘤死亡率）。

（2）总生存期（Overall survival，OS）：广义生存期是指从疾病初发症（征）时间到死亡、或从确诊时间到死亡，以及从治疗（指手术、放疗或化疗）开始到死亡的时间，各间距时间可能相差较大。通常所指总生存期是从治疗开始到死亡的时间。

（3）无病生存期（Disease-free survival，DFS）：多指疾病治疗后（肿瘤术后）到肿瘤复发或转移的时间段。有人称其为无复发生存期（Recurrence-free survival，RFS）。

某种肿瘤经过治疗后，有一部分可能出现转移和复发，其中的一部分人可能因肿瘤进入晚期而去世。转移和复发大多发生在根治术后 3 年之内，约占 80%，少部分发生在根治后 5 年之内，约占 10%。所以，各种肿瘤根治术后如果 5 年内不复发，再次复发的机会就很少了，故常用 5 年生存率表示各种癌症的疗效及判断预后。

二、对乳腺癌预后具有决定性意义的独立因素

到目前为止，文献报告中，影响乳腺癌预后的临床病理因素不少于 40 项。各因素分析与乳腺癌病人的生存率、生存期都具有不同程度的相关关系。但其中较一致公认的对预后具有决定性意义的因素包括：肿瘤的 TNM 分期，组织学分级、分型、分子分型等。现将这些重要的因素归纳如下：

（一）肿瘤的 TNM 分期

乳腺癌的 TNM 分期是临床及病理最常用的、最重要的综合预后体系。TNM 分期包括：①肿瘤的大小、生长方式（是否浸润）；②淋巴结的状态（有否转移、转移灶的大小、数目、分布）；③肿瘤的远处转移三方面内容。

1. 肿瘤体积大小（T）与预后

在无转移的情况下，肿瘤体积越大，其预后越差。肿瘤的生长方式也影响肿瘤的预后。陈佩珍等（1974）报告 189 例乳腺癌，均取自无淋巴结及远处转移者（N0、M0），比较肿瘤大小（T）与预后关系发现 T1、

表 1-21	**805 例乳腺癌患者逐年生存率** [58]					
时间（年）	总例数	癌死亡例数	观察终止例数	失访例数	其他疾病死亡例数	存活率（%）
0 ～ 1	805	18d		2*	1d	97.8
1 ～ 2	784	125d	2+	25*	.	81.8
2 ～ 3	632	50d	2+	4*	.	75.3
3 ～ 4	576	36d	.	1*	.	70.6
4 ～ 5	539	32d	3+	2*	.	66.4
5 ～ 6	502	27d	7+	2*	.	62.8
6 ～ 7	466	18d	9+	1*	.	60.4
7 ～ 8	438	18d	18+	11*	.	57.9
8 ～ 9	391	17d	62+	5*	.	55.4
9 ～ 10	307	8d	55+	.	.	53.9
10 ～ 11	244	6d	44+	5*	.	52.5
11 ～ 12	189	8d	33+	2*	.	50.3
12 ～ 13	146	6d	24+	3*	.	48.2
13 ～ 14	113	1d	16+	.	.	47.3
14 ～ 15	96	3d	12+	.	.	46.3
15 ～ 16	81	.	11+	1*	.	…
16 ～ 17	69	3d	20+	.	.	42.9
17 ～ 18	46	.	6+	.	.	…
18 ～ 19	40	1d	3+	.	.	40.8
19 ～ 20	36	5d	6+	.	.	37.2
20 ～ 21	25	1d	3+	.	.	34.1
21 ～ 22	21	1d	3+	.	.	32.5
22 ～ 23	17	.	+	.	.	…
23 ～ 24	10	1d	5+	.	.	29.0
24 ～ 25	4	.	2+	.	.	…
25 ～ 26	2	.	1+	.	.	…
30 ～ 31	1	1d	.	.	.	0
	805	386d	354+	64*	1d	

注：生存率由 Kaplan-Meier 估计得到

T2、T3、T4 的 5 年死亡率分别为 4%、13%、57% 和 63%。1983 年全国乳腺癌病理协作组 [42] 总结 4396 例乳腺癌，按其肿瘤体积统计其 5 年存活率见表 1-22。

肿瘤的大小与肿瘤生长速度密切相关。后者是由肿瘤细胞"倍增时间"来计算的。细胞倍增时间是指有增殖能力的细胞通过有丝分裂使细胞数量增加一倍所需要的时间。细胞周期进程的任何变化均可导致细胞倍增时间的变化。肿瘤细胞开始分裂后，1 分为 2，2 分为 4、8、16 等一直分裂下去，随着所有细胞每完成一次分裂，肿瘤增长一倍。如果一个肿瘤的生长速度是恒定的，每段时间的倍增时间也是恒定的话，那么，一个肿瘤细胞假设为 10μm，若是经过 20 个倍增，其直径可达 1mm，30 个倍增直径可达 1cm，经过 40 个倍增肿瘤可达到 10cm。因此，如果肿瘤细胞分裂间期很短的话，肿瘤

表 1-22	4396 例乳腺癌肿瘤体积与存活关系（全国乳腺癌病理协作组，1985）[43]						
肿瘤直径（cm）	~ 1	~ 2	~ 5	~ 10	> 10	不明	合计（例）
总例数	144	580	2442	973	83	174	4396
5 年存活例数	122	439	1613	482	38	119	2813
5 年存活率（%）	84.7	75.7	66.1	49.5	45.8	68.4	63.9

体积可迅速增长。有的恶性肿瘤倍增时间只有 5 天，也有的可达 200 天以上。肿瘤长成一定大小后，倍增时间可以改变，不是永远恒定的。研究显示：临床分期 I 期的肿瘤细胞倍增时间为 207 天；Ⅱ 期为 152 天；Ⅲ 期为 68 天；Ⅳ 期则只有 26 天。受生物学或人工干预，可使肿瘤生长速度变快或变慢。例如肿瘤坏死、出血、水肿等，这些情况都可导致肿瘤突然变大，这些因素与生长速率无关。有研究证明细胞周期进程受阻与细胞倍增时间的延长密切相关。

肿瘤的生长速度与肿瘤的分化程度密切相关。通常，分化差的肿瘤生长迅速，恶性程度高。而良性肿瘤常生长缓慢。许多恶性肿瘤一周或一个月内可感觉到生长变大，而良性肿瘤常以年计。肿瘤的生长速度差别很大，这是决定肿瘤病人预后的一项重要因素。

组织学形态表现，肿瘤生长速度的增加，是通过核分裂象及幼稚细胞的存在而显示的。这些细胞在恶性肿瘤中常见，而在良性及正常组织则甚稀少。核分裂象在每 1000 个细胞中多于 20 个，通常提示恶性肿瘤；如每 1000 个细胞中少于 1 个则是良性及正常组织。必须指出，这些指标并不是绝对的，无核分裂象存在并不一定是良性，即便见到异常核分裂象，也不能绝对肯定就是恶性肿瘤的病理诊断依据。然而，过多的核分裂象，总是意味着这一肿瘤生长迅速。因此，肿瘤细胞的核分裂计数是乳腺癌组织学分级的重要标准之一。

乳腺癌的恶性程度与其他脏器肿瘤相比并不是最高

的，生长速度也相对较慢。据报告，乳腺癌的肿瘤细胞倍增时间平均为 198 天。理论上，乳腺癌从一个单一起始的肿瘤细胞发展成为一个 1cm 直径的癌块，需经 16 年，从 2mm 变成 1cm 也需时近 4 年。而从 1cm 发展成 2cm 则需时要短得多[58]。

2．淋巴结（N）的状态与预后

淋巴结有否转移是判断乳腺癌预后的最重要特征之一。在这其中淋巴结转移的数目、淋巴结转移灶的大小、淋巴结转移的部位与乳腺癌的预后息息相关（表 1-23）。乳腺癌淋巴结转移的数目对预后的影响已相当明确。临床多采用国际 TNM 分期。病理统计常将阳性淋巴结的数目按 < 3 个、4 ~ 9 个、≥ 10 个以上分为 I ~ Ⅲ 级分别统计，各组预后截然不同。

淋巴结转移灶的大小也是评估乳腺癌预后的重要因素之一。美国癌症联合会（American Joint Committee on Cancer，AJCC）在 2010 年第 7 版乳腺癌 TNM 分期中对淋巴结转移的评估进行了更加明确的规定，并增加了淋巴结微转移的严格定义[64]。即转移灶 > 0.2mm，或单个淋巴结单张组织切片中肿瘤细胞数量 > 200 个，但最大直径 ≤ 0.2mm 定义为微转移。而区域淋巴结转移灶 ≤ 0.2mm（H & E 或 IHC 检出），包括 ITC（Isolated tumor cells）定义为 pN0（i+）；目前没有被证明具有明确的预后意义，对乳腺癌预后的临床价值还在研究中。

受累淋巴结的部位也是影响预后的重要因素。在乳腺癌淋巴结转移的分布中，腋窝淋巴结为乳腺淋巴引流

表 1-23	4396 例乳腺癌淋巴结转移与存活关系（全国乳腺癌病理协作组，1985）[44]					
淋巴结转移	阴性	阳性			不明	合计
		1 ~ 3	4 ~ 7	> 8		
总例数	1567	1074	567	561	267	4036
5 年存活例数	1341	689	250	165	120	2565
5 年存活率（%）	85.6	64.2	44.1	29.4	44.9	63.6

中最重要的淋巴结，约占乳腺淋巴管引流的 75%，乳房各区域淋巴液均可流入该部位淋巴结。乳腺癌发生淋巴结转移时腋窝淋巴结是最重要的第一站。临床分组多采用 Berg 提出的以胸小肌为界，将腋窝淋巴结分为 3 组（三水平）的分法。低位组（Ⅰ水平），位于胸小肌外下侧（相当于前、后群的全部及外侧群和中央群的大部）；中位组（Ⅱ水平），位于胸小肌深面（相当于部分外侧群及中央群）；高位组（Ⅲ水平），位于胸小肌内侧（相当于尖群）。当乳腺癌仅有Ⅰ水平淋巴结转移时，5 年生存率为 62%，有Ⅱ水平淋巴结转移时，5 年生存率为 47%；而伴有Ⅲ水平淋巴结转移时，5 年生存率仅为 31%。即转移的位置愈高，预后愈差[58]。

锁骨下淋巴结位于腋顶部，居癌栓经腋淋巴结至锁骨上淋巴结之要道。关曾文曾报告 14 例有锁骨下淋巴结转移的病例，随访 3 年时 14 例中有 9 例出现各部位复发，其中 8 例是在术后 1 年内发生的。

内乳淋巴结转移亦常见。据报告，乳腺癌死亡病例出现腋下淋巴结转移时，约 1/3 病例内乳淋巴结也已受累。内乳淋巴结的总转移率为 20%～25%。即使无腋下淋巴结转移者，也有 3%～5% 的病例发生单独内乳淋巴结转移。原发瘤位于内侧和中央区者最多见。腋下淋巴结阴性而肿块位于内侧可先出现内乳淋巴结转移。受累淋巴结数目越多，位置越高（第 1、2 肋），预后则越差。

前哨淋巴结（SLN）活检：乳腺癌术中对前哨淋巴结活检（Sentinel lymph node biopsy，SLNB）。病理学检查对预测腋窝淋巴结转移具有重要的意义，已成为临床腋淋巴结阴性者腋窝处理的金标准。理论上说，肿瘤发生转移必先经过 SLN，如 SLN 无转移，推测其他非 SLN 亦应无转移，则无须进行腋窝淋巴结清扫，由此极大地提高了患者的生存质量。2007 年版 NCCN 乳腺癌临床实践指南中已明确提出，SLN 活检是淋巴结分期的首选方法。新辅助治疗可使 20%～40% 患者的腋窝淋巴结降期，SLNB 可能使这些患者避免腋清扫术。国外一项研究结果，支持对新辅助化疗后的患者予以 SLNB。对前哨淋巴结存在微转移（< 2 mm）者是否须行腋清扫术的试验正在进行中。同时，单中心研究中位随访 39 个月的结果显示，对前哨淋巴结存在微转移者，不行腋清扫术的腋窝复发率 < 2%[85]。

综上所述，淋巴结的转移是肿瘤预后差的标志，且转移数目越多、转移灶越大、转移位置越高预后越差。

3．肿瘤的远处器官的转移（M）

肿瘤细胞通过淋巴路或血行转移到其他脏器，预后很差，这意味着到了肿瘤晚期，平均存活期不足 10 个月。血行转移最多侵犯肺，其次为肝、骨骼及脑等。

在临床分期的 T、N、M 这三个因素中，越是能左右分期高低的，对预后的影响就越大（表 1-24）。如全身转移因素 M，它的有无直接决定了患者是否可以划入晚期，而不论 T 和 N 的情况如何。这是因为乳腺癌是以全身性转移为主要致命途径的肿瘤，一旦证明已经有了全身性转移，患者就基本失去了治愈机会。其他两类指标的预后价值也与全身性转移有关，只不过反映在将来发生转移的危险上。T4 或 N3 的存在对转移机会的影响最大，因此在分期体系中它们直接决定了 M0 患者是否可以进入最接近晚期的 M1 期，不论其他方面的病情如何。此外 T4 中的炎性乳腺癌也早已被视为预后恶劣的代名词。

鉴于上述临床分期与病理检查存在出入，作者建议，判断乳腺癌预后时应以病理分期测量的肿瘤大小及淋巴结转移情况为依据。

（二）肿瘤的组织学分型与预后

肿瘤的病理组织学类型是影响乳腺癌预后的重要因素。在组织学分型中特殊型乳腺癌的预后较非特殊型好（其中黏液癌、小管癌、乳头状癌预后较好）；非特殊型癌中非浸润性癌比浸润性癌预后好；高分化的肿瘤预

表 1-24	4396 例乳腺癌的分期与预后（全国乳腺癌病理协作组，1985）[43]					
	临床分期（TNM）					
	Ⅰ	Ⅱ	Ⅲ	Ⅳ	不明	合计
总例数（例）	785	1721	1709	61	120	4396
5 年存活例数	669	1255	800	6	83	2813
5 年存活率（%）	88.2	72.92	46.81	9.84	69.17	64.00

后比分化差的好。有些肿瘤恶性程度高，在生长迅速时可出现坏死。肿瘤坏死严重是肿瘤的生长速度快，侵袭性强，预后较差的表现。乳腺癌组织学分型在判断预后方面存在一定缺陷，表现为分型过于繁杂；分类多有变化，形态学与预后的关系并不一致等。大多数人主张，以组织学分级来判断预后更有意义。

（三）肿瘤的组织学分级与预后

乳腺癌的组织学分级有不同版本。原使用 Bloom 和 Richadson（1957）提出的分级法。但近年（WHO 2003 版）采用了经 Elston 和 Ellis 改良的 Bloom 和 Richadson（1957）分级法[57]。新的分级法按照肿瘤组织中腺体的形成、细胞的异型性及细胞的核分裂计数分别计分。将三组数值一起计分，可得到 3～9 分的积分结果，并依此分为 Ⅰ～Ⅲ级，其相应的组织学级别如下：

Ⅰ级：（grade 1）　　3～5　　高分化

Ⅱ级：（grade 2）　　6～7　　中分化

Ⅲ级：（grade 3）　　7～9　　低分化

分级越高，分化越低，恶性度越高，预后越差。本作者曾使用 Bloom 和 Richadson（1957）提出的分级法对 805 例乳腺癌患者进行了分析。对应乳腺癌分级 Ⅰ、Ⅱ、Ⅲ级的 5 年生存率分别为 77.1%、61.4% 及 54.3%[58]。

（四）肿瘤的分子分型及预后

近年来，分子生物学的发展促进了对肿瘤细胞分子结构的分析。基因表达谱分析（gene expression profiling，GEP）进一步完善了乳腺癌的分类[86]。在乳腺癌的研究中发现，肿瘤不仅有不同组织学形态表现，而且不同类型乳腺癌的分子表型有很大差异。随着免疫组化技术的发展及临床应用，可以用 5 种免疫组化标记物（ER、PR、HER2、EGFR、CK5/6）将乳腺癌分成不同的分子分型。乳腺癌的分子分型有助于更好地判断乳腺癌的预后，并对不同的类型制订相应的治疗方案，为患者实施个性化治疗方案的制订奠定了基础。

免疫组化标记将浸润性乳腺癌分为 5 个亚型，分别是：管腔 A 型、管腔 B 型、HER2 阳性型、基底样型、未分类型。研究表明，不同的乳腺癌亚型具有不同的生物学行为[87,88]。

（1）管腔 A 型是最多见的乳腺癌，约占全部肿瘤的 70%。主要包括低级别浸润癌、小管癌、黏液癌、

神经内分泌癌、微乳头状癌等。管腔 A 型多见于老年患者，大多数 TNM 分期 Ⅰ 期，肿瘤细胞高～中度分化，与其他类型相比预后好。临床证实：低级别的管腔 A 型乳腺癌的临床经过是惰性的，且对内分泌治疗有很好的疗效。

（2）管腔 B 型约占全部肿瘤的 15%。组织学级别较高，有较高的增殖基因表达，预后较管腔 A 型差，且对内分泌治疗的疗效不如管腔 A 型明显。

（3）HER2 阳性的肿瘤是一种高危肿瘤，该基因的扩增与多种肿瘤的分化程度及分级密切相关。HER2 阳性型乳腺癌约占全部肿瘤的 6%。多见于绝经期后女性，多为低分化乳腺癌，常常伴有腋窝淋巴结转移，TNM 分期多为 Ⅳ 期，总体预后较差。可作为判断多种肿瘤（乳腺癌、卵巢癌、子宫内膜癌及消化道肿瘤）预后的参考指标。HER2 阳性的肿瘤对注射用曲妥珠单抗（赫赛汀）有很好的反应性。

（4）基底样型乳腺癌约占全部肿瘤的 7%。包括高级别浸润癌、化生性癌、髓样癌、肌上皮癌等，多见于年轻女性和绝经期前妇女。多显示侵袭性特征，如肿瘤大、分化差、高 Ki67 增殖指数及 24 个月总生存率（overall survival，OS）低。经常发现其他内脏器官转移，预后较差。对顺铂和紫杉烷类有较好的疗效。

在所有类型的乳腺癌中，管腔 A 型预后最好，5 年生存率最高可达 86%，基底样癌的预后最差，5 年生存率仅 60%。HER2 阳性型的乳腺癌预后类似基底样型癌[89~92]。

三阴性型（triple-negative，TN）ER、PR、HER2 阴性乳腺癌是一类缺乏针对性治疗效果的高危乳腺癌，约占乳腺癌的 15%[93]。所谓的基底样型肿瘤并不总是等同于 TN 肿瘤。TN 有其特殊的分子标记物。它们多见于年轻女性，在术后前 3 年有高复发风险。远期复发较激素受体阳性肿瘤更常见，多为大脑与内脏转移。尽管使用大剂量药物，它们的无进展时间（progression-free time，PFT）普遍较短。Rakha EA 等[94]用组织芯片技术进行了一项大规模的研究，对浸润性乳腺癌（$n = 1944$）进行了系列和长期的临床跟踪（中位数，56 个月）。这项实验对一系列预后标志物进行了免疫组化染色，包括 ER、PR、HER2、AR、EGFR、P-Cadherin、E-Cadherin、基底细胞标记物（CK5/6、CK14、P53）和可以识别更有侵略性行为的肿瘤的预后标志物。在这些资料中有 16.3% 的三阴性表型的乳腺癌。这些肿瘤大部分为非特殊性浸润性导管癌Ⅲ级。这些肿瘤表现为

肿瘤较大，推挤性生长，诺丁汉预压指数（Nottingham Prognostic Index，NPI）较差，容易复发及远处转移，预后差。除此之外，肿瘤丧失了 AR 和 E- Cadherin 的表达而出现 basal cytokeratins（basal phenotype）、P-cadherin、p53 和 EGFR 的阳性表达。在所有的肿瘤中，肿瘤大小、淋巴结的分期、激素受体是最有益的预后标记。在淋巴结阳性组，肿瘤大小和激素受体保留了它们的预后意义。然而，在淋巴结阴性的肿瘤，基底表型是这个亚型中唯一的预后标志物。这项调查中，其他因素，包括年龄、肿瘤的组织学分级、肿瘤大小、血管侵犯和其他生物标记物，包括目前的一些研究无重要意义。结论为：除了肿瘤的病理改变之外，淋巴结的状态、肿瘤大小，激素受体和基底表型的评估，可以用于评估肿瘤的风险程度，为三阴性乳腺肿瘤的治疗选择提供有价值的信息。

另一项对大样本量（10159 例）的研究显示：了解乳腺癌的分子分型可以更好地判断乳腺癌的预后。不同亚型其预后截然不同。ER、PR、HER2、CK5/6、EGFR 等 5 种免疫组化标记物影响肿瘤的短期及长期生存率。不同亚型之间有不同的生存率，因此对临床预后的判断具有重要意义。此外，这些标记物应用于临床，可以明显改善对应用靶向治疗患者的筛选，使患者受益[95]。

（五）其他与乳腺癌预后的相关因素

1. 年龄　年龄对乳腺癌预后有明显作用（表1-25）。肿瘤诊断时年龄 < 40 岁或者 > 60 岁患者预后较差。一些研究报道，年轻患者（≤ 40 岁）乳腺癌预后较其他年龄段（> 40 岁）的乳腺癌差，显示其具有明显增高的局部复发和远处转移的危险性。而老年（≥ 60 岁）乳腺癌预后较其他年龄段（< 60 岁）的乳腺癌好[96,97]。造成这种差异可能和这两个年龄段乳腺癌生物学特点有关。年轻患者乳腺癌病灶的体积大、分

期高、淋巴结转移率高、ER/PR 表达阳性率低，而老年乳腺癌则相反。据报告 10 年存活率最高的年龄组为 40 ～ 49 岁。

2. BRCA1 状况　目前认为遗传性肿瘤易感性是乳腺及女性生殖器官肿瘤发生的一个重要危险因素。BRCA1 基因突变可导致一种常染色体显性遗传性肿瘤综合征，称为 BRCA1 综合征。其基因携带者发生乳腺癌易感性大大增强，且发病年龄较轻，多 < 40 岁，往往不经过癌前的 DCIS 阶段，而直接进展为浸润性癌[98]。患病者如果不经辅助治疗，整体生存率较差。

3. 早期发现与诊断　通过大量人群普查发现，无症状性乳腺癌的 5、8 和 10 年存活率分别为 88%、83% 和 79%。这一结果表明，普查发现的无症状性乳腺癌较临床可触及的乳腺癌生存率高出许多；因普查发现的乳腺癌多属于早期，与肿瘤体积小、多数组织分化较好、通常无淋巴结转移等诸多因素有关。

（六）诺丁汉预后指数

诺丁汉预后指数（Nottingham Prognostic Index，NPI）是英国诺丁汉大学乳房研究组提出的一种预测肿瘤预后的方法[99]。NPI 是建立在对 9 项因素的多变量分析基础之上，筛选出对预后最有意义的三项指标。这三项指标为：①肿瘤大小（cm）；②肿瘤分期（Ⅰ期无淋巴结转移，Ⅱ期 1 ～ 3 个淋巴结转移，Ⅲ期 ≥ 4 个淋巴结转移）；③组织学分级。

NPI = 大小（cm）× 0.2 + 分期（Ⅰ ～ Ⅲ期）+ 分级（Ⅰ ～ Ⅲ级）。

一项研究（$n = 1629$）报告：NPI < 3.4（低危组）、3.4 ～ 5.4（中危组）和 > 5.4（高危组），分析结果 15 年生存率分别为 80%、42% 和 13%。而同期本地区女性人口平均自然生存率为 83%。由此可见，NPI 是一种对肿瘤的预后预测很有意义的方法。

然而，影响乳腺癌预后的独立因素还包括 ER/PR、

表 1-25	4396 例乳腺癌年龄与存活率的关系（全国乳腺癌病理协作组，1985）[43]						
年龄	～ 30	～ 40	～ 50	～ 60	> 60	不明	合计
5 年存活例数	73/137	612/953	1057/1558	691/1124	358/586	22/38	2813/4396
5 年存活率	53.3	64.2	67.8	61.5	61.1	57.9	63.9
10 年存活例数	25/69	251/552	453/910	299/682	126/352	11/29	1165/2594
10 年存活率	36.2	45.5	49.8	43.8	35.8	37.9	44.9

c-erbB-2 等，这些因素对肿瘤治疗的影响也非常重要。因此，Van Belle 等提出，NPI 指数评分系统再增加 ER/PR、c-erbB-2 等因素，则更能增加对乳腺癌预后预测的准确性[100]。

三、对乳腺癌预后具有一定影响的因素

（一）受体状态与预后

乳腺组织中含有特异性的激素受体，其中最重要者为 ER 和 PR。研究结果已经证实，肿瘤细胞恶变时，细胞可以全部地或部分地保留正常的受体系统。如果肿瘤含有的激素受体的功能与正常细胞相似，说明该肿瘤细胞的生长仍然依赖原来的激素环境调节，这类肿瘤称为激素依赖性肿瘤。在临床上，把雌激素依赖性乳腺癌称 ER 阳性乳腺癌。ER、PR 阳性，首先反映出癌细胞保持了正常细胞的某些重要结构与功能，说明肿瘤的分化程度可能相对较好，而且对激素刺激仍会有一定的依赖性。相反，在癌变过程中受体系统保留很少或完全丧失，即不能再作为激素的靶细胞，其生长不再受激素的控制和调节，此属非激素依赖性肿瘤。因为激素依赖性本身也是癌细胞的一个弱点，内分泌治疗往往可以在这样的肿瘤取得较好疗效。因此，就可把细胞内激素受体的含量视为预测内分泌治疗效果的指征。受体阳性细胞兼有恶性程度较低和有效治疗措施较多两个特点，这两点都决定了其预后会相对较好。大量研究表明，甾体激素受体测定不仅可作为选择内分泌治疗的参考，也可作为估计预后的一个指标。激素受体状况对乳腺癌患者的预后有明显影响。

（二）肿瘤 HER2 的扩增及过表达与预后

HER2 是一种编码分子量为 185kD 的跨膜糖蛋白，是定位于染色体 17q21 的一个原癌基因。其氨基酸排列的序列和结构与 EGFR（表皮生长因子受体）相似，均为受体酪氨酸激酶（RTK）超家族的成员，通常称为 HER2 家族。其编码的酪氨酸激酶受体位于乳腺腺上皮细胞表面，其作用为调控乳腺上皮细胞的生长，通过抑制酪氨酸激酶活性在细胞的生长、增殖、分化等过程中起重要调节作用，并与肿瘤的发生密切相关。

HER2 是人类乳腺癌中较易激活的原癌基因。1987 年，Slamon 等[101]首先报道了 HER2/neu 在肿瘤中的扩增和 / 或过度表达，观察到在 30% 的乳腺癌中具有 2 ～ 20 倍不等的 HER2/neu 扩增。研究显示，HER2/neu 扩增可以改变肿瘤细胞的生物学行为，在细胞的恶性转化中发挥重要作用，并能促进恶性肿瘤浸润和转移[102]，表明了 HER2/neu 扩增与乳腺癌临床预后不良之间的显著关系。其显著性高于雌激素、孕激素等指标，并在以后的研究中得到大量证实。HER2/neu 扩增表达往往提示乳腺癌恶性程度高，转移潜力强，进展迅速，化疗缓解期短，易产生化疗和激素治疗抗药性，生存期短 / 生存率低，复发率高。c-erbB-2 表达与乳腺癌分级、淋巴结转移和临床分期呈正相关。大多数研究表明，HER2 的过度表达在转移淋巴结阴性及淋巴结阳性的病人中均提示无复发生存率和总体生存率的下降。近年来，在一些大型的国际乳腺癌会议上，对 HER-2 在乳腺癌中的表达在风险评估中开始有所体现，并结合淋巴结的转移数目划分中高危险度。

由于 HER2/neu 蛋白位于细胞表面，易被抗体接近，因此可作为抗肿瘤治疗的一个靶点。目前针对 HER2 蛋白的靶向性治疗的最主要方法为单克隆抗体，Herceptin（赫赛汀）即是此类分子靶向治疗药物的代表。它的活性成分为曲妥珠单抗（Trastuzumab），是一种人鼠嵌合型单克隆抗体，可选择性地作用于 HER2 蛋白的细胞外结合部位，通过下调细胞表面的 HER2 蛋白、抑制 HER2 蛋白与 RTK 超家族其他成员形成杂合二聚体从而减弱细胞生长信号的传递、介导，对过度表达 HER2 肿瘤细胞的抗体依赖性细胞毒作用（ADCC）等机制来抑制肿瘤生长。

（三）P53 基因表达

P53 基因分为野生型和突变型。野生型为抑癌基因（也称为分子警察）。正常的 P53 蛋白在 DNA 损伤或缺氧时活化，使依赖 P53 的周期素依赖激酶抑制者 P21 和 DNA 修复基因上调性转录，细胞在 G1 期出现生长停滞，进行 DNA 修复，如修复成功，细胞进入 S 期；如修复失败，则通过活化 bax 基因使细胞凋亡，以保证基因组的遗传稳定。该基因的突变或缺失是导致许多肿瘤发生的原因。免疫组化检测的主要为突变型 P53 基因，该基因产物见于包括乳腺、胃肠道、肝及呼吸道等多种肿瘤的组织中。P53 在乳腺癌中阳性表达是乳腺癌预后不良的一个独立的指标。

（四）Ki-67（细胞增殖指数）与预后

Ki-67 是一种与增殖细胞相关的核抗原，可以识别除 G0 期以外其他细胞周期的细胞（G1、S、G2、M 期），用于判断细胞的增殖活性，是确定良、恶性组织生长状

态的一种标记。研究表明，Ki-67 表达指数越高，表明其增殖越活跃，恶性度增高，预后不良，其中以恶性淋巴瘤、乳腺癌较为明显。它与乳腺癌的组织学分型、核分裂指数及淋巴结转移情况密切相关。并与激素受体的表达呈负相关。因此也是判断肿瘤预后的一个重要的参考指标。Ki-67 阳性细胞多，说明癌细胞增殖活跃，肿瘤细胞具有旺盛的增殖活性，多使用阳性细胞指数百分比（%）报告。

（五）其他

1．nm23 蛋白（转移抑制基因）　研究发现，nm23 蛋白表达水平与乳腺癌淋巴结及血行转移状况及癌细胞分化程度有显著相关性。nm23 高表达患者的无瘤生存期和总生存期均长于低表达者，故其表达水平可作为判断乳腺癌预后及转移的重要指标。在肿瘤高度表达者肿瘤转移率较低，预后较好。

2．EGFR（Epidermal Growth Factor Receptor，表皮生长因子受体）　EGFR 是原癌基因 c-erbB-1 的表达产物，也是与细胞生长和恶变有关的细胞膜受体。c-erbB-1 对肿瘤细胞的生长、分化、肿瘤形成及转移有重要促进作用。乳腺癌组织高表达与肿瘤术后早期复发和预后不良密切相关。

3．VEGF（Vascular Endothelial Growth Factor，血管内皮生长因子）　VEGF 是一种糖蛋白，也是受体型酪氨酸激酶家族的成员。肿瘤的生长依赖肿瘤组织中新生血管的形成，在实体瘤的恶性生长和转移中，肿瘤的新生血管生成起着非常重要的作用，它为肿瘤的生长提供了所必需的营养和氧气。VEGF 作为已知最强的血管渗透剂和内皮细胞特异的有丝分裂源，在内皮细胞的增殖、迁移和血管构建中起着重要的作用。它的表达水平和肿瘤组织的血管化程度及恶性程度呈现明显的正相关。高表达提示预后较差。

4．PCNA（Proliferating Cell Nuclear Antigen，增殖细胞核抗原）　PCNA 是和细胞周期相关的核蛋白，是一种仅在增殖细胞中合成和表达的核蛋白，主要在细胞的 G1 期、S 期和 G2 初期表达。作为细胞增殖指数的主要标记物，用于研究恶性肿瘤的细胞增殖和判断其恶性度，对肿瘤的治疗及预后的判断有一定的意义。乳腺癌组织中 PCNA 表达水平与肿瘤组织学分级、临床转移及患者预后有显著相关性，对肿瘤恶性程度和预后的判断有一定意义。高表达提示预后较差。

四、对乳腺癌预后具有潜在意义的因素

2010 年美国病理医师协会（College of American Pathologists，CAP）发表一篇文章，对近十年乳腺癌预后相关的研究进行了总结。结论认为：乳腺癌的预后因素包括预后因素（9 项指标）、预测预后因素（2 项指标）及对预后有潜在意义的因素（7 项指标）。对预后有潜在意义的 7 项指标分别为：P53 基因分析、骨髓微小转移、微血管密度、uPA/PAI-1 过表达、组织蛋白酶 D 的水平、基因表达谱、DNA 倍体分析等[103,104]。

五、对乳腺癌预后预测的新进展

两年一次的欧洲乳腺癌会议，主要是针对早期乳腺癌的综合治疗和复发转移风险的评估。在 2005 年的 St.Gallen 会议上达成共识。根据乳腺癌的生物学特点，将乳腺癌的复发转移风险分为高、中、低三类。所谓高风险通常是指乳腺癌 5 年的复发转移风险达 50% 以上；而低风险是指在 10% 以下。在低危组中，共罗列了 6 项指标，包括年龄、脉管浸润、HER2 表达、细胞分级、淋巴结转移数目和肿瘤大小。

其中，与美国 NCCN 指南不同的是，将细胞分级作为风险评估的指标之一。这点虽然没有得到大量循证医学的支持及美国等大多数国家的专家共识，但是根据欧洲的经验（主要是英国），专家仍然倾向于采纳该项指标。HER2 在乳腺癌中的表达在风险评估中开始有所体现，并结合淋巴结的转移数目划分中高危险度。会议对淋巴结阴性乳腺癌的预后进行了新的综合性划分，同时满足 ER、PR 任何一项阳性、病理学检查肿瘤不超过 2cm、病理学分级为 1 级、年龄不低于 35 岁这 4 项因素者为低度危险人群，其他患者为中度危险人群，而淋巴结有转移患者为高度危险人群。会议根据这一划分推荐了不同的辅助治疗方法。在 2009 年召开的会议上有学者提议将腋窝淋巴结有 1～3 枚转移的早期乳腺癌也划入中度危险的范畴，并将脉管侵犯作为淋巴结阴性患者的预后不良指标。

美国国家卫生研究院在过去的 30 年里，多次召集有关原发性乳腺癌治疗的共识发展会议。2008 年召开的会议最后认为，目前已经明确的预后指标有：①年龄：患者越年轻预后越差；②肿瘤大小：肿瘤越大预后越差；③腋窝淋巴结状况：淋巴结转移数目越多预后越差；④雌激素受体状况：肿瘤雌激素受体阴性者较阳性者预后差；⑤病理学类型：高分化腺癌、黏液癌预后较

好，浸润性导管癌较差；⑥组织学分级：分级越高预后越差。在这些因素中，淋巴结状况对预后的影响是最显著的，其次是激素受体状况。治疗的情况下，激素受体状况可以预见患者复发、转移危险和生存机会的因素。

从上述会议的精神可以看出乳腺癌预后预测的新进展。然而，上述诸多因素作用于不同个体的作用机制、作用强弱、作用时间均各有异，单因素或多因素的作用机制亦各不相同，单一分析往往不能符合实际情况。事实上，对乳腺癌病人预后的影响，是各种因素共同作用于同一机体而产生的错综复杂的反应。

总之，预后指标、疗效预见指标的获取是一个贯穿于肿瘤诊断、治疗、复查、随访全过程的复杂而繁琐的医学行为，有些指标的获得还有明显的时间性，一旦错过合理时机便不可能再重新获得这些指标。另外，很多指标的预后和疗效预见价值都是独特的、是其他指标所不能替代的。只有全面、及时、合理地获取预后指标和疗效预见指标，才能制订合理的、有整体性的诊治计划，才能在现有医学水平上获得生存机会和生活质量的最大保证。

综合上述资料作了乳腺癌术后复发风险的分级（表1-26），具有一定实用价值。

表 1-26	乳腺癌术后复发风险分级
危险度分级	

低度危险：
　腋淋巴结阴性，并具备以下特征者：
　　标本中病灶大小（pT）≤ 2cm
　　病理分级 I 级
　　癌周脉管未见肿瘤侵犯
　　年龄 ≥ 35 岁
　　HER2 基因没有过度表达或扩增
　　ER、PR 阳性；Ki-67 < 14%
中度危险：
　A. 腋淋巴结阴性，且具备下列至少一项者：
　　标本中病灶大小（pT）> 2cm
　　病理分级 II ~ III 级
　　有癌周脉管肿瘤侵犯
　　年龄 < 35 岁
　　HER2 基因过度表达或扩增
　　ER、PR 阴性；Ki-67 15% ~ 30%
　B. 腋淋巴结 1 ~ 3 个阳性，但没有 HER2 基因过度表达或扩增
高度危险：
　A. 腋淋巴结 1 ~ 3 个阳性，且 HER2 基因过度表达或扩增
　　ER、PR 阴性，Ki-67 > 30%
　B. 腋淋巴结 4 个或 4 个以上转移

（薛　宁）

参考文献

1. 张思维，陈万青，雷正龙，等. 2004 年中国肿瘤登记处恶性肿瘤发病资料分析. 中国肿瘤，2008，17（11）：909-912.
2. Ferlay J，Bray F，Pisani P. Globocan 2002：Cancer incidence，mortality and prevalence worldwide. Lyon：IARC Press，2002.
3. Chen JG，Zhu J，Parkin D，et al. Trends in the incidence of cancer in Qidong，China，1978-2002. Int J Cancer，2006，119（6）：1447-1454.
4. Jin F，Devesa S，Chow WH，et al. Cancer incidence trends in urban Shanghai，1972-1994：An update. Int J Cancer，1999，83（4）：435-40.
5. Parkin D，Whelan S，Ferlay J，et al. Cancer incidence in five continents，vol. I to VIII. Lyon：IARC CancerBase，2005.
6. Porter P L. Global trends in breast cancer incidence and mortality. Salud Publica Mex，2009，51（suppl 2）：S141-S146.
7. Colditz G A，Sellers TA，Trapido E. Epidemiology-identifying the causes and preventability of cancer？ Nat Rev，2006，6（1）：75-83.
8. 陈万青，张思维，孔灵芝，等. 中国肿瘤登记处 2004 年恶性肿瘤死亡资料分析. 中国肿瘤临床. 2008，17（11）：913-916.
9. 阚秀，赵蕊，施旖旎，等. 国人与美、日等国妇女乳腺癌的临床病理对比. 中国肿瘤临床，1987，14（5）：262.
10. 陈可欣，何敏，董淑芬，等. 天津市女性乳腺癌发病率死亡率和生存率分析. 中华肿瘤杂志，2002，24（6）：573-575.
11. 王玉玺，王松岩，邹存清，等. 乳腺癌的现状及预防. 中国临床床医生，2002，30（10）：44-46.
12. Ziegler R，Hoover R，Pike M，et al. Migration patterns and breast cancer risk in Asian-American women. JNCI，1993，85（22）：1819-1827.
13. Cui X，Dai D，Tseng M，et al. Dietary patterns and breast cancer risk in the Shanghai Breast Cancer Study. Cancer Epidemiol Biomarkers Prev，2007，16（7）：1443-1448.
14. AICR. World Cancer Research Fund/American Institute for Cancer Research. Food，nutrition，physical activity，and the prevention of cancer：A Global perspective. Washington D.C.：American Institute for Cancer Research；2007.
15. Kwong A，Cheung P，Chan S，et al. Breast cancer in Chinese women younger than age 40：Are they different from their older counterparts？ World J Surg，2008，32（12）：2554-2561.
16. 赵春英，路向前. 乳腺癌与生活事件关系的探讨. 实用肿瘤杂志，1997，12（2）：77-78.
17. 阚秀. 乳腺癌临床病理学. 北京：北京医科大学中国协和医科大学联合出版社，1993.
18. 李连弟，饶克勤，张思维，等. 中国 12 市县 1993—1997 年肿瘤发病和死亡登记资料统计分析. 中国肿瘤，2002，11（9）：497-507.

19．刘仁斌，周兴华，王佳妮，等．雌激素、孕激素受体和人类表皮生长因子受体 2 在乳腺癌组织中的表达．中华医学杂志，2008，88（48）：3397-3400.

20．Marotti J D，Collins LC，Hu R，et al. Estrogen receptor-beta expression in invasive breast cancer in relation to molecular phenotype：results from the Nurse's Health Study. Mod Pathol. 2010，23（2）：197-204.

21．Kammori M，Kurabayashi R，Kashio M，et al. Prognostic utility of fluorescence in situ hybridization for determining HER2 gene amplification in breast cancer. Oncol Rep，2008，19（3）：651-656.

22．郑清存，陈瑞英，杨超，等．绝经前乳腺癌患者 ER、PR、PS2 的表达与血清 E2 及临床病理相关性分析．山东医药，2009，49（40）：36-37.

23．郭晨明，李万福，迪丽米娜·伊拉木，等．乳腺癌绝经后雌激素和孕激素受体表达的探讨．新疆医科大学学报，2009，32（4）：455-456.

24．Klauber-DeMore. Tumor biology of breast cancer in young women．Breast Dis，2006，23：9-15.

25．Ayres FJ，Rangayyan RM.Characterization of architectural distortion in mammograms. IEEE Eng Med Biol Mag，2005，24（1）：59-67.

26．Lewin JM，Hendrick RE，D'Orsi CJ，et al. Comparison of full-field digital mammography with screen-film mammography for cancer detection：results of 4945 paired examinations. Radiology，2001，218（3）：873-880.

27．Lewin JM，D'Orsi CJ，Hendrick RE，et al.Clinical comparison of full-field digital mammography and screen-film mammography for detection of breast cancer. AJR Am J Roentgenol，2002，179（3）：671-677.

28．Méndez AJ，Souto M，Tahoces PG，et al. Computer aided diagnosis for breast masses detection on a telemammography system. Comput Med Imaging Graph，2003，27（6）：497-502.

29．Baker JA，Rosen EL，Lo JY，et al. Computer-aided detection（CAD）in screening mammography：sensitivity of commercial CAD systems for detecting architectural distortion. AJR Am J Roentgenol，2003，181（4）：1083-1088.

30．龚著琳，顾雅佳，陈瑛，等．乳腺钼靶 X 线影像中结构扭曲的特征提取研究．中国生物医学工程学报，2007，26（4）：503-507.

31．Varas X，Leborgne JH，Leborgne F，et al.Revisiting the mammographic follow-up of BI-RADS category 3 lesions. AJR Am J Roentgenol，2002，179（3）：691-695.

32．Vizcaíno I，Gadea L，Andreo L，et al. Short-term follow-up results in 795 nonpalpable probably benign lesions detected at screening mammography. Radiology，2001，219（2）：475-483.

33．顾雅佳．规范乳腺 X 线报告．中华放射学杂志，2004，38（9）：903-904.

34．Huang SF，Chang RF，Moon WK，et al. Analysis of tumor vascularity using three-dimensional power Doppler ultrasound images. IEEE Trans Med Imaging，2008，27（3）：320-330.

35．Kook SH，Kwag HJ. Value of contrast-enhanced power Doppler sonography using a microbubble echo-enhancing agent in evaluation of small breast lesions. J Clin Ultrasound，2003，

31（5）：227-238.

36．Tennant S，Evans A，Macmillan D，et al. CT staging of locoregional breast cancer recurrence. A worthwhile practice? Clin Radiol，2009，64（9）：885-890.

37．Hede K. Preoperative MRI in breast cancer grows contentious. J Natl Cancer Inst，2009，101（24）：1667-1669.

38．Lehman CD，Smith RA. The role of MRI in breast cancer screening. J Natl Compr Canc Netw，2009，7（10）：1109-1115.

39．Kapenhas-Valdes E，Feldman SM，Cohen JM，et al. Mammary ductoscopy for evaluation of nipple discharge. Ann Surg Oncol，2008，15（10）：2720-2727.

40．李杰，蒋宏传，王克有，等．乳腺定位针在乳腺导管内肿物定位中的价值．外科理论与实践，2004，9（2）：113-117.

41．陈馨，袁毅路，陆青恒，等．乳腺三算子与血氧功能成像诊断系统对乳腺肿瘤的诊断价值．肿瘤防治研究，2008，35（5）：365-366.

42．王德延，阚秀，等．乳腺癌组织学类型与预后的研究．临床肿瘤，1985，12：135.

43．中华病理学杂志社．乳腺增生症及乳腺癌的组织学分类（推荐方案）（刘彤华　廖松林　阚秀等整理）．中华病理学杂志，26（6）：325，1997.

44．Tavassoli FA，Devilee P. Pathology and Genetics of Tumors of the Breast and Female Genital Organs. WHO，IARC press，Lyon. 2003.

45．Sunil R.Lakhani，Lan O.Ellis，Stuart J. Schnitt. WHO Classification of Tumors of the Breast. IARC Press，Lyon，2012.

46．Perou CM，Sorlie T，Eisen MB，et al. Molecular portraits of human breast tumors. Nature，2000，406：747-752.

47．Sorlie T，Perou CM，Tibshirani R，et al. Gene expression patterns of breast carcinomas distinguish tumor subclasses with clinical implications. Proc Natl Acad Sci USA，2001，98（18）：10869-10874.

48．Sorlie T，Tibshira R，Parker J，et al. Repeated observation of breast tumor subtypes independent gene expression data sets. Proc Natl Acad Sci USA，2003，100（14）：8418-8423.

49．Nielsen TO，Hsu FD，Jensen K，et al. Immunohistochemical and clinical characterization of the basal-like subtype of invasive breast carcinoma. Clin Cancer Res，2004，10（16）：5367-5374.

50．A Kristina Subik，Jin-Feng Lee，Laurie Baxter，et al. The expression patterns of ER，PR，HER2，CK5/6，EGFR，Ki-67 and AR by immunohistochemical analysis in breast cancer cell lines. Breast Cancer（Auckl），2010，4：35-41.

51．Tang P，Skinner KA，Hicks DG. Molecular classification of breast carcinomas by immunohistochemical analysis：are we ready? Diagn Mol Pathol，2009，18（3）：125-132.

52．Rourier R，Perou CM，SymmansWF，et al. Breast cancer molecular subtypes respond diffiently to preoperative chemotherapy. Clin cancer Res，2005，11（16）：5678-5685.

53．Rakha EA，El-Sayed ME，Green AR，et al. Prognostic markers in triple-negative breat cancer. Cancer，2007，109（1）：25-32.

54．唐平，魏兵，步宏，等．乳腺癌的分子分类及其临床应用，中华病理学杂志，2009，38（1）：13-17.

55. 刘慧，范钦和，张智弘，等. 免疫组织化学诊断标准对基底细胞样乳腺癌预后分析的影响. 中华病理学杂志，2009，38（1）：23-28.

56. 杨光之，皋岚湘，丁华野. 基底细胞样乳腺癌与免疫组化三联阴性乳腺癌. 诊断病理学杂志，2009，16（1）：6-8.

57. Tavassoli FA, Devilee P. Pathology and Genetics of Tumors of the Breast. WHO, IARC press, Lyon. 2003.

58. 阚秀. 乳腺癌临床病理学. 北京：北京医科大学中国协和医科大学联合出版社，1993.

59. Sunil R.Lakhani, Lan O.Ellis, Stuart J. Schnitt. WHO Classification of Tumors of the Breast. IARC Press, Lyon, 2012.

60. UICC. TNM classification of malignant tumors. 6th ed. Hoboken：John Wiley & Sons, 2002.

61. Greene FL, Page DL, Fleming ID, et al. AJCC Cancer Staging Manual. 6th ed. New York：Springer, 2002.

62. Edge SB, Byrd DR, Compton CC, et al. AJCC Cancer Staging Manual. 7th ed. New York：Springer, 2010, 347-376.

63. Sobin LH, Gospodarowicz MK, Wittekind C. TNM Classification of Malignant Tumors. 7th ed. Hoboken：John Wiley & Sons, 2009.

64. 薛卫成，阚秀. 介绍乳腺癌TNM分期系统（第6版）. 诊断病理学杂志，2008，15（3）：161-164.

65. 王东民. 乳腺癌早诊早治培训教材（内部资料）. 中国社工协会乳腺癌基金会编，2010.

66. 吴德祥. 乳腺疾病诊治. 北京：人民卫生出版社，2000：365.

67. Kusama S. The gross rate of growth of human mammary carcinoma. Cancer, 1972, 2：594.

68. 藤森正雄. 早期乳腺癌（临床和病理）. 东京：中山书店，1976：75.

69. 廖松林. 肿瘤病理诊断及鉴别诊断学（阚秀：肿瘤病理常用名词术语）. 福州：福建科学技术出版社，2006：1262.

70. Edge SB, Byrd DR, Compton CC, et al. AJCC Cancer Staging Manual. 7th ed. New York, Springer, 2010：374-376.

71. 朱卫，沈玉琨. 乳腺癌普查资料的分析. 疾病控制杂志，2002，6（3）：253-254.

72. 段新刚. 9743人乳腺癌普查分析报告. 临床与实践，2008，12：769-770.

73. 马行天，孙正魁，熊美玲，等. 江西省10254例乳腺癌普查资料分析. 实用癌症杂志，2009，24（4）：363-365.

74. Wren BG.The origin of breast cancer. Menopause,2007,14(6)：1060-1068.

75. Venkitaraman AR. Linking the cellular functions of BRCA genes to cancer pathogenesis and treatment. Annu Rev Pathol, 2009, 4：461-487.

76. Katoh Y, Katoh M. Hedgehog target genes：mechanisms of carcinogenesis induced by aberrant hedgehog signaling activation. Curr Mol Med, 2009, 9（7）：873-886.

77. Lobjois, Benazeraf B, Bert rand N, et al. Specific regulation of cyclins D1 and D2 by FGF and Shh signaling coordinates cell cycle progression, patterning and differentiation during early steps of spinal cord development. Dev B iol, 2004, 273（2）：195-209.

78. Wolmark N, Wang J, Mamounas E, et al. Preoperative chemotherapy in patients with operable breast cancer：nine-year results from National Surgical Adjuvant Breast and Bowel Project B-18. J Natl Cancer Inst Monogr, 2001, 30：96-102.

79. Rajan R, Esteva FJ, SymmansWF. Pathologic changes in breast cancer following neoadjuvant chemotherapy：implications for the assessment of response. Clin Breast Cancer, 2004, 5：235-238.

80. Sassen S, Fend F, Avril N. Histopathologic and metabolic criteria for assessment of treatment response in breast cancer. PET Clin, 2005, 1：83-94.

81. Keith N. Ogston, Iain D. Miller, Simon Payne, et al. A new histological grading system to assess response of breast cancers to primary chemotherapy：prognostic significance and survival. The Breast, 2003, 12：320-327.

82. G M Tse, P-H Tan, A L M Pang, et al. Calcification in breast lesions：pathologist's perspective. J Clin Pathol, 2008, 61：145-151.

83. 贾振庚. 乳腺钙化与乳腺癌的关系. 综合临床医学，1998，14（4）：291-292.

84. 于霞，孟菲，徐海龙，等. 乳腺癌X线摄影恶性钙化征象与其预后因素的相关性分析. 实用放射学杂志，2008，24（6）：821-823.

85. 江泽飞，王永胜. 2009年第11届St. Gallen国际早期乳腺癌治疗研讨会：争议与共识. 中华乳腺病杂志，2009，3（4）：381-386.

86. Perou CM, Sorlie T, Eisen MB, et al. Molecular portraits of human breast tumours. Nature, 2000, 17；406（6797）：747-752.

87. A Kristina Subik, Jin-Feng Lee, Laurie Baxter et al. The expression patterns of ER, PR, HER2, CK5/6, EGFR, Ki-67 and AR by immunohistochemical analysis in breast cancer cell lines. Breast Cancer（Auckl）, 2010, 4：35-41.

88. Tang P, Skinner KA, Hicks DG. Molecular classification of breast carcinomas by immunohistochemical analysis：are we ready? Diagn Mol Pathol, 2009, 18（3）：125-32.

89. Spitale A, Mazzola P, Soldini D, et al：Breast cancer classification according to immunohistochemical markers：clinicopathologic features and short-term survival analysis in a population-based study from the South of Switzerland. Ann Oncol, 2009 Apr, 20（4）：628-635.

90. Sorlie T, Tibshirani R, Parker J et al. Repeated observation of breast tumor subtypes in independent gene expression data sets. Proc Natl Acad Sci U S A, 2003 Jul, 100（14）：8418-8423.

91. Geyer FC, Marchio C, Reis-Filho JS et al. The role of molecular analysis in breast cancer. Pathology, 2009, 41（1）：77-88.

92. Livasy CA, Karaca G, Nanda R, et al. Phenotypic evaluation of the basal-like subtype of invasive breast carcinoma. Mod Pathol, 2006, 19（2）：264-271.

93. Chacón RD, Costanzo MV. Triple-negative breast cancer. Breast Cancer Res, 2010, 12 Suppl 2：S3.

94. Rakha EA, El-Sayed ME, Green AR, et al. Prognostic markers in triple-negative breast cancer. Cancer, 2007, 109：25-32.

95. Blows FM, Driver KE, Schmidt MK, et al. Subtyping of breast cancer by immunohistochemistry to investigate a relationship between subtype and short and long term survival：

a collaborative analysis of data for 10，159 cases from 12 studies. PLoS Med，2010 May 25，7（5）：e1000279.

96．Bharat A，Aft RL，Gao F，et al. Patient and tumor characteristics associated with increased mortality in young women（< or = 40 years）with breast cancer. J Surg Oncol，2009，100：248-252.

97．Gnerlich JL，Deshpande AD，Jeffe DB，et al. Elevated breast cancer mortality in women younger than age 40 years compared with older women is attributed to poorer survival in early-stage disease. J Am Coll Surg，2009，208：341-347.

98．Lakhain SR，Van de Vijver MJ，Jacquemier J，et al. The pathology of familial breast cancer predictive value of immunohistochemical markers estrogen receptor，progesterone receptor，HER2，and p53 in patients with mutations in BRCA1 and BRCA2. J Clin Oncol，2002，20：2310-2318.

99．Galea MH，Blamey RW，Elston CE，et al. The Nottingham Prognostic Index in primary breast cancer. Breast Cancer Res Treat，1992；22：207-219.

100．Van Belle V，Van Calster B，Brouckaert O，et al. Qualitative assessment of the progesterone receptor and HER2 improves the Nottingham Prognostic Index up to 5 years after breast cancer diagnosis. J Clin Oncol，2010 Sep 20，28（27）：4129-4134.

101．Slamon DJ，Clark GM，Wong SG et al. Human breast cancer：correlation of relapse and survival with amplification of the HER2/neu oncogene. Science. 1987 Jan 9；235（4785）：177-182.

102．Kyle T. Bradley. Cancer Committee Prognostic and Predictive Factors in Breast Cancer. Posted September 1，2007.

103．Harbeck N，Kates RE，Gauger K，Urokinase-type plasminogen activator（uPA）and its inhibitor PAI-I：novel tumor-derived factors with a high prognostic and predictive impact in breast cancer. Thromb Haemost，2004 Mar；91（3）：450-456.

104．王东民．从 St. Gallen 共识的变化思考当今乳腺癌治疗的规范与个体化选择．中华乳腺病杂志，2009，3（3）：356-357.

第 2 章
对乳腺交界性病变的新认识

阚　秀　丁华野　陈定宝　皋岚湘　蔺会云

正确地认识肿瘤的交界性病变，或称癌前病变，对于肿瘤的临床处理及肿瘤的预防均至关重要。目前对这一问题的理解发生了巨大变化，我们必须重新认识。本章只做简要介绍。

第一节　乳腺癌前病变与交界性病变

一、定义与名称

1961 年，Bloodgood[1]引用了交界性病变（borderline lesion）的概念，指那些对外科医师和病理医师均有疑惑的病变。交界性病变/肿瘤是指介于两种相关的病变实体之间，如介于良性肿瘤和恶性肿瘤之间的肿瘤[2]。乳腺的交界性病变/肿瘤或称癌前病变（precancerous lesion），有人称其为前驱病变（precursor lesion），也称浸润癌前期病变（precursor lesion of infiltrative carcinoma）。目前，似有统称为各种上皮内瘤变（intraepithelial neoplasia）的趋向，即所谓"IN 分级系统"。因其诊断困难，可重复性差，又被称为诊断灰区（grey area of diagnosis）。

传统的观念认为，非典型增生为癌前病变，即交界性病变[3,4]。2000 年，WHO 关于肿瘤的国际疾病分类，将交界性病变/肿瘤做出 ICD-O 编码，界定为 1 和 2[5]（详见本章第四节）。

2003 年，WHO 乳腺肿瘤组织学分类界定了乳腺前驱病变（precursor lesion），见表 2-1[6]：

由表 2-1 可以看出，其中小叶瘤变和导管内增生性

表 2-1	乳腺交界性病变及其在肿瘤学中的位置一览表			
传统名称	简称	DIN	ICD-O	pTNM
平坦型上皮非典型性	（FEA）	DIN1a		
非典型型导管上皮增生	（ADH）	DIN1b		
导管原位癌（低级别，Ⅰ）	（DCIS1）	DIN1c	8500/2	Tis=pTNM 0
（中级别，Ⅱ）	（DCIS2）	DIN 2	8500/2	pTNM 0
（高级别，Ⅲ）	（DCIS3）	DIN 3	8500/2	pTNM 0
小叶瘤变（Lobular neoplasia，LN）			8520/2	Tis=pTNM 0
导管内乳头状病变（Intraductal papillary lesions）				
非典型性乳头状瘤				
导管内乳头状癌			8503/2	Tis=pTNM 0
囊内乳头状癌			8504/2	Tis=pTNM 0
微小浸润癌（microinvasive carcinoma）		（-）		pTNM-1A
				（=pT1mi，pN0，M0）

病变（DIN）及导管内乳头状病变，均包括了原位癌，即 LIN3、DCIS 和导管内乳头状癌。可见交界性病变 / 肿瘤已涵盖了原位癌。关于微小浸润癌，因其诊断受到取材的限制，加之病例随访研究有限，故虽将其列入前驱病变中，但未给出 ICD-O 编码分级，其生物学行为尚有待于进一步探讨。此外，在纤维上皮性肿瘤中还界定了交界性叶状肿瘤。

病理医师经过"培训"可以减少"交界性"病变诊断的分歧，但不确定的病例仍然存在[7]。关于交界性病变的诊断和处理，对于病理医师和临床医师均有困难，但又至关重要，应尽量避免过治疗或欠治疗。

Schnitt 等[8] 在 2012 年版《WHO 乳腺肿瘤分类》一书中表示，"交界性病变"一词概念比较含糊，"DIN"分类系统也缺乏明确诊断标准，因而未被广泛接受。并建议仍保留"导管内增生性病变"（intraductal proliferation lesions），包括 UDH（普通型导管内增生）、ADH（非典型导管上皮增生）和 DCIS（导管原位癌），也包括柱状细胞变以及平坦型上皮非典型性（FEA）。并认为导管内增生性病变与发展成为癌的危险相关。

本书作者自 2003 年应用"DIN"分类系统以来，觉得"DIN"分类系统有其一定实际应用价值，因此认为对其最终评估，应有待进一步研究。

二、乳腺增生症不能笼统称为癌前病变

乳腺增生症为妇女的常见疾患，不少参考书将其列入"乳腺癌前疾患"中，极为不妥。乳腺增生症不能笼统地全部称为癌前病变。乳腺增生症绝大多数为一般性良性增生（单纯性增生），占 95% 以上，研究证明这类病变与癌的关系不大；只有少数（不足 5%）为非典型增生，可谓癌前病变，需要临床处理。

乳腺良性增生性病变是一大类综合性病变。其名称较为混乱，国内通常将其称为乳腺增生症。1981 年 WHO 乳腺肿瘤分类将其称为纤维性囊肿病或乳腺结构不良[9]。其他名称还有乳腺良性增生症、乳腺良性增生病变、乳腺良性增生性改变、纤维性囊性变等等。至 2003 年，WHO 乳腺肿瘤组织学分类，取消上述所有名称，分别按病变诊断。

这种病变为非肿瘤性非炎症性瘤样增生性病变，发病机制可能与机体的性激素内分泌平衡失调有关。病理组织学表现复杂多样，诊断困难。多以某种病变为主，以此为分型诊断的依据。多数病例需要在手术切除标本中做出完整诊断[10]。

1997 年，中华医学会病理学分会召开乳腺病理专题讨论会，提出了关于乳腺增生症及乳腺癌的病理组织学分型推荐方案[11]（见表 2-2）。

由表 2-2 可以看出，乳腺良性增生性病变通常被分成两大类，即单纯性增生和非典型增生。其中 1 ～ 4 类为单纯性增生，第 5 类为非典型增生。前者与癌的关系不明显，后者才是癌前病变。

Page 等[12] 通过对大宗病例的随访研究，将乳腺良性增生按其进展成为浸润癌的危险性分成 4 类，首次将乳腺导管原位癌和小叶原位癌列入乳腺良性病变范畴。1998 年经美国病理医师协会癌症委员会重新修订发布[13]（见表 2-3）。

2003 年，WHO 乳腺肿瘤组织学分类，将导管内增生性病变（intraductal proliferative lesions）归入前驱病变，其中包括普通型增生（UDH）、非典型增生（ADH）、导管原位癌（DCIS）。三者呈线性进展，发生癌的危险性分别为 1.5 倍、4 ～ 5 倍和 8 ～ 10 倍。

表 2-2	乳腺增生症分类（中华病理学会，1997）

1）囊肿为主型
　　单纯性囊肿
　　乳头状囊肿
2）腺病为主型
　　单纯性腺病
　　硬化性腺病（包括放射状瘢痕）
　　结节性腺病（腺肌上皮瘤型）
　　盲管型腺病（柱状细胞变）
　　微腺管腺病
3）纤维腺瘤样结构为主型
4）导管内乳头状瘤病为主型
5）非典型增生

表 2-3	乳腺良性病变发生乳腺癌危险性分类（Page，1985）

1）无增加危险性——囊肿病（肉眼及显微镜下）、腺病（不包括盲管腺病和硬化性腺病）、不伴非典型增生的乳腺增生、纤维硬化病、大汗腺化生、鳞状上皮化生、单纯性纤维腺瘤、导管扩张、乳腺炎等
2）轻度增加危险度（1.2 ～ 2 倍）※——复合性纤维腺瘤、硬化性腺病及盲管腺病、中度或旺炽型导管增生（不伴非典型增生者）、单发性乳头状瘤（不伴非典型增生者）
3）中度增加危险度（4 ～ 5 倍）——非典型导管增生、非典型小叶增生
4）重度增加危险度（8 ～ 10 倍）——导管原位癌、小叶原位癌

※＝癌相对危险度

WHO 工作小组认为 UDH 的危险性不明显，将其归为癌前病变缺乏足够的遗传学证据。但研究表明一部分 UDH 也不可能完全除外 ADH 的前驱病变[14]。

我们认为，UDH 中的旺炽型增生与传统意义上的轻度非典型增生有一部分是重叠的，可以将这一类病变视为癌前病变。提示临床可以根据患者的年龄和病变的大小给以适当的治疗。最新近的观点认为柱状细胞病变（columnar cell lesions）是一个谱系的病变。可以将柱状细胞变（columnar cell change）伴非典型增生的病变，即平坦上皮非典型性（flat epithelial atypia，FEA）归入癌前病变（DIN1a）[15]。

综上所述，迄今为止，这一大类良性增生性病变仍没有统一的名称。但无论如何命名，其宗旨是指导临床治疗和提示预后。学界较为一致的观点是，不能将乳腺增生性病变统统都归入癌前病变，而只有非典型增生和原位癌才是真正意义上的癌前病变（图 2-1）。

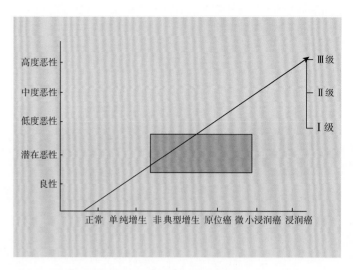

图 2-1 乳腺交界性病变与恶性度关系示意图

（陈定宝　阚　秀）

第二节　乳腺导管上皮非典型增生

一、基本概念

Page 和 Dupont 等[12,16]通过对大宗病例随访资料的研究表明，乳腺导管上皮增生，部分而不是全部具有导管内癌的形态学特征，将这种导管内增生性病变称为导管非典型增生（atypical ductal hyperplasia，ADH）。其发生癌的危险性是普通人群的 4～5 倍。

二、病理形态学

1997 年，中华病理学会在乳腺增生症分类"推荐方案"中，对非典型增生做出了如下的定义：乳腺导管及小叶上皮细胞异型增生，结构紊乱，但不足以诊断为癌的病变。诊断标准：组织结构及细胞形态呈异型性。导管上皮增生可呈实性、筛状、乳头状或腺样。管腔大小不等，形态不规则，细胞核增大，核浆比例失调，核仁明显。肌上皮细胞尚存，上皮细胞保持一定极向，无坏死[11]。

2003 年，WHO 乳腺肿瘤分类定义：导管上皮非典型增生是一种导管内增生性病变，特点是细胞形态单一，分布均匀，进展为浸润性乳腺癌的危险性为中度（4～5 倍）[14]。形态学上，细胞排列可呈微乳头状、簇状、叶状、拱状、僵硬的桥状。细胞形态类似于导管原位癌（DCIS）。在 DIN 分级中为 DIN ⅠB。如前述，柱状细胞变也可以伴非典型增生（即平坦上皮非典型性，flat epithelial atypia，FEA），归入癌前病变（DIN Ⅰ A）[18]。

阚秀等[10,17]通过大切片研究，总结出 ADH 的四种增生形式、四种病理变化、两种特殊增生细胞的诊断标准。并将 ADH 分成轻、中、重度三级。

1. 四种形式　包括实性、筛状、乳头状及腺样。

2. 四种变化　包括：①导管扩张，管径变粗大；②细胞体积增大，可出现一定异型性；③增生细胞极性紊乱，但仍保持某种程度的极性排列；④肌上皮细胞明显减少，但保持着两型细胞的特点。

3. 两种特殊的增生细胞　①一种为淡细胞，其特点是体大，胞浆丰富，浅粉色，胞核大而圆，较一致，无论是核还是胞浆均浅染，可见核仁；②另一种是小细胞，其特点是体小，胞浆较窄，核小，圆形，深染，核膜不清，核仁不明显。此二类细胞既不同于乳腺上皮分泌细胞，也不同于肌上皮细胞，很可能是乳腺的具有增生潜能的幼稚细胞增生的结果。研究表明，两种细胞中一部分可能为干细胞或具有增生和分化潜能中间型细胞（肌上皮和腺上皮）[18,19]。

表 2-4	**UDH、ADH、DCIS 的鉴别要点**				
	UDH	ADH			DCIS
		I	II	III	
增生形式	一般或搭桥	实性、筛状、乳头状、腺样	同左	同左	同左
腺管直径扩大	±	+	++	+++	+++ ~ ++++
细胞增大及异型性	±	+	++	++ ~ +++	++ ~ ++++
细胞极性	+++	+	+	±	—
两型细胞	+++	+	+	±	—
中心坏死	—	—	—	—	+
CK5/6	弥漫性，拼花状或马赛克状	较少而散在			几乎无阳性细胞

注：① UDH = 普通型增生，ADH = 导管非典型增生，DCIS = 导管原位癌；② WHO 分类，ADH 不做分级，DCIS 分 3 级

三、鉴别诊断

作为导管内增生性病变谱系（UDH、ADH、DCIS）中的一种，ADH 由于其形态学复杂，其诊断也成为难点。其鉴别诊断的难点主要集中在旺炽型增生与轻度非典型增生、重度非典型增生与导管原位癌 I 级之间。至今尚无统一的定量诊断标准以区别 ADH 和 DCIS，有人界定 ADH 的上限为 1 个或多个完全受累的导管，横切面大小 ≤ 2mm；也有人认为需要有 2 个导管完全具有特征性的细胞学和结构特点。阚秀等[10,17]提出三者之间的鉴别要点见表 2-4。

Rosen[7]认为，ADH 的诊断要考虑量和质两个方面。前者指异常增生的数量，而后者关注组织学结构和细胞学特征，二者应综合考虑，并应进行随访，将前后活检的组织学对比观察。Tavassoli[20,21]认为，以下病变应诊断为 ADH：具有特征性的细胞伴有普通型增生的结构和（或）细胞；部分受累导管呈经典的筛状 / 拱状；特征性的细胞学和结构完全只累及 1 个导管的横切面（不强调大小）或累及 1 个或多个导管，总体大小 ≤ 2mm（见表 2-5）。

四、ADH 与乳腺癌的关系

乳腺增生症的发病率很高，但绝大部分为普通型增生，ADH 仅占乳腺增生症的 5% 左右。其发生癌的相

表 2-5	**ADH/DIN（≤ 2mm）**

结构特征

拱状，筛状，和（或）微乳头结构累及部分单个导管到多个导管或小导管的任何部位（需要测量病变大小）

高分子量角蛋白（34βE12）在区别非典型细胞和伴有管腔内突起的 DIN1、扁平型和 DIN1 病变中非常有用

细胞学特征

细胞单一、一致圆形

核浆比轻度增加

核分布均匀或高度规则

核圆形

有或无核深染

对危险性为 4 ~ 5 倍，如果患者有乳腺癌家族史，则可达 10 倍[10]。ADH 作为癌前病变，已被越来越多的研究证实。Page 等[12]观察了 10542 例乳腺增生症，随访 17.5 年，结果表明，ADH 377 例，占 3.6%，演变成浸润癌者占 12.0%。Ashikari 等[22]对 6152 例患者行乳腺活检，其中 ADH 252 例，占 4%，随访 46 个月，同侧乳腺癌发生率为 9%，较普通人群高 18 倍。

（陈定宝　阚　秀）

第三节　乳腺导管原位癌

一、定义及概述

2003 年 WHO 乳腺肿瘤分类，将导管原位癌（ductal carcinoma in situ，DCIS）定义为：一种导管内肿瘤性病变，特点是上皮增生活跃，细胞异型明显，常见坏死，易于进展为浸润癌，但不一定都进展为浸润癌。其发生癌的相对危险度为 8 ～ 11 倍。WHO（2003）[14] 将 DCIS 归入"导管内上皮增生性病变"范围内，即导管上皮内瘤变（DIN-Ⅰc，DIN-Ⅱ，DIN-Ⅲ）。ICD-O 编码分级为 8500/2，即定位为交界性病变。

DCIS 的肿瘤性增生，仅局限于导管上皮基底膜内，尚未破坏基底膜，理论上不能形成转移。但在实际工作中，从统计结果看，原诊断为 DCIS 的患者，有不少病例发生了转移，甚至导致病人死亡。最近国内韩国晖等 [23] 报告 86 例 DCIS，4 例发现转移，占 6.9%。Ansari[24] 报告，原诊断为 DCIS 的病例有 1.4% ～ 13% 发现前哨淋巴结转移。其主要原理是，由于各种原因导致病理取材不足，而实际上在诊断时已经有浸润癌存在，其实此时已不属于原位癌。

二、病理学表现

临床表现为可触及的肿物，病理性乳头溢液，与 Paget 病有关的乳头改变。影像学是最重要的检查方法，大多数病例可见明显的微小钙化。

组织学上，主要根据核异型性、坏死和核分裂象计数将 DCIS 分成三级：

- 低级别：DCIS 的细胞小，形态单一，排列呈拱状、微乳头、筛状或实性结构。核大小一致，染色质形态规则，核仁不明显；核分裂象少见。有人要求 1 个单一的导管横切面完全由特征性的细胞和结构累及，而其他人则要求受累的 2 个导管或 1 个以上导管横切面直径大于 2mm。微小钙化常常呈砂粒体型。不可以有坏死。低级别 DCIS 的最低标准见表 2-6。

- 中级别：DCIS 的细胞学常常类似于低级别 DCIS，形成实性、筛状或微乳头结构，但有的导管可见坏死。有的病变可见中等级别的核，偶见核仁，染色

表 2-6	DCIS 的最低标准 [14]

细胞学特征：
- 核浆比轻度增加
- 核分布均匀或高度规则
- 核圆形
- 有或无核深染

结构特征：
- 拱状、筛状、实性和（或）微乳头结构

质粗大；有或无坏死。可见微小钙化。

- 高级别：DCIS 通常大于 5mm，但即使单一导管小于 1mm，只要形态学特征典型，也足可以诊断。细胞高度异型性，增生呈一层，形成微乳头、筛状或实性结构。核呈高级别，明显多形性，极向差，核形不规则，染色质粗大、簇状，核仁明显。粉刺状坏死是特征性的，导管腔内可见大量坏死碎屑，周围是呈实性增生的多形性的大肿瘤细胞。可见无定形钙化。

- 少见类型的 DCIS 包括：梭形细胞型、大汗腺细胞型、印戒细胞型、神经内分泌细胞型、鳞状细胞型或透明细胞型等。

三、导管上皮非典型增生与导管原位癌鉴别要点

在实际工作中，导管上皮非典型增生（ADH）与导管原位癌（DCIS）在鉴别诊断时，经常发生困难。尤其对重度 ADH 与低级别 DCIS。在此，提出几点 ADH 和 DCIS 的鉴别点，供诊断时参考，见表 2-7、表 2-8。

四、关于导管原位癌病理取材标准

（一）定位

最理想的方法是结合临床乳腺 X 线钼靶照相定位。如果需要，可将大标本按照要求取材

切开方法：间隔 0.5 ～ 1.0cm，按顺序排好，进行 X 线钼靶照相，并做出标记。

（二）活检方式的要求

- 不足：细针吸取细胞活检、粗针针芯活检（core

表 2-7	几种有意义的 ADH 和 DCIS 的鉴别点

倾向于 DCIS：

- 坏死，为诊断 DCIS 的依据，但一定是肯定的肿瘤性坏死
- 肌上皮细胞，该种细胞的消失（免疫组化证实）为 DCIS 诊断的依据之一；然而 DCIS 仍可有一定数量的肌上皮细胞存在
- 细胞质内黏液空泡及空泡内嗜伊红小体，或印戒样细胞，为小叶癌的重要特征，良性通常不会出现
- 易见核分裂象，常常是 DCIS 的标志
- 细胞成分单一，无梭形细胞混杂

倾向于 ADH：

- 次级管腔或称开窗性生长，为良性增生的表现，与筛状增生不同
- 大汗腺化生
- 存在成团的泡沫细胞
- 细胞呈"水流样"排列多是良性的表现
- 多型细胞成分混合，夹杂深染梭形核细胞

表 2-8	ADH 与 DCIS 的比较	
	ADH	DCIS
DIN	+ = DIN1a	
	+ + = DIN1b	
	+++ = DIN1c	+ = DIN1c
		++ = DIN2
		+++ = DIN3
ICD-O	0	/2
TNM	—	T=Tis = TNM=0

biopsy）等均因组织太少，而不足以代表肿瘤的全貌，不能做出原位癌的最后诊断。冰冻切片活检以及单纯一张石蜡切片等，一般来说，也不能作为原位癌的最终诊断，只具有参考价值。

- 要求：一定是肿物全切标本，按照规范标准化取材切片（见以下建议），才能够做出该病例的最终较为全面而准确的诊断。
- 说明：临床医师应当理解，即便如此，也不能完全排除存在一定比例的浸润癌，特别是微小浸润癌。

（三）肿物切除标本取材标准化

为了确切保证取材具有代表性，取材数量应当足够。只是目前尚没有像早期胃癌取材标准那样明确的规定。以下建议仅供实际工作中参考[28]。

1．大标本的大体检查，切开取材切面数

- 地图式取材：将全部标本连续取材，间隔 0.2 ～ 0.3cm，全埋为止。然后逐块编号，切片按照号码，排列呈地图状，即可取得三维全貌[25]。此法适用于体积较小的标本（取材在 10 块左右），供研究用，是较为理想的方法。
- 定量组织块取材：适用于肿瘤体积较大的病例（大于 2cm 者）。将标本沿长轴全部连续切开，间隔 0.3 ～ 0.5cm[25]。每块取一全切面包埋制片。根据肿瘤标本的大小不同，每例切开 6 ～ 10 个切面。当然，如为研究用，也可做地图式取材。

2．每一切面取材组织块数及切片数（如图 2-2 ～ 图 2-4 所示）

- 肿物最大直径≤1cm 者，全部取材，共 3 ～ 5 块，每块 1 张全切片。
- 肿物最大直径＞1cm 者，每个切面面积较小者可一分为二，较大者可做"+"字形切开，将切面分成 4 块，分别制片（4 张）。
- 肿物最大直径过大者，每一切面于 4 角各取一块，中心 1 块，至少 5 块。每块切片 1 张。

3．取材注意事项

- 取材组织块除肿物外，还应包括肿瘤周围组织及切除边缘组织。
- 每一例病例取材，至少不少于 5 块。肿瘤直径＜2cm 者，每例平均 5 ～ 20 张切片。肿瘤直径较大者，约需 20 张以上的切片。

五、乳腺导管原位癌病理报告项目

（一）病理报告项目

部位（侧，象限）

标本名称

肉眼测量大小

取材组织块数

组织学类型

组织学分级

有无坏死及钙化（程度）

有无微小浸润（不报 = 无浸润）

周切缘（阴性，阳性）

周切缘与肿瘤最近距离（镜下）

免疫组化：ER、PR、HER2、Ki67、P53，等

其他所见（或说明）

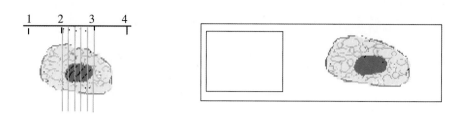

图 2-2 当肿物小于 1cm 时，每隔 0.2cm 做一个切面（全埋）。取组织块包埋制片（每例 5 ~ 6 张）

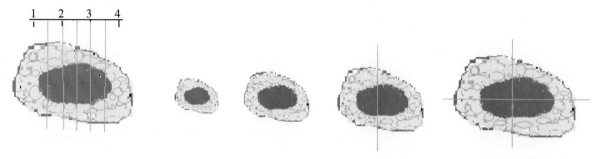

图 2-3 当肿物大于 1cm 时，每隔 0.5cm 做一个切面。每一切面分别取组织块（每块可分成 2 ~ 4 块）。每例制片：肿物 < 2cm，6 ~ 12 张，肿物 > 2cm，12 ~ 24 张。要求：每一肿物瘤体本身部分至少应包括 5 个完整切面，以代表整个肿瘤

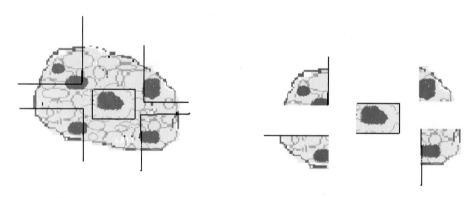

图 2-4 当肿物较为分散且范围较广泛时，可在每一切面的中心取 1 块，4 角各取 1 块，每一切面分成 5 片，制成 5 张切片

举例：

（左侧外上象限）乳腺肿物切除标本，冰剩石蜡切片：

乳腺导管原位癌（Ⅲ级）。坏死明显，可见灶状钙化；

肿瘤大小约 2.5cm×2.0cm×1.6 cm，取材 12 块；

伴微小浸润（直径 < 1mm），肿瘤与切缘近距离约 5mm；

免疫组化（肿瘤组织）：

ER：（70%，平均强度 +++），Allred 计分（7），

PR：（95%，平均强度 +++），Allred 计分（8），

HER2（－），Ki67（30%），P53（－）。

（二）病理诊断报告项目的几个问题

1. 关于诊断用名称 乳腺导管原位癌，或称乳腺导管内癌为同义词。通常简称 DCIS，但不能作为诊断报告名称用。

2. 组织学分型 组织学分型通常不做诊断报告要求，但病理工作者习惯于报告此项目，也可报告。包括筛状型、粉刺型、实性型、乳头状型、微乳头型等。

3. 少见类型应加注说明 包括印戒细胞型、梭形细胞型、透明细胞型、大汗腺型、鳞状细胞型、神经内分泌型、高分泌黏液型、囊性高分泌型等。

4. 组织学分级 根据 WHO（2003 年版）要求，病理报告应对导管原位癌进行分级。

分级法如下：

导管原位癌 Ⅰ级（DIN-Ⅰc）

导管原位癌 Ⅱ级（DIN-Ⅱ）

导管原位癌　Ⅲ级（DIN-Ⅲ）

注：• DIN-Ⅰa 为平坦型导管上皮非典型性（FEA）

　　• DIN-Ⅰb 为非典型性导管上皮增生（ADH）。

分级依据：主要根据细胞核的形态及坏死程度。其他形态学根据，可参考浸润癌的分级标准（包括管腔形成、细胞异型性及多形性、核分裂象等）。粉刺癌多属高级别，筛状癌、乳头状癌多属低级别。

（三）有关几个定量问题

1. 诊断 DCIS 需注意：Page 等认为[12]，如果切片中仅有 2 个以下导管呈现 DCIS 形态（即仅限于一个导管），不诊断 DCIS，宁肯诊断 ADH。Tavasolli 等[6] 提出，在 ADH 病变中，达到 DCIS 标准的病变体积很小，小于 2mm 时，也不诊断 DCIS，而不考虑受累导管的数目。本书作者认为，以上病变应在报告中加以描述注明。

2. 当诊断 DCIS 疑有浸润，但又不能明确决定时，仍定为 DCIS。

3. 关于微小浸润：DCIS 发现明确浸润，如果浸润部分很小，可诊断为微小浸润癌。其标准为：浸润部分小于或等于 1mm，或多灶浸润中最大灶不超过 1mm。

六、预后相关病理因素及治疗方针

Zdvall 等[26] 根据 10 年随访资料分析，近年乳腺钼靶 X 线发现的 DCIS 患者，大多数接受的是肿块局部切除治疗，10 年内死于乳腺癌者仅为 1.9%，认为 DCIS 并非威胁生命的疾病。患者死于乳腺癌的原因，多为首次确诊 DCIS 时，未能发现具有浸润癌的存在，或残留的 DCIS 进展为浸润癌所致。因此，应用乳腺 X 线和病理检查对于确定手术范围非常重要。

DCIS 局部手术切除后，影响局部复发的因素，主要取决于肿瘤的范围、肿瘤与切除边缘的距离，以及 DCIS 的组织学分级与坏死的存在与否。Rosen 等[27] 提出应用 Van Nuys 预后评估指数（Van Nuys prognostic

表 2-9	VNPI 评分系统		
	计分		
	1	2	3
大小（mm）	≤ 15	16 ～ 40	≥ 41
边缘（mm）	≥ 10	1 ～ 9	< 1
病理学	非高核级；无坏死	非高核级；可见坏死	高核级；有或无坏死

index，VNPI）（表 2-9）。即根据上述三项因素积分指数的不同，分别采用局部切除，或辅以放射治疗或施行乳腺根治术。

导管内癌处理原则：

3 ～ 4 分——局部切除或扩大切除，密切随访（放疗无助复发风险）；

5 ～ 7 分——局部切除或扩大切除 + 放疗；

8 ～ 9 分——乳房单纯切除（通常不需改良根治术）

注意：以上各项均需病理及影像明确诊断！

对乳腺导管原位癌的认识，近年来发生了巨大变化。目前，病理学界与乳腺科临床医师均已达成共识，乳腺 DCIS 属于交界性病变，或癌前病变，不应当再将其视为真正意义上的癌[14]。

另一方面，由于乳腺检查方法的改进，乳腺 DCIS 的检出率已明显增加，据报告已占全部乳腺癌的 20% ～ 30%，相当多见[26]。随着人们对其本质认识的转变，也带来了一系列的临床病理问题。对临床的最大问题是过度治疗（按照传统，只要是癌就采用一系列的根治性治疗）；对病理的最大问题是如何确定一个真正的原位癌（即需要规范的原位癌取材及诊断标准）。如前述，诊断乳腺导管原位癌，取材应当尽量充足，具有代表性。值得注意的是，即便如此，也不能完全排除存在一定比例的浸润癌，特别是微小浸润癌。在处理导管原位癌时，临床也一定考虑到这些因素。

（陈定宝　阚　秀）

第四节　导管内上皮增生性病变——DIN 分级与 ICD-O 分级

一、DIN 的分级标准及优越性

导管上皮增生性病变表现多样，可以是良性增生性的，也可以是非典型增生或导管原位癌。Page、Dupout 等[12,16,29] 首先提出导管非典型增生（ADH）和小叶非典型增生（LIN）的名称，分别指那些部分而不是全部具有导管内癌或小叶原位癌的增生性病变。

因传统的名称在诊断时可重复性差，尤其在鉴别ADH 和低级别 DCIS 时，而确切的诊断对临床处理影响很大。有鉴于此，早在 1991 年 Rosai（1993）[30] 提出了乳腺上皮内瘤变（mammary intraepithelial neoplasia，MIN）概念，认为与子宫颈的 CIN 意义相似，亦将乳腺交界性病变分成 3 级。该分级将 MIN3 定义为重度非典型增生（ADH）及原位癌。但后来未被大家所公认。

2003 年在 Tavassoli 主持下，制定了新的乳腺 DIN 分级系统[31,32,33]。该系统将 ADH 和 DCIS 统称为 DIN（表 2-10）。传统分类诊断的高级别 DCIS 为 DIN Ⅲ。这一系统充分考虑到了每一种导管内增生性病变发生浸润癌的风险性。我们认为 DIN 分级系统具有如下优越性：

乳腺 DIN 分级系统的优越性[35,52]：

1．DIN 分级系统较明确地阐明了 DCIS 的本质，明确地说明了乳腺原位癌不是癌，而是一种癌前病变，与非典型增生一起并称为导管上皮内瘤变（DIN）。同时也意味着其具有不同程度的发展成浸润癌的潜在危险性。据认为，DIN 一词较 DCIS 概念更简明更合理，更为实用。

2．DIN 名称纠正了"癌"的错误观念，纠正了既然不是癌而用"癌"称呼的误解，正式命名为导管上皮内瘤变（DIN），纠正了长期以来的传统观念，避免了把原位癌与浸润癌混淆，从而造成的不必要的混乱。

3．DIN 分类系统的应用可减少对原位癌的过治疗。减少了由于"癌"的诊断，而行乳腺根治性切除术的过治疗可能性。根据病变级别的高低及病变范围的大小，进行恰当地处置，并做出较为准确的预后评估（转化发生浸润癌的风险度）。

4．DIN 分类系统的应用可减少 DCIS 患者的恐惧心理。患者因诊断"导管原位癌或导管内癌"，医生给患者的信息又不太清楚，患者必然感到恐惧和忧虑。DIN 分类系统的应用 可以减少给患者及其家庭所带来的忧虑和心理应激反应。

5．DIN 分级系统应用统一了一个病理概念——上皮内瘤变（Intraepithelial neoplasia，IN）。上皮内瘤变这一概念早在 1969 年由 Richart 提出，2000 年 WHO 疾病分类肿瘤小组已经给予明确定义[34]，并编码为 ICD-O-2。如前述，这一定义已被公认和广泛接受，已应用于许多器官（如宫颈、阴道、外阴、前列腺、胰腺和胃肠等）。DIN 的概念与之相一致，相接轨。

6．DIN 分级系统正式引用了扁平上皮非典型性的概念。柱状细胞变很常见，发展结果可形成扁平上皮非典型性增生。这一病变长期被人忽略，近年才为病理学家所认识。该分类将其定为 DIN1A，做出一大贡献。这一病变已被证实与分级系统中扁平的低级别 DCIS 和小管癌的细胞具有类似的分子学改变。

7．DIN 分级解决了一个在活检诊断工作中的常见难题，即导管（重度）非典型增生（ADH）与低级别导管原位癌（DCIS）的鉴别诊断困难。这是公认的乳腺病理诊断常见的困难问题之一。该系统巧妙地将其定位为 DIN-1C（表 2-11），既有非典型性的 DINABC（轻、中、重）系列之意，又有 DIN123 原位癌（低、中、高分化）系列之意。从而为临床处理提供了治疗依据。

应当说明，乳腺 DIN 命名尚有争论。这一分级系统并不完美，分级也非十分明确。但是，正如上述优越性所述，至少在目前，放弃 DCIS/LCIS 名称，改用DIN/LIN，更为简明合理，更为实用。并且与其他器官肿瘤命名也更相呼应相接轨。

现将 WHO 2003 版 乳腺 DIN 分级系统全部图例按原版[14] 图片转载如下（图 2-5 ～图 2-10）：

表 2-10	导管内上皮增生性病变的分级
传统名称	导管上皮内瘤名称
普通型导管增生（UDH）	普通型导管增生（UDH）
平坦型上皮非典型性	DIN 1A （导管上皮内瘤 1A）
导管非典型性增生（ADH）	DIN 1B （导管上皮内瘤 1B）
导管原位癌 （ADH 1 级）	DIN 1C （导管上皮内瘤 1C）
导管原位癌 （ADH 2 级）	DIN 2 （导管上皮内瘤 2）
导管原位癌 （ADH 3 级）	DIN 3 （导管上皮内瘤 3）

1．从表中可以看出，DIN-3 为传统分类诊断的高级别导管内癌

2．当浸润极其微小或不明确时，应划入 DIN-3 范围内

3．当诊断 DIN 时，要求注明原传统诊断名称。如诊断 DIN-3 时，应写明导管内癌（高级别，粉刺型）；诊断 DIN-1B 时，应写明导管上皮非典型增生等

表 2-11	DIN-1C 与重度 ADH 及低级别 DCIS 的关系	
DIN	ADH	DCIS
DIN	+ = DIN 1A	+ = DIN 1C
	++ = DIN 1B	++ = DIN 2
	+++ =（DIN 1C ？）	+++ = DIN 3

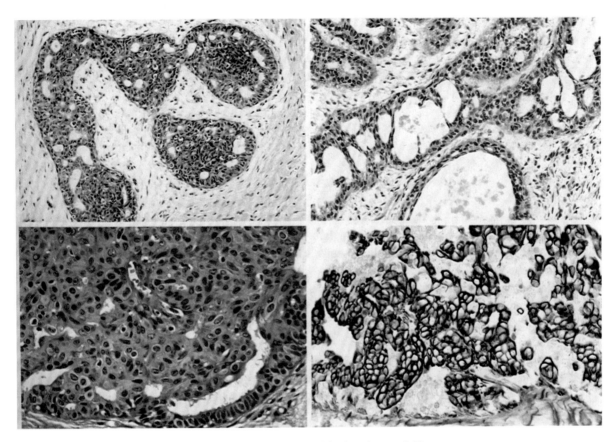

图 2-5　WHO 2003，乳腺导管普通型增生。右下图导管上皮增生，大部分细胞 CK5 阳性

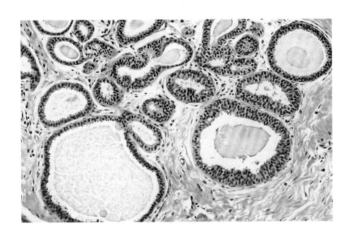

图 2-6A　WHO 2003，乳腺 TDLU 扁平型上皮非典型性增生

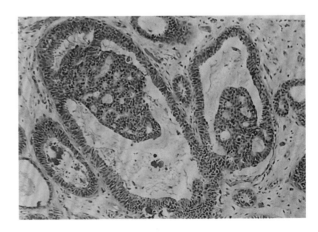

图 2-6B　WHO 2003，乳腺小导管上皮非典型性增生

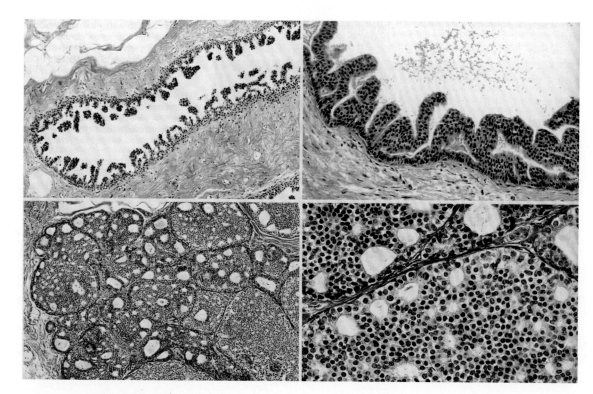

图 2-7　WHO 2003，乳腺导管原位癌（低级别）

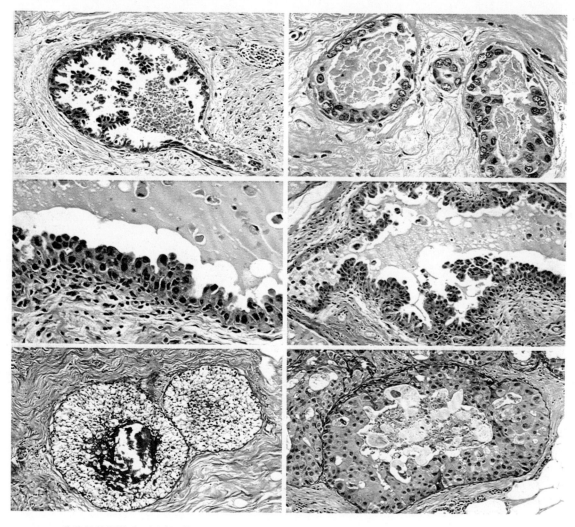

图 2-8　WHO 2003，乳腺导管原位癌（中级别）

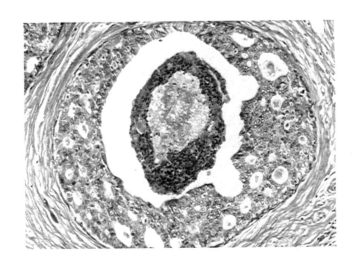

图 2-9　WHO 2003，乳腺导管原位癌（中级别）（DIN-2 级）

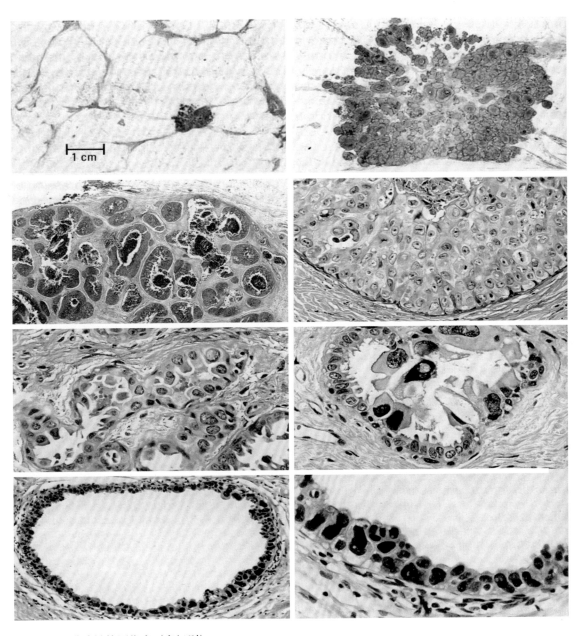

图 2-10　WHO 2003，乳腺导管原位癌（高级别）

二、关于乳腺DIN分级系统的讨论

关于乳腺 DIN 分级系统，从制定开始就存在意见分歧。Schnitt 等[34] 在 2012 年新版"WHO 乳腺肿瘤分类"一书中，表示"交界性病变"一词概念比较含糊，DIN 分类系统也缺乏明确诊断标准，因而认为未被广泛接受。文内建议仍保留"导管内增生性病变"（Intraductal proliferation lesions），包括 UDH（普通型导管增生）、ADH（非典型导管上皮增生）和 DCIS（导管原位癌），也包括柱状细胞变以及平坦型上皮非典型性（FEA）。并认为导管内增生性病变与发展成为癌的危险性相关。

我们认为，"导管内增生性病变"及其与乳腺癌的关系是乳腺病变研究的一个重大课题，如在本文 DIN 分级系统的优越性中所述，关于"DIN 分级系统"实际应用价值的评价，应当还有进一步研究空间。

三、ICD-O 编码分级的生物学行为界定（WHO-2000）

WHO 关于"肿瘤的国际疾病分类"（2000 年第 3 版），对交界性肿瘤及交界性病变做出专门编码加以界定，即国际肿瘤疾病分类编码（ICD-O）[35]。2003 年，WHO 乳腺肿瘤组织学分类根据 ICD-O 编码，对乳腺的各种病变及肿瘤也都做出了 SNOMED 编码和 ICD-O 分类注明[14]。

ICD-O 编码对肿瘤的生物学行为规定如下：

0—良性；

1—交界性肿瘤（包括低度恶性潜能及未确定潜能）；

2—原位癌（包括上皮内瘤变及非浸润性癌）；

3—恶性。

此 ICD-O 编码清楚地标明了交界性病变及交界性肿瘤的编码[36]。

应用举例：

乳腺外上象限导管内癌，高级别（DIN3）（粉刺癌），C50.4，M-8500/2

说明：C50 = 乳腺，4 = 外上象限，M = 形态学，8500 = SNOMED 编码 导管内癌，/2=ICD-O 编码交界性（原位癌）。

（陈定宝　阚　秀）

第五节　小叶原位癌

一、概　述

小叶原位癌（lobular carcinoma in situ，LCIS）一词，1941 年由 Foote 和 Stewart 正式命名。国内小叶原位癌发生率较低。1978 年 Haagenson 提出小叶癌的新概念，经研究 5560 例乳腺癌，其中 211 例小叶原位癌，观察后认为，小叶原位癌是一种乳腺小叶上皮的特殊增生形式，不应称为原位癌。该作者将其命名为小叶上皮内瘤变（lobular intraepithelial neoplasia，LIN），故早有小叶原位癌不是癌之说[37]。

WHO 2003[8] 年及新版（2012）乳腺肿瘤分类[14] 均将小叶原位癌改称小叶瘤变（lobular neoplasia，LN）。这一名称正式反映了该病变的癌前病变性质，ICD-O 编码分级为 2，即交界性病变。

小叶瘤变（LN）一词是指终末导管小叶单位（TDLU）整个范围的上皮细胞非典型增生，特点是增生的细胞小，常常粘连松散，伴有或不伴有末端导管 Paget 样受累。少数女性长期随访之后发现，LN 是危险因素，可能是发生浸润癌的前驱病变[8]。

二、小叶原位癌的特点

- 远较导管原位癌少见，在中国妇女较西方妇女更少见。
- 常可触及肿块，病变较弥散，临床上与良性增生鉴别困难。
- 双侧及多发性为本型癌的特点：双侧乳腺癌发病率可高达 25% ~ 50%；多中心病变可达 50% ~ 70%。
- 病变位于小叶内，发生于腺泡，有时每一腺泡改变与导管内癌极其相似。
- 大多为实性型，由均匀一致的小细胞充塞整个腺泡；亦可见腺样、筛状、乳头状等。

三、关于小叶原位癌与小叶非典型增生

- 小叶原位癌（LCIS）与小叶非典型增生（ALH）形态鉴别非常困难。
- WHO 乳腺肿瘤分类（2003）将 LCIS 和 ALH 合并在一起，统称为小叶瘤变（LN 或 LIN）。
- WHO 乳腺肿瘤分类（2012）称，(LCIS) 与 (ALH) 二者的区别取决于每一小叶受侵范围，特征性细胞波及范围低于小叶单位的一半诊断为 ALH。

四、预后

- 进展为浸润癌的危险性与导管原位癌相近似，相对

危险度也近于 8 ～ 10 倍。

- 经活检诊断的 LCIS 病例，在切除乳腺中大约 60% 可以找到残留的肿瘤病灶。
- LCIS 局部切除术后，复发率较高，故有人将其列入保乳治疗的禁忌证[38]。

（乳腺小叶原位癌或小叶瘤变的形态、类型、鉴别诊断、预后等，详细内容请参看本书第 16 章第二节）。

（陈定宝　阚　秀）

第六节　乳腺柱状细胞病变

乳腺柱状细胞病变（columnar cell lesion，CCL）是一种特殊上皮化生性病变，可伴有上皮的增生及非典型增生。其特点是乳腺的终末导管小叶单位（terminal duct lobular unit，TDLU）腺腔扩大，衬覆柱状上皮细胞。不同于正常乳腺腺泡和大汗腺化生。

由于对这种病变认识不足，故其命名众多，如"盲管腺病""柱状细胞化生""柱状变伴有明显的顶部突起和分泌（CAPSS）""扩大的小叶单位伴有柱状变（ELUCA）""扩展的小叶（unfolded lobular）""小管前期增生（pretubular hyperplasia）""不典型囊状小叶""小叶柱状变""圆柱状化生"和"末端群体增生（hyperplastic terminal groupings）"等等[15]。

2003 年，WHO 引用了名词"扁平上皮不典型性（flat epithelial atypia，FEA）"，其定义是：一种可能的肿瘤性导管内改变，特点是原有的上皮细胞被单层或 3 ～ 5 层轻度异型的细胞所替代。FEA 的同义词有"单一形态类型的附壁性癌""不典型囊性小叶""不典型小叶 A 型""不典型柱状变"和"导管上皮内瘤变 1A（DIN 1A）"[14]。

一、组织学分类

上述这些不同的名称描述的是同一组病变，特点是 TDLU 扩大，腺泡扩张，内衬上皮细胞显示柱状细胞的形态。常见顶浆突起，腺腔内分泌物及钙化，可伴有细胞和结构的不典型性。病变范围甚广，从显示少量或没

有细胞学或结构的非典型性，到诊断 ADH 或 DCIS 前的各种形态学表现。

直至 2003 年，Schnitt 和 Vincent-Saloman 将其明确简化为一种实用的分类系统，将这一组病变统称为"柱状细胞病变"。分为两大类型：柱状细胞变（columnar cell change，CCC）和柱状细胞增生（columnar cell hyperplasia，CCH）。每种类型都可伴有不典型性（包括细胞学和结构的非典型性），此即相当于 WHO 分类的 FEA。Tavassoli 认为这是乳腺病理取得的挑战性进展之一（Tavassoli F A，MD：Arch Pathol Lab Med，2009，133：852 ～ 854）。

由于 CCL 的分类方法众多，莫衷一是。在实际工作中，可用如下简单分类，即导管上皮内瘤变 1A（DIN 1A），进一步简化为 3 种。即柱状细胞变、柱状细胞增生和两者均可伴非典型性。简单概括如下：

```
                 柱状细胞变（CCC）——→CCC伴非典型性
               /                                      \
          CCL                                          FEA（DIN 1A）
               \                                      /
                 柱状细胞增生（CCH）——→CCH伴非典型性
```

二、形态学特点

（一）柱状细胞变（CCC）（图 2-11、图 2-12）

TDLU 显示不同程度的腺泡扩张，腺泡具有波浪状轮廓。内衬柱状上皮细胞不超过 2 层，核一致，卵圆形或长形，与基底膜垂直，染色质分布均匀，核仁不明

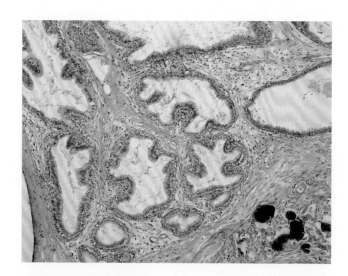

图 2-11　TDLU 柱状细胞变：内衬柱状上皮细胞，细胞表面有分泌小突起，右下角可见钙化

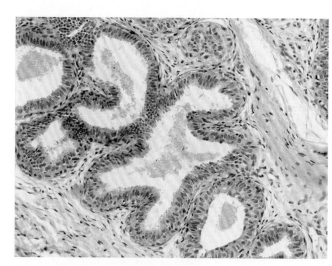

图 2-13　TDLU 柱状细胞变伴轻度增生

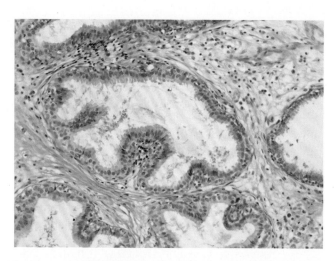

图 2-12　TDLU 柱状细胞变：内衬单层柱状上皮细胞，细胞表面有分泌小突起，扩张的腺腔内可见絮状分泌物

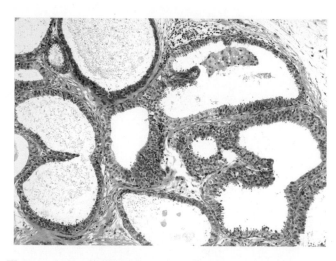

图 2-14　TDLU 柱状细胞变、柱状细胞增生、伴非典型性

显，核分裂象少见。腺腔侧细胞可具有顶浆突起或空泡，扩张的腺泡内可见絮状分泌物，可伴有钙化。

（二）柱状细胞增生（CCH）（图 2-13 ~ 图 2-15）

CCC 或 CCH 均可伴有非典型性，这种非典型性可极其轻微。特点是柱状细胞出现圆形或卵圆形核，方向不与基底膜垂直，核 / 浆比增高，核染色质可均匀散在或轻度边集，核仁基本病变同 CCC，腺泡内衬柱状上皮细胞达 3 层以上（包括 3 层）。大多数细胞与基底膜垂直，增生灶中核聚集或重叠可呈现核深染。柱状细胞增生可形成小丘、簇状或小的微乳头。常见顶浆突起和腺腔内絮状分泌物，有些组成这种病变的细胞可呈鞋钉

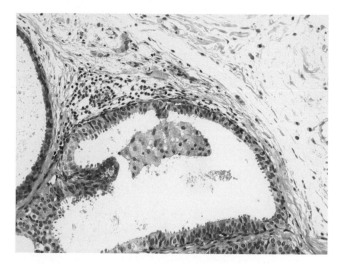

图 2-15　TDLU 柱状细胞增生：柱状上皮细胞达 3 层以上，细胞明显增生

样，可伴有钙化，有时类似于砂粒体。

（三）柱状细胞变或柱状细胞增生伴非典型性

包括 CCC 或 CCH 伴细胞学非典型性（图 2-16），以及 CCH 伴结构非典型性（图 2-17）。

CCC 或 CCH 均可伴有非典型性，这种非典型性可极其轻微。特点是柱状细胞出现圆形或卵圆形核，方向不与基底膜垂直，核 / 浆比增高，核染色质可均匀散在或轻度边集，核仁明显或不明显。核分裂象不常见。在有些病例，柱状细胞可类似于组成小管癌的细胞。依据细胞的层次分别命名为 CCC 伴非典型性或

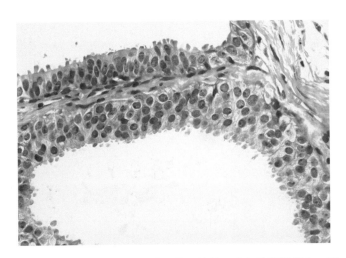

图 2-16　柱状细胞增生伴非典型性：柱状上皮细胞明显增生，层次增多，细胞核变圆形或卵圆形，核 / 浆比增高，核仁不明显

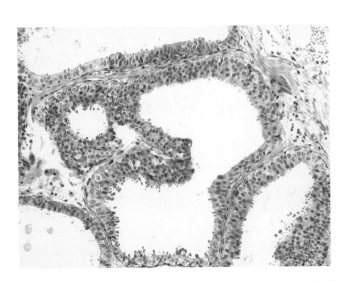

图 2-17　TDLU 柱状细胞增生伴非典型性：柱状上皮细胞明显增生，层次增多，细胞核变圆形或卵圆形，方向不与基底膜垂直，可见簇状突起

CCH 伴非典型性，相当于 WHO 分类中的 FEA（DIN 1A）。其核的非典型性均为低级别，如为高级别则诊断为 DCIS。

有些病变由结构复杂的柱状上皮细胞组成，如形成完好的微乳头、僵直的细胞桥、棒状或拱状结构，或筛状开窗，"穿孔状"腺腔，在微乳头和棒状结构或开窗周围尚存细胞极向的证据。这些结构的非典型性不足以诊断 ADH 和 DCIS，其细胞学和结构特征变化的严重程度和范围均未达到标准。

上述几种病变可出现在同一乳腺、同一区域或同一TDLU。因此，这些诊断不是互相排斥的。CCL 可同时伴有细胞学和结构的非典型性（图 2-18）。CCL 常常还可与 ADH 和 DCIS 共同存在。

三、免疫组织化学

一些研究已开始认识 CCL 的本质，大多数病例表达CK19，而不表达高分子量角蛋白 CK5/6 或 34βE12[40]。此外，CCL 还可表达 ER、PR、bcl-2、cyclinD1[39]。有研究表明，除了上述表达以外，CCL 可表达 E-cadherin，不表达 HER2/neu、P53、CK14[41]。龚西騟等[42]对 FEA的研究表明，柱状细胞表达 CK8、EMA；中 / 重度病变表达 c-erbB-2、E-cadherin；不表达 CK5/6 和 34βE12；PCNA 的表达因病变程度而不同。这些免疫组化的表达谱类似于 ADH 和低级别 DCIS，不同于 UDH，表明 CCL 是克隆性增生，可能是低级别恶性肿瘤的前期病变。

基于目前的研究观察，学者们已达成以下共识，即

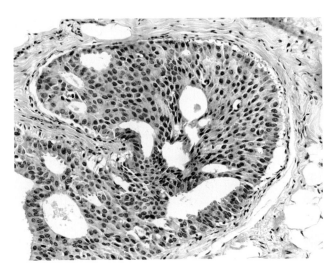

图 2-18　TDLU 柱状细胞增生伴非典型性增生：细胞轻度异型，极向消失，可见开窗结构及腺腔内絮状分泌物

认为至少某些 CCL，尤其是伴有非典型性的 CCL，可能是肿瘤性增生和低级别 DCIS 的前期病变，或最早期的形态学表现。也有人甚至认为可能是浸润性癌，尤其是小管癌发展过程中的前期病变。

四、鉴别诊断

CCL 是一个谱系的病变，其下限是小叶柱状变，上限相当于 FEA（DIN 1A）。其鉴别诊断的难点也就在谱系的两端，尤其是伴有结构和细胞学非典型性的 CCL 在诊断上尤为困难。

在 CCL 形态学谱系的下限，CCC 和 CCH 需要与良性大汗腺病变进行鉴别，如大汗腺化生和大汗腺增生。两种病变均有顶部胞浆突起，但大汗腺的特点为细胞具有更丰富的、颗粒性、嗜酸性胞浆；CCL 的细胞呈柱状或高柱状，核呈卵圆形，而大汗腺的细胞呈圆形或多边形，核为圆形且常常具有单个明显的核仁；另外，在有些 CCL 中可见鞋钉样细胞，高度明显的顶浆突起和腺腔内絮状分泌物，而在大汗腺中则见不到；免疫组化染色，CCL 强表达 ER 和 bcl-2，而大汗腺则不表达。

有些 CCL 伴非典型性在低倍镜下容易被忽视，因为缺乏明显的细胞增生，且细胞的非典型增生仅为轻度。TDLU 伴有这种改变时，在低倍镜下常常被认为是正常或微小囊肿，只有在高倍镜下才能识别细胞学的轻度非典型性。因此，在观察 CCL 时，不能仅限于低倍镜，应先用低倍镜观察病变的结构正常与否，再用高倍镜观察细胞的形态有无异型性。

在 CCL 谱系的上限，病变相当于 FEA（DIN 1A）。CCH 伴非典型性的鉴别诊断包括 ADH 和 DCIS。有些病变伴有细胞学和结构的非典型性均类似于 ADH 和 DCIS。此时要根据病变的严重程度和范围来确定其性质。对于没有达到 ADH 和 DCIS 标准的病变，仍认为是 CCH 伴非典型性。

其他需要与 CCL 鉴别的病变有妊娠样（假性泌乳）增生（PLH）和囊性分泌性增生。PLH 也可见 TDLU 扩张，伴有类似于顶浆突起的胞浆空泡。不同的是腺腔内分泌物的类型，PLH 分泌的是类似于乳汁的物质。PLH 被覆上皮细胞增大，胞浆丰富，淡染透明，空泡状或纤细颗粒状，以及特征性的层状钙化。囊性分泌性增生可见扩张的腺泡，被覆扁平柱状上皮细胞，腺腔内可见多量均匀胶样物质，钙化少见。

五、柱状细胞变与平坦型上皮非典型性

柱状细胞变，或广义称柱状细胞病变（columnar cell change or columnar cell lesion），这种病变有许多名称，包括盲管腺病、柱状细胞变、柱状细胞增生、非典型囊性小叶、伴明显顶浆分泌突起的柱状细胞变（CAPSS）、柱状细胞变伴非典型性等。在 WHO（2003）乳腺肿瘤分类中，将柱状细胞变伴有非典型性者称为"平坦型上皮增生病变伴非典型性"（属导管上皮内瘤变，即 DIN-Ⅰa）。

值得注意的是，这种病变发生率很高，对其认识也在逐步提高，这是由于放射学研究钙化所引起的，由于影像学发现钙化而进行粗针活检的病例在不断增加。近年出版的有关乳腺病理的著作中，多有柱状细胞变或柱状细胞病变的阐述，许多乳腺病理报告中也多见有如此诊断。因此，必须给予足够重视。

本病包括范围甚广，从盲管腺病柱状细胞变至柱状细胞变非典型增生。对于这种病变，目前尚无国际认可的命名、分类及其明确定义范围。由于柱状细胞变的生物学意义尚不清楚，故暂仅作为一种病变记载。如柱状细胞变伴非典型性，或柱状细胞增生伴非典型性，统统划入 FEA 项内。这些变化通常与其他一些上皮增生性病变混在一起，如 ADH、DCIS、LIN 或低度恶性的小管癌等。报告时应注明柱状细胞变加上其他病变。

柱状细胞变起源于终末导管小叶单元（TDLU）。此时小叶扩大，导管上皮增生及囊性扩张，被覆高柱状上皮细胞，常可见顶端分泌突起。偶尔也扩展到导管。由放射科提供的 CAPSS 活检标本，在腺腔分泌物中常有钙化。正常时为单层，偶有少数轻微多层。如有层次较多时，应划入柱状上皮细胞增生。此时 CK5 呈阴性表达（与普通型增生 CK5 阳性不同，形成对照）。这种形式不见上皮搭桥和乳头状瘤样的轴心。如有非典型性结构，就划入非典型项内，这种非典型性形式不包括在 Page 的 ADH 范围内。

如上所述，柱状细胞变包括范围太广，应当进行分类，以便临床区别对待。欧洲病理学家建议做如下分类（与前述分类相同）：a. 柱状细胞变；b. 柱状细胞增生；c. 柱状细胞变（单层）伴非典型性；d. 柱状细胞增生伴非典型性。

可以看出，前两种是一般性增生；而后两种即为 WHO 所谓的"导管平坦型上皮非典型性"（FEA），属导管上皮内瘤变（DIN Ⅰa）。柱状细胞增生的 ER 与导

管上皮同源性阳性，而上皮表达的 CK 也无异源性（仍为阳性）。这一材料支持该病变伴非典型性，是为低度形式的乳腺上皮内瘤变。

Rosen 曾对柱状细胞变作过详细论述，认为柱状细胞变为一种特殊病变，具有特异性形态。常多灶存在，也可双侧。多见于 30 ～ 50 岁妇女，绝经后也可发生。柱状细胞变很少出现可触及的肿块，多为钼靶 X 线检查时发现。一经 X 线引导下粗针活检发现，最好做病变部位切除活检。

六、治疗及预后

目前的研究表明，CCL 伴非典型性［相当于 FEA（DIN 1A）］可能是低级别 DCIS 和浸润性癌的极早期病变，因为 CCL 常常伴有进展期病变，如小叶瘤变、DCIS 和浸润性癌（小管癌多见）等。免疫组化和分子遗传学研究也提示 CCL 是克隆性病变，类似于 DCIS。Abdel-Fatah 等 [43] 对 147 例连续性肿瘤病例进行观察，结果显示 CCL 与小叶瘤变、低级别 DCIS、浸润性小管癌和浸润性小叶癌共同存在的发生率很高。CCL 伴小管癌约为 95%（53/56），伴小管小叶癌约为 86%（12/14），伴浸润性小叶癌约为 60%（34/57），它们发生的部位和形态学特点极其相似。大多数 CCL 为 FEA，提示核异型性和复杂结构（筛状、微乳头）可能是进展为浸润性癌的必要条件。支持假说：CCL 与单纯性和混合性小管癌有关，认为 CCL 伴非典型性是浸润性癌的低级别前期病变。

在手术切除标本中发现 CCL 则应扩大切除。在治疗 DCIS 时，保乳术的成功依赖于病变的范围。

目前认为 CCL 的预后界于 UDH 和 ADH 之间。由于 CCL 被认为可能是 DCIS 和浸润性癌的前期病变，因此在活检标本中发现 CCL 应给以充分的重视。临床上对于 CCL 谱系下限（即 CCC）的病变可随访。对于上限的病变［相当于 FEA（DIN 1A）］，比如接近 ADH 或 DCIS 的病例，其处理同 ADH 或 DCIS。

（陈定宝　阚　秀）

第七节　乳腺大汗腺病变

乳腺疾病中的大汗腺病变十分常见，为一谱系化发展过程，包括化生、增生、瘤样病变、良性肿瘤和癌 [44,45]。有关乳腺大汗腺上皮的起源有不同认识，一些人认为，大汗腺病变是正常乳腺腺上皮的变异，而另一些人则认为，它代表了一个化生的过程。经研究，将来定会采用更加精确的大汗腺增生性病变的分类体系来定性，并将应用于病理诊断。

一、普通型大汗腺增生

（一）大汗腺化生

大汗腺囊肿是大汗腺化生病变最具代表性的病变。常见于绝经前期的女性。肉眼囊肿一般为单发，囊壁衬覆单层大汗腺细胞。镜下囊肿单层或乳头状大汗腺细胞（图 2-19）。虽然肉眼囊肿的风险性仍存在争论，但目前一致认为，肉眼囊肿和内衬单层大汗腺上皮的镜下囊肿都是非增生性病变，与癌的发生无关。因此，这类患者只需要常规随访，而不需要密切随访和采取其他措施。

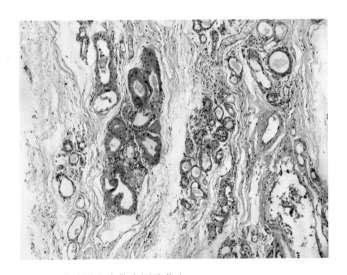

图 2-19　乳腺增生病伴大汗腺化生

（二）乳头状大汗腺增生

镜下囊肿内衬的大汗腺上皮常排列呈乳头状，乳头突入囊腔内（图 2-20、图 2-21）。根据乳头长度及拱状结构的形成，将乳头分为单纯性、复杂性和高度复杂性三类。研究显示，总体上这类病变继发癌症的风险可轻度增加，主要是因为在高度复杂性乳头状大汗腺增生的囊肿旁边存在非典型性增生。如果周围没有非典型性增生，继发癌症的风险几乎为零。

（三）普通型大汗腺增生

大汗腺腺病是一种大汗腺增生性病变（图2-22），通常将那些终末导管小叶结构破坏、硬化性腺病、放射状瘢痕/复杂硬化性病变之中所出现的大汗腺化生统称为大汗腺腺病。大汗腺腺病冷冻时极易误诊，应加以注意[46]。

二、非典型性大汗腺增生

有关非典型大汗腺细胞的界定标准及其临床意义，

目前尚无统一意见，尤其是对于硬化增生性病变中的大汗腺增生性改变更是如此。这一困难在很大程度上与正常大汗腺细胞体积大且有核仁有关。一项研究，将大汗腺细胞出现明显的多形性核仁，及核/浆比增加，作为非典型增生的标准（图2-22）。按照这个标准，该研究随访患者到35个月时，没有1例发生乳腺癌；相反，另一项研究，将大汗腺细胞的核增大3倍，且具有大的核仁，定义为非典型性增生，其患者继发乳腺癌的风险显著增加至5.5倍，＞60岁的患者这一风险增至14倍。但其中一些病例似乎是将导管原位癌当做硬化性腺病的癌变来分析，从而过高地估计了非典型性大汗腺增生发生癌的风险。

"交界性"这一术语，是指一组具有部分导管原位癌特点的不典型性大汗腺病变。虽然区别非典型导管增生与低级别导管原位癌有某些标准，但这些标准并不适合大汗腺病变。所有的研究者都强调，要有核的非典型性，除了有人界定标准为核增大3倍和核仁增大外，还有研究者界定标准为核大小不等，核仁多个、大小不一，但是缺乏粗染色质或核膜不规则；另外，有些研究者还强调病变范围。也有人利用结构特点及坏死来做出区分。有人建议，使用表2-12所示诊断标准[44]。然而，这些研究尚缺乏长期临床随访数据。

日常工作中，当切除肿块中有不典型性大汗腺增生并且切除完整时，应建议采用保守的处理方法，如定期随访。但当粗针活检标本中出现不典型性大汗腺病变时，应考虑局部肿物切除，以排除大汗腺导管原位癌。

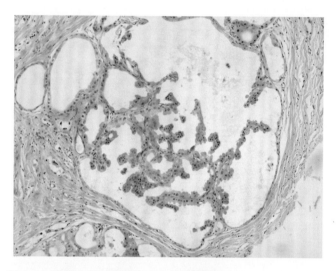

图2-20 乳腺大汗腺囊肿，乳头状瘤样增生

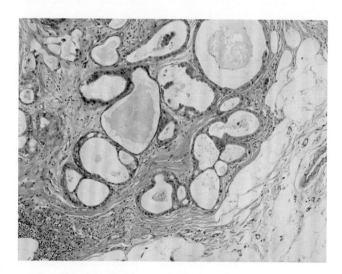

图2-21 乳腺大汗腺囊肿，大汗腺化生，增生

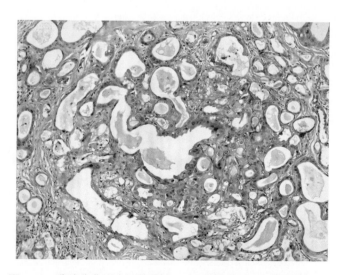

图2-22 乳腺非典型大汗腺腺病，大汗腺细胞非典型性增生

表 2-12	非典型性大汗腺增生与低级别大汗腺导管原位癌鉴别诊断	
分类	非典型性大汗腺病变	低级别大汗腺导管原位癌
结构	常累及增生性病变，包括硬化性腺病，复杂硬化性	增生及导管内乳状瘤，核复层或上皮呈簇状常累及硬化性腺病，复杂硬化性增生及乳头状瘤，筛状或实性结构
细胞学特征	核增大 3 倍，核仁增大；核大小不一，多个小核仁，核膜规则，染色质细腻，缺乏坏死	细胞增大，核仁不规则增大；核大小不一，多个不规则小核仁，核膜不规则，染色质粗。缺乏坏死
大小范围	通常 < 2 ～ 4mm	通常 > 4 mm

三、大汗腺导管原位癌

大汗腺导管原位癌常表现为增生的大汗腺细胞具有显著的多形性，核体积增大，核膜不规则，常有多个明显的核仁。一些病例可见粉刺状坏死。当看到这些特征时，诊断大汗腺导管原位癌并不困难。

尽管大汗腺导管原位癌在细胞呈低级别核级时也能诊断，但诊断依赖于对细胞核进行精确的分级，经常非常困难。一些人认为，绝大多数大汗腺导管原位癌的核至少是中级别，而另一些人试图按照核三级分级系统对这些病变进一步分级。有报道称，大汗腺导管原位癌具有明显的异质性。

四、浸润性大汗腺癌

一般认为，浸润性大汗腺癌是非特殊类型浸润性导管癌的形态学变异，而不是一个独特的亚型。临床上也不能与浸润性导管癌区分。然而，最近研究发现，浸润性大汗腺癌有以下发病特点：发病率低，单侧多中心发生率高，平均发病年龄较非特殊型浸润性导管癌晚 5年，预后与非特殊型浸润性导管癌相似[47]。

大汗腺癌与非特殊类型浸润性导管癌具有相同的结构生长方式，不同的是它们的细胞形态。大汗腺癌细胞有典型的大汗腺细胞特征，即具有丰富的嗜酸性颗粒状胞质、常有多个显著的核仁（图 2-23、图 2-24）。

国内也有几例大汗腺癌的报道，并对其形态进行了详细描述，部分还进行了免疫组化表型分析。纯大汗腺癌的发生率 < 1% ～ 4%，差异可能主要是由于缺乏明确的诊断标准。Rosen 规定 "大汗腺癌" 这一诊断只能用于所有细胞或几乎所有细胞都具有大汗腺细胞特点的癌。据报道 12% ～ 57% 的非特殊型浸润性导管癌有局灶性大汗腺分化。特殊类型的癌，尤其是小叶癌中伴片状大汗腺分化的也有报道。

大汗腺细胞的胞质中有 PAS 阳性颗粒，免疫组化GCDFP-15 和 AR 阳性。电镜下，有胞质空泡及嗜锇酸

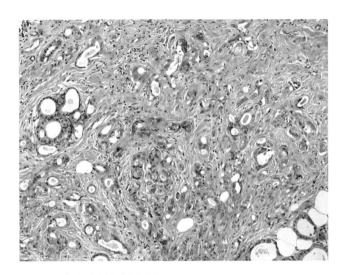

图 2-23　乳腺浸润性大汗腺癌

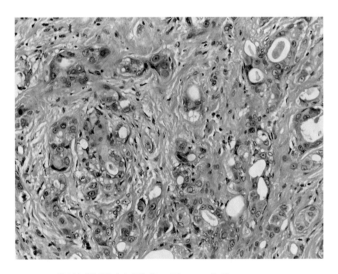

图 2-24　乳腺浸润性大汗腺癌。图 2-24 高倍

的膜性颗粒。

五、大汗腺病变的免疫表型

大汗腺化生的免疫组化，AR 阳性，PR 及 ER（α亚型）阴性。大汗腺导管原位癌有类似的特点。研究显

示，AR 阳性不一定局限在大汗腺癌，所有类型浸润性乳腺癌都有可能 AR 阳性。

目前最常用的大汗腺标记物是 GCDFP-15，它的产生是受 AR 调控的。在大汗腺癌中，AR 表达与 GCDFP-15 表达呈正相关。这二者的表达与大汗腺癌的大小（< 15mm）及淋巴结阳性呈负相关，也就是说，随着肿物增大，淋巴结中出现转移癌，GCDFP-15 的表达则下降。

单克隆抗体 B72.3 作为大汗腺标记物比 GCDFP-15 更有用，尽管目前它的应用还不如后者广泛。有研究者将 GCDFP-15 与 B72.3 在不同阶段的大汗腺癌中表达情况进行了比较，结果发现，单克隆抗体 B72.3 的特异性和灵敏性都比 GCDFP-15 高。所以联合使用这两个抗体对于诊断大汗腺癌，尤其是进展期癌非常有用。

bcl-2 在大汗腺导管原位癌中低水平表达，ER、PR 和 BCL2 阴性表达似乎是大汗腺癌一个更加恒定的特点，所以这三项免疫组化指标对于确诊大汗腺癌，尤其是进展期癌很有帮助。

有文献报道，在大汗腺腺病中，HER2/neu 蛋白过表达不伴有该基因扩增。这说明在乳腺癌的发生早期，HER2/neu 蛋白过表达，但不伴有基因的扩增；在乳腺大汗腺癌晚期，HER2/neu 蛋白过表达和基因扩增及染色体畸变都会出现。

（蔺会云 皋岚湘 丁华野 阚 秀）

第八节 乳腺乳头状肿瘤

乳腺乳头状肿瘤的特点是由纤维血管轴心支持的上皮细胞增生，伴有或不伴有肌上皮细胞层。可发生于从乳头至 TDLU 导管系统的任何部位。可为良性（导管内乳头状瘤）、非典型性或恶性（导管内乳头状癌）。分类建议避免应用"乳头状瘤病"，因为其被用于普通型导管增生以及多发性乳头状瘤，容易引起混淆。根据乳头状瘤所在导管的部位，分为中央型（大导管）和外周型（起源于 TDLU）。此外，还提出非典型性乳头状瘤类型，指乳头状瘤出现灶状上皮非典型性增生，核呈低级别。

乳腺乳头状肿瘤的诊断和治疗是临床病理面临的最困难问题之一，可概括分类如下：
- 导管内乳头状癌（包括囊内乳头状癌）
- 导管内非典型性乳头状瘤
- 导管内乳头状瘤
  - 孤立性导管内乳头状瘤（中央型）
  - 多发性导管内乳头状瘤（外周型）
- 导管内乳头状瘤病
- 小导管上皮乳头状增生
- 乳头的乳头状腺瘤

在讨论乳腺乳头状肿瘤是否为癌前病变及其病理形态时，必须区分乳头状瘤的三种形式：

1. **孤立性导管内乳头状瘤** 发生在大导管。经常有乳头血性溢液并可触及肿物，位于乳晕区或附近，体积大，生长缓慢，病变良性，没有明确证据与恶性有关。

2. **多发性导管内乳头状瘤** 发生于中小导管，多发，甚或双侧。Haagensen 描述认为该病少见，肿瘤肉眼可见（直径> 3mm）。与癌有关，发展成为癌的可能性较大。

3. **导管内乳头状瘤病** 很常见，可能为多发性导管内乳头状瘤的一种。但发生于终末小导管，体积小，以致肉眼不能发现，故又称显微性导管内乳头状瘤。该病较多见，仅能为病理医师发现，外科无法诊断。肉眼观察标本，为乳腺病改变，这些乳头状瘤多是乳腺病的一部分，因而它们的意义与其他乳腺良性上皮增生的意义相同。因为该类病变与普通型导管乳头状增生以及多发性乳头状瘤容易引起概念混淆，因此建议尽量少用"乳头状瘤病"这一诊断。与癌的发生有一定关系，有作者将其归为癌前病变。

乳头状增生与乳头状瘤的区别：前者仅指上皮增生曲折呈乳头状，乳头低，分布广，为导管上皮实性增生的一种，不形成具有真正的纤维血管轴心的乳头状瘤，非肿瘤生长，不产生症状，无特殊临床意义。乳腺的乳头状病变比较见表 2-13。

（乳腺导管内乳头状瘤与乳头状癌，其分类、形态、诊断、鉴别诊断等详细内容参见本书第 11 章）

表 2-13	乳腺的乳头状病变比较				
项目	乳头状癌	孤立性导管内乳头状瘤	多发性导管内乳头状瘤	乳头状瘤病	乳头状增生
发生部位	各部中小导管多	乳晕下大导管	外周中小导管	个部小导管	小导管
数目	单发或多发	单发	多发或双侧	多发或双侧	多发或双侧
体积	大小不定 可达 3cm 以上	体小 2cm 以下	体小 2cm 以下	体小 显微镜下见	显微镜下见
性质	恶性	良性	癌前	非典型增生	非肿瘤
平均年龄	54.4 岁	48 岁	39.6 岁		
乳头溢液	约 10%	81%	36%	少	极少
乳头状结构	片状，筛状，不规则	排列规则	排列规则，较小	乳头细小	无轴心

（陈定宝　阚　秀）

第九节　认识交界性病变的意义

一、交界性病变进展为浸润癌的危险度

（一）乳腺非典型性导管增生（ADH）

妇女乳腺增生症的发病率很高，但绝大部分为一般性增生（或称单纯性增生）。非典型性增生仅占乳腺增生症的 5% 左右。ADH 作为癌前病变演变成为浸润癌的危险性已有大量报告[3]。如表 2-12 所示，ADH 的相对危险度为 4 ～ 5 倍，如果病人为有乳腺癌家族史者，可成倍增加，达 10 倍。Page 等报告[12]，他们观察乳腺增生症 10 542 例，发现非典型性增生 377 例（3.6%），随访 17.5 年，演变成浸润癌者占 12.0%。Ashikari 等[48]报告 6152 例乳腺活检，查出乳腺非典型性增生 252 例（4%），随访 46 个月，同侧乳腺癌发生率为 9%，较一般人群高 18 倍。乳腺非典型性增生作为癌前病变已为大家所公认。

（二）乳腺导管原位癌（DCIS）

作为浸润癌的前驱病变，其进展成为浸润癌的相对危险性为 8 ～ 10 倍。但并不是所有的导管原位癌都转变成浸润癌，如果发生这样的转变，这一过程通常需经数年甚或十几年。文献资料报告，低级别的 DCIS 浸润癌变率为 20%，而高级别的 DCIS，如粉刺型 DCIS，其浸润癌变率为 40% ～ 50%（表 2-14）。但也有报告认为，通过手术肿瘤局部完全切除，DCIS 通常是可以治愈的。

Zdvall 等（2001）[49]根据 10 年随访资料分析，近年乳腺 X 线钼靶发现的 DCIS 患者，大多数接受的是肿块局部切除治疗，10 年内死于乳腺癌者只有 1.9%。并认为 DCIS 并非为威胁生命的疾病。分析认为，其死于乳腺癌的原因，多为首次确诊 DCIS 时，未能发现具有浸润癌的存在，是残留的 DCIS 发展成为浸润癌所致。因此，乳腺 X 线和病理仔细地检查对确定手术治疗范围是非常重要的。

关于 DCIS 局部手术切除后影响局部复发的因素，大多研究者较一致的看法，主要是取决于肿瘤的范围、肿瘤与切除边缘的距离和 DCIS 的组织学分级与坏死的存在与否。Rosen 等最近出版的新乳腺病理专著（2006）[50]中提倡使用 Van Nuys 预后评估指数（Van Nuys Prognostic Index，VNPI），根据上述 3 项因素积分指数的不同，分别采用局部切除，或加放疗，或施行全乳房切除术，据认为可取得良好效果。

（三）乳腺小叶原位癌（LCIS）

1941 年由 Foote 和 Stewart 正式命名。1971 年 Haagenson 将乳腺小叶原位癌分成 A、B 两型：A 型细胞较一致，B 型为典型小叶原位癌。其后，又提出"小叶癌"的新概念（1978），经研究，5560 例乳腺癌，其中 211 例为小叶原位癌，观察后认为，小叶原位癌是一种乳腺小叶上皮的特殊增生形式，不应称为原位癌。该作者将其命名为小叶内瘤变（lobular neoplasia，LN）。可见，LCIS

表 2-14	乳腺癌前病变 DIN 分级系统的浸润性癌变危险度		
病变分类	WHO（2003）	演变成浸润癌相对危险度[12]	演变成浸润癌风险率（%）[50]
普通型增生	UDH	（低风险，无增加危险度）	< 1%
导管上皮普通型高度增生	UDH	（轻度增加危险度，1.2 ～ 2 倍）	
导管非典型增生（FEA）	DIN Ⅰa		
（ADH）	DIN Ⅰb	（中度增加危险度，5 倍）（如有家族史，增加到 10 倍）	10% ～ 12%
导管原位癌（DCIS）Ⅰ级	DIN Ⅰc		10% ～ 20%
Ⅱ级	DIN Ⅱ	（高度增加危险度，	> 40%
Ⅲ级	DIN Ⅲ	相对危险度 10 倍）	
小叶原位癌	LIN	（大致同导管原位癌）	

注：相对危险度系指与未取病理活检妇女的对比

早已被列入小叶上皮内瘤变（LIN）范围内。故早有小叶原位癌不是癌之说。

关于小叶原位癌进展为浸润癌的危险性，很多人都认为，小叶原位癌比导管原位癌要好。其实大多研究报告认为，与导管原位癌相近似，其相对危险度也近于 8 ～ 10 倍（表 2-14）[12]。LCIS 的特点是 50% ～ 70% 的病例为多中心病变，双侧乳腺癌发病率特别高，可达 25% ～ 50%。经活检诊断的 LCIS 病例，在切除乳腺中大约 60% 可以找到残留的肿瘤病灶。因此，LCIS 局部切除术治疗后，复发率较高，故有人将其列入保乳治疗的禁忌证。

（四）平坦型上皮非典型性（FEA）

FEA 可以发展成浸润性乳腺癌，但目前没有定量的流行病学研究资料可用于危险性的评估。Leibl 等（2007）[51] 研究 111 例乳腺活检具有 LIN 病例（但不具有 DCIS 和浸润癌），发现 86.5%（96 例）的病例同时伴有 FEA。结论认为，平坦型上皮非典型性（FEA）与乳腺小叶内瘤变（LN）二者有密切关系，具有生物学相关性，小叶原位癌常伴有柱状细胞变，FEA 发生可能在先，但不一定像 LN 那样是癌的前驱病变。

二、提高对交界性病变的认识

许多肿瘤的良性瘤和恶性瘤之间都存在交界性病变／肿瘤。随着科学技术的发展，大量有关病例和随访结果的积累，人们开始认识并发现越来越多的交界性病变／肿瘤，并不断改善和精确化。启用"交界性"这一名词是肿瘤分类学上的一大进步，使肿瘤分类能更好地反映肿瘤的生物学行为[2]。

交界性病变和交界性肿瘤是肿瘤诊断中的一大难题。但对这类患者的个性化诊断及治疗意义却十分重大。因此，对其不断地研究，不断提高认识，改进其诊断和治疗的质量，已经成为病理和临床医生都必须正确面对的重要课题[10]。

2003 年 WHO 提出的 DIN 分级系统，既包括非典型性增生，也包括原位癌，甚至包括微小浸润癌。这些观点与传统概念已有很大差别，临床与病理认识必须统一。WHO（2003）提倡采用 DIN 诊断名称，该名称概念比较复杂（对其认识也尚未完全一致）。因此，应用 DIN 分级病理报告时，要求注明传统名称，如非典型性增生或原位癌等[52]。

病理诊断 DIN 时，临床医生应当理解，由于种种原因（包括病理取材的局限性），此时并不能完全排除浸润癌的存在。特别是粗针穿刺活检标本，在诊断高级别 DIN 时，应进一步检查或密切随访，以尽早发现同时存在的癌，并积极进行治疗。

交界性病变，既非良性也非恶性，临床处理难度大。特别是乳腺导管原位癌的治疗，从局部切除，或加放射治疗，至乳房全切，差别甚大。临床上应与病理学、影像学结合，根据病变具体情况处理，以使每位患者得到恰如其分的最佳的个性化治疗，尽力避免过度或过低治疗。今后通过研究，可进一步了解有关肿瘤的发病机制和癌变过程。

（陈定宝　阚　秀）

参考文献

1. Bloodgod JC. Cancer of the breast.Figures which show that education can increase the number of cures. JAMA, 1961, 66: 552-553.

2. 刘彤华. 认识和掌握交界性病变 / 肿瘤. 中华病理学杂志, 2001, 30 (3): 165-166.

3. 阚秀. 乳腺的临界性病变——非典型增生. 诊断病理学杂志, 1996, 3 (1): 3-6.

4. Rosai J.Borderline epithelial lesions of the breast.Am J Surg Pathol, 1991, 15 (3): 209-221.

5. Fritz A, Percy C, Jack A, et al. International classification of disease for oncology. 3rd ed. Geneva: WHO, 2000.

6. Tavassoli FA, Devilee P. Pathology and genetics of tumors of the breast. WHO, IARC press, Lyon, 2003.

7. Rosen P P. Rosen's Breast Pathology. 3rd edition.Lippincott Williams & Wilkins.Philadelphia, 2009: 264-284.

8. Sunil R.Lakhani, Lan O.Ellis, Stuart J. Schnitt, et al. WHO Classification of Tumours of the Breast (Schnitt SJ et al, Intraductal proliferation lesions). IARC Press, Lyon, 2012, 82-94.

9. Azzopardi J G, et al. Histologic Typing of Breast Tumors. WHO. Geneva, 1981.

10. 阚秀. 对乳腺肿瘤交界性病变的新认识. 中华乳腺病杂志, 2009, 3 (2): 132-138.

11. 中华病理学杂志编辑委员会. 乳腺增生症及乳腺癌组织学分类（推荐方案）. 中华病理学杂志, 1997, 26: 325-326.

12. Page D L, Dupoud W D, Rogers L W, et al.Atypical hyperplastic lesions of the female breast: a long term follow up study.Cancer, 1985, 55: 2698-2708.

13. Fitzgibbons P L, Henson D E, Hutter RVP.Benign breast changes and the risk for subsequent breast cancer-An update of the 1985 consensus statement.Arch Pathol Lab med, 1998, 122: 1053-1055.

14. Tavassoli FA, Devilee P. Pathology and Genetics of Tumors of the Breast. WHO, IARC press, Lyon, 2003.

15. 陈定宝, 阚秀. 乳腺柱状细胞病变. 诊断病理学杂志, 2009, 16 (4): 308-311.

16. Dupont W D, Page D L. Risk factors for breast cancer in women with proliferative breast disease.N Engl J Med, 1985, 312: 146-151.

17. 阚秀, 施旖旎, 冼美生. 乳腺癌旁上皮非典型增生—86 例大切片组织学研究. 中华病理学杂志, 1982, 11 (3): 209.

18. 陈定宝, 沈丹华, 虞有智, 等. CK5/6 在乳腺导管内增生性病变中的表达及意义. 诊断病理学杂志, 2008, 15 (5): 386-389.

19. 陈定宝, 沈丹华, 阚秀. 乳腺干细胞研究进展. 中华病理学杂志, 2007, 36 (6): 423-425.

20. Tavassoli FA, Norris HJ. A comparison of the results of long-term follow-up for atypical intraductal hyperplasia and intraductal hyperplasia of the breast.Cancer, 1990; 65: 518-529.

21. Tavassoli FA, Eusebi V.Tumors of the mammary gland.AFIP, Washington, 2009: 67-100.

22. Ashikari R, Huvos AG, Snyder RE, et al.Proceedings: a clinicopathologic study of atypical lesions of the breast.Cancer, 1974, 33: 310-317.

23. 韩国晖, 席志宾, 高晋南. 乳腺导管内癌 86 例诊治分析, 肿瘤研究与临床, 2008, 20 (12): 846-848.

24. Ansari B, Ogston SA, Purdie CA, et al. Meta-analysis of sentinel node biopsy in ductal carcinoma in situ of the breast. Br J Surg, 2008, 95 (5): 547-554.

25. Dadmanesh F, Fan X, Dastane A, et al.Comparative analysis of size estimation by specimens. Arch Pathol Lab Med, 2009, 133: 26-30.

26. Zdvall I, Anderson C, Fallenius G, et al. Histopathological and cell biological factors of ductal carcinoma in situ before and after the introduction of mammographic screening. Acta Oncol, 2001, 40: 653-659.

27. Rosen PP, Hoda SA, Dershaw DD, et al. Breast pathology diagnosis by needle core biopsy. 2nd ed. Philadelphia: Lippincott Williams & Wilkins, 2006, 117.

28. 阚秀, 陈定宝. 乳腺导管原位癌取材及报告标准化的几个问题. 诊断病理学杂志, 2010, 17 (1): 1-3.

29. Page DL, Kidd TE, Dupont WD, et al. Lobular neoplasia of the breast (LN) has varying magnitudes of risk for subsequent invasive carcinoma (IBC) (abstract). Lab Invast, 1988, 58: 69A.

30. Rosai J. Borderline epithelial lesions of the breast. Am J Surg Patholo, 1991, 15: 209-221.

31. Bratthauer GL, Tavassoli FA. Lobular intraepithelial neoplasia: previously unexplored aspects assessed in 775 cases and their clinical implications.Virchows Arch, 2002, 440: 134-138.

32. Tavassoli FA. Ductal carcinoma in situ: introdection of the concept of ductal intraepithelial neoplasia. Mod Pathol, 1998, 11: 140-154.

33. Tavassoli FA, Hoefler H, Rosai J, et al. Intraductal proliferative lesions. Pathology and genetics of tumours for the breast and female genital organs. Lyon IARC Press, 2003: 14-20.

34. Sunil R. Lakhani, Lan O. Ellis, Stuart J. Schnitt. WHO Classification of Tumours of the Breast. IARC Press, Lyon, 2012: 83.

35. Tavassoli FA, Eusebi V. Tumors of the mammary gland. AFIP, Washington, 2009: 67-100.

36. Fritz A, Percy C, Jack A, et al. International classification of disease for oncology. 3rd ed. Geneva: WHO, 2000.

37. 阚秀. 乳腺癌临床病理学. 北京: 北京医科大学中国协和医科大学联合出版社, 1993: 86.

38. 中国社工协会乳腺癌基金会编. 乳腺癌早诊早治培训教材（内部资料）（阚秀: 乳腺癌病理相关问题, P46）. 2010.

39. Schnitt SJ, Vincent-Saloman A.Columnar cell lesions of the breast. Adv Anat Patholo, 2003, 10: 113-124.

40. Otterbach F, bankfalvi A, Bergner S, et al. Cytokeratin 5/6 immunohistochemistry assists the differential diagnosis of

atypical proliferations of the breast. Histopatholology, 2000, 37：232-240.

41. Simpson PT, Gale T, Reis-Filho J, et al. Columnar cell lesions of the breast：the missing link in breast cancer progression? a morphological and molecular analysis. Am J Surg Pathol, 2005, 29（6）：734-746.

42. 龚西骟, 孟刚, 杨枫等. 乳腺平坦型上皮不典型病变的形态及免疫表型特征. 临床与实验病理学杂志, 2004, 20（3）：267-272.

43. Abdel-Fatah TMA, Powe DG, Hodi Z, et al. High frequency of coexistence of columnar cell lesions, lobular neoplasia, and low grade ductal carcinoma in situ with invasive tubular carcinoma and invasive lobular carcinoma.Am J Surg Pathol, 2007, 31（3）：417-426.

44. O'Malley FP. Non-invasive apocrine lesions of the breast. Curr Diag Pathol, 2004, 10（3）：211-219.

45. O'Malley FP, Bane A. An update on apocrine lesions of the breast. Histopathology, 2008, 52（1）：3-10.

46. 付丽, 傅西林. 乳腺病理诊断中的陷阱之一：硬化性大汗腺腺病. 临床与实验病理学杂志, 2004, 20（3）：261-263.

47. Tanaka K, Imoto S, Wada N, et al. Invasive apocrine carcinoma of the Breast, clinicopathologic features of 57 patients. Breast, 2008：14（2）：164-168.

48. Ashikari R：Clinicopathologic study of atypia of the breast. Cancer. 1974, 33：310-315.

49. Zdvall I, Anderson C, Fallenius G, et al：Histopathological and cell biological factors of ductal carcinoma in situ before and after the introduction of mammographic screening. Acta Oncol. 2001. 40：653-659.

50. Rosen PP, Hoda SA, Dershaw DD, at al：Breast Pathology—Diagnosis by Needle Core Biopsy. 2-edition. Lippincott Williams & Wilkins, Philadelphia, 2006：117.

51. Leibl S, Regitnig P, Moinfar F, Flat epithelial atypia（DIN1a, atypical columnar change）：An underdiagnosed entity very frequently coexisting with lobular neoplasia. Histopathology, 2007, 50：859-865.

52. 阚秀, 陈定宝. 再谈乳腺交界性病变与DIN分级系统. 中华乳腺病杂志, 2013, 7（3）：4-6.

第3章
乳腺癌的病理检查及新进展

任 力 阚 秀 王功伟 薛 宁 陈定宝 郑吉春

第一节 乳腺癌病理检查的基本方式方法及传统病理活检模式的转变

一、乳腺癌病理检查的基本方法

乳腺癌是最常见的女性恶性肿瘤。随着影像学技术的发展和针吸活检技术的广泛应用，乳腺病变术前诊断的准确性得到了极大的提高。但在多数情况下，良、恶性的鉴别仍需要病理组织学诊断。因此，随着乳腺癌普查在世界各地的逐步推广，乳腺活检仍然是大多数外科病理实验室工作的主要内容，其数量也在持续增加。在对乳腺疾病患者进行诊治的过程中，外科、肿瘤科、影像科、病理科医师之间的密切合作，自始至终都是最重要的。病理医师应该详细了解患者的临床症状、X线（影像）表现，力求使它们和病理组织学诊断之间不要出现矛盾。

如果病理医师能够做到以下几点，则大多数错误都能避免：①密切结合相关X线及其他影像特征，理解认识病变的肉眼和镜下组织形态；②熟练掌握正常乳腺的组织结构和细胞的关系；③认识到有些乳腺良性病变的特殊形态极易和乳腺癌相互混淆。

目前乳腺病理学检查常用方法见表3-1。

病理学发展未来越来越微妙，正如一位著名病理学家所言，病理学检查是：

- 标本越来越小
- 专科化越来越专
- 病种越来越多
- 外科治疗方法越来越细
- 分子遗传学的应用越来越复杂

每一位病理工作者都必须做好心理准备，去迎接新的挑战。

表 3-1	乳腺病理检查的方式方法

A. 传统活体组织病理检查（活检）
切除活检——最常用，将肿物完全切除送检
切取活检——少用，肿物过大时切取部分肿物送检，为放化疗做诊断
快速冰冻活检——较常用（目前）

B. 新兴病理活检技术
- 穿刺针芯微小组织活检（Needle Core Biopsy）（粗针）
- Mammotome（Biopsy）
- 乳腺导管内镜细胞学涂片
- 影像引导探查活检——适用于小癌标本

C. 细胞学检查（简便易行）
细针吸取细胞学检查（FNA）
乳头溢液细胞学检查
印片细胞学检查
抹片细胞学检查
乳腺导管内镜细胞学涂片

二、传统乳腺病理活检模式的新变化

按照传统模式，当某一位乳腺肿块患者来到医院就诊时，医生常规处理方式，首先就是触诊，如果发现明确的肿块，医生就会劝告病人或门诊或住院手术切除。手术过程中，首先将切除肿物送给病理室，进行快速冰冻病理检查。如果发现肿瘤为恶性，通常手术会继续进行，将肿物进行较彻底的切除或行根治术，然后再进行传统的辅助治疗。如果病理证实为良性，手术缝合。如需要也可进一步观察。

当代，乳腺检查技术治疗方法发展迅速，许多新技术新方法应用于临床。病人发现乳腺肿物后，不一定都

需要手术，大部病人于手术前可以应用钼靶 X 线照相，可做 B 型超声波检查，也可行磁共振（MRI）检查。为了确诊，可行非手术病理活检，包括细针吸取细胞学检查（FNA）、粗针活检（core biopsy）、Mammotome 检查、乳管镜检查等。病变确诊后，再决定是否手术或采用其他治疗方法。这就使乳腺病的检查模式路线发生了重大改变（图 3-1）。目前，在国内外大多较先进的乳腺治疗中心，特别是由于乳腺新辅助治疗的要求，手术切除活检已经不再为首选的确诊手段，大多为非手术活检方法所取代。据"圣安东尼奥乳腺癌论坛"2005 和 2006 年资料，在欧美主要乳腺癌治疗中心，其乳腺癌治疗病例中，有 50%~90% 的病例是采用非手术活检方法确诊的。这就是为什么在国外传统的乳腺冰冻切片诊断大大减少的原因。

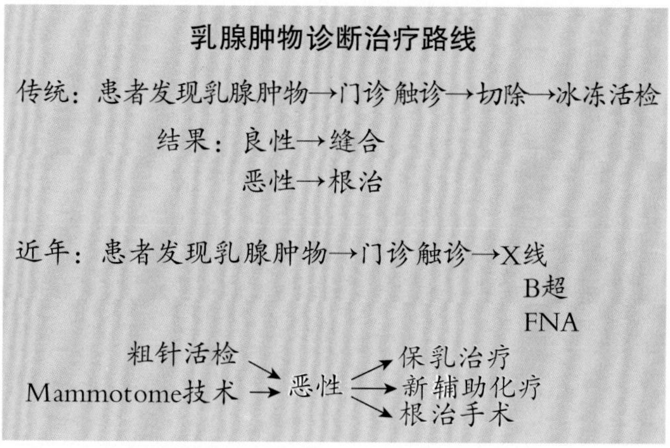

乳腺肿物诊断治疗路线

传统：患者发现乳腺肿物→门诊触诊→切除→冰冻活检

结果：良性→缝合

恶性→根治

近年：患者发现乳腺肿物→门诊触诊→X线
B超
FNA

粗针活检
Mammotome技术 → 恶性 → 保乳治疗
新辅助化疗
根治手术

图 3-1　乳腺肿物诊治路线变化

（阚　秀　任　力）

第二节　大体标本检查及取材规范

乳腺标本的大体检查包括肉眼观察和触诊两部分，在很多情况下还要借助于乳腺 X 线照相。标本在新鲜状态下取材最为有利，必要时可放弃冰冻切片。这样做不仅有助于评估病变，而且可用于 DNA 提取、细胞遗传学研究、免疫组化染色、电镜观察和其他研究项目。

一、大体检查

大体检查应该包括对表 3-2 所列各种特征的评价。在多数情况下，根据以上观察即可做出一个初步诊断。乳腺癌和纤维腺瘤（最常见的乳腺良性肿瘤）的大体形态很可能造成误导（表 3-3）。某些类型的乳腺癌，尤其是黏液腺癌和髓样癌大都呈圆形，而且边界平滑。浸润型小叶癌可能极为弥漫，肉眼观察很难辨认，但触诊的手感却对诊断很有帮助。

病变情况因人而异，故很难对取材的数量做出一个硬性规定。但重要的原则是肿瘤的取材要全面，因为它们的镜下形态会有部位上的差异。肿瘤的中心和周边部位以及周围组织都应取到。恶变的范围可能要比肉眼可疑范围广泛得多。凡是可疑部位要尽可能地大范围取材，使切片能最大限度地显示病变形态。因为非浸润癌可能只是一种偶然发现，所以在形态正常的组织，包括明显为良性病变的周围组织上取材常常很重要。取材部位应该主要集中在标本的非脂肪成分，以及那些 X 线

表 3-2	乳腺活检标本的大体检查形态特征记录

一般形态
　标本的新鲜程度和固定情况
标本类型（如：切除术活检，导管区段切除术）：
　左、右位置
　大小（三维度量）
　硬度
其他特征（如有无囊腔等）
主要病变（逐项描写）
　位置
　大小（最重要的是最大径），如系微小癌，须经显微镜证实
　外形：规则或光滑，清楚与否
　和周围组织的关系（切面外翻，还是收缩）
病变纹理 / 硬度
病变色泽
距标本边缘的最小距离
乳腺 X 线征（相关部分）

表 3-3	大体形态酷似癌的常见良性病变

放射状瘢痕（放射状硬化性病变）

导管腺瘤

导管扩张症

囊肿周围反应性纤维化

征异常的部位。在脂肪组织中发现重要病理改变的概率极低[1]。

二、乳腺切除术标本种类

乳腺切除术操作程序有几种类型：

1. Halsted 型根治性乳腺切除术（Halsted's type radical mastectomy）　几乎已被废弃，包括切除整个乳腺实质、其下及周围的脂肪组织、胸大肌和胸小肌，以及与之延续到腋窝内容和整块切除。

2. 改良乳腺根治术（modified radical mastectomy，也称为扩大的单纯性乳腺切除术和乳腺全切术）　切除所有的乳腺组织，包括腋窝尾部连同乳头、周围皮肤，以及腋窝下部不同数量的带有淋巴结的脂肪组织；保留胸肌。

3. 单纯性乳腺切除术（simple mastectomy）　包括大部分乳腺组织，不切除其上的皮肤或乳头，并且常常也不切除尾叶。

4. 四分之一乳腺切除术（quadrantectomy）　大约切除相当于乳腺 4 个解剖学象限中的 1 个象限的乳腺组织，同时常常切除腋窝组织。

5. 肿块切除术（tylectomy 或 lumpectomy；切除活检）　包括切除整个肿块及数量不等的周围乳腺组织。

6. 最后，有一种超根治性乳腺切除术（supraradical mastectomy）　在此提及仅仅是由于历史原因。它包括根治性乳腺切除术标本的所有成分，加上切除部分胸壁，通常还切除第 2、3、4 和第 5 肋骨的胸骨末端、附近的部分胸骨及含有内乳血管和淋巴结的胸膜下结缔组织；部分胸膜也可能切除。

三、取材步骤

（一）根治性乳腺切除术

1. 标本称重；标本定位。在根治性乳腺切除标本，用腋窝的脂肪组织作为侧面的标志，肌肉的手术切面作为上边的标志。将标本放置于取材板上，后面朝上，以其内侧部分对着取材者。标本如此定位就好像取材者是站在乳腺的后方。注意在胸大肌上 1/3 和中 1/3 交界处，肌纤维几乎是水平走向。

2. 按照以下方法分离各组淋巴结（根治性乳腺切除术，现在已少用这种手术）：

（1）按解剖位置安排胸肌和腋窝内容，用胸肌纤维的附着切开部分作为定向物。腋窝内容，有时手术时部分与胸肌分离，当标本摆放正确时，则形成一个向

上方及侧面伸展的显著的线形脂肪团块，跨越胸小肌的后面。

（2）以胸小肌为标志，将腋窝分为 3 个部分：

Ⅰ级（下）：下至肌肉的下缘；

Ⅱ级（中）：位于肌肉上下缘之间；

Ⅲ级（上）：上至肌肉的上缘。

分别切除每一部分，固定过夜；最好应用 Carnoy 液固定，因为除了固定之外，它还具有某些清除脂肪的作用。

（3）除去胸小肌，寻找胸肌间（Rotter）淋巴结；这些淋巴结通常位于胸大肌后面的侧缘附近。如果没有找到明显的淋巴结，则从这个部位取脂肪组织。

（4）除去胸大肌并寻找肿瘤浸润的证据。

（二）改良乳腺根治术

将腋窝组织与乳腺组织分开。由于没有根治性乳腺切除标本所应用的那些标志，将腋窝组织分成上下两部分，并在分开的容器中固定过夜。

1. 将标本翻转，使皮肤面朝上，使之时钟 6 点的位置最靠近取材者（即取材者像是面对患者）。

2. 评估乳腺标本的外观特点并加以测量。触摸标本检查肿块或结节。用防水记号笔通过乳头画一条直线，然后通过乳头再画一条线与之垂直。这样就将乳腺标本分为 4 个象限：外上、外下、内下和内上。

3. 用手术刀、镊子和剪刀切取乳头及乳晕，并将这样获得的标本固定过夜。

4. 用一把长刀快刀，将整个乳腺纵行切成大约 2cm 厚的薄片。以皮肤上先前画的直线为向导，其中一刀应该准确通过乳头水平；这样就能将乳腺标本准确地分为内、外两半。将切成的薄片按顺序摆放在一个平面上，保持方位。仔细检查每一片组织；如果需要，还要取样本做激素受体研究（见激素受体分析的取样的说明）。将所有薄片以其原有位置固定过夜，可以将它们按顺序平放在一个长盘中（较好），或将它们串在一起。

（三）标本固定后取材（第二天）

1. 淋巴结标本（根治或改良根治乳腺切除标本）从腋窝组织中分离出所有的淋巴结。淋巴结呈白色，显得特别突出。在一般的根治性乳腺切除标本中，至少应该找到 20 ～ 30 个淋巴结。

2. 乳头标本　见下"乳头标本取材"。

3. 乳腺标本　再次检查一下各个切面，如果需要，

再切几刀，并按以下介绍的方法取材，以便进行组织学检查。

（四）描述

最好在第一天检查标本时做一个简短的记录，在第二天口述整个病例。

1．标本为哪一侧（左或右）及乳腺切除术的类型。

2．列出标本所包含的结构：皮肤、乳头、乳腺、胸大肌和胸小肌、筋膜、腋窝组织、胸壁结构。

3．测量标本重量及大小（皮肤的最大长度和垂直长度）。

4．外观特征

● 皮肤形状及颜色。

● 皮肤改变的部位及范围（瘢痕、新近的手术切口、红斑、水肿、变平、回缩、溃疡等）。

● 乳头和乳晕的外观（糜烂、溃疡、回缩、内陷）。

● 病变的部位及其他特征，这可通过指出病变与乳头之间的距离及用时针所指的位置确定所在的象限来表示。

● 触摸标本，如有异常也要加以描述。

5．切面特征

● 脂肪与乳腺实质的相对量。

● 囊肿及扩张导管：大小、数量、部位、内容物。

● 肿块：所处象限及与乳头的距离、在皮下的深度、大小、形状、质地、颜色；坏死？出血？钙化？与皮肤、肌肉、筋膜或乳头的关系或附着情况。

● 如有淋巴结，描述每组淋巴结的数目、每组淋巴结中最大的淋巴结的大小，以及大体含有明显肿瘤的淋巴结的大小和部位。

（五）取材

1．乳腺　取3块肿瘤；大体或X线可见到所有病变都要取材。按下列顺序：外上象限、外下象限、内下象限、内上象限、中心区，每一个象限至少取1块组织（利用先前在皮肤上作为指导所做的标记）（图3-2）。

2．乳头标本取材　如果固定后乳头是直立的，取材则如附图所示（图3-3）。如果乳头回缩或内翻，则通过乳头和乳晕垂直于皮肤表面切几个平行切面，间隔2～3mm。

3．胸大肌（根治性乳腺切除标本）　从任何大体异常的区域取1块；如果没有异常发现，则从最靠近肿瘤的部位取1块。

4．淋巴结　找到的所有淋巴结都应作组织学检查。小淋巴结完全包埋；直径大于0.5cm的淋巴结应该切开。如果大体上可见腋窝脂肪受累，则取有代表性的部位。按下列顺序标记：

根治性乳腺切除术：

● 腋窝下部（Ⅰ级）

● 腋窝中部（Ⅱ级）

● 腋窝上部（Ⅲ级）

● 胸肌间（Rotter）淋巴结，或者如果没有发现淋巴结，则从这个部位取出脂肪组织。

对于改良乳腺根治标本，最好不用下、中、上这样的用于根治性乳腺切除术的术语[2]。

虽然乳腺癌治疗中采用保守治疗者增多，乳房切除术就会减少。但这样一来，每做一例都必然会做出详细的大体描述[3,4]。再者，如术中将部位标志好，则标本的准确定向是容易的。这些标志应该放置在椭圆形皮片的12点处；以及腋窝处的胸小肌顶端、中线和外侧缘。据此，可将腋窝淋巴结分为三组。大体检查时，应该注意观察皮片、乳头的大小和形态，还应对活检取材的位置和大小做出记录。通常沿矢状面从后向前对乳房做连续切面。如果皮肤能保持完整，当日后需要对组织做进一步检查时还可重建标本。乳腺组织中发现的任何

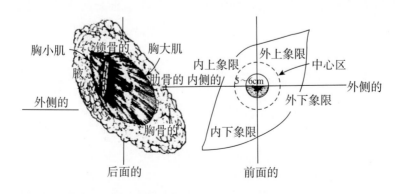

图3-2　乳腺标本取材区域标记（引自Rosai，2004）

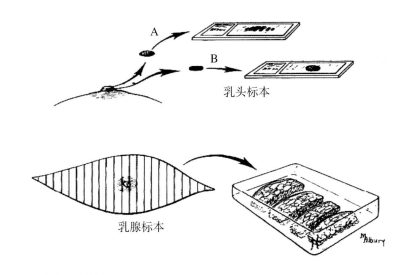

图 3-3　乳头的取材方法

病变都应仔细描述。还应注意观察其余乳腺组织的一般形态。组织块应取自所有异常部位，包括此前的活检部位。还应在适当的部位对肿瘤切除术的手术面做认真检查。乳房的每一象限起码要取一个组织块；为取材大导管，还有一块应取自乳晕皮肤之下。虽然检查乳头大都只取一张矢状位切片，但有时也要更仔细的检查[5]。

如前所述，腋窝淋巴结可分为三组。用手仔细触摸组织是寻找淋巴结的通用办法。每例腋窝淋巴结的数量不同，全腋窝解剖的淋巴结数量在 20 ～ 50 之间。某些特殊技术，如放射成像技术和清扫术都可增加淋巴结的检出量。多层面地检查每个淋巴结组织块和用上皮标志物做免疫组化染色有助于检测小的转移灶。但从这些技术中获得的其他信息的意义尚有疑问[6,7]。乳腺癌的保守治疗常常包括腋窝清扫术，含有淋巴结的组织和含有癌的组织可能被一并切除，但大都是分开切除。不管怎么切，重要的是按上述方法为标本认真定位。最近有人主张第一步只需在术中检查区域淋巴结链中的第一个，即前哨淋巴结即可。如其中可见癌转移，再进一步做腋窝清扫术[8,9]。

（任　力　郑吉春）

第三节　乳腺肿物开放式活检

活体组织病理学检查（简称活检）是获得术前病理诊断最常用的手段，它包括穿刺针芯活检和手术活检两种方法。开放式活检（open biopsy）系指手术切开取得组织，进行病理学检查。穿刺针芯活检属非开放式活检，另设专题叙述（详见本章第五节）。

什么情况下做活检？

（1）发现肿块，性质不明确，通过活检明确是良性还是恶性；

（2）高度怀疑是乳腺癌，准备做新辅助化疗的治疗前，需活检送病理检查证实是乳腺癌，同时做乳腺癌的生物学指标检查，即雌激素受体、孕激素受体、c-erbB-2 癌基因、Ki-67 等，指导选用化疗药物。

开放式活检可采取两种方式：①切取活检，即切取部分病变组织；②切除活检，即将病变组织全部切除，为肿块切除术。取材组织的数量差异相当大，可达整个乳腺一个象限。

近年，许多医院实行保乳治疗，乳腺癌的单纯切除仅为治疗的一部分，外科边缘的组织学活检尤其重要。判断肿瘤边缘浸润情况的方法各异，有的外科医生在术中仅根据大体形态评判外科边缘，而有人则求助于冰冻切片。此时可用不同颜色染料标记各边缘有助于切片定位，但这要求外科医生在术中标明标本的方位才行。辨认乳头可确定标本方位，识别导管走向，对确定导管原位癌（DCIS）的范围可能很重要。

当手术边缘见到癌时，应注意鉴别它是局灶性还是弥漫性病变。更重要的是要注意这种病灶是原位癌还是浸润癌。如果手术边缘未见癌，则应以毫米为单位测出边缘宽度。有的外科医生愿意在病灶切除术后的残腔壁上刮取活检组织，有人则从切除的标本外层切取。不管用哪种取材方法，只要切片上有癌，就被认为是阳性边缘。

一、乳腺肿物手术活检

（一）切取活检

乳腺切开活检是指在做了乳晕周围切开，或放射状切开后，切除部分病变送检。只有在肿瘤巨大，又必须进行放化疗时有用。目前已很少应用。

（二）切除活检

乳腺切开活检，切除整个病变连周围一圈正常组织。切除活检与肿块切除基本同义，有时还伴有腋窝淋巴结取样。

1. 病理检查步骤

（1）切开前标本测量。如果标本量大（超过50g）还需要称重；

（2）吸干水分，用墨汁涂抹表面，然后再吸干；

（3）如果需要，则拍标本的X线照片；

（4）切取标本：如果标本为3cm或更小，则切取3～4mm的薄片；如果标本较大，将标本横向切开一分为二，剩下的半个标本固定1～2小时，然后切面朝下，沿矢状面上下切取组织块；

（5）如果需要，取标本作激素受体研究。

2. 描述

（1）标本的大小和质地；

（2）切面外观：纤维化、囊肿（大小、数量、内容物）、钙化；

（3）肿块：三维尺寸、颜色、边界、质地、坏死，肿块与手术边缘的距离。

3. 取材

（1）小标本：完全取材（直到5个包埋盒）；

（2）较大的标本：充分取材。至少2/3的乳腺组织（除了脂肪组织）应该取材。

其中应该包括大体上可见到任何病变及墨汁标记的手术边缘。

二、冰冻活检及快速石蜡切片诊断

近年来，由于临床常规的变化，冰冻切片在乳腺癌病理诊断中的实用性一直在下滑。恶性病变的诊断大都靠针吸活检或对门诊患者做开放式切取活检。看重选择手术方式的要求也限制了冰冻切片诊断的应用，无须依靠它在术中确定手术方式。冰冻切片可能适用于确认癌的细胞学诊断，或用来评估外科边缘。如果冰冻切片结果不能提供准确诊断，那就应该等最后根据石蜡切片做出的诊断。困难大都是由于取材失误和技术问题，但有时也会出现对组织学形态的真性误判。误判特别容易发生在硬化性病变［硬化性乳腺病、放射性硬化性病变（放射状瘢痕）、导管腺瘤］、上皮增生、乳头状病变和脂肪坏死。原位癌的诊断也可引发问题，因为仅根据常规检查和小标本很难除外有早期间质浸润。

冰冻切片诊断用途：①决定病变性质，以确定手术方案；②确定切除肿瘤边缘（乳腺癌保乳手术用）；③确定前哨淋巴结有无淋巴结转移；④其他用途。

有时候临床手术中送冰冻已将肿块完全切除，取材时应注意是否乳腺内还有残留的肿瘤组织，取材应该有乳头、皮肤手术切口组织、基底部组织、腋窝淋巴结全取，报告时以上都应报道，可以和冰冻石蜡报告一起发出（注明全部冰冻切片号、冰冻石蜡切片号、手术标本切片号），或分别单独发出。

进行乳腺冰冻活检是指乳腺肿物的性质需要手术活检与术中快速诊断，以决定手术方式，病灶的性质直接决定着手术方式的选择。

（一）步骤

1. 切开前测量标本。如果标本量大（超过50g）还需要称重。

2. 切取标本。如果标本为3cm或更小，则切取3～4mm的薄片；如果标本较大，将标本横向切开一分为二，带边缘（保乳手术方式），取材后，−20℃下冰冻，冰冻切片每张厚5～10μm。

3. 冰冻剩余组织与取材剩余组织标本以10%中性福尔马林固定，石蜡包埋，进行广泛取材、切片与组织学诊断。

（二）描述

1. 标本的大小和质地。

2. 切面外观：纤维化、囊肿（大小、数量、内容物）、钙化、肿块（三维尺寸、颜色、边界、质地、坏死，肿块与手术边缘的距离）。

（三）取材

1．小标本：完全取材冰冻。

2．较大的标本：充分取材。至少 2/3 的乳腺肿块组织（除了脂肪组织）应该取材。其中应该包括大体上可见到任何病变及手术边缘。

3．冰冻剩余组织与取材剩余组织标本以 10% 中性福尔马林固定，石蜡包埋，进行广泛取材、切片与组织学诊断。

（四）快速石蜡切片诊断

有些医院尚无冰冻切片设备，可以采用快速石蜡切片诊断。其方法并不复杂，只是将脱蜡和脱水过程改用丙酮，并在加温条件下进行。全过程可在 30 分钟内完成，如果技术熟练切片质量也可完全满足诊断需要。

三、影像引导活检

在对有乳腺症状的患者做评估时，钼靶 X 线摄影、超声波和磁共振（MRI）等影像检查，可以提供非常有用的信息，并可作为定位引导。

（一）标本 X 线照相和定位活检

乳腺癌和良性乳腺病变的乳腺 X 线征象列于表 3-4。乳房 X 线照相检测病变的操作很费时，但为了评估准确，所用方法必须前后一致[10,11]。恶性病变的 X 线征可伴有、也可不伴有触诊异常。在没有临床体征的情况下，乳腺 X 线征可疑的病变必须在术前予以定位。最常用的方法是插入一根钩状细金属线作为引导。术后，还须对标本做 X 线照相，然后再把它与术前 X 线

表 3-4	乳腺癌和良性病变的 X 线征象对照
乳腺癌	**乳腺良性病变**
有不规则、毛刺状边缘的阴影	阴影边缘光滑
小梁状变形	
钙化颗粒细而密集，或呈杆状，或分枝状	钙化颗粒粗而分散，多为圆形，边缘光滑
不对称变化	对称变化
继发性体征，如乳头回缩、皮肤增厚	

征对比观察，以确保病变组织已被切除。标本 X 线照相应在术中进行，这样，必要时还可扩大切除。标本 X 线片应和标本一起送病理科，并标明可疑病灶。

微小钙化是临床隐匿型肿瘤最常见的乳腺 X 线征象[12]，且证实钙化的存在常常不成问题。但恶性病变的其他乳腺 X 线征象，如小梁变形，在其最初的 X 线照相时用手压一压它可能有助于发现病变。有时，组织被切除后，触诊可及的病变会变得明显。在这种情况下，一般不宜用冰冻切片，因为：①经乳腺 X 线片发现的病变大都很小；②组织学诊断常常很困难。整个标本通常被切成 2～3mm 的薄片。在看不到明显肉眼病变时，如有可能，所有的薄片都应该做制片处理；如不可行，则应在乳腺 X 线征象异常部位及其周围组织取材。所有含微小钙化的区域都应被检查。标本被切成薄片后再做 X 线照相会有助于取材部位的选择。该标本如被证明有癌，则可能有必要再进一步取材。在有 DCIS 的情况下尤为必要，因为这样可使病理医师准确地评估病变范围、确定浸润灶，并对手术边缘的关系做出判断。如果每张组织切片被分别处理，那只要对受累组织片计数，就能确定其病变范围。如果显微镜检查不能证明有钙化，蜡块的 X 线片可有助于其中钙化的准确定位。和常见的磷酸钙不同，草酸钙结晶易见。虽然两种钙化都可能是乳腺 X 线征象异常的表现，但草酸钙结晶通常和乳腺良性病变有关，尤其是囊性变和大汗腺化生。对所有因乳腺 X 线征象异常而被切除的标本而言，其病理报告应该包括乳腺 X 线征象与其大体形态、和 X 线征象与组织学形态之间的对比关系。

1．步骤

（1）拍完整标本的 X 线照片。

（2）切开之前先测量标本。

（3）吸干水分，用墨汁涂抹表面，然后再吸干。

（4）间隔 1～4mm 通过中纬线平面将标本切成薄片。

（5）拍薄片标本的 X 线照片。有些作者已经发现应用有机玻璃格栅对于以后定位病变是有用的。

（6）在 X 线照片上标记组织薄片病变部位。

（7）只有肿瘤大体上可见并足够大时才取样做激素受体分析；如果大体没有明显的肿瘤，就不要做激素受体分析。

2．描述

（1）标本的大小和质地。

（2）切面外观：纤维化、囊肿（大小、数量、内

容物)、钙化、肿块(三维尺寸、颜色、边界、质地、坏死,肿块与手术边缘的距离)。

3．取材

全部取材。按照 X 线照片标记包埋盒[13,14]。

(二)超声检查定位穿刺活检

超声检查已成为乳腺肿块检出和诊断的主要手段之一。尤其是彩色多普勒血流显像技术应用以来,对乳腺肿块的良、恶性判断提供了有价值的血流信息。但由于乳腺良、恶性肿块之间存在声像图上的交叉现象,部分早期乳腺癌肿块较小,声像图常常缺乏特异性改变,从而影响超声鉴别诊断的准确性。

随着超声引导下介入技术的不断发展和普及,经皮穿刺活检术已成为多种脏器病变明确病理诊断的必要手段,并可指导临床手术和治疗。乳腺肿块位置表浅,临近组织无大的血管,穿刺操作安全、简便。

与以往的针吸细胞学检查方法相比,超声引导下粗针组织活检具有明显的优点:①定位准确,高频超声能清晰显示乳腺深部难于用手触及的肿块,可动态显示活检针进针取材的全部过程,提高了穿刺的成功率,穿刺成功率 100%;②取材率高,采用自动活检枪避免了穿刺过程中的不稳定性,所取组织标本比较完整,有利于病理检查和分型;超声导向能够指导穿刺针对肿块的不同区域进行活检,可避免所取组织标本病理结果出现假阴性;③安全微创,粗针活检穿刺与手术活检相比,不会给乳房皮肤留下瘢痕;与乳腺 X 线照相活检相比,不需挤压乳房,无辐射危害。

准确的超声导向是保证安全性的前提。操作过程中要严格控制穿刺方向和深度,尽可能与胸壁平行,以免发生气胸等并发症。穿刺完毕后纱布包扎穿刺伤口,并加压 10 分钟,以防止出血。虽然采用 18G 粗针活检,无一例发生出血、气胸等并发症。

总之,超声引导下乳腺肿块穿刺活检准确率高,操作简便安全,是乳腺肿块实用价值较高的首选检查方法,对乳腺肿块的病理诊断和指导临床治疗有重要的意义。

(三)MRI 引导下乳腺病变诊断性穿刺

患者仰卧,常规乳腺局部消毒,用 1% ～ 2% 利多卡因局部麻醉。将乳腺专用活检线圈牢固地捆贴于乳房的病变部位,先通过定位 MRI 片对照,使扫描平面与穿刺管道排列的平面平行,再作增强 MRI。当确定了在一特定排列管道和病变之间的空间位置关系后,选择最靠近病变的管道,根据 MRI 片上确定的病灶深度,将某型号的非磁性活检针通过选定管道刺入 MRI 上显示的病灶部位,即可获取组织病理材料。

四、乳管镜活检及导管内癌取材

(一)乳管镜活检

近年,乳腺肿瘤,特别是乳腺大导管肿瘤,多采用乳管镜(ductoscopy)检查。这种导管纤维内镜的最大优点是可沿着乳管走向插至乳管末端,清晰地观察乳管腔内的病变。现已成为诊断导管内病变的一种有效方法。

乳管镜可对有乳头溢液的乳管内病变进行直接观察,发现病变及其部位,可初步判断病变性质。近年来由于技术进步,又增加了乳管镜的功能,除镜检外,并可同时进行取活检的操作,对病变部位取活检。

乳管镜外径有不同规格,最细为 0.55mm,还可有 0.6mm、0.75mm、0.9mm、1.0mm、1.2mm 等。可见取出的标本极小。病理制片较困难,应当特别注意。乳管镜取出的标本也可进行涂片,做细胞学检查。

(二)导管区段切除术

导管区段切除术(microdochectomy)是一种用于研究乳头溢液的方法,目的是切除病变的导管系统。最好是外科医生先用缝合线标出方向,并用探针示踪病变导管。标本的解剖可用眼科剪剪开导管,也可做导管腔的连续横断切面。最好用后一种方法,因为前者可能会破坏一些很小的病灶。根据这样的标本发报告时,重要的是应该说明造成乳头溢液的病因是否已经查明。否则,可能还须继续临床随访,因为病变组织可能尚未被切除。

导管原位癌取材,由于原位癌已归入癌前病变(DIN)范围内,因此取材必须足够,以使其诊断确切,能够排除微小浸润癌的存在,已成为关键要点。为此目的我们提出了建议导管原位癌取材方案(详见本书第 2 章第三节)。

五、乳腺大切片检查方法及用途

大切片即器官完整切片。全乳大切片能更好地反映乳腺整体组织学全貌,便于全面观察肿瘤形态特点及对周围组织的浸润特征。在以往的研究中大切片技术主要用于发现原发性病灶,以及隐匿性病灶的寻找等研究[15~17]。对大切片技术在乳腺癌浸润性研究方面尚少见报道。

全乳腺大切片技术是将乳腺癌患者手术切除的乳腺及肿瘤标本按一定厚度、均匀地作整体片状切开、取材，制作成大切片进行镜下检查。全乳腺大切片便于更好地观察组织结构的相互关系、病变组织演变过程，以利于作出更准确的判断。根据取材方法及取材量的不同，可分为选择性全乳腺大切片和全乳腺次连续大切片两种。前者是选择性切取包括肿瘤在内的乳腺整体片状组织块制片，进行镜下检查；后者是将手术切除的全乳腺标本每隔一定距离连续片状平行切开，全部取材制片进行镜下观察[18]。

1. 标本取材　解剖术后新鲜标本中各组淋巴结，剪除乳腺周围脂肪和胸肌组织，固定于木板上，置于 -20℃冰箱内冻存 6 ~ 12h，沿乳头与肿瘤中心成直线切开标本，观察记录肿瘤切面大小及性状，并每隔 5mm 连续平行片状切开，全部取材，依次编号明确部位[19]。

2. 标本处理　编号的组织块用 10% 福尔马林固定 24 ~ 48h，再置于 80%、90%、95% 乙醇各 12h，用无水乙醇脱水 2 次（每次 12h），三氯甲烷透明 12h，二甲苯透明 2 次（每次 12h）。以上操作均在常温中进行。之后，于 60℃浸蜡 2 次，每次 12h。

3. 全乳次连续大切片制作　以肿瘤为中心至乳头切开乳房，一半送常规病理检查，另一半标本冷冻 24 h，向旁边每隔 5 mm 划一条平行线，直至乳房边缘，按画线（手工）切开乳房制成 5 mm 组织薄片，修剪腺体周围脂肪组织，依次编号。将组织片浸入 10% 福尔马林中固定 48 h，丙酮和无水乙醇分别脱水 12 h 和 24 h，再分别用氯仿和二甲苯浸泡，然后浸蜡、石蜡包埋。Leitz 1400 型轮转切片机进行全乳切片，切片厚度 8μm，进行 HE 染色及免疫组化染色。

（任　力　郑吉春）

第四节　乳腺冰冻切片病理活检

长期以来，冰冻切片病理组织学检查（以下简称冰冻诊断），是乳腺癌术中快速诊断的常规方法，在各医院冰冻切片诊断中，乳腺所占比例最大。近年来，由于临床常规的变化，冰冻切片在乳腺癌病理诊断中的实用性一直在下滑。恶性病变的诊断大都靠细针吸取活检或粗针针芯活检。新辅助化疗的开展也限制了冰冻切片诊断的应用。但是，目前在国内许多地方仍然依靠它在术中快速诊断，以确定手术方式，病灶的性质直接决定着手术方式的选择；冰冻切片可适用于确认癌的细胞学诊断；冰冻切片也常用来评估外科手术的边缘。

如果冰冻切片结果不能提供准确诊断，那就应该等最后根据石蜡切片做出的诊断。困难大都是由于取材失误和技术问题，但有时也会出现对组织学形态的真性误判。误判特别容易发生在硬化性病变，如硬化性乳腺病、放射性硬化性病变（放射状瘢痕）、导管腺瘤、上皮增生、乳头状病变和脂肪坏死等。原位癌的诊断也可引发问题，因为仅根据常规检查和小标本很难除外有间质浸润。

一、冰冻切片的诊断用途及其局限性

（一）冰冻切片的诊断用途

- 决定病变性质，以确定手术方案。
- 确定切除肿瘤的边缘是否残存肿瘤（目前乳腺常用）。
- 确定有无淋巴结转移（特别是前哨淋巴结常用），以决定手术范围。
- 辨认组织，如血管、神经、淋巴结，如转移癌等。
- Ackerman 称冰冻切片是为外科医生确定治疗决心的依据。
- 近年来为粗针针芯活检所取代。

（二）冰冻切片检查的局限性

- 冰冻切片质量较差，给病理诊断带来一定困难，特别是导管内乳头状瘤，最好不做冰冻。
- 取标本受限制，通常取一小块组织，不能代替整个标本。
- 冰冻切片病理诊断要求有经验的医生才能承担。
- 冰冻切片要求短时间内做出诊断，不能借助于辅助诊断手段，可能延缓诊断，必须等石蜡切片结果。

● 冰冻切片不适于骨组织及脂肪组织。

冰冻切片检查快速，通常半小时之内可以得出结论。因而应用于手术中急需的病理诊断，当时可确定肿瘤性质及范围。但是切片厚，质量差，诊断准确性不如石蜡切片。特别对于导管内乳头状瘤或乳头状癌、导管内癌与非典型增生等的恶良性鉴别较为困难的病例，常常令人失望。部分病人必须等待石蜡切片结果，才能决定手术范围。冰冻切片诊断存在一定的误诊情况，据报告误诊率 1% ～ 2%。

目前多用新型冷室冰冻切片机（Cryostat），切片在冰冻室内操作，冰室内温度可达 -25 ～ -35℃。取材后，标本不需固定，-20℃下冰冻，冰冻切片 8μm/ 张，可切薄到 3 ～ 5μm，切片薄而平展。每例 2 ～ 4 张，切片后黏贴于玻璃片上，无水酒精固定，苏木素与伊红染色，然改良根治标本，肿块已完全切除，最后显微镜下观察病变。特别适用于组化及免疫组化冰冻切片。临床送检标本取材时应注意是否乳腺内还有残留的肿瘤组织。取材应该有乳头、皮肤、手术切口组织、基底部组织、腋窝淋巴结全取。报告时应当完全，可以和冰冻石蜡报告一起发出（须注明全部冰冻切片号、冰冻石蜡切片号、手术标本切片号），或分别单独发出。

二、其他替代冰冻切片快速诊断的方法

1．快速石蜡切片诊断　国内某些地区多采用[20]。借助于加热等手段，使制片在大约半小时之内完成。当前又有超声波及微波应用，使小块组织制片更为方便，在没有冰冻切片设备条件的病理科，不失为一种可供选择的快速方法。

2．FNA 细胞学诊断　在某些医院，细胞学诊断有一定经验者，当报告肯定癌细胞时，即可直接施行根治术；大约 60% 可以得到明确诊断。注意细胞学可疑者仍需施行冰冻切片诊断。

3．术中印片细胞学诊断　此法快速，可辅助冰冻切片诊断。注意，做印片的标本不能沾水或福尔马林等固定液。

4．X 线引导下乳腺切除活检　随着检查技术的进步，X 线检查发现小癌越来越多。此类标本肿瘤体积小，临床上不能触及。此时冰冻活检需外科医师提供可疑部位或做染料标记，或在标本取出后，再行 X 线检查，以确定部位，避免遗漏。注意，在取冰冻切片的基础上，尽量留足供石蜡切片用的组织标本。一般情况下，这类标本不宜做冰冻切片诊断。

三、乳腺冰冻切片诊断准确性

Ackerman 外科病理学（2004 年）[21] 明确写明，这一方法具有高度的准确性，假阳性率几乎等于 0，假阴性率低于 1%，延期诊断（等石蜡切片）不超过 5%。此概率对一般医院是适用的。

现将几位作者的统计结果列表如下（表 3-5）。应当说明，此表作者报告均为 20 世纪较早时间，冷室冰冻切片机尚未出现，当前准确率应当更好些。

冰冻切片诊断的准确率：Ackerman 等复习 679 例乳腺病冰冻切片，未出现假阳性，3 例（0.4%）假阴性，6 例（0.9%）与石蜡切片诊断不符。Sparkman 报告 3536 例，其结果总准确率 97.65%，没有假阳性，假阴性 0.6%，有 1.7% 推迟诊断需等常规石蜡切片。在少数推迟病例中，有的石蜡切片诊断为癌，但是为非浸润性癌，因为这类病变肉眼不能发现。大部分报告假阳性都小于 0.5%。冰冻诊断有些病例等待常规石蜡切片是不可避免的。美国 Sloan-Kettering 纪念医院 1976 年报告 556 例乳腺冰冻诊断病例，当时诊断为癌者 145 例，都得到石蜡证实，无假阳性。其余 411 例中有 30 例（7.3%）一直等到石蜡切片出来才做诊断。此 30 例

表 3-5	乳腺冰冻切片病理诊断准确率				
作者	年	活检例数	假阳性例数（%）	假阴性例数（%）	延迟诊断例数（%）	准确率（%）
Ackerman	1959	679	0	3（0.4）	6（0.9）	99.1
Sparman	1959	3536	0	21（0.6）	60（1.7）	97.7
Lessells	1976	2197	1（0.05）	6（0.3）	0	99.6
朱世能	1979	2369	1（0.04）	8（0.34）	83（3.5）	96.1
陈乐真	1989	1236	2（0.16）	2（0.16）	13（1.1）	98.6

中有 11 例石蜡切片诊断为癌（6 例小叶原位癌，3 例导管内癌，1 例导管内乳头状癌，1 例浸润性小叶癌），另有 8 例（1.9%）冰冻未见癌，另取标本块做石蜡切片发现癌（6 例小叶癌，1 例导管癌，1 例浸润性导管癌）。

经验告诉我们，当冰冻切片报告结果为良性时，在常规石蜡切片结果正式报告以前，外科医师不应当给病人提供绝对良性的结果。特别是临床原来怀疑恶性的病例，必须等待常规切片的报告。

病理医师做冰冻切片快速诊断时，绝不可丝毫大意，即使有微小疑问，也需等石蜡切片做最后诊断。等待石蜡切片推迟手术时间是否会给病人带来不利因素，影响 5 年存活率，已有许多作者做过研究，一般认为推迟 5 ~ 7 天手术，未发现 5 年存活率有何变化。Urban 认为某些病例还是以不推迟为好。

> 准确性小结（Ackermen，2004）[31]：
> ● 乳腺冰冻切片占全部冰冻切片的第一位
> ● 即刻诊断率约为 95%
> ● 延期诊断率约为 5%
> ● 假阴性约为 1%
> ● 假阳性几乎等于 0

四、乳腺冰冻快速诊断注意事项

1. 临床资料必须完备。无论从实际需要还是从理论考虑，对于病理诊断来说，临床资料都是极其重要的。包括病人的年龄、病变部位、症状及体征（如乳头回缩、溢液，肿块大小、硬度、活动性、粘连等）及各种病史（如创伤、服药、近期是否有过妊娠、有否外科处理史、对侧乳腺是否有同样改变等），以及各种特殊检查资料（X 线、超声波、红外线等）。所有这些资料对病理医师决定诊断均很重要。脱离临床的病理学则盲目片面，甚至导致严重错误。这种强调绝不过分。

2. 当显微镜检查结果与肉眼描述或临床病史不相符合时，必须意识到，你可能正处于错误之中。必须改变其二元或多元论解释的病理结果。特别是肉眼形态是良性，显微镜诊断为癌时，必须十分小心，需反复考虑，显微镜检查可能是错误的。

3. 冰冻切片活体组织检查时，过诊断较低诊断更容易发生（假阳性更多见），必须当心。特别是对于病理经验不足的医师更是如此。当把一个原位癌诊断成良性（低诊断），后果尚不太严重；相反，如果把腺病过诊断成浸润癌，将是致残性错误。如果有怀疑，宁肯等待石蜡切片，万不可勉强轻率处置。

4. 乳腺冰冻切片的最大挑战是乳头状病变及硬化性病变的良恶性之间的鉴别诊断。不可过诊断（假阳性）。交界性病变，宁肯等石蜡切片。

5. 年轻妇女（特别是未婚未育者），乳腺肿物以良性居多，乳腺癌甚少见。诊断恶性时宜格外当心。诊断错误后果更为严重。如果不是 100% 的把握，切不可做出恶性诊断的报告。宁肯等待石蜡切片。

6. 当临床疑为恶性的病例，冰冻切片报告为良性时，在常规石蜡切片结果尚未报告之前，外科医师不应当给病人提供绝对良性的结果。

7. 冰冻切片检查，必须认真仔细。病理医师心神不宁、精神不集中的情况下，千万不可做冰冻切片病理诊断。

此外，病理诊断医师还必须牢记：
（1）显微镜没有很低倍的镜头，使用时千万注意；
（2）不检查肉眼标本，千万不要做出最后结论；
（3）不核对临床病史，千万不要发出病理报告；
（4）乳头状瘤与乳头状癌的鉴别诊断最好以石蜡切片为准，以不做冰冻为宜。所有乳腺肿瘤冰冻切片检查，切取标本时可做一印片细胞学检查，对诊断常大有帮助。

> 冰冻检查注意事项小结
> ● 注意年龄，年轻未婚者，万不可过诊断
> ● 一定不要忘记，先用低倍镜观察
> ● 诊断困难病变的常规策略是延期诊断，等石蜡切片
> ● 同时加做印片，对诊断有帮助
> ● 石蜡切片正式报告前，外科医师不应当对病人提供良性结果，特别是临床疑为恶性的患者

五、冰冻切片乳腺良恶性病变的鉴别诊断

据文献报道和我们的经验，在常规外检中，特别是在冰冻切片快速诊断中，一些良性肿块容易与癌相混淆，误诊为恶性，给病人造成严重后果。因此，有些病变必须等待常规石蜡切片的诊断结果。另外也要求病理学家对难以鉴别的几种病变必须熟悉，牢记在心。少数高分化的腺癌及非浸润性癌也可能漏诊，同样值得重视。以下介绍乳腺疾病诊断中常遇到的困难情况及鉴别诊断要点。

（一）良性病变容易过诊断的情况

1. 纤维腺瘤中的灶状上皮增生（复合型纤维腺

瘤）易被病理诊断经验不足的医生诊断成浸润癌。多形性或旺炽型上皮增生灶容易与原位癌混淆。有时也与浸润癌难以区别。这种错误最容易发生在只送一小块标本情况下，因为看不到肿瘤的边缘及与之连接的正常乳腺组织。此时需特别注意肿瘤周边界限，腺体仍保持一定结构，可见两型细胞，间质疏松。尽管这种上皮增生有时表现异常活跃，腺体增生成片成团相当严重，但仍属良性。肿物较小时，纤维腺瘤发育不充分，边界不清，而上皮增生严重，此时最容易误诊。只要注意上述条件可避免错误。

2. 乳头状瘤及乳头状囊腺瘤　有时易被人误诊为浸润癌，特别是硬化性乳头状瘤。因为冰冻切片看不到乳头，细胞密集成片，两型结构看不清，大汗腺也不是总能找到。此瘤肉眼表现明显良性，常有清楚界限。据Azzopardi 介绍，此时用一好的很低倍的镜头，常可避免上述错误。质量好的切片高倍镜仔细观察，良性乳头状瘤与浸润性癌应当鉴别出来。但是，用冰冻切片鉴别乳头状瘤或是乳头状癌，则常常是很困难的，有时是不可能的。不能确定的病例，根治术前还需等石蜡切片。因此，有的医院病理科，拒绝以冰冻切片诊断乳头状瘤或乳头状癌，是有道理的。乳头状瘤与乳头状癌的鉴别诊断将在本书第 11 章中详细讨论。

3. 硬化腺病　该病为冰冻诊断中最常见的过诊断病种，有人形容为乳腺病理的一大挑战。对于经验不足的病理医师，对石蜡切片也容易犯同样错误。腺病肉眼观察鲜嫩、湿润、光泽，而浸润性癌时质硬，磁白色，间可见乳黄色干燥粉末状的条纹（白垩纹理）。结合显微镜检查，用很低倍镜头观察，腺病排列呈放射状，有规律，高倍镜时可见腺管，细胞较少，为良性形态，多呈双行排列（压扁的腺管），不浸润脂肪组织。

硬化性腺病的假浸润现象，与硬癌十分相似。尤当冰冻快速切片时更易造成混淆。而且硬化性腺病又可与硬癌同时并存，故更要注意鉴别。硬癌肿块明显，质硬，偏大，因瘤内富有弹力纤维，故在切面上常带有放射状黄色条纹。若有灶状坏死，则可杂有黄色小点。镜下，癌细胞显示明显异型性，呈不规则的条索状或三三两两的排列，围有腺管样的细胞为单层。而腺病少有肿块形成，病变境界不清，质坚韧，无乳头退缩现象，镜下，上皮细胞小而一致，无明显异型性。增生的小管（或腺泡）外有基底膜围绕，纤维化明显时，管外可包绕较厚一层胶原纤维。腺管多呈椭圆形，除其腺上皮外尚可见有一层肌上皮，如正常腺体的双层结构。主要特点是，增生的小管常呈小叶状分布，不像癌时排列那样紊乱。

硬化腺病与分化好的腺癌（小管癌等）难以区别。石蜡切片观察，小管癌腺管排列紊乱无规律。可侵犯脂肪组织内，细胞为单一类型，无肌上皮细胞。

4. 盲管腺病（blunt ductal adenosis）　是由于小叶内腺泡导管化，腺泡增大，腺腔扩张，上皮增生形成。病变由众多小管组成，上皮呈柱状，增生活跃，细胞密集，染色深。并常见非典型增生。冰冻切片易被误认为导管癌或腺癌或小叶癌。但此病小管呈团，仍为扩大的小叶范围。上皮为两型细胞结构。只要熟悉其图形，通常辨认无大困难。本病目前也称为柱状细胞变，可能发展成为癌前病变，但仍属良性。

5. 旺炽型腺病　由于腺管高度增生，超出小叶范围，互相融合，而腺腔大小不等，且不规则，初学者易误认为腺癌。此时鉴别最重要者是两型细胞的存在，该种腺病肌上皮细胞增生明显可见。每一腺管尽管大小不等，但多为圆形，比癌规则，排列乱中有序，不形成实性巢索，细胞无异型性。周边常有大汗腺化生或其他增生症病变。

6. 结节性腺病　又称腺肌上皮瘤样腺病，常为单独一个结节，小叶高度增生，硬化形成。由于纤维组织增生，增生的腺管受压变扁呈裂隙状。肌上皮细胞增生明显，基底膜不易辨认，似乎腺上皮、肌上皮及成纤维细胞混在一起，此时极易被误认为小叶癌或局灶浸润癌。仔细观察可发现有小叶轮廓，肌上皮细胞增多，胞浆透亮，腺腔存在，同方向排列较规则。此型初看容易发生错误。

7. 哺乳腺结节　可能为垂体疾病或服用激素类药物等因素引起的局部孤立性哺乳期乳腺结节，可长期维持此状态达数年。此结节内腺体多而大，间质少，腺体背靠背，细胞大，不规则，立方形，胞浆红颗粒状或透明。核大，大小不甚一致。勿与腺癌相混淆。

8. 慢性炎症性肿块　任何一种慢性炎症的冰冻切片都容易发生诊断错误。特别是冰冻切片质量差，不能满足诊断要求时。炎症细胞在冰冻切片上不易辨认，易与浸润癌细胞混淆。炎症时细胞呈堆，不成排，无梁状结构，对排除恶性诊断很重要。浆细胞的存在有助于诊断，但不能排除恶性的可能。炎症细胞浸润呈多种成分，小导管周围炎症明显。需特别注意间叶细胞增生，上皮样细胞及多核巨细胞生长活跃时，易误诊为癌。浸润性小叶癌细胞小而密集，较难以区别。淋巴瘤和髓样癌有时也容易与炎症混淆。不管考虑哪种癌，只要有怀疑，冰冻切片不能确定时，都需等待石蜡切片。

9．各种形式的非典型增生与原位癌的鉴别诊断见本书第 2 章。

（二）恶性病变容易低诊断的情况

乳腺冰冻切片检查时，低诊断较过诊断的情况少见，其后果影响也没那么深远。多发生于非浸润性癌及高分化的腺癌。

1．小管癌　特别是硬化型小管癌与有假浸润形象的硬化性腺病十分相似，颇易造成混淆。两者的鉴别特点是，小管癌显示真正的浸润生长，肿瘤边缘多呈放射状，肿瘤性小管不仅杂乱地分布于纤维性间质内，且可伸入小叶间脂肪组织；由单型细胞构成，一般无肌上皮细胞成分；小管多呈扩张状，常有棱角。而腺病虽可显示假浸润形象，但增生的小管常簇集成群，呈小叶状分布，由明显的上皮、肌上皮双层细胞构成，当间质明显纤维化、玻璃样变时，小管受压、萎缩和变形。电子显微镜下，小管癌内肌上皮细胞稀少和小管基底膜缺如，而腺病却明显可见；小管癌的胞浆内"假囊"缺如，而腺病常见；小管癌的细胞有胞浆内腔和不完全的小管结构，而腺病可缺如。

2．小叶原位癌　依赖于冰冻切片诊断小叶癌非常困难。除非病变很广泛而典型，否则，冰冻诊断小叶原位性癌都将被怀疑是否符合小叶癌的定义。据 Ashikari（1977）报告，在一组小叶癌病例，冰冻切片诊断率只有 18%。所有可疑的病例，在根治术前都需等待石蜡切片诊断结果。

小叶原位癌时，小管膨大变圆，正常上皮完全为新生上皮所取代。新生的上皮细胞大小、形状较一致，体大而圆，排列紊乱，松散，极性消失，无肌上皮细胞及大汗腺细胞。小导管腔常为该类细胞所充塞，可单一小叶也可邻近几个小叶受侵。小叶变大；增生的细胞可一直延续到小叶外小导管。而其余小叶可保持一般增生或正常。

3．导管内癌　与小叶原位癌比较，冰冻切片诊断导管内癌容易得多，特别对于粉刺癌及筛状癌。对于实性癌及腺样型则较困难，问题在于与导管上皮的非典型增生的鉴别不清楚。导管内癌时，上皮完全为排列紊乱的单一型细胞所代替。完全失去极性，与基底膜无关。细胞明显增大，呈明显异型性，这种细胞可以完全填塞管腔。中心出现坏死时，诊断将确定无疑。此为重要指标，但必须是肯定的肿瘤性坏死，注意与分泌物相区别。

4．浸润性小叶癌及小细胞癌　由于其细胞小，染色深，胞浆少，呈弥散分布，经常与慢性炎症或淋巴瘤相混淆。鉴别时，必须学会认识冰冻切片时的淋巴细胞（常体积变大，形状不像石蜡切片那样规则）。此种癌细胞总的看来大小不一，形状更不规则，很少圆形，细胞总是有排列，成排成行。特别是浸润性小叶癌，多围绕小导管呈环层状或葱皮样排列。癌细胞有时很稀疏，极易被忽略而漏诊或被看做炎症。仔细观察，诊断常无太大困难。有时石蜡切片也有困难，可借助于免疫组化，如 EMA（上皮膜抗原）、Keratin（角蛋白）、LCA（白细胞共同抗原）、S-100 蛋白等都很有帮助。

（三）某些恶性肿瘤类型容易混淆

1．转移性肿瘤　某些恶性肿瘤转移至乳腺与原发癌难以区别。转移性黑色素瘤与乳腺癌十分近似。转移性卵巢癌与乳腺乳头状癌难以区别。临床不提供其他肿瘤病史，鉴别诊断将十分困难，冰冻切片几乎不可能完成该项任务。肿瘤邻近组织不见导管癌，可有帮助，但不能作为诊断依据。电镜及免疫组化可有一定帮助。

2．恶性淋巴瘤　当为大细胞型及组织细胞型时，由于组织收缩造成收缩裂隙状结构，看起来似条索状，易造成病理误诊为髓样癌。需注意人工因素，淋巴瘤时细胞弥漫，细胞质少，核形单一，细胞之间可见残存乳腺小叶或导管，必要时进行网织染色或免疫组化，可有帮助。

（阚　秀　任　力）

第五节　非手术病理活检的三种方法

非手术病理活检（术前病理诊断）包括：针芯活检，已有商品化的自动活检枪供使用；真空辅助系统，亦称 Mammotome，也常用来作为组织学诊断的主要工具；另外，还有细针吸取细胞学检查可以应用，但由于不能达到前述病理指标要求，已多为上述两种方法所取代。

一、粗针针芯活检

针芯活检（Needle Core Biopsy，NCB）又称粗针穿刺活检。本作者建议称为"针芯活检"或"Core活检"。活检使用自动活检枪（disposable "guns" 或 disposable automatic needles）（图3-4），采用18G～12G针头，通常用14G（针头外径为2.0mm）。为保证穿刺部位的准确性，需在影像学（X线或B超）引导下进行。活检需作皮肤麻醉，肿块需取材3～5条，微小钙化取10条。该技术采集很小体积标本，供组织学分析用。

针芯活检已被认为是可靠的。这一技术可以显示病变特征，大部分病人可以得到明确诊断。与开放活检具有极高符合率，其敏感性达97%以上，与术后病理或随访结果的符合率为94%[22]。可以提供前述乳腺癌新辅助疗法所要求的分型、分级、浸润以及各种免疫组化指标，从而替代了大部分开放性手术冰冻活检及细针细胞学活检。

其局限性在于适应证的选择，对可触及或不可触及的肿物均适用，但对微小钙化欠佳。

需要注意的是，由于受到取材的限制，NCB诊断尚存在一定缺陷。有大约10%的病例针芯活检病理诊断不够准确；对于诊断为导管原位癌的病例，约有20%术后证实有浸润癌；Core活检诊断ADH（非典型增生）者，30%～50%病例后续切除可找到原位癌或浸润癌[23~26]。

乳腺针芯活检技术较复杂，标本组织条很小，病理切片较为困难，需特别熟练的切片技术；诊断医生必须由具有对复杂的乳腺病变知识和有经验的医生担当，并能完成免疫组化用于鉴别诊断。针芯活检可有过诊断和低诊断，所以也必须由多项检查会诊决定治疗。一个成功的NCB检查，必须要有外科医生、影像科医生与病理医生的密切合作[27]。

二、真空辅助针芯活检

真空辅助针芯活检（Vacuum Assisted Needle Core Biopsy，VANCB），通常称 Mammotome。某些病例X线照相显示异常，特别是怀疑乳腺癌的病例，此时就特别需要取较大体积的组织进行正确的诊断，在此VANCB正适合应用。VANCB需在影像引导下定位，一般是在特定的数字X线影像引导下完成，自动操作，也可超声引导。利用负压将组织吸入至活检针内，旋转切割成柱状标本（图3-5）。可在不同部位钻取多块标本。

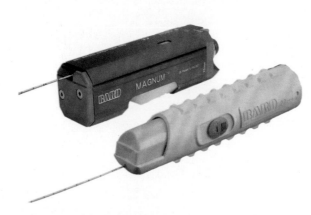

图3-4　乳腺全自动活检穿刺枪

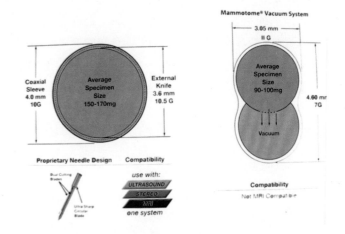

图3-5　不同穿刺针号（7G，10G，10.5G，11G）外径及吸出标本直径比较。下图为穿刺针头切割刀设计示意图

局部皮肤麻醉，做 5mm 切口。用 8G 或 11G 针（外径大于 3.0mm）。VANCB 可取 5 ～ 25 块组织芯。如此，较小的病变可以大部或整个被切除，体积小的良性肿物可以达到完全切除的目的，很实用。也可对病变部位进行小的金属丝定位标记（图 3-6）。

该检查法的优点是能够获得较大体积的组织，提供给病理组织学检查，并能迅速排除穿刺部位的血肿，这就保障了标本的高质量。据公布的资料，VANCB 检查的模糊诊断率是较低的，增加了 DCIS 病变区域的小的浸润癌的发现率。

这一诊断技术花费较贵，对不可触及病变，特别是微型钙化病例，应用也有所保留。

总之，当影像诊断不同的病变，应根据其病变组织学性质，考虑决定采用何种标本采集方法。

三、细针吸取细胞学活检

细针吸取细胞学活检（Fine Needle Aspiration Cytology，FNAC），即针吸细胞学检查（详见本书第 5 章，针吸细胞学活检专题）。

FNAC 较 NCB 的花费成倍地节省，时间也节省，可以立即得到诊断结果。腋下淋巴结肿大者 FNAC 检查也很有帮助。FNAC 可以确定肿瘤良恶性质，其假阳性率低于 1%，特异性几乎达 100%；其缺点在于敏感性较低，假阴性率较高，在 10% ～ 15%。因此，当临床高度怀疑乳腺癌，而 FNAC 报告阴性时，应当重复 FNAC 或做 NCB 检查 [27]。

值得一提的是，由于该方法的假阴性率较高，不能分析组织学结构，不能鉴别原位癌与浸润癌，不能鉴别原发癌与转移癌，不能完全满足新辅助疗法需要，因而目前有被 NCB 或 VANCB 取代的趋向，即有由"细针针吸"转向"粗针穿刺"的倾向。但是，也有的专家认为，FNAC 对于某些病例，特别是在乳腺癌普查过程中，

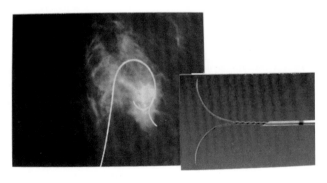

图 3-6 乳腺穿刺用乳腺肿物定位金属导丝 X 线片

还是很有用的。应该说，FNAC、NCB、VANCB 各有其用途 [28,29]。

FNAC 检查的准确性取决于下列 3 种因素：①标本细胞量足够，取材病变部位准确；②正确地操作，包括针吸、涂片及染色，没有人工变化；③细胞学资料正确的解释，清楚地报告提供给临床。

四、NCB、VANCB、FNAC的合并症

FNAC、NCB、VANCB 没有明显的合并症。但也应考虑到某些可能出现的问题，如疼痛、血肿、气胸、病变梗死、间质反应性变化等。NCB、VANCB 检查病变完全梗死时有发生，特别是纤维腺瘤、囊内乳头状癌等。

至于是否可能出现肿瘤细胞沿针道种植或远处扩散的问题，一直为人们所关注，也确有个别种植转移的报告。但大量材料表明，不会增加肿瘤转移的风险，不影响病人的预后。特别是穿刺后紧接着进行化疗，更加保证了其安全性。

穿刺后，常常可在主瘤块旁，原先穿刺部位，沿针道出现细胞岛，伴成纤维细胞及组织细胞反应，可能成为错误诊断的原因，误认为是间质性肿瘤或转移性癌。此时对针道的认识，对确定是否细胞移位很重要。有时见到一团乳头状病变细胞或导管原位癌细胞移位，则很像浸润癌，此时应当注意确定 FNAC、NCB、VANCB 检查的损伤部位。这种移位现象的临床意义尚不明确，应尽量避免诊断为浸润癌。当导管原位癌病人 NCB 检查时，有时可观察到在淋巴引流管或淋巴结边缘窦内有上皮细胞栓子，但这种不引起组织反应，不能证明是转移 [26]。

五、针芯活检（NCB）诊断报告分级

（一）欧洲乳腺癌普查质量保证规范（指南）的分级

2006 年英国为欧洲乳腺癌普查质量保证，提出了规范（指南）（European Guidelines for Quality Assurance in Breast Cancer Screening and Diagnosis，Fourth Edition，2006）。关于 NCB、VANCB 的组织学检查给出的病理学分级如下 [26]。

应当注意，本 NCB、VANCB 的组织学检查给出的是病理学分级（B1 ～ B5），并未给出明确的疾病诊断标准，尽管大部分病例是可以做到的。大约 10% 的病例不能明确分级。还应当注意，尽管此分级与 FNAC 分级很相似，但并不完全相同。

B1. 正常组织／无异常发现

显示正常乳腺组织，这类 Core 可仅仅包含乳腺导管、小叶或成熟脂肪纤维组织。

B1 报告应描述所见成分，应当有上皮成分的存在。

B1 诊断也可以包括微型钙化，比如小叶复旧。这类病例病理医生与放射科医生讨论非常重要。小叶复旧内小的钙化灶常见，但是太小，乳腺照相看不见，这种只报告存在钙化，不加评论，否则容易误导。直径小于 100μm 的微型钙化，无论是单个还是成团的，乳腺照相都不能显示。

B2. 良性病变

当发现良性异常时，划作为 B2。包括纤维腺瘤、纤维囊性改变、硬化腺病、导管扩张症，以及其他一些非实质性病变，如脓肿、脂肪坏死等。

当确定是否有特殊病变发生困难时，比如微小的纤维囊性改变，会诊团队应当重新估计组织学表现是否符合原临床及放射图像所见。否则，比如病理所见不能清楚地解释界限清楚的肿块，此时就不能划作 B1，而不是划作 B2。

B3. 不确定恶性潜能的病变

这类病变主要由 NCB 组织学诊断良性，但被认为异质性或有一定的增加危险性（尽管很低）。

B3 类与 B4 类比较，外科活检证实恶性率较低，前者约 25%，后者约 66%。B3 类患者大多数需要外科切除。但是，这些患者在手术前都应经过团队会诊讨论。

这类病变包括：乳头状病变、放射状瘢痕／复合型硬化病变、小叶内瘤变（LIN）、导管型非典型上皮增生、叶状肿瘤等。

可能是癌的病例，但由于技术问题，比如挤压或组织固定不良，不能提供明确诊断时，最好划入 B4 类。同样，在血凝块中含有明显坏死的细胞或标本外面黏有明显坏死的细胞都应归入 B4 可疑类。

B4. 可疑恶性

有些标本不能进行分级，如涂片过厚、人工变化明显，或只有凝血块等。这种病例也应当分作 B1 类，尽管有些专家认为应当划作 B0 类。

单个导管清楚地高度非典型上皮增生，应当划入 B5 恶性类。然而必须小心，如果一个或仅一部分导管高度非典型上皮增生，如果没有坏死存在，此时认作为

可疑比认为肯定恶性要好。还应当注意，如果上皮细胞表现任何大汗腺表型，甚而可以表现非典型性，此时都不应划入 DCIS 项内。

B4 类病人的处理，通常是进行病变区域的诊断性外科活检，或为了肯定诊断进行重复 NCB。NCB 检查，B3 类或 B4 类诊断结果，都不应当采用明确的治疗性外科手术。

B5. 恶性

此类 NCB，为诊断明确的恶性的病例。如果可能，应当进一步再分为原位性或浸润性。恶性的其他形式，如淋巴瘤也划入 B5 类。

a. 小叶内瘤变：LIN 包括在 B3 类内，因为它不具有像 DCIS 或浸润癌那样的针对恶性的处理的指征。然而，LIN 的形态多样，伴有粉刺样坏死者，应归入 B5 类。

b. 导管原位癌：NCB 的优越性之一即在于它可以区分原位癌与浸润癌。但应牢记，由于 NCB 标本有限，除原位癌外，还应注意存在浸润癌灶的可能性。按照标准 NCB 方法取材，这种情况大约 20% 病例外科手术切除标本存在浸润癌。NCB 检查报告可以给予 DCIS 核级别、结构、有否坏死等指标。如有钙化应当报告。

c. 浸润癌：NCB 胜过 FNAC 的优点之一，即在于可以诊断浸润。NCB 明确诊断浸润癌的阳性预期值达到 98%。如上述，对 DCIS 的阴性预期值仅 80%。也可做到癌的分型及分级（尽管与最后诊断的分型和分级可能有不符合，用时宜谨慎）。

（二）NCB 诊断可能出现的问题及陷阱

NCB 诊断可能出现的问题及陷阱，包括许多 FNAC 诊断引起困难的病变。其他病变也可存在，特别是针芯标本诊断问题。

1. 病变微小
2. 错构瘤及脂肪瘤
3. 假血管瘤样间质增生（PASH）
4. 普通型导管增生（UDH）
5. TDLU 上皮非典型性
6. 柱状细胞变，伴或不伴扁平型上皮非典型性（WHO 2003）
7. 大汗腺非典型性和 DCIS
8. 泌乳改变
9. 硬化病变／小管癌

10．微腺管腺病／小管癌

11．间质增生及梭形细胞病变

12．纤维上皮肿瘤

13．放射线引起的改变

14．浸润性小叶癌

15．黏液囊肿性改变

（三）针芯活检质量检查标准

"欧洲乳腺癌普查质量保证规范（指南）"提出建议见表 3-6。

（四）建议改良分级

应当说明，以上分级只是供欧洲乳腺癌筛查用。为使用方便，我们在实际工作中稍作改良、简化，可供使用者参考[39]。

0 级 — 标本不足，标本不满意，不能诊断，需重取或重切。

1 级 — 正常乳腺组织，无明显病理变化。

2 级 — 良性病变。

包括纤维腺瘤、一般型良性增生（特别是导管内上皮增生）、硬化腺病、某些导管乳头状病变、炎症性改变等。

3 级 — 未确定恶性潜能的病变（良性可能性大，但不能完全排除恶性）。

表3-6	针芯活检（NCB）检查建议域值	
	最低值	满意值
绝对敏感性（Absolute sensitivity）	＞70%	＞80%
完全敏感性（Complete sensitivity）	＞80%	＞90%
特异性	＞75%	＞85%
阳性期望值 C5	＞99%	＞99.5%
假阳性率	＜0.5%	＜0.1%
漏诊率（癌被诊断为 B1 或 B2）	＜15%	＜10%

应用于下列病变：硬化性导管病变（包括放射状瘢痕）、某些增生活跃的导管内乳头状瘤病、导管及小叶非典型增生（轻度）。

4 级 — 可疑恶性。仅用于提示，但不能完全诊断恶性的病变。

包括材料不充分，或病变不典型，或由于人工改变。导管及小叶的中～重度非典型增生（甚而包括部分低级别的导管原位癌）应在此列。

5 级 — 恶性。用于明确恶性的病变。

5A — 原位癌（肯定的导管内癌和小叶原位癌）。

5B — 明确的浸润性癌及其他恶性肿瘤。

（阚　秀）

第六节　乳腺癌淋巴结病理检查

一、腋下淋巴结检查

传统上，腋窝淋巴结情况已经被看做是浸润性乳腺癌患者预后的最重要因素之一。仅有 20% ～ 30% 腋窝淋巴结阴性的患者在 10 年内复发；相反，淋巴结阳性的患者 10 内复发率达到 70%。腋窝淋巴结阳性数量越多，预后越差。在一项 24 740 例患者的研究中，如果病变小于 20mm，没有腋窝淋巴结累及的患者 5 年生存率是 93.3%，1 ～ 3 枚阳性淋巴结者是 87.4%，累及 4 枚或更多者是 66%。由此可见，腋窝淋巴结检查在乳腺癌根治标本中有至关重要的意义[30,31]。

（一）腋窝淋巴结分组

乳腺癌相关淋巴结主要包括腋窝淋巴结、乳内淋巴结、锁骨上淋巴结等[32]。

腋窝淋巴结为乳腺淋巴引流中最重要的淋巴结群。腋窝淋巴结按其解剖部位分为 5 组，即中央组群、前群、后群、外侧群、锁骨下淋巴结群。根治术清除腋窝时，病理医生通常无法按照解剖位置分成 5 组，这种分组方法在临床应用中有一定难度。为了提高实际应用价值，Berg（1955 年）提出以胸小肌为界，将腋窝淋巴结按位置高低分成三组（三水平）（图 3-7）：

低位组（Ⅰ水平）：位于胸小肌下方；

中位组（Ⅱ水平）：位于胸小肌后方；

高位组（Ⅲ水平）：位于胸小肌内上方。

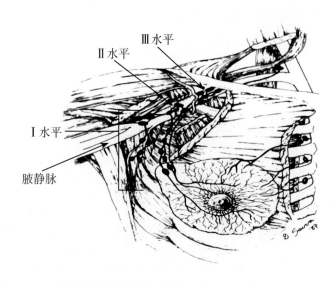

Ⅲ水平
Ⅱ水平
Ⅰ水平
腋静脉

图 3-7　乳腺淋巴结外科分组示意图

表3-7	182 例腋窝淋巴结数目统计（个）（ Haagensen ）	
淋巴结群	淋巴结数目	平均数目
前群	311	1.7
后群	1061	5.9
中央群	2199	12.1
外侧群	1948	10.7
尖群	641	3.5
合计	6160	33.9

另报告，在 195 例腋窝切除标本中，平均淋巴结数量是 24 枚。在临床工作中，腋窝脂肪组织中至少应该平均找到 20 个淋巴结[30]。

（三）腋窝淋巴结取材

根治性标本淋巴结按Ⅰ组、Ⅱ组、Ⅲ组和胸肌间淋巴结取材。改良根治标本按上半部和下半部取材。记录中应该描述每组淋巴结的数目，每组淋巴结中最大淋巴结的大小，以及大体含有明显肿瘤淋巴结的大小和部位[32]。

在实际工作中，如果根治标本整块切除腋窝组织，取材医生要在脂肪组织中寻找淋巴结。腋窝淋巴结通常较大，一般呈白色，显得特别突出，在脂肪中容易触及，尤其是新鲜脂肪组织中。这种取材方法虽然可以发现许多淋巴结，但是不得不承认这种方式一定遗漏了一些较小的淋巴结。

上述方法通常能够完成多数根治标本的取材，但对于个别寻找淋巴结有困难的病例来说仍然不能完成取材工作。这时，可以采用特殊技术来帮助取材者从腋窝脂肪中分离淋巴结，这些方法包括脂肪 X- 线照射，Bouin's 液体固定脂肪以及脂肪透明等。毋庸置疑，这些技术可以提高发现淋巴结的数量，能够发现触摸漏掉的小淋巴结。

多数大体上未被转移癌累及的腋窝淋巴结直径是 0.5cm 或更小，这些小淋巴结通常全部送检组织学检查。直径 0.5 ~ 1.0cm 的淋巴结通常沿着长轴一分为二。大于 1cm 的淋巴结可以分成两块或更多。实际上，对于较大的淋巴结来说，是否需要对所有淋巴结组织进行病理学检查尚没有一致意见。如果一个较大淋巴结大体可见明显的转移癌，可以选取有代表性的组织，并不需要包埋整个淋巴结。

简而言之，Ⅰ水平相当于上述前群、后群的全部及外侧群和中央群的大部分；Ⅱ水平相当于中央群及外侧群的小部分；Ⅲ水平相当于锁骨下群。

这些水平能在手术时被严格准确标记。当乳腺癌仅有Ⅰ水平淋巴结转移时，5 年生存率为 62%，有第Ⅱ水平淋巴结转移时，5 年生存率为 47%；而伴有第Ⅲ水平淋巴结转移时，5 年生存率仅为 31%。即转移的位置愈高，预后愈差。这种划分方法淋巴结分组明确，便于临床应用，对治疗方法的选择及估计预后都有一定的指导意义。目前，这种分组已在国内外得到广泛的认同。我国卫生部医政司于 1991 年在"乳腺癌诊断规范"中已正式推荐。

最近，随着前哨淋巴结的深入研究，有些学者把腋窝淋巴结分为前哨淋巴结和非前哨淋巴结来讨论，上述分组方法受到前所未有的挑战，前哨淋巴结的内容在另文详细讨论（详见本书第 4 章第四节）。

（二）腋窝淋巴结数目

腋窝淋巴结是上肢最大的一群淋巴结，其总数因各研究者使用的方法不同而差异很大。

Pickren 采用手感检查法解剖根治标本 75 例，平均从每例找到腋窝淋巴结 21.5 个；而采用溶去腋窝脂肪的透明标本法，在 196 例根治标本中发现淋巴结平均为 37.3 个。Haagensen 报道腋窝淋巴结最多可达 82 个，最少 8 个。一般认为，腋窝淋巴结总数为 30 ~ 60 个（表 3-7）。

（四）组织学检查

淋巴液通过淋巴管道流入淋巴结的被膜下窦（边缘窦），然后浸润实质淋巴窦。以这些解剖学和生理学为基础，在 HE 切片中转移性沉积往往发生在被膜下窦。病理医生在进行病理学检查时尤其注意这个区域。肿瘤细胞缺乏明显的多形性时，与组织细胞很难鉴别，因为组织细胞也可以让淋巴窦变得拥挤，此时特别值得注意。有些转移癌细胞可以发生退变，可以出现核固缩和细胞嗜酸性。

淋巴窦中的肿瘤细胞团较孤立性细胞更容易识别，部分是因为黏附的肿瘤细胞形成与周围组织细胞分离的趋势，似乎是镶嵌在一个腔隙内。这种现象本身不是一个可靠的诊断标准，因为癌细胞黏附性会有所变化，并且组织细胞有时也可以聚集成团。尤其是转移性小叶癌是病理医生要特别注意的病变，因为癌细胞表面缺乏黏附蛋白（如 E-cadherin），在淋巴结中往往以分散方式分布。

组织学上，多数情况下淋巴结检查并不困难，普通的 HE 染色通常能够判断有无转移。对于诊断有困难的病例，免疫组化染色很有帮助，可以证实转移癌的存在[33]。

总之，腋窝淋巴结在乳腺癌病理诊断中有重要价值，应该尽量寻找更多数量的淋巴结，必要时可以采用特殊技术，组织学诊断困难时可以采用免疫组化染色的方法。

二、淋巴结微小转移癌

淋巴结微小转移癌，是指转移灶最大直径 ≤ 2mm[34]。微小转移癌可以见于常规淋巴结切片，最初阴性的淋巴结连续切片，或免疫组化染色切片。通过后两种方法发现的转移称为隐匿性微小转移（occult micrometastases）。隐匿性微小转移癌发现率是 9% ~ 33%，平均是 17%。研究表明，隐匿性转移癌患者与阴性淋巴结患者的预后几乎没有差别。在连续切片中，浸润性导管癌和小叶癌患者发现隐匿癌的概率相同。另一项研究[35]表明，通过免疫组化发现隐匿性小叶癌的概率是 39%，随后是浸润性导管 - 小叶癌（38%）、特殊类型癌（16%）以及浸润性导管癌（13%）。

TNM 分期系统有关区分孤立性肿瘤细胞（isolated tumor cells，ITCs）和微小转移的修改已经被采纳（见表 3-8）。ITCs 是指单个细胞或不超过 0.2mm 的小细胞团，常常通过免疫组化或分子方法发现，但可以由 HE

表 3-8	淋巴结组织学阴性患者孤立性肿瘤细胞（ITCs）TNM 分期[47,48]
N 分期（组）	定义
pN0	组织学上没有区域淋巴结转移；没有使用形态学或非形态分子研究
pN0（i-）	HE 和 IHC 切片淋巴结阴性
pN0（i+）	HE 切片淋巴结阴性；IHC 阳性没有超过 0.2mm 细胞团
pN0（mol-）	HE 切片和分子方法（RT-PCR）淋巴结阴性
pN0（mol+）	HE 切片淋巴结阴性；RT-PCR 淋巴结阳性

染色证实。在淋巴结中，ITC 通常缺乏恶性活动的证据，孤立性的肿瘤没有浸润血管或淋巴窦壁。ITC 和微小转移都缺乏分裂象和间质反应，淋巴窦壁的浸润在微小转移或 ITC 中也很少存在，所以鉴别这两种病变是具有挑战性的工作。

三、淋巴结内上皮包涵体

上皮包涵体是淋巴结内出现的一组病变，包括正常小叶、大汗腺化生、鳞状上皮囊肿、乳头状瘤、上皮增生、导管内乳头状瘤等上皮性病变，是一个腋窝淋巴结组织学诊断的陷阱。

乳腺腋窝淋巴结内的上皮包涵体可以来自乳腺或皮肤附属器。几乎所有与腋窝淋巴结有关的异位腺样组织都有报告。多数患者表现为腋窝肿物，有些患者没有临床症状，但可以发生良性增生性病变，如大汗腺化生和导管增生。来源于皮肤附属器腺体，可以存在皮脂腺分化。腋窝淋巴结囊性病变的鉴别诊断包括滑膜囊肿[43]。

鉴别上皮性包涵体和转移癌通常是不困难的。上皮包涵体的腺样结构通常出现在淋巴结被膜内外，或在淋巴组织中，而不会在淋巴窦中。在有些淋巴结异位的乳腺腺小叶中肌上皮细胞和特化的小叶内间质是明显的。转移性病灶通常以单个腺体或小团腺体分布在淋巴组织中，或者在被膜中以及被膜下窦中。

在此之所以提出淋巴结内出现上皮包涵体，是因为要提醒注意，不是所有的淋巴结内的上皮都是转移癌，也有可能是良性上皮，尽管很少见。

四、乳腺癌淋巴结常规检查的误差

（一）临床触诊误差

触诊检查腋下淋巴结其假阳性、假阴性率均可高达

25%～40%。因为肿大的淋巴结未必都是由于癌转移所致，而刚刚转移的淋巴结也未必都能触及。据杭州肿瘤医院（1976）报道，检查500例腋下淋巴结肿大的乳腺癌，经病理证明为癌转移者为67.39%。这一事实表明，临床检查不论是否淋巴结肿大，均约有1/3的病例可能与病理检查结果不相符合。

（二）病理检查误差

淋巴结的病理检查本身也存在一定误差。因为病理常规检查淋巴结只取一个切面，易造成丢失。Saphir选39例一个切面无转移的病例，将淋巴结做成连续切片，每一淋巴结平均切332张，最后发现转移者10例，高达25%。Picker选51例报告无淋巴结转移的病例，采用透明方法，每例平均查到36个淋巴结，每一淋巴结连续切片15μm厚，发现11例为阳性，占22%。因此，可以理解为什么有时腋下淋巴结尚无转移，而发生了远处转移，即为什么乳腺癌外观认为正常的淋巴结也需一并切除。

五、淋巴结检查的准确性及提高准确性的方法

Canavese等[36]报告了SLN总体准确性是93%，敏感性是77.1%，特异性是91.1%。Moghimi等[24]报告SLN敏感性是92%，特异性是87.5%，总体准确性是90.9%，但是假阴性率是8%。其他文献中也报告的假阴性率是0～29%，平均7.3%。

为了降低假阴性率，提高淋巴结检查的准确性，许多学者进行了大量的研究，探讨不同方法的应用情况，不同程度提高了淋巴结活检的准确性。

1. 足够取材　上文中提到增加淋巴结的数量可以提高阳性淋巴结的发现率，有些寻找淋巴结困难的标本可以通过脂肪X线照射，Bouin's液体固定脂肪以及脂肪透明等方法进行取材，可以获得更多数量的淋巴结标本。

2. 连续切片　Ludwig乳腺癌研究小组对921例淋巴结常规切片阴性的患者，进行了仔细研究，在6个不同切面上分别进行淋巴结切片，隐匿性微小癌的发现率是9%。

3. 免疫组化　个别浸润性小叶癌的淋巴结孤立性细胞或细胞团是一个尤其棘手的问题。在HE染色中，淋巴结中这些肿瘤细胞很难与组织细胞或反应性细胞相区别。为了解决这个问题，Bussolati等[37]选择50例淋巴结阴性的浸润性小叶癌，使用三种上皮相关免疫标记物（EMA、HMFG-2和CK）对其进行研究。作者发现，50名患者中淋巴结阳性率是24%（12例），12个病例中共有26个（3.3%）淋巴结阳性。Trojani等[38]对150名淋巴结阴性平均随访10年的患者进行研究，通过使用5种单克隆抗体发现淋巴结中的隐匿性微小转移，共有21例（14%）患者淋巴结阳性。不管是何种类型的转移癌，免疫组染色发现隐匿性转移癌比连续切片更敏感。

4. 连续切片结合免疫组化染色　一项使用重复切片和免疫组化染色相结合的方法对208患者进行研究，隐匿性转移的发现率是24.5%（51例），并且发现隐匿性微小转移小叶癌比导管癌更常见，50岁前比50岁后更常见[39]。Ludwig乳腺癌研究小组选择了736个病例使用连续切片结合CK免疫组化染色的方法对阴性淋巴结进行研究。两种方法联合应用淋巴结微小转移癌的发现率可以达到21%，由此可见，这两种方法联合应用可以在某种程度上提高淋巴结转移的发现率。

5. 分子生物学研究　近些年，RT-PCR已经应用于腋窝淋巴结微小转移癌的研究。Noguchi等[40]等应用RT-PCR研究乳腺癌患者腋窝淋巴结CK19的表达情况。所有组织学上明确的淋巴结转移均有CK19表达，而缺乏淋巴结转移证据的表达占9%。作者的另一项研究证实有转移癌的所有淋巴结均有mucin-1 RNA表达，组织学上阴性的淋巴结表达率是6%。Lockett等[41]使用RT-PCR对多种标记物组合进行研究，包括CK19、c-myc、PIP标记物。在组织学阴性的病例中，一种或几种标记物表达的病例高达40%。因为这种方式浪费人力物力，目前尚不能广泛应用于临床病理诊断。

在这些方法中，连续切片和免疫组化可能是病理医生日常工作中常用的辅助手段。

（王功伟　薛　宁）

第七节　关于乳腺癌病理诊断报告

一、导管原位癌病理报告标准化

乳腺 DCIS 治疗 VNIP 方案的应用，病理指标显得尤其重要。如果因病理诊断不当，导致临床低治疗或过治疗，都会给病人带来不必要的损失。为此，DCIS 的病理诊断报告的标准规范化，已成为一个应当倍加关注的病理课题。

VNIP 方案要求相关项目，在病理报告中应体现相应的内容，为临床尽量提供详尽的信息。美国解剖和外科病理主任协会（Association of Directors of Anatomic and Surgical Pathology，ADASP）发布的《乳腺癌报告推荐意见》中，关于原位癌报告，包括大体描述、诊断信息（部位、组织学类型、构型、坏死、核级、肿瘤大小、微钙化、切缘等）（见表 3-9）。

结合国内医院当前应用状况，乳腺导管原位癌病理报告，至少应当包括下列项目：

1. 部位（侧，象限）
2. 标本名称
3. 肉眼测量大小（包括取材组织块数）
4. 组织学类型
5. 组织学分级
6. 有无坏死及钙化（程度）
7. 有无微小浸润（不报 = 无浸润）
8. 切缘与肿瘤最近距离（镜下）

9. 免疫组化：ER，PR，HER2，Ki67，P53，等
10. 其他所见（或说明）

举例：

（左侧外上象限）乳腺肿物切除标本，石蜡切片：
乳腺导管原位癌（Ⅲ级）。坏死明显，可见灶状钙化，
肿瘤大小约 2.5cm × 2.0cm × 1.6cm，取材 12 块，
伴微小浸润（直径 < 1mm），
切缘近距离约 8mm，
免疫组化（肿瘤组织）：ER（90%，+++），PR（100%，+++），HER2（-），Ki67（< 5%），P53（+）。

二、乳腺癌根治性标本病理报告标准化

随着乳腺癌治疗方案的不断改进和发展，临床医师对乳腺癌病理报告的内容和标准有了更高的要求。

（一）美国解剖和外科病理主任协会推荐意见

美国解剖和外科病理主任协会（ADASP）于 2006 年发布《乳腺癌报告推荐意见》[42]，包括浸润性癌和原位癌两部分，每一部分包括必须包含的内容和可供选择的内容，以项目清单的形式列出。

浸润性癌必须报告的内容：大体描述（标本类型、大小、肿瘤情况、周围组织、淋巴结情况、是否做过冰冻诊断等）、诊断信息（部位、组织学类型、分级、切缘、淋巴结侵犯、脉管侵犯、镜下测量的肿瘤大小、导管内成分、微钙化、pTNM 分期等）。

可供选择的内容：有神经周围侵犯、微血管计数及辅助检查，如流式细胞术、ER、PR、P53、癌基因等。

（二）步宏等[43]提出的乳腺癌报告的内容

包括标本类型、大体检查、镜检（原位癌存在与否、组织学类型和 WHO 分级、浸润性癌的组织学类型、分级、淋巴结受累情况、pTNM 分期、切缘、脉管、乳头等受累情况；新辅助化疗后标本的瘤床大小、残留肿瘤比例、化疗后的改变、特殊检查）激素受体、HER2）等。

表 3-9　DCIS/DIN 报告概要（ADASP）
DCIS/DIN
分级：/3
最高级别的比例（如果多于一个级别）：
类型：
分布范围 / 大小（cm）：　　　　　（在 1 张玻片上）
（X 张玻片受累）
坏死：有　　　无
核级：1　　　2　　　3
微小钙化：有　　　无
边缘：
距离最近边缘（标明）：
Paget 病（如果有）
伴有小叶内瘤变（LIN）：有　　　无
其他所见（标明）：

乳腺癌根治性标本病理报告项目：

1．原发癌的侧别、部位、肉眼分型、组织学类型、组织学分级、癌周及乳腺内外浸润情况。

2．癌旁病变及并发病变。

3．区域淋巴结转移及免疫学反应情况。

4．放、化疗疗效组织学评估。

（三）本文作者建议方案

参考美国解剖和外科病理主任协会（ADASP）发布的《乳腺癌报告推荐标准》[42]，结合作者本人实际工作体会[44]，我们提出以下内容，作为乳腺癌根治大标本病理检查报告项目的选择。总的原则要求应当是报告尽量地全面，不漏项，以供给临床足够的信息。

标本类型：

1．乳腺部位（_____侧，_____象限）

2．标本名称：（改良根治标本），

（需注明先前手术肿瘤切除标本或粗针针芯标本各种病理号_____）

3．肉眼测量大小（___×___×___）；数目（单发或多发）

显微镜检查：

4．组织学类型：

5．组织学分级：____级（____+____+_____分）

6．有无坏死及钙化（程度）：

7．邻近组织侵犯情况（包括边缘）：

8．血管淋巴管受侵：（____）；神经受侵（____），

9．癌周围（癌旁）组织病变：（包括原位癌、非典型增生、普通型增生等）

10．其他所见（或说明）：例如，送检标本肿瘤已切除，未见肿瘤残存等，如有术前新辅助治疗，需行疗效评级，另加报告。

11．淋巴结是否转移：＋或－（X/Y）；直径大于1cm者应注明其大小，结外受侵（____），前哨淋巴结（____x/y），

12．病理分期：pTNM_____期（pT_____，pN___，Mx），免疫组化检测（肿瘤组织）：

13．ER（____%，平均强度____），

14．PR（____%，平均强度____），

15．HER2（____），

16．其他：CK5/6（____），Ki67（____%），P53（____），等等。

（阚 秀 陈定宝）

参考文献

1. Schnitt SJ, Wang HH.Histologic sampling of grossly benign breast biopsies.How much is enough?Am J Surg Pathol, 1989, 13：505-512.

2. National Cancer Institute. Standardized management of breast specimens recommended by Pathology Working Group, Breast Cancer Task Force.A m J Clin Pathol, 1973, 60：789-798.

3. Pathology reporting in breast cancer screening.Sheffield, UK, NHSBSP Publications, 2nd edition, 1995.

4. Rememmendations for the reporting of breast carcinoma.Hum Pathol, 1996, 27：220-224.

5. Examination or breast specimens.Association of Clinical Pathologists Broadsheet. 1987.

6. Kingsley WB, Peters GN, Cheek JH.What constitutes adequate study or axillary lymph nodes in breast cancer?Ann Surg, 1984, 201：311-314.

7. Hartveit F, Samsonen G, Tangen M, Halvorsen JF.Routine histological investigation of the axillary nodes in breast cancer. Clin Oncol, 1982, 8：121-126.

8. Giuliano AE.Sentinel lymphadenectomy in primary breast carcinoma：an alternative to routine axillary dissection. J Surg Oncol, 1996, 62：75-77.

9. Veronsi U, Paganelli G, Galimberti V, et al.Sentinel node biopsy to avoid axillary dissection in breast cancer with clinically negative lymph nodes. Lancet, 1997, 349：1864-1867.

10. Schnitt SJ, Connolly JL. Processing and evaluation of breast excision specimens. Anatomic Pathology 1992；98：125-137.

11. Armstrong JS, Davies JD. Laboratory handing of impalpable breast lesions：a review. J Clin Pathol 1991；44：89-93.

12. Tavassoli FA. Mammary intraepithelial neoplasia：a translational classification system for the intraductal epithelial proliferations. Breast J, 1997, 3：48-58.

13. Guidi AJ, Connolly JL, Harris JR, Schnitt SJ. The relationship between shaved margin status in breast excision specimens. Cancer, 1997, 79：1568-1573.

14. Schnitt SJ, Connolly JL. Processing and evaluation of breast excision specimens.A clinically oriented approach. Am J Clin Pathol 1992, 98：125-137.

15. Carter D.Margins of "lumpectomy" for breast cancers. Hum Pathol 1986, 17：300-332

16. National Cancer Institute. Standardized management of breast

specimens. Recommended by Pathology Working Group, Breast Task Force. Am J Clin Pathol 1978，60：789-798.

17．Connlly JL，Schnitt SJ，Connolly JL. Evaluation of breast biopsy specimens in patients considered for treatment by conservative surgery and radiation therapy for early breast cancer. Pathol Annu 1988，23（Pt1）：1-23.

18．Armstrong JS，Davies JD. Laboratory handing of impalpable breast lesions：a review. J Clin Pathol 1991；44：89-93.

19．Pathology reporting in breast cancer screening.Sheffield，UK，NHSBSP Publications，2nd edition，1995.

20．陈乐真. 快速诊断病理学. 北京：人民军医出版社，2005.

21．Rosai J. Rosai & AKerman's Surgical pathology. 9ed. Singapore Pte Ltd，2004：1760.

22．郭会芹，孙耘田. 乳腺粗针穿刺活检的临床病理应用. 中华病理学杂志，2004，33（3）：277-279.

23．Putt TC，Pinder SE，Elston CW，et al. Breast Pathology Practice：most common problems in a consultation service. Histopathology. 2005，47：445-457.

24．Rao A，Parker S，Ratzer E，et al. Atypical Ductal Hyperplasia of the Breast Diagnosed by 11-gauge Directional Vacuum-assisted Biopsy. Am J Surg，2002，184：534-537.

25．Mendez I，Andreu FJ，Saez E，et al. Ductal Carcinoma in situ and Atypical Ductal Hyperplasia of the Breast Diagnosed at Stereotactic Core Biopsy. Breast J，2001，7：14-18.

26．Wells CA. European Guidelines of Quality Assurance in Breast Cancer Screening and Diagnosis. edition-4. ＿＿＿6，quality assurance guideline for pathology. EUSOMA，Italy，2006，p. 219-256.

27．舒仪经，阚秀. 细针吸取细胞病理学. 北京：人民卫生出版社，2000：146-220.

28．阚秀. 乳腺癌临床病理纲要：新辅助化疗提出的病理新问题.（内部资料，2006，P24-25）.

29．中国社会工作者协会乳腺癌基金专家委员会编写. 乳腺癌早诊早治培训教材（阚秀：乳腺癌病理检查新进展）. 北京：2009，6：120.

30．Rosen PP. Rosen's breast pathology. 3ed. Lippincott：Willia & Willia，2009，1064-1084.

31．阚秀. 乳腺癌临床病理学. 北京：北京医科大学中国协和医科大学联合出版社.1993，216-219.

32．罗赛. 诊断外科病理学. 回允中译. 9 版. 北京：北京大学医学出版社，2006，2949-2951.

33．Fattaneh A，Tavassoli，Vincenzo Fusebi. Tumors of the mammary gland. AFIP，2009，14-128.

34．Rosen PP，Saigo PE，Braun DW，et al. Axillary micro- and macrometastases in breast cancer. Prognostic significance to of tumor size. Ann Sug，1981，194：585-591.

35．Cote RJ，Peterson HF，Chaiwun B，et al. Role of immunohistochemical detection of lymph-node micrometastases in management of breast cancer. International Breast Cancer Study Group. Lancet，1999，354：631-636.

36．Canavese G，Catturich A，Vecchio C，et al. Sentinel node biopsy compared with complete axillary dissection for staging early breast cancer with clinically negative lymph nodes：results of randomized trial. Annals of Oncology，2009，20：1001-1007.

37．Bussolati G，Gugliotta P，Morra I，et al. The immunohisto-chemical detection of lymph-node metastases from infiltrating lobular carcinoma of the breast. Br J Cancer，1986，54：631-636.

38．Trojani M，de Mascarel I，Bonichon F，et al. Micrometastases to axillary lymph nodes from carcinoma of breast：Detection by immunohistochemistry and prognostic significance.Br J Cancer，1987，55：303-306.

39．McGuckiin MA，Cummings MC，Walsh MD，et al. Occult axillary node metastases in breast cancer：their detection and prognostic significance. Br J Cancer，1996，73：88-95.

40．Noguchi S，Aihara T，Motomura K，et al. Detection of breast carcinoma micrometastases in axillary lymph nodes by means of reverse transcriptase-ploymerase chain reaction. Comparision between MUC1 Mrna and keratin 19 mRNA amplification. Am J Pathol，1996，148：649-656.

41．Lockett MA，Baron PL，O'Brien PH，et al. Detection of occult breast cancer micrometastases in axillary lymph nodes using a multimarker reverse transcriptase-polymerase chain reaction panel. J Am Coll Surg，1998，187：9-16.

42．Tavassoli FA，Eusebi V. Tumors of the mammary gland. AFIP，Washington，2009：397-408.

43．步宏，魏兵，杨莹. 国外乳腺癌病理诊断报告标准化概述及对国内标准化报告的建议. 中华病理学杂志，2008,37（12）：844-846.

44．阚秀. 关于乳腺癌的病理报告. 诊断病理学杂志，1997，4（3）：13.

第4章
乳腺癌临床新进展引导病理检查新变化

阚　秀　丁华野　沈丹华　皋岚香　张晋夏
刘芳芳　王功伟　薛　宁　陈云新　王国涛

第一节　乳腺癌新辅助疗法提出病理诊断新挑战

20世纪中叶，Fisher等首先提出了乳腺癌是全身性疾病的概念。基于这一理论，乳腺癌的诊断治疗理念发生了巨大变化[1]。新辅助治疗（包括术前化疗、术前内分泌治疗等）应运而生。由此对乳腺癌患者，要求病理不通过手术切除（术前）取得标本，又必须得到明确的诊断，包括肿瘤的组织学分型、分级、是否浸润等，甚而要求一些免疫组化指标也一并完成。特别是在新辅助治疗后，有的病例肿瘤已经消失的情况下，如何找到瘤床，并做到充分取材，要求的病理诊断更加复杂困难。新辅助治疗给乳腺活检病理带来巨大变化，是病理医师必须面对的巨大挑战。

一、新辅助治疗技术的应用

对局部进展期乳腺癌或可手术的无远处转移的乳腺癌，于手术前进行的药物治疗，称为新辅助治疗。主要包括新辅助化疗和新辅助内分泌治疗。前者的应用较早，开展较为广泛，后者近年也发展很快。这一新的乳腺癌治疗战略与传统模式（术后辅助治疗）相比，在某种意义上代表了当代乳腺癌诊断治疗理念和方法的进步。

循证医学（evidence-based medicine，EBM）证据表明，相同的乳腺癌治疗方案，新辅助化疗与常规辅助化疗具有相同的效果，但对于病理完全缓解的病例，其生存率则有显著的提高[2]。新辅助化疗的主要作用：①对局部进展期乳腺癌，可使原发灶及转移淋巴结缩

小，甚至消失；②使较大的肿瘤缩小，提高保乳手术率；③可以作为体内药物敏感试验，避免无效方案长时间应用。同时其疗效的评价结果又可以作为选择术后化疗的参考指标。

新辅助化疗的近期疗效是非常显著的。对局部进展期乳腺癌新辅助化疗的研究报告，其总临床有效率（CR+PR）为47%～88%，肿瘤的病理完全缓解（pCR，pathological complete remission，即病理检查肿瘤完全消失，被认为治愈）率为4%～30%[1]。Thomas收集文献表明，肿瘤缩小50%以上者达80%～90%，临床完全缓解率为5%～13%[3]。

二、新辅助治疗对术前病理诊断的新要求

病理确诊是原发性乳腺癌治疗的前提。以往的常规（传统）路线是手术切除肿物，当时行冰冻切片病理检查，如确诊为原发性乳腺癌，则进行根治性手术，然后再进行传统的辅助治疗。目前，在国内外大多较先进的乳腺治疗中心，特别是由于乳腺新辅助治疗的要求，手术切除活检已经不再为首选的确诊手段，大多为非手术活检方法所取代。据"圣安东尼奥乳腺癌论坛"2005年和2006年的资料，在欧美主要乳腺癌治疗中心，其乳腺癌治疗病例中，有50%～90%的病例是采用非手术活检方法确诊的[2]。这就是为什么在国外传统的乳腺冰冻切片诊断大大减少的原因。

新辅助疗法由于是在手术前用药，在行药物治疗

前，必须明确乳腺癌诊断。由于新辅助治疗后有可能肿瘤完全消失，因此在治疗前必须得到病理诊断的全部信息。这些信息包括：病变性质（良性或恶性）、组织学分类分型（原位癌或浸润癌）、组织学分化分级、钙化情况等，以及提供药物治疗相关因素的免疫组化指标，如 ER、PR、Her2/neu 等的检查结果。否则，经药物治疗后的手术切除标本，可能已得不到所需要的诊断资料，对于 pCR 病例甚至连最基本的诊断结果也无从获取。此时，如果对术前的诊断出现质疑，很可能遭遇法律纠纷。因此，术前的病理诊断一定要求明确、肯定、可靠。

为了于手术前得到以上足够的信息（注意，必须是"术前"和"足够"），采用的技术通常只有粗针活检。目前广泛应用的是针芯活检、真空辅助系统等非手术活检技术方法。

三、非手术病理活检——术前病理诊断

如上述，非手术病理活检（术前病理诊断）包括：①针芯活检；②真空辅助系统亦称 Mammotome；③另外，还有细针吸取细胞学检查可以应用，但由于不能达到前述病理指标要求，已多为上述两种方法所取代 [4～9]。

（以上三种检查方法详见本书第 3 章第五节）。

四、与乳腺癌新辅助疗法疗效相关的病理因素

一些学者进行研究，试图探寻一些肿瘤相关因子，用以预测新辅助化疗的可能治疗效果。Thomas 等指出 [3]，下列因素（表 4-1）可能与新辅助化疗的治疗效果有一定关系。由表 4-1 可以看出，某些乳腺癌的病理

生物学因素可能与新辅助化疗的治疗效果有一定关系。pCR 患者几乎全部为分化差的肿瘤 [10]。另外，高核级、高肿瘤增生率（包括核分裂指数，Ki-67 检测等）据报告与 pCR 有一定关系。此外，ER、HER2/neu、Bcl-2、P53 等的检测也有一定帮助。

五、新辅助治疗后病理变化

如前述，乳腺癌经新辅助治疗后，可收到良好的效果，肿瘤可缩小，甚或完全消失。由于病人各种因素不同，其治疗效果也必然存在差异。该治疗效果的评价，在很的程度上，最后需要由病理来完成，特别是（手术切除标本）对 pCR 的鉴定。这种情况下，如何找到瘤床，并做到充分取材，对病理诊断的要求更加困难。

（一）癌组织及癌旁组织变化

乳腺浸润性癌较导管内癌改变更为明显。癌组织实质可见不同程度的细胞退变、坏死，表现为细胞外形不规则，细胞核形不规则，染色质浓聚（图 4-1，图 4-2），核仁明显，胞质嗜酸性颗粒状。有时需与泡沫样组织细胞相鉴别；少数病例还可见退变的合体癌细胞，此时需与多核巨细胞相鉴别。免疫组化染色（AEI、AE3、CD68）对鉴别诊断有所帮助。癌组织间质也可有不同程度、不同比例的纤维化、小血管增生、泡沫样组织细胞聚集（图 4-3～图 4-5）、慢性炎细胞浸润、异物巨细胞反应、胆固醇结晶等，其中纤维化可以是大片无细胞的纤维化区域，伴明显的玻璃样变；亦可以是伴有成纤

表 4-1　乳腺癌新辅助疗法疗效相关的病理因素 [3]
对新辅助化疗反应恒定良好指示因子：
高核级、分化差的肿瘤
对新辅助化疗反应欠佳的指示因子：
高分化的肿瘤
对新辅助化疗反应较好的相关因子：
ER 阴性；核分裂指数高；核分裂素染色阳性；
凋亡指数增高；Bcl-2 降低等
对新辅助化疗反应不佳的相关因子：
ER 阳性；HER2/neu 过表达；
P53 基因突变；Bax 低

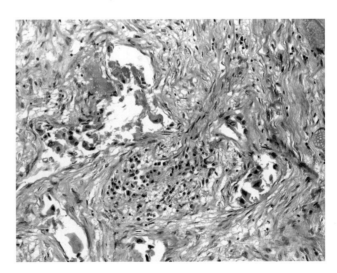

图 4-1　乳腺癌化疗后：癌组织不同程度的细胞退变、坏死，细胞核形不规则，染色质浓聚，炎细胞反应

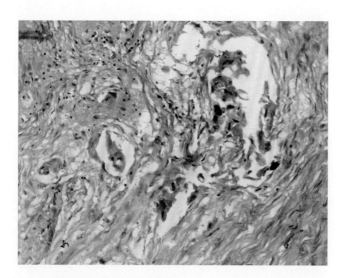

图 4-2　乳腺癌化疗后：上图放大

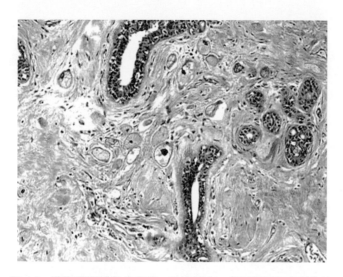

图 4-3　乳腺癌新辅助化疗后：肿瘤消失，残留组织细胞样泡沫细胞（摘自：Rosai，2004）

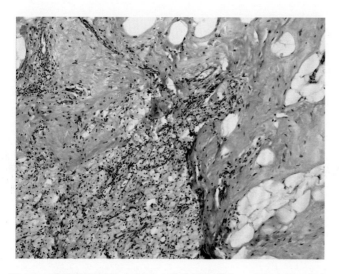

图 4-4　乳腺癌新辅助化疗后：肿瘤细胞消失，残留大量组织细胞样泡沫细胞

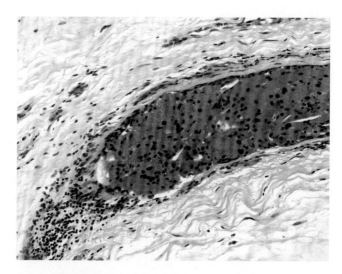

图 4-5　乳腺癌周原位癌新辅助化疗后：肿瘤细胞消失，残留组织细胞样泡沫细胞

维细胞增生的纤维化。化疗后癌组织完全消失时，均见有不同比例的上述间质改变。

乳腺癌癌旁组织也有不同程度的改变，其中值得重视的是小叶增生、导管上皮增生及异型增生。

（二）腋窝淋巴结改变

新辅助治疗后腋窝淋巴结也出现了与原发灶相似的组织学改变，但出现率较原发灶为低。最为突出的形态学改变是淋巴结内结节状纤维化，此外也可见到癌细胞空泡变性。

综上所述，新辅助化疗对于乳腺癌治疗起着越来越重要的作用。其带来的形态学改变及肿瘤完全缓解造成的诊断困难，病理医师需要充分认识。所有病例治疗前均行 NCB，治疗后的取材和必要的补充取材，以及免疫组化染色（如 AE1/AE3，CD68），将为我们作出正确的诊断和疗效评价提供有益的帮助。此外，病理医师也应熟悉并开始应用新分级系统来评价治疗反应，以便为临床更好地开展新辅助化疗工作服务。

六、治疗效果的病理分级

新辅助治疗的疗效评价是病理医师必须面对的课题，但到目前为止，尚没有一个公认的分级标准。较常用的 Miller&Payne 分级法[11] 见表 4-2、图 4-6。

七、病理学示肿瘤消失（pCR）的证据

据不同文献报告，乳腺癌经新辅助治疗后，达到病理完全消失（pCR）率差别甚大，报告从 4% 至 30% 不

表 4-2	新辅助化疗后治疗效果的病理组织学评估（分级）（Miller & Payne System）

1 级—无变化，或有的恶性细胞出现某些改变，但无细胞总量的减少

2 级—肿瘤细胞数轻微减少，但细胞总数依然很高，至多减少 30%

3 级—肿瘤细胞数减少 30% ~ 90%

4 级—肿瘤细胞明显消失，仅尚存于小细胞团，或广泛散在的细胞残留，肿瘤细胞数减少 90% 以上

5 级—肿瘤部位切片，无肿瘤细胞可查出，仅见血管些微间质残留（此间质中常含有巨噬细胞）。但导管原位癌（DCIS）可以存在

注：1 ~ 4 级为部分病理反应
　　5 级为完全病理反应（pCR）
　　仅残留 DCIS 放入完全病理反应（pCR）
　　此分级为与治疗前病理切片对比结果

等[1]。之所以出现如此大的差距，其原因除选取病例、治疗方案、统计方法等可能不相同外，本作者认为，其中一个重要的问题，可能是病理医生掌握 pCR 的病例诊断标准不同所致。

如果只是在临床和影像认为肿物消失的情况下，病理医师将切除标本随意切取几块，检查不到肿瘤，即确定为肿瘤消失，此时其 pCR 率一定会较高[10]。

严格地讲，病理诊断肿瘤完全消失，应当掌握一定的标准。首先，在乳腺癌新辅助治疗前，进行明确定位，一定保证术后取材标本确实是原先肿瘤部位。当前有特制的金属丝，穿刺时即固定于肿瘤处。也可以用特殊染料标定肿瘤位置。病理检查标本时，应当从该定位部采取足够标本。此时则要求临床医师和影像科医师的密切配合。其次，最好能够发现癌肿消失（即所谓癌床）的确切证据，如变性坏死的肿瘤细胞或坏死组织，可见组织细胞或泡沫细胞的存在，或出现明显的成纤维细胞增生或纤维化瘢痕等。如果尚有原位癌残存，仍可诊断 pCR[12]。

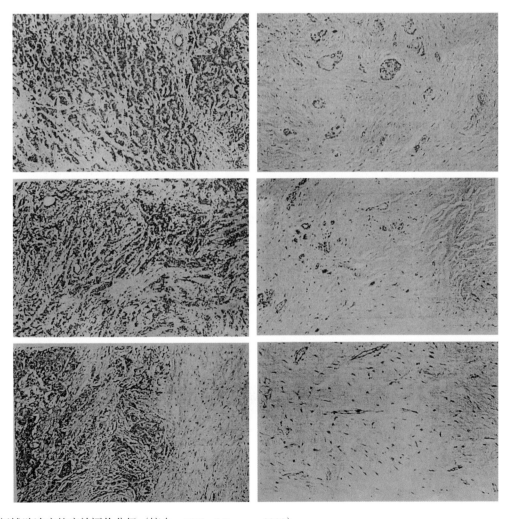

图 4-6　乳腺癌新辅助治疗的疗效评价分级（摘自：Miller&Payne，2003）

八、小结

1. 乳腺癌新辅助治疗为现代乳腺癌治疗提出了新理念，正在被推广应用。

2. 本文再次强调，乳腺癌新辅助治疗对病理提出新的极高的要求，术前病理诊断要求一定确切肯定。术后病理诊断肿瘤完全消失最好有确切证据。严格防止否定术前乳腺癌诊断的情况出现，一定防止法律纠纷。

3. 粗针活检，重新复兴。当前应用的是 NCB 或 VANCB，已经代替了大部分的开放冰冻活检和 FNAC 检查。

4. 病理学应当为乳腺癌新辅助治疗的疗效做出较为科学的评价，应当为确定 pCR 制定较为客观的诊断标准。

5. 如果可能，术前病理检查提供给临床一些可预测疗效的信息，将是病理学做出的一大贡献。

九、几点要求及注意事项

1. 化疗前诊断要求小结：
要求明确，肯定，经得起"会诊"，
针细细胞学（FNA）——100% 把握，
Core 活检（粗针）注意：

　　标本小，要求技术高，为目前主要活检方法
　　同时多取切面，4～6 个面
　　一次取 4～6 张白片，保留做免疫组化用
病理报告内容要求：

由于新辅助治疗后有可能肿瘤完全消失，因此在治疗前必须得到病理诊断的全部基本信息。这些信息包括如下：

病变性质良性或恶性；
组织学分类分型；
原位癌或浸润癌；
组织学分化分级、钙化情况等；
提供药物治疗相关的免疫组化指标，如 ER、PR、Her2、p53 等的检查结果。

2. 术后诊断—肿物缩小或肿瘤消失的处理小结：
关键定位—临床 + 影像 + 病理 = 三结合

　　人体乳腺 X 线像；
　　切除乳腺 X 线像；
　　切开标本 X 线像；
　　定位切取组织块 X 线像；
　　包埋蜡块 X 线像（如果需要）。

3. 化疗后癌消失（pCR）的病理形态学依据小结：
化疗后表现：
变性—细胞肿胀，空泡变，畸形核，等；
坏死—核缩，核碎，核溶，裸核；
　　　灶状坏死，片状坏死；
炎症反应—嗜中性白细胞，泡沫细胞，多核巨细胞
　　　修复—肉芽组织或瘢痕组织。

4. 关于法律责任小结：
术前报告肯定明确，不可存在任何疑点；
术后切除标本报告"未见癌组织"，需足够证据；
否则—术后未见肿物，术前诊断遭否定，后果严重。

（阚　秀　沈丹华）

第二节　乳腺癌保乳治疗的手术切除边缘检测

随着医疗水平进步和人民生活水平的提高，乳腺癌治疗采用乳腺部分切除，术后加综合治疗的保乳疗法越来越得到推广。在国际较发达的乳腺中心，早期乳腺癌患者接受保乳手术者达到 50%～70%，国内也达到 10% 以上。其安全性已经得到高等级循证医学论证。

乳腺癌保乳治疗遇到的最大问题是术后复发。复发因素最重要者，一为切缘病变残留，一为存在广泛的原位癌成分。因此，病理诊断在保证保乳手术是否能够成功方面，发挥着关键性作用。

关于乳腺癌保乳治疗的手术切除边缘检测，由于切除标本近圆形，全面取材存在困难，目前尚无统一方法。以下方法可供参考。

一、术中切除断端（切缘）的断定

保乳手术的切缘标本术中病理检查，多采用细胞学印片或快速冰冻检查。
标本采集方法：
A. 术中外科医生取材：从肿物切除后，患者体内

原肿瘤切缘处选择性取材。选择性取材 4 ~ 6 块：包括内侧，外侧，上，下，乳头侧，深侧筋膜等处。选择性取材的缺点盲目性强，不能全面反映整个周切缘的情况。切缘阳性者漏诊机会较多。

　　B．病理医生取材：切除标本送至病理科后，病理医生选取病变取材。可采用以下几种方法：

　　a．选择性取材，按照内侧，外侧，上，下，乳头侧，深侧筋膜等处取材，选择性取材 4 ~ 6 块。

　　b．影像引导下取材，首先进行标本的钼靶 X 线照相，在影像引导下选取距离病变最近处，任意取材数块。

　　c．环周取材，较为困难。

　　垂直取，垂直于肿瘤，从切除边缘四周，尽量多取（图 4-7）。

　　剥皮样取材，似削苹果皮样，取四周边缘（图 4-8）。

二、术后切除断端的断定

　　保乳手术后切除标本病理检查，因采用石蜡切片，标本可尽量多取，检查结果较准确可靠。

　　标本采集方法：

　　a．随意不规则取材—盲目选择，只是象征性断端。

　　b．环行剥葱皮样取材，由外向内，逐层取材方式对全周切缘取材，效果较好。

　　c．天津肿瘤医院对保乳术后标本亦采用"立体定位全切片"法[12]，对手术标本的周切缘全部取材，切缘阳性检出率明显提高，取得较为良好效果（图 4-9）。

　　d．大切片检查方法，切除标本全部取材，全面观察，效果良好，但所需条件复杂，难以推广应用。

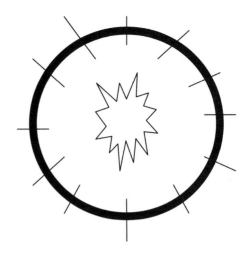

图 4-8　乳腺癌保乳手术术中，肿物切除标本，环周（葱皮样）取材法

三、乳腺癌保乳标本的病理取材与报告规范

——美国德州大学 MD 安德森癌症中心（MD Anderson cancer centre）病理科乳腺组经验

　　随着乳腺癌新的诊断和治疗选择的应用，对乳腺标本的病理评估变的更加复杂，许多患者在手术前已经有了明确的诊断，保乳手术和新辅助化疗已逐渐被许多患者接受。为减少保乳术后的复发率，保证保乳手术的成功，病理科和乳腺外科一直在探索各种方法，以求检查保乳标本切缘的标准。同时，为了准确提供乳腺癌的分期和评估化疗反应，乳腺肉眼标本的检查也变得日趋重要。

　　本文将重点介绍美国德州大学 MD 安德森癌症中心（MD Anderson cancer center）病理科乳腺组，对乳腺癌诊断和治疗的过程，多学科联动的优越性。尤其是影像、病理和外科医生的密切配合，可为病人的治疗提供准确信息，以达到保乳手术成功的目的。并且为放疗和化疗提供重要的病理依据。

　　本文重点介绍早期乳腺癌和新辅助化疗后保乳标本的肉眼检查与取材。

（一）国内保乳标本取材的现状

　　目前，国内多数医院保乳手术术中，断端的冰冻诊断均为选择性取材，大部分采用标本的上、下、内、外侧四点标记后冰冻法。有的根据术者的观察取其可疑部位。如果肿物超过 2cm，则这种以点代面的取材方式，势必带来术后的局部高复发率。以上取材和诊断方法的优点是：取材少，时间短，病人的经济负担小。缺点是：

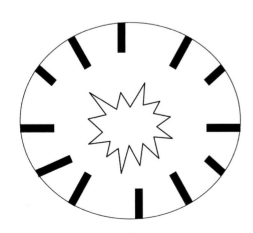

图 4-7　乳腺癌保乳手术术中，肿物切除标本，边缘垂直取材法

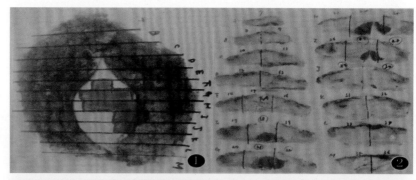

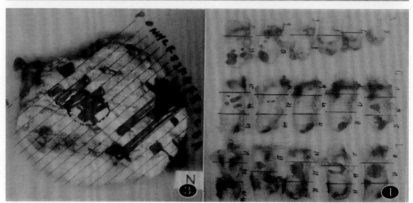

图 4-9　天津肿瘤医院保乳术后，标本采用的"立体定位全切片"法（摘自：付丽，2007）

属于选择性取材，即属象征性的断端，不能反映整个断端的情况，断端癌阳性漏诊可能性极大。另外，如经术后病理诊断证实断端癌阳性，而再次手术不仅延误了病人的治疗时间，同时也增加了病人的身心和经济负担。

国内也有几家肿瘤医院病理科多采用标本的钟点法取材。即将标本视为类圆形（钟表盘），丝线分别标记 12 点和 9 点位置，环形切取整圈标本，环形切取厚约 3 ~ 5mm 的切缘，按钟表法分为 12 块。首先将 3、6、9、12 四个点冰冻，同时将余下 8 个点标记后冰冻。此种方法优于以往的以点代面的取材方法，但缺点是取材量大，定位较困难，冰冻等候时间长，费用高，而且是平行于切缘取材，不便测量肿瘤距切缘的真实距离。

到目前为止，国内没有形成一个有效的可遵循的保乳手术病理取材方法。尤其是在术中断端的冰冻快速取材和诊断方面，如何既能更安全、有效、足够的切除肿瘤，又能降低乳房内癌复发的危险性，这对病理医生提出了巨大的挑战。笔者认为 MD Anderson cancer center 对保乳标本的处理更能真实有效地反应切缘的状况，且定位更加明确，现介绍如下。

（二）乳腺癌保乳标本的处理

保乳标本尽量新鲜时（固定前）取材并描写。这样可以准确测量肿瘤的大小，而且对于触不到和看不见的病灶，可以将切开的标本照相以指导病理取材。

乳腺标本在送病理科以前，外科医生应常规对标本做定位标记，短线标记上切缘，长线标记外侧切缘。然后病理科将标本用不同的染料分别标记上缘、下缘、外侧缘、内侧缘、前面和后面，延垂直于标本的长轴每间隔 3 ~ 5mm 切开，仔细检查每一片组织中的病变，测量肿瘤大小，测量肿瘤距每个切缘的距离。

若肉眼切缘阴性则不用做冰冻，直接取材做石蜡评估。若切缘可疑或邻近肿瘤则执行冰冻切片。若冰冻证实邻近（< 2mm）切缘阳性，外科医生应继续作相应部位的扩大切除，直到切缘显示阴性为止。对于触不到或肉眼看不见的病灶、钙化或新辅助化疗后的保乳标本，应在导丝引导下定位切除。一般此类病变在术前活检时，活检的医生已在肿瘤部位放置活检标志物—金属夹（clip）。切除的标本先做一个完整标本的 X 线片，以 clip 为标记寻找目标病变。若目标病变可见，再将标本切开后拍影像学片，请影像科医生标出病变和可疑部位，量出各病变大小和距各切缘的距离；若影像学切缘阴性可待石蜡切片评估，若切缘可疑则在影像学指导下执行冰冻[13,14]。

在进行大体检查前病理医生必须获得全面的临床资

料，如肿瘤的大小、部位及化疗前后的影像学改变等。

（三）保乳标本的立体定位取材与评估

目前，推荐对早期乳腺癌和行新辅助化疗后缩小的乳腺癌，实施保乳手术加术后放疗。外科将沿肿瘤周围的正常组织切除肿瘤，尽可能最大范围地保留正常乳腺组织。因此，保乳手术切缘的病理评估，对保乳术后浸润性癌和原位癌的复发的预测，是一个非常重要的预示。因为完全切除肿瘤，保证切缘干净，是保乳成功和减少术后复发的前提。

1. 常规保乳和含导丝定位保乳标本的取材

这类标本包括活检切除、区段切除和肿物切除，可有或没有钢丝针定位。此类标本在离体前外科医生应事先做好标本的定位，用两根垂直的丝线标记在标本上，短线标记上切缘，长线标记外侧切缘。病理科收到标本后标本定位，如有任何疑问应及时与外科医生联系。

将标本定位放置在塑料板上，然后拍一个整体标本的影像学片，可见导丝及扭结型的活检标记物（clip），表明目标病变已被切除。再测量标本的体积和附着的皮肤面积。通常乳腺标本的表面由于脂肪小叶出现而参差不齐或出现一些较深的裂隙，究竟何处是真实的外科切缘是个疑问，此时应与外科医生及时联系以明确真实的切缘所在。

用不同的颜料涂染标本表面，做立体定位标记。例如：前面涂黄色，后面涂黑色，上面涂蓝色，下面涂绿色，中间和外侧缘可涂成一种颜色—红色。吸干多余的染料。如果标本带有定位针，应在切开标本之前去掉定位针。

沿垂直于标本的长轴（通常为内外侧轴）依次连续剖开，每块组织应尽量薄些（厚度 0.3 ~ 0.5cm），且厚薄尽量均匀。标本如果脂肪组织较多，组织块切的可稍厚些（0.7cm）。少数情况下标本的上下轴是长轴，如果决定延长轴切开标本，那么切缘标记的颜色应做相应的变动。

将切成的组织块，按顺序摆在塑料板上（右侧乳腺从外侧到内侧，左侧乳腺从内侧到外侧依次摆好）。做好定位标记：S 代表上缘，I 代表下缘，M 代表中间，L 代表外侧，A 代表前面，P 代表后面。然后放进小 X 线箱中拍影像学片。若有条件最好将所有的保乳标本拍影像学片，因为某些病变，如导管内癌在导管内延伸至切缘，肉眼有时不易发现，需要在影像学指导下对切缘进行评估。

肉眼检查每一块组织，记录病变距每个切缘的距离。如果是多发病变，描述每个病变之间的距离。重要的是记录病变累及哪一块组织，以便如果显微镜检查到肿瘤的大小与肉眼描述的大小有差异，那么肿瘤的大小应该做相应的调整（以镜下为准）。

在标本的影像片中，注意钙化和被影像科医生标记的可疑部位，如有必要可疑部位需做冰冻，这需要病理医生、影像医生和外科医生的共同讨论。如果肉眼可见切缘阳性，则不需做冰冻，外科医生可直接回到术中将相应部位进行扩大切除，直到切缘显示阴性[14]。但是导管内癌通常很难用肉眼评估切缘，需影像学来决定肿瘤的范围和切缘的状态。阳性切缘是涂料边缘可见癌组织，肿瘤距切缘＜ 2mm 称临近切缘，阳性切缘和临近切缘均应回到术中进行扩大切除，直到切缘显示阴性。

最终切缘的状态由石蜡切片决定。石蜡切片的取材应在上级医生的指导下进行。原则上对于小的标本应该全部取材，大的标本应代表性取材，包括肿瘤，影像学标记部位和切缘。如果肿瘤小于 2cm 应全部包埋，尽量放完整的肿瘤横断面在一个包埋盒中，以便在显微镜下测量浸润性癌的大小。大的肿瘤取完整最大面放在多个包埋盒中，在肿瘤累及的最大面上取相应部位的切缘。肿瘤累及的其他断面至少取一块，周围正常组织应取材以评估淋巴血管的浸润。肉眼未被肿瘤累及的正常组织，至少每两个断面取一块，以便在显微镜下证实未见肿瘤。所有影像学可疑的部位都要取材。对于没有肿块的病变如怀疑导管内癌，在影像学标记的病变周围也应该取材。六个切缘至少各取一块，切缘应垂直于肿物取材，多个断面上都有肿物时，应取与肿物最近的切缘。如果肿物靠近两边（内侧或外侧缘），应将切缘垂直切取全埋，取切缘时，应尽量带有一些病变组织，以便在显微镜下可测量病变距切缘的距离[15,16]。

2. 新辅助化疗后保乳标本的取材

对术前化疗敏感的病例，肿瘤往往化疗后消失，肉眼较难判定残余癌组织。此时，可采用标本的影像学照相，组织扭曲、密度增高、与肿瘤床相关的残余钙化及活检夹等，这些图像均可引导取材，便于病理医生较易找到原位癌或化疗后残余肿瘤的确切部位。

首先找到最大面瘤床所在的切面。详细记录肿瘤床的大小，然后将该切面的瘤床全部取材送检。如果肿瘤床太大不能完全包埋时，应做图取代表性部位，其余切面的瘤床组织也要选择性取材。取材范围，往往要超出原始肿瘤的大小和肉眼及影像学所看到肿瘤床的范围。只有这样详尽的取材，才能对肿瘤的残余程度做出准确的评估，这种病例的切缘通常也要多取材。其余乳腺组织代表性取材，尤其是纤维化的部位。

如标本附有皮肤组织，应取一块皮肤组织，以估计皮肤中的残余肿瘤，而不是为了评估皮肤切缘。

3. 乳头 Peget 病保乳标本的取材

测量标本的三个径，测量附着的皮肤、乳晕及乳头的大小，记录乳头有无湿疹样改变、有无收缩和倒置。用染料标记标本的切缘并避开皮肤覆盖的部位，上面涂蓝色，下面涂绿色，后面（底部）涂黑色，内侧和外侧缘可涂成一种颜色（红色）。皮肤及乳头所在部位相当于前面，将位于前面的皮肤周围组织涂成黄色，若前面完全被皮肤及乳头乳晕覆盖，则不用涂色。先从乳头基底部将乳头离断，再从乳头正前方每间隔 2mm 将乳头垂直切成片全埋。再在平行于乳头离断面处取 2～3 块乳头基底部组织。然后，按上述方法将标本依次剖开拍影像学片。病变及切缘部位的取材同前，特别注意要多取底切缘以保证导管内病变切除干净。另外，还要取皮肤的切缘以保证表皮内病变切除干净。

4. 注意事项

在以上三类取材中，如果切开的标本组织块拍摄了影像学片，取材部位应标记在影像学片上。如果影像片是电子版的，取材部位应标记在反转的打印的影像学片上。对于可触及的较明显肿物，取材前若没有影像学片时，取材部位应作图注明。

取材组织块的编码，应注明所取部位是何组织，如肿瘤，钙化部位或无病变的乳腺组织，以及此块组织取自哪一块组织和在此块组织中的位置、是否含切缘等。所取组织块上的病变所用词应与肉眼描述病变的用词前后一致，说明取材部位是否代表了病变的最大横断面，还是一个水平的两个面或不同水平面等。

（四）乳腺癌保乳手术后再次切除的切缘取材

保乳标本送到病理科后，病理科应对保乳标本的病变及切缘及时进行评估（如前所述）。若病变离切缘较近（< 2mm）、切缘阳性或外院肿物切除后伴有切缘阳性，外科医生应再次手术扩大切除相应切缘，此类标本取材如下：

测量标本大小和所附皮肤面积，根据外科医生提供的信息定位标本，通常外科医生用丝线或外科夹标记真实的切缘，用一种颜色（蓝或黑色）涂抹真实的切缘。

除真实切缘外，外科医生可能还有其他特殊标记，根据外科医生的提示可用两种以上颜色标记相应部位。垂直于标本的长轴每间隔 2mm 从一端依次连续切开到另一端，取垂直断面包埋，标本两头的末端组织表面面朝下包埋。

对于外院肿物切除后伴有切缘阳性或紧邻切缘的病例，按照上面所述保乳标本的切缘标记及取材方法评估第二次区段切除标本，重点检查前一次手术腔的周围组织，因为此处可能有肿瘤残余。如果标本小应该全埋，若标本较大可在上级医生指导下取代表性的组织。

（五）保乳手术标本的病理报告

（1）原位癌：肿瘤大小（镜下测量的最大径）、组织类型及分级、坏死及钙化的程度；有无微小浸润；切缘情况：原位癌距上、下、前、后、内侧及外侧切缘的距离（以 mm 表示），大于 1cm 时，可直接报原位癌远离切缘；最后注明共取材多少块，未发现浸润。

（2）浸润性癌：单发或多发病灶，每个病灶大小（镜下测量的浸润性癌最大径，不含周围原位癌）；组织类型及分级，特别要强调的是不仅仅是浸润性导管癌，其他所有类型的乳腺癌均要依据核异型性、腺管形成及核分裂做出明确分级，如浸润性小叶癌（经典型），组织学分级为 I 级；坏死及钙化的程度；若伴有导管内癌，需说明导管内癌的类型、分级、钙化坏死及占整个肿瘤的百分比；浸润性癌和原位癌分别距上、下、前、后、内侧及外侧切缘的距离（以 mm 表示），大于一厘米为远离切缘。

（3）以前的活检反应：炎症、出血及纤维化反应（提示目标病变已切除）。

（4）术前新辅助化疗的病例要明确报告肿瘤对化疗的反应，如坏死、核或浆内出现空泡，成纤维细胞增生及纤维化，泡沫细胞及淋巴浆细胞浸润等；肿瘤床大小；残留肿瘤灶大小（多灶残留灶的数量及最大灶的直径）；残留肿瘤细胞量，即残留肿瘤细胞占整个瘤床的百分比；以便临床对患者的化疗敏感程度及预后做出评估[17]。

（5）血管淋巴管侵犯情况。

（6）癌周乳腺组织的改变；如增生性纤维囊性变伴钙化。

（7）淋巴结转移情况：明确转移淋巴结数量、转移灶最大径、微转移、孤立性肿瘤细胞及肿瘤淋巴结结外延伸的范围；化疗后的淋巴结改变等。

（8）免疫组化：对 ER 和 PR 的表达要精确到百分之一。因为，即使有 1% 的表达都可能对激素治疗有反应。如 ER（阴性；低表达：1% ～ 9%；阳性：10% ～ 100%）；PR：（阴性；低表达：1% ～ 9%；阳性：10% ～ 100%）；HER2（0, 1+, 2+, 3+）；Ki67（低表达：< 17%；中表达：17% ～ 35%；高表达：> 35%）。

（9）其他所见（或说明）。

结论：为了在显微镜下观察到病变，肉眼检查和取材是做出一个准确病理诊断的关键一步。肿瘤类型、大小、组织学分级、切缘状态和淋巴结转移为病理报告中的必要内容。为适应二十一世纪个性化医学治疗的需要，病理报告的格式及内容应不断改进，以满足不断增长的临床需要。提倡影像、病理、外科、化疗及放疗等多学科联动起来对乳腺标本进行评估，最终做到为病人的治疗提供充足准确的临床信息。

（张晋夏　阚　秀）

第三节　乳腺微小癌的病理检查与影像引导定位病理活检

一、微小癌标本的病理检查

肿瘤本身体积小或经术前辅助治疗肿瘤缩小，无论属于哪一种情况，当癌灶直径小于 0.5cm 时，一般病理方法从切除标本中查寻肿瘤部位，选择取材都会遇到极大困难。目前通常采用的方法是在乳腺影像引导下进行病理活检[18]。

乳腺钼靶 X 线照相检查的广泛应用，从根本上改变了乳腺癌诊断措施（图 4-10 ～ 图 4-12）。极其微小的肿物（如直径 1 ～ 2mm）即可通过这种技术检查出来。其基本原理为乳腺病变中出现钙化以及致密度的改变。乳腺癌中 50% ～ 60% 出现钙化[19]。B 超及核磁共振也用作乳腺癌检查。

关于病变定位：当放射科医生发现较小的异常病变时，应设法标明可疑病变部位，或在手术医师指导下取材。影像引导活检病变定位方法，可用活检钢丝钩定位或染料定位活检等技术。如此将给外科医师及病理科医师以极大方便。

二、影像引导技术

影像引导定位活检技术，曾被称为探查活检[20]。当外科医师将相应部位病变切除后，应用缝线标明肿物中心及边缘。然后再行全乳标本 X 线照相，与术前乳房 X 线照片对比，找到病变部位。病理医师将标本切开，取病变部位及其周围组织，按顺序排列，再一次行标本 X 线照相，将病变部位进行标记。选择含有病变的部位，如需要切取数片标本送放射科再行 X 线检查，然后将查到的异常标本取材，制成蜡块。制成蜡块的标本，也可行 X 线照相，验证取材定位是否准确。确定无误后，进行切片组织学观察。如此，对发现微小癌灶非常有帮助。总之，对于微小癌灶，在取材各个阶段一直到制成蜡块，均可借助标本 X 线照相来完成。

记住，病理报告一定注明所见肿物体积大小。

三、小结

- 癌灶直径小于 0.5cm 时，病理取材极难发现
- 标本取材方法
  - a. 全乳标本 X 线照相，与术前 X 线照片对比，进行标记

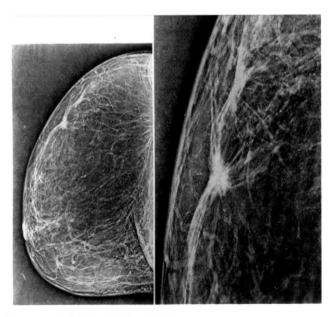

图 4-10　乳腺微小癌钼靶 X 线像

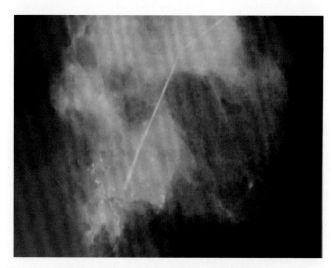

b. 将标本切成 1cm 厚的组织块，行 X 线照相，将可疑处标记

c. 制成蜡块的标本，也可行 X 线照相，检查取材定位是否准确

- 最好的方法是手术时进行标记，或在手术医师指导下取材
- 足够的取材，足够的切片
- 病理报告一定注明所见肿物大小

图 4-11　乳腺癌切除标本钼靶 X 线像，示钙化定位

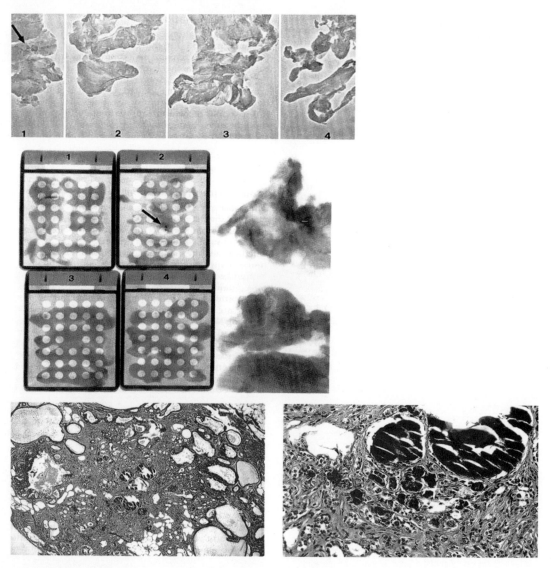

图 4-12　乳腺癌切除标本蜡块钼靶 X 线像，示钙化定位（摘自：Rosai，2004）

（阚　秀）

第四节　乳腺癌前哨淋巴结检查

1977 年，Cabanas 提出前哨淋巴结（sentinel lymph node，SLN）的概念。1993 年，Krag 等将其引入乳腺癌外科治疗中，开创了乳腺癌 SLN 检测的先河，成为乳腺癌手术治疗史上的一个里程碑。

一、前哨淋巴结的概念及意义

前哨淋巴结，从解剖学角度讲是指收纳某器官或某区域组织淋巴液的第一站淋巴结，从临床角度讲是某器官的某一部位原发肿瘤转移的第一站区域淋巴结。具体到乳腺，即为乳腺癌细胞转移途中到达的第一站淋巴结。作为有序转移的第一站淋巴结，对前哨淋巴结进行切除活检，能预测腋下淋巴结转移的情况。SLN 如无转移，理论上其他非 SLN 亦应无转移，无须进行腋窝淋巴结清扫（axillary lymph node dissection，ALND）[21]。

二、临床确定SLN 的方法

目前公认有 3 种鉴别 SLN 的方法，包括蓝染法、同位素法和联合法。后两种方法 SLN 检出率较高。

（一）使用蓝染料作为示踪剂

将 3 ~ 5 ml 活性蓝分 4 点注射至肿瘤或活组织检查腔周围的皮内、皮下及乳腺实质内。5 ~ 10 分钟后作腋窝下部切口，于胸大肌外缘与胸壁交界处，向乳腺尾部分离。显露蓝染淋巴管，并顺其走行寻找距瘤体中心最近和最接近乳腺尾部的蓝染淋巴结，或位于蓝染淋巴链末端尚未被染色的淋巴结即为 SLN。切除并送病理组织学检查。

目前常用的活性蓝有超级活性蓝、淋巴蓝、异硫蓝、专利蓝 V、亚甲蓝和荧光性染料 cyalume 等，不同染料的效果不同。国外资料显示，生物染料的 SLN 检出率为 98%，准确率 100%[21]。国外多使用异硫蓝和专利蓝，我国多使用亚甲蓝。异硫蓝和专利蓝在组织中与蛋白结合率低，可被淋巴管选择性吸收，并迅速进入淋巴结，前哨淋巴结活检成功率高；而亚甲蓝的特性正好相反。复旦大学中山医院曾进行对比研究，当异硫蓝作为示踪剂时，前哨淋巴结检出率为 86.2%，而用亚甲蓝作为示踪剂时，检出率为 75.0%[22]。生物染料示踪法的优点是示踪材料易得，无放射性污染，方法简单、快捷、直观，且费用较低。但须切开腋窝，要求术者具有一定熟练的外科技术。

（二）使用核素标记物作为示踪剂

目前常用的放射性胶体有 99mTc 标记的硫胶体、锑胶体、人血清白蛋白胶体和大分子右旋糖酐等。于术前 1 ~ 6 h，按瘤周 4 个象限，瘤体表面及深层 6 个方位，将放射性标记物分别注入瘤周乳腺组织。术时对腋窝进行淋巴闪烁显像定位标记，并作 2 ~ 4 cm 小切口，术中利用手持式 γ 探针探测腋窝部放射性热点，即为 SLN 存在部位。这种方法创伤小、操作简便、定位准确，且 SLN 检出率明显高于染料示踪法。

Snider 等 [23] 在术前 1 ~ 2 h 注射 99mTc 标记的硫化合物，SLN 检出率为 88%。Veronesi 等 [24] 在术前 1 天注射 99mTc 标记的人血清白蛋白 0.2 mL，SLN 的检出率及准确率均达 98%，假阴性率仅 4.7%。核素标记物的缺点是离肿瘤较近的 SLN 会因放射性对比差异不大而造成遗漏，设备和费用要求均较高，还有放射性污染等。

（三）联合使用核素标记物和蓝染料、

Albertini 等 [25] 于 1996 年首先报道采用两者联合示踪方法，SLN 检出率由 73% 提高到 92%，准确率 100%。国内学者分别用同位素、同位素联合染料、单用染料作为示踪剂进行前哨淋巴结活检，分析不同示踪剂对前哨淋巴结检出率的影响[26]，结果与国外资料一致。

三、术中SLN病理快速诊断

术中 SLN 癌转移的病理快速诊断方法包括以下几种：

1. 印片细胞学检查　术中印片细胞学检查是一种简便、快速的诊断方法，不同研究机构对其诊断的敏感性和准确性的报道不同。王永胜[27] 统计结果示准确率为 92.1%，假阴性率为 10.0%，假阳性率为 7.1%，提示印片细胞学检查可以用于术中快速判断 SLN 的病理状态。

2. 快速冰冻病理组织学检查　一般来说，术中冰冻快速病理组织学检查，可以快速判断 SLN 的病理状态，有较高的准确性，可以用于指导术中确定手术方式，即是否进行 SLNB 替代 ALND。但快速病理切片要求一定的技术，较厚的切片染色效果不佳，会对诊断带来一定影响，不能做到与常规石蜡病理结果完全相符。

3. 术中快速免疫组织化学（immunohistochemistry, IHC）染色检测　正常的淋巴结中通常没有上皮细胞，角蛋白 IHC 染色通常有助于发现淋巴结中的上皮细胞，从而有助于发现淋巴结中的微小转移灶。Veronesi 等[24]采用的冰冻切片和细胞角蛋白免疫染色法（cytokeratin immunostaining, CKIS）被认为是一种快速、准确的术中病理检测手段，可提高微小转移癌检出率。

对于术中冰冻病理检查阴性的 SLN 术后应进行常规石蜡切片、IHC 染色或 RT-PCR 复查。复查结果为阳性者，应补做二期 ALND 或放射、化学治疗。

四、SLN术中病理诊断的改进

2005 年第二届国际乳腺癌共识会认为 SLN 术中诊断可以使大多数 SLN 阳性患者一次完成腋窝淋巴结清扫（axillary lymph node dissection, ALND），降低医疗费用、避免二次手术风险，推荐使用印片细胞学和冰冻快速病理检查[28]。目前，SLN 术中冰冻诊断存在敏感性较低（40%～85%）、主观性、非标准化、检测的组织量少（小于常规检测的 5%）等缺点。

RT-PCR 技术很敏感，可检测到单个细胞的基因表达，此前被认为不适合淋巴结转移检测。近年来，SLN 的术中快速分子诊断进展迅速。SLN 的术中快速分子诊断采用了两种比较常见的技术——GeneSearchTM BLN 和 OSNA。2006 年圣安东尼奥乳腺癌会议（SABCS 会议）重点报告了基于 RT-PCR 的乳腺癌 SLN 术中快速检测技术——GeneSearchTM Breast Lymph Node（BLN）检测，包括两项验证研究（美国与欧洲）和一项阈值分析研究结果[29]。研究目的是应用 BLN 检测替代其他术中淋巴结诊断技术如冰冻快速病理及印片细胞学。检测目标为 CK-19 和乳球蛋白（mammaglobin MG），检测阈值确定为可以检测 > 0.2 mm（约 2 000 个阳性细胞）的转移灶（CK219 = 30，MG = 31），检测可于 30～40min 内完成。以石蜡切片组织学作为金标准，BLN 检测总的敏感性为 95.6%，特异性为 94.3%，检

测微转移和大体转移的敏感性分别为 68.2% 和 97.4%，假阴性率分别为 31.8% 和 2.6%，均显著优于冰冻快速病理检查，特别是印片细胞学诊断。作为一项相对快速的检测技术，BLN 经过简单培训即可掌握，可以节省有经验病理医生的宝贵时间；BLN 检测客观、标准化、可重复，可以对 SLN 转移提供"是""否"的结果；更为重要的是，BLN 可以检测 50% 的淋巴结组织，且可同时检测 6 个淋巴结。BLN 的高敏感性意味着降低患者二次腋窝清扫术的风险，从而降低医疗费用、减少患者焦虑。该项技术已于 2006 年 11 月 16 日获得美国 FDA 批准应用于临床。2007 年 SABCS 报告了 BLN 检测准确性的多中心研究的进一步结果[30]。该报告包括 490 例患者，BLN 检测 SLN 转移的敏感性显著高于冰冻快速病理检查（91% 比 82.1%，$P < 0.05$），在检测微转移方面 BLN 检测的优势更显著（68.2% 比 40.9%）；两者间特异性的差异无统计学意义。部分患者 SLN 的术中冰冻快速病理诊断尤为困难，包括浸润性小叶癌、原发肿瘤较小（T1）、低分级及接受新辅助化疗患者。对上述所有类型患者的 SLN，BLN 检测微转移和大体转移的敏感性均显著优于冰冻快速病理检查。BLN 检测是 SLN 术中冰冻快速病理诊断的可靠替代或有效补充，有助于 SLN 阳性患者一次完成 ALND。尽管目前的技术设计是对 SLN 转移提供"是"或"否"的结果，将来定量 RT-PCR 研究将提供 SLN 肿瘤负荷的定量评估。术中 BLN 检测与术后病理检查相比可降低乳腺癌 8% 的手术费用，费效比合理。BLN 联合检测 CK-19 和 MG 较单用 CK-19 检测的敏感性提高了 5.9%。另一项术中 SLN 快速分析方法基于 RTLAMP（逆转录环状介导等温 DNA 扩增）的一步核酸扩增（one step nucleic acid amplification, OSNA）检测，检测目标为 CK-19。与基于 RT-PCR 的 BLN 检测相比，OSNA 具有不需要 mRNA 纯化步骤、用 6 个引物以提高特异性等优势。有研究[31]结果显示，其特异性和敏感性与 GeneSearchTM BLN 检测相当，为 SLN 的术中诊断提供了又一快速检测手段。GeneSearchTM BLN 和 OSNA SLN 术中分子诊断优于常规病理和细胞学诊断，有广阔的临床应用前景。基于 SLN 分子诊断的快速发展和可靠结果，乳腺癌 SLN 术中诊断将可能进入非病理形态学诊断时代。

五、术后病理验证

病理组织学检查相关的假阴性淋巴结，常规病理组

织学检查的方法是做切片 HE 染色。目前临床上进行淋巴结的病理检查通常把淋巴结一分为二，取中间 1 ～ 2 个层面进行常规 HE 染色检查。此时往往不能了解每枚淋巴结的整体病理情况，难以发现淋巴结中可能存在"小簇"的肿瘤细胞，易遗漏微转移灶。

对常规病理检查阴性的淋巴结采用更敏感的方法检查（如连续切片或免疫组化检查等），有 9% ～ 30% 发现转移，而 RT - PCR 则具有更高的检出率。有报道称，连续切片可使微小转移灶的检出率提高 33%[32]。Van Diest 等[33] 建议以 250 ～ 500 μm 间隔作间断连续切片，如果加做免疫组织化学检查，还会进一步提高转移的发现率。

印记细胞法：MotomuraK 报道利用印记细胞学可使前哨淋巴结检出的敏感度、特异性、总准确率分别达到 84.6%、96.6%、94.1%[34]。逆转录 - 聚合酶链反应（RT-PCR）Dellorto P 等对 81 例病人行 RT- PCR 分析得知总准确率达 93.8%，敏感性 90.9%，特异性 94.9%，阳性预测值（PPV）为 87%；阴性预测值（NPV）为 96.6%[35]。因而较免疫组化等方法更为优越、敏感性更高。但其可因异位腺体或上皮细胞污染而导致假阳性，且测定所需时间长，费用高。

内乳淋巴结也可以是第一站淋巴结（前哨淋巴结）。特别是位于内侧象限的病变更易发生内乳淋巴结转移，发生转移的肿瘤细胞可以沿内乳淋巴链继续转移到第二、第三水平淋巴结。这样如果只行腋窝 SLN 活组织检查就会出现假阴性[36]。Harlow 等报道 680 例 SLN 活组织检查中 34 例发现内乳 SLN，其中 3 例有转移[37]。苏逢锡等报道 73 例 SLN 活组织检查，发生的 2 例假阴性均与内乳 SLN 有关，因此内乳 SLN 会在一定程度上造成假阴性[38]。

Morrow 等提出，以下患者应进行内乳淋巴结活组织检查：1）患者可能接受化疗；2）原发肿瘤位于中央

区或内侧象限或外侧象限，但肿瘤 ≥ 2 cm；3）高度怀疑 ALND 转移，淋巴结术中冰冻显示阴性[39]。此建议至今仍然有指导意义，可以确定需要接受辅助化疗或内乳区放疗的患者。资料显示，在 SLN 检出失败病例中，80% ～ 87.5% 原发肿瘤位于乳腺中内部，可能是乳房内侧和中央区的淋巴引流至内乳淋巴结所致[40]。

六、SLN对外科处理的方针及意义[41,42]

M.D.Anderson 的一项研究显示：在对 3366 例乳腺浸润癌术中进行了 SLNB，发现 750 例（22%）SLN 阳性，其中有 196 例（26%）（由于临床医生及患者的选择）未作腋窝淋巴结清扫。196 例中 126 例（64.3%）H-E 检查 SLN 阳性；70 例（35.7%）IHC 法检查 SLN 阳性。SLN 单个或数个细胞转移（< 0.2cm）67 例（34%）；微转移（0.2-2mm）90 例（46%）；> 2mm39 例（20%）。在进行了保乳术或乳房切除术后，70% 的患者进行了化疗，58% 的患者进行了放疗。196 例中 56 例（29%）进行了腋窝放疗。为预测 NSLN 转移的可能性进行了随访，（平均 1.3 ～ 62.3 个月），（中位数）29.5 个月后仅有一例腋窝复发，一例锁骨上复发。而 SLN 转移 < 2mm 的患者无腋窝复发（术后 27.4 个月）。

因此，对 SLN 阳性的以下这三种情况推荐完成腋窝淋巴结清扫：

（1）在具有一个或多个 SLN 阳性且转移灶 > 2mm；

（2）多个 SLN 阳性微转移（≤ 2mm）；

（3）SLN 阳性微转移且原发肿瘤分化差或有肿瘤淋巴管瘤栓。

但最后一种情况中的部分患者如果得到系统的化疗和 / 或放疗也不需要行腋窝淋巴结清扫。

（刘芳芳　王功伟　薛　宁）

第五节　乳腺癌激素受体及其免疫组化检测评级标准

一、乳腺雌激素受体

（一）雌性激素受体的发现

受体是靶细胞内能够与激素特异性结合的分子。其主要功能为识别激素信号并与其特异性结合，然后将激

素信息传递至细胞内的特定部位，从而影响细胞的代谢过程，或对基因表达进行调控。在各个性器官中的靶细胞内均含有特异性的性激素受体。

20 世纪 60 年代初 Glascock 和 Jensen et al 发现了雌性激素受体（Estrogen Receptor，ER），开创了类固

醇激素研究历史上的一个里程碑。他们把放射性同位素标记的雌激素（³H- 雌二醇）注射到实验动物体内，发现其选择性的集中于那些对雌激素刺激具有感应性的器官，如卵巢、子宫、阴道、乳腺等。他们分别报道了对雌激素受体蛋白的检测及特征的详细描述。1966 年 Toft 首先证明了大鼠子宫细胞溶质内含有一种能与雌激素特异性结合的大分子物质。1967 年 Jensen 又在人乳腺癌组织细胞质内发现了这种特殊的蛋白，并命名为雌激素受体（Estrogen Receptor 简称 ER）。20 世纪 70 年代初期，McGuire 和其他同仁将 ER 作为预后预测因素的最重要的临床适应证。直到 20 世纪 90 年代，通过配体结合检测法（Ligand-Binding assays LBAs）ER 蛋白得以量化[20]。

（二）ER 的基因结构、分布及特性

雌激素受体（estrogen receptor，ER）是和小分子疏水配体结合的核受体（nuclear receptor）蛋白超家族中的重要一员。主要包括 ER-α 和 ER-β 两种亚型，（ER-γ 通过 ER-β 基因复制得到，其类固醇特征不完全，因此人类组织中 ER-γ 被称为雌激素相关受体 -γ）。ERα 定位于 6 号染色体长臂，编码的蛋白由 595 个氨基酸组成；ERβ 定位于 14 号染色体 q22-24，编码蛋白由 530 个氨基酸组成；ER-α 和 ER-β 的激素结合特性相似，它们对同一激素的反应模式相似，两种受体与雌激素反应元件的结合亲和力相同；其不同之处在于雌激素对不同受体的亲和力不同，作用机制也不同（主要表现为受体构象和细胞内环境差异）。ER 参与核浆穿梭过程。两者的序列具有很高的同源性，都含有 6 个功能区。在无配体存在时，ER 和热休克蛋白结合，处于非激活状态；一旦配体或其拮抗剂与 ER 结合，引起热休克蛋白解离、ER 变构，就使配体 - 受体复合体与靶基因调节区 DNA 序列结合，激活或抑制靶基因的转录。

ER 位于胞浆和胞核内。胞浆内的 ER 具有运载雌激素的作用，胞核内的 ER 具有转录因子的作用。 最新研究发现，女性体内有 400 多个部位含雌激素的受体，主要分布在子宫、阴道、乳房、盆腔（韧带与结缔组织）以及皮肤、膀胱、尿道、骨骼和大脑。

ER 的另一特性是无器官及种属的特异性。凡哺乳动物靶组织中的 ER，其结构和性质基本相似。人们利用这一特性，把提纯的动物受体蛋白，制备成抗受体血清或其他抗体，使其与人体乳癌组织内的受体发生特异反应，用来检测人乳腺癌的 ER。

二、激素受体与乳腺癌细胞的关系

（一）人类乳腺组织中的激素受体及其作用

乳腺组织中含有特异性的激素受体。除 ER（estrogen receptor）外，还有其他激素受体，如孕酮受体（progesterone receptor PR），催乳素受体（prolactin receptor）、雄激素受体（androgen receptor）及糖皮质酮受体（Glacocortical R）等。其中最重要者为 ER 和 PR。ER、PR 均为类固醇激素受体。类固醇类激素受体位于细胞质内，蛋白质或多肽类激素受体则多位于细胞表面。这些受体担负着激素与细胞之间的起动作用。激素必须与特异性的受体蛋白相结合，才能进入细胞核内，产生生物学效应。其作用机制为：当类固醇激素以弥散方式通过细胞膜进入细胞质内后，类固醇激素与胞浆受体蛋白结合。之后，具有活性的激素—受体复合物与细胞核 DNA 相互作用，合成信使 RNA（mRNA），随之输送 mRNA 进入核糖体，在细胞质内生成蛋白，并发挥其特异性活性。重要性激素包括雌激素、孕酮和雄激素均遵循以上基本作用机制和发挥生物学作用。利用单抗免疫组化法检查发现，孕激素作用在于阻断雌激素调节基因的转录。雄激素虽不耗竭雌激素受体，但可降低细胞质内雌激素诱导的 RNA 活性。

（二）激素及激素受体对乳腺癌细胞的依赖作用

雌激素对乳腺的作用为刺激人类乳腺导管的生长，促进乳腺腺泡的发育。当乳腺癌发生后，雌激素的作用依然存在。

很早以前已经证明，切除卵巢可以减少乳腺癌转移，切除肾上腺、垂体或用内分泌药物亦可达到类似效果（所谓去势治疗）。其原理是去除了刺激支持乳腺癌生长的激素来源。近期的研究发现，雌激素的一个重要功能是通过影响受体浓度，修饰自身受体和其他类固醇激素活性。不同组织对同一激素的应答方式相似。组织对性激素的特异性反应取决于细胞内受体蛋白的存在，类固醇激素也必须通过受体机制，以调节细胞内蛋白合成。

不同雌激素活性不同的主要原因是，雌激素受体复合物占据细胞核的时间不同。类固醇激素主要调节基因转录，也调节转录后事件和非基因组事件。

研究结果已经证实，肿瘤细胞恶变时，细胞可以全部地或部分地保留正常的受体系统。如果肿瘤含有的激素受体的功能与正常细胞相似，说明该肿瘤细胞的生

长仍然依赖原来的激素环境调节，这类肿瘤称为激素依赖性肿瘤。在临床上，把雌激素依赖性乳腺癌称 ER 阳性乳腺癌。相反，在癌变过程中受体系统保留很少或完全丧失，即不能再作为激素的靶细胞，其生长不再受激素的控制和调节，此属非激素依赖性肿瘤。因此，就可把细胞内激素受体的含量，视为预测内分泌治疗效果的指征。

文献报告，多数乳腺癌中具有特异性激素受体，激素依赖性肿瘤占全部乳腺癌的 50% ～ 70%。实际上，所有乳腺癌都是部分细胞为依赖性，部分细胞为非依赖性，只是其细胞组成比例不同，每个细胞受体含量亦不相同。目前，乳腺癌内分泌治疗的效果，对 ER 阳性病例客观有效率已达 50% ～ 70%，ER 对判断乳癌病人的预后亦成为重要指标。因此 ER 检测方法的发展，可较为准确地决定激素治疗的适应证。

（三）ER 与乳腺癌的发生

ERα 和 ERβ 大量表达于乳房的小管上皮细胞和乳腺癌细胞中。在正常乳腺组织中 ERβ 占优势，当两者的比例发生改变时，可能导致乳腺癌的发生。有研究发现，在 ER 阳性的乳腺癌组，ERα/ERβ 比值显著高于周围正常组织。主要是 ERα mRNA 表达升高，ERβ mRNA 表达降低；ER 阴性组别两者比值没有改变[43]。

分子生物学技术研究表明，ER 结构异常，可表现为基因的突变和变异。突变是指基因的 DNA 序列发生改变，变异是指在 mRNA 或蛋白水平上发生了异常改变。ER 基因突变也可能导致乳腺癌。Fuqua 等[44] 发现，ER 阳性乳腺癌组织中 ERα mRNA 表达升高在非雌激素依赖的乳腺癌细胞株和乳腺癌肿瘤组织中，常有变异型外显子缺失型与野生型共同表达；而正常乳腺组织中未发现变异型表达。还有研究发现，ER 阳性乳腺癌组织中 ERα mRNA 表达水平升高且 ERα 基因突变率增高。此突变造成氨基酸的排序改变，使得 ER 对雌激素的敏感性增强，可能导致乳腺癌的发生。

（四）ER 在乳腺癌中的恒定性及一致性

乳腺癌的 ER 水平，在同一患者基本上是恒定的、很少变化，并且在整个癌瘤中基本上是一致地分布。因此，标本取样具有一定代表性。但是由于某些情况变化，也可能发生一定的变动。

1. 原发癌与转移癌中的 ER　同一患者的原发癌与转移癌的 ER 状况不一定都一致。据统计，二者不同的患者占 20% ～ 25%。其中多数患者是原发性阳性而转移灶阴性，很少呈相反情况。这可能与分化差的 ER 阴性的肿瘤细胞较容易转移有关。

2. 原发癌与复发癌中的 ER　据 Li BDL 等报道 83 例乳腺癌原发瘤及复发瘤 ER 的一致率为 71%（59/83）。换言之，有 29% 不同。复发性仍以 ER 阴性居多，其机理与转移癌 ER 阴性较多是同样的。

3. 乳腺癌治疗前后 ER 水平变化　Soubeyran 对 74 例乳腺癌患者以三苯氧胺（30 mg，PO）治疗 5 个月，治疗前后分别进行针吸活检。结果证明，治疗后 ER，PR 分别有 60 例和 44 例表现降低，11 例和 19 例无变化，2 例和 11 例略有升高。认为抗雌激素治疗对乳腺癌中的 ER，PR 无明显影响[45]。

以上结果由于样本量较少，结论尚需进一步观察验证。

三、ER 检测的价值及应用

（一）激素受体检测的方法

1. 测定原理　目前已分离的激素受体（HR）均为蛋白质，称为受体蛋白。因其具有特殊的生物活性，在与激素结合时具有专一性、高亲和力、饱和性及可逆性。利用上述的这些特征，采用各种标记激素（如放射性核素、酶、荧光、单克隆抗体、核酸探针等做标记）与待测样品中的受体在一定条件下特异性结合，然后用适宜技术分离和测定激素与受体复合物的量或观察其分布部位。

2. 常用的测定方法　受体测定的方法很多，如细胞学、生物化学、组织化学、免疫组织化学等。

（1）生化检测法：目前通用的是葡聚糖包裹活性炭法（DCC 法）。该法系将绝对新鲜的乳腺癌组织制成匀浆做样本，然后用标记有同位素的雌激素或孕激素与样本作用，标有同位素的激素与样本中游离的具有活性的受体相结合，形成激素—受体复合物，测定此复合物即可计算出受体的含量。通常以 > 10 fmol/mg 定为阳性。

DCC 法为国际公认的检测 ER，PR 的标准方法，可以定量，并可按含量多少进行分级。缺点是测量的只是胞浆中游离的具有活性的受体，其余已经结合的复合物及无活性游离的受体则被遗漏。另外，其技术方法较复杂，结果不能定位。

（2）组化亲和法和免疫组化亲和法：此为形态学检测法，利用组织切片或细胞涂片观察，组化亲和法的原理与生化 DCC 法相似，将标有荧光或辣根过氧化酶的雌激素，利用其亲和作用与组织细胞内的受体结合，观察具有标记的细胞数，可知受体的分布。由于该法存在固有的缺点，目前国际上已被弃用。

（3）免疫组化法：20世纪80年代，ER，PR蛋白被提纯出来，并制成特异性ER，PR单克隆抗体。以单克隆抗体作为一抗，再以不同方法结合显色系统，显色后可在显微镜下直接观察阳性细胞的数量、强度及分布位置。其优点是：①特异性强：因为所用试剂为单克隆抗体。②准确度高：此为直接检测受体蛋白的总量，包括活性和非活性、游离的和结合的复合物等。③定位明确：清楚的在细胞核表达（图4-13，图4-14），胞浆仅含微量（如检测只胞浆阳性，为假阳性）。④方法

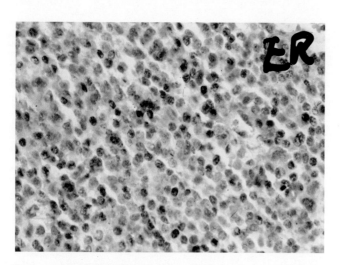

图 4-13　乳腺癌雌激素受体（ER）：免疫组化染色，细胞核阳性表达

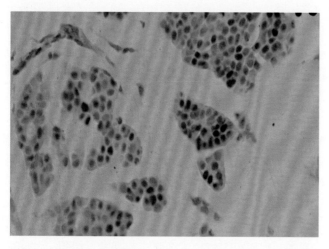

图 4-14　乳腺癌孕激素受体（PR）：免疫组化染色，细胞核阳性表达

简便：可做回顾性研究，单抗可用于福尔马林固定石蜡切片的标本。

免疫组化法与DCC生化法比较，如果将前者阳性标准界定为＞15%或20%，DCC法界定为＞10 fmol/mg，二者符合率接近90%。免疫组化法现已广泛应用于临床病理常规检测，已成为研究受体的首选方法。

资料分析表明，采用IHC检测HR与辅助内分泌治疗，疗效之间具有明显相关性，IHC用于预测内分泌治疗反应的作用，等同甚至优于LBA（配体结合检测法）。

（二）ER与乳腺癌病理形态学

ER发现之前，没有任何形态学依据可以证明那种乳腺癌对激素治疗是有效或者是无效。随着ER的发现和研究，已经发现一些病理形态学指标与ER的存在具有一定关系。大量研究表明，一般来说，分化好的乳腺癌，ER多为阳性，而ER阴性者多数分化较差。这可能是因为随着组织癌变的发生，导致的组织去分化过程。在此过程中可以部分地或完全地丧失原来细胞的特性。在乳腺癌，其合成雌激素受体蛋白的能力亦发生变化，肿瘤细胞分化越差，ER合成能力越低下，致使激素受体含量很低。因为细胞分化差，ER水平低，患者预后较差，这个过程反映了肿瘤的基本生物特性。因此，研究乳腺癌的组织形态学，组织分级，与乳癌组织内的ER含量的种种关系，对乳腺癌的形态及其分类可能产生新的认识。

目前，较为一致的看法，认为肿瘤的组织学分级、细胞核分级、肿瘤坏死、肿瘤周围的淋巴细胞浸润、弹力纤维多少等与ER的关系较为明显。我们观察346例乳腺癌标本，结果也证实此结论。

（三）HR与乳腺癌的预后

研究表明，ER/PR IHC染色阳性细胞百分比可提供有价值的疗效、预后预测信息。其中，ER水平与总生存（OS）、无病生存（DFS）、无复发生存（RFS）、5年生存率、至治疗失败时间（TTF）、内分泌治疗反应和复发时间呈正相关，PR水平与OS、TTF、内分泌治疗反应和复发时间呈正相关。PR状态可能提供独立于ER外的附加预测价值，尤其是对于绝经前患者。这些研究表明，具有高水平HR表达的患者，其具有阳性转归的可能性很高，因此HR检测结果可影响肿瘤医师和患者的治疗决定。

（四）激素受体与内分泌治疗

内分泌治疗的优点在于它对正常组织不引起明显损害，这点远较化疗及放疗优越。在既往内分泌治疗中，切除卵巢后，体内仍有雌激素存在。切除肾上腺及垂体，能杜绝体内雌激素来源，但手术较复杂，具一定手术危险性与并发症。因此，促使人们要求新的激素类化合物治疗乳腺癌。

近年，发现某些新的激素类药物能够对抗雌激素的刺激肿瘤生长作用。它们能够在体内体外减少各种组织对雌激素的特异性吸收。目前已广泛应用于临床的抗雌激素有 Clorpiphene Nafoxidine 及 Tomoxifen 等，都能阻止肿瘤生长。三者都是三苯乙烯的衍生物，其化学结构与己烯雌酚很相似。Tomoxifen 应用临床治疗乳腺癌已获得一定成功，副作用较少。

大规模研究表明，ER 水平在肿瘤细胞低水平表达（1%）时即与临床疗效显著相关。基于他莫昔芬和其他内分泌治疗药物在降低死亡率方面的确切作用及其相对低毒的特点，专家组认为，在低水平 ER 状态下即可考虑采用内分泌治疗，因此将 ≥ 1% 阳性细胞作为阳性界值（< 1% 为阴性界值）。专家组意识到，新界值的启用将会使内分泌治疗的应用比例轻度上升，因此同时推荐，对于 ER 低水平表达（1% ~ 10% 弱阳性）的患者，肿瘤医师可与其讨论内分泌治疗的利弊，从而制定最佳的平衡方案。

目前采用激素受体联合检查[46,47]，对乳腺癌内分泌治疗，受到更加良好的效果（表 4-3）。

四、ER 的免疫组化检测

（一）免疫组化检测的质控

为了保证检测结果的准确性，ER、PR 检测必须标准化。

1．组织处理标准化

（1）组织处理：标本离体后应尽快（1 小时内）放入 10 倍体积固定液中，记录标本离体和进入固定的时间，标本须每间隔 5 mm 切开，以保证固定液的充分渗透。

（2）固定液类型：固定液为 10% 中性缓冲福尔马林（NBF），浓度不能过高或过低，若使用不同固定液，则应对比 10%NBF 进行认证。

（3）组织固定时间：组织固定时间应为 6 ~ 72 小时。

2．检测标准化　首先要对抗体进行选择。应严格选择经临床证实具有良好特异性和敏感性，即染色结果阳性病例与临床内分泌疗效认证分析至少达到 90% 的符合率，而阴性病例应达到 95% 的符合率。在 2010《ASCO/CAP 激素受体免疫组化检测指南》[48] 中推荐可采用的抗体 ER 抗体包括 1D5、6F11、SP1、ER2.123+1D5，PR 抗体包括 1294、312 以及 FDA 510（K）-clear ER/PR kit。

对照设立每批检测均须设立阳性、阴性对照。外对照可采用细胞株或子宫内膜组织，应包括从阴性到强阳性的不同表达水平，尤其应有中度阳性表达对照。阳性内对照为染色标本中的正常乳腺导管上皮细胞，应注意对照细胞必须呈现弱、中、强的不等量、不同程度表达，若仅少数细胞呈均一阳性，则可能由于分析敏感性不足，使肿瘤细胞低至中等表达时不能被检测到而呈现的假阴性现象。阴性内对照可为正常乳腺组织中的肌上皮细胞和间质细胞。

当染色切片中不存在阳性内对照时，病理医师可根据肿瘤细胞的 ER/PR 表达水平、组织学类型、固定情况和外对照染色情况进行综合判定分析。若内、外对照均未出现应有的反应，则不能报告患者的测试结果，应在标准条件下重新进行测试直至出现良好的对照染色。

（二）适宜 IHC 测试的人群

1．所有新诊断的浸润性乳腺癌患者；

2．对于同时多发性癌，应至少对其中一个病灶进行检测，以最大者为佳；

3．对复发病例应再行检测，以便验证之前结果的可靠性或评估肿瘤生物学是否发生了变化；

4．对于新诊断的 DCIS，由于最新研究提示采用内分泌治疗可使其发展至浸润癌的危险降低 40% ~ 50%，专家组认可对这类患者进行 ER 状态评估的价值，但不作正式推荐，是否检测由患者和医师决定。

表 4-3	激素受体检测结果与乳腺癌缓解率的关系
检查项目	缓解率（大约）
ER（+）	60%
ER（+），PR（+）	70%
ER（+），PR（+），PS2（+）	80%
ER（+），PR（+），PS2（+），c-erbB-2（−）	90%

（三）IHC 检测阳性、阴性界值及判断

1．报告受体阳性：要求≥1%的任何强度的肿瘤细胞核阳性染色。

2．报告受体阴性：<1%的任何强度的肿瘤细胞核阳性染色。

3．报告受体无法解释 如果检测控制并不像之前的预期（阳性对照不明确），或这个预测分析或解析条件不符合指南，以及在没有肿瘤细胞的正常上皮成分中缺乏常见的染色（内部对照）。

（四）结果判读标准化

结果报告：IHC 检测结果强调了阳性判断必须是肿瘤细胞核着色，必须报告的内容包括以下 3 部分：

1．关于染色阳性肿瘤细胞的百分比，应观察并通过人工或图像来评估切片所包含的所有肿瘤细胞，而且应计数和评估 100 个以上的细胞；

2．应记录和报告染色强度（弱、中、强），并参照阳性对照评估整张切片中阳性细胞的平均着色强度；

3．在解释结果时，对于可考虑为阳性（阳性肿瘤细胞≥1%）的标本，应避免使用类似"可疑阳性"的术语，而阴性检测结果（阳性肿瘤细胞<1%）的判定应在内外对照良好染色的情况下进行，对于任何缺乏阳性内对照（正常导管上皮细胞）的切片，均应更换蜡块重新染色判定，报告应为"无法判读"，而不是"阴性"，而且无法判读时应特别指出原因。

对于任何不遵照《指南》[48]中标本处理和实验操作规程的结果均不能进行判读。可导致结果无法判读的原因包括酒精固定的穿刺组织、细胞学样本，未使用 10%NBF 固定液固定的标本，固定时间 < 6 小时或 > 72 小时的活检标本，标本离体至放入固定液的时间超过 1 小时，采用强酸脱钙后的标本，采用的内外对照染色不恰当等。不过，对于这些严格的规定，《指南》又给予了进一步的说明：这些情况并非绝对，因为这还取决于其是否被实验室所验证，以及是否经病理医师甄别判断。

另外，对于一些通常呈 ER 阳性的组织学类型，如小管癌、小叶癌、黏液癌和诺丁汉（Nottingham）组织学分级为 I 级癌，当检测结果为阴性时，报告应给予特殊提示。内部质量控制和认证实验室内部应设立质量控制程序，完善的质量控制程序应包括对检测所涉及所有方面的控制以及定期趋势分析等内容，以保障对适度总体阳性率的把握。此外，IHC 检测还应有良好的外部质量保障，即实验室的认证。

（五）检测结果报告标准化

目前尚无统一公认的报告标准，除上述《指南》规定报告染色阳性肿瘤细胞的百分比及染色强度（弱、中、强）外，以下方法也可供参考。

1．普通报告法 免疫组化检测，通常以阳性或阴性报告，也可注明弱阳或强阳性。

2．染色强度指数（stain intensity index，SII）（表 4-4）较为客观的研究报告方法，应为染色强度指数法。其公式如下（Snead DR，et al：Histopathology，1993，23：233）：

$$SII = [(-) \chi\% \times 0] + [(+) \chi\% \times 1] + [(++) \chi\% \times 2] + [(+++) \chi\% \times 3]（表 4-4）$$

SII 范围 = 0 ~ 300

$$0 ~ 50 = (-)$$
$$51 ~ 100 = (+)$$
$$101 ~ 200 = (++)$$
$$201 ~ 300 = (+++)$$

3．Allred 评分法（2004）

又称 H-Score 法（阳性细胞比例与染色强度之和）目前多用此法（表 4-5、表 4-6）。

表 4-4	染色强度指数（SII）计算	
染色强度	细胞 %	加权
-	? %	0
+	? %	1
++	? %	2
+++	? %	3

表 4-5	Allred 评分标准
阳性细胞比例	染色强度
0 = (-)	0 = (-)
1 = 1%	1 = (+)
2 = 10%	2 = (++)
3 = 33%	3 = (+++)
4 = 66%	
5 = 100%	

二者相加总分：0 ~ 8

表 4-6	**ER/PR 免疫组化 Allred score 评分结果解释**	
0 分——提示内分泌治疗无效		4 ~ 6 分——提示内分泌治疗有效的可能性为 50%
2 ~ 3 分——提示内分泌治疗有效的可能性为 20%		7 ~ 8 分——提示内分泌治疗有效的可能性为 75%

注：● PR 高表达而 ER 低表达的患者，值得内分泌治疗
　　● ER 低表达的老年患者，某些病例对内分泌治疗有反应

（薛宁　阚秀）

第六节　HER2 的免疫组化检测评级与靶向治疗

一、HER2 检测的意义

针对 HER2 基因的分子靶向药物治疗，已成为乳腺癌药物治疗的新突破。人表皮生长因子受体 2 基因 ERBB2（常指 HER2/neu，c-erbB-2），在 20% ~ 30% 乳腺癌中呈阳性表达，并与临床治疗及肿瘤预后结果相关[49]。HER2 靶向药物，如曲妥珠单抗（赫赛汀）的应用，可改善疾病进程提高生存率。但是曲妥珠单抗治疗费用较高昂，尚不能广泛应用。因此，对新确诊和转移的浸润性乳腺癌患者要求进行 HER2 检测。此外，由于 HER2 阳性乳腺癌其生物学行为和临床特点具有特殊性，还有助于判断乳腺癌患者的预后，指导化疗和内分泌治疗方案的选择，及开发新兴的肿瘤诊断及治疗方法。

正确检测和评定乳腺癌的 HER2 蛋白表达和基因扩增状态对乳腺癌的临床治疗和预后判断至关重要。2007 年美国临床肿瘤学会（ASCO）/ 美国病理学家协会（CAP）也联合发表了乳腺癌 HER2 检测指南[50,51]，对乳腺癌 HER2 检测的技术路线、结果判读标准、质量控制等诸方面提出了新的要求，旨在使 HER2 检测的操作程序和对结果判读标准化，提高 HER2 检测的可重复性和准确性，更准确地评估乳腺癌患者的预后，作为化疗、内分泌和曲妥珠单抗等药物治疗中的重要依据之一，提供给临床医师考虑选择适合用药的乳腺癌患者。

目前国内外一般采用免疫组织化学（IHC）法检测 HER2 受体蛋白表达状态，应用荧光原位杂交（fluorescence in situ hybridization，FISH）和显色原位杂交（chromogenic in situ hybridization，CISH）法检测 HER2 基因扩增水平。相关研究显示，乳腺癌 CISH 与 FISH 两种检测结果的符合率达 90% 以上[52]。

二、免疫组化组织标本的处理

1. 标本的类型　（1）手术切除标本、（2）粗针穿刺标本、（3）冷冻后的标本均可使用。

2. 标本的固定　穿刺或切除后的乳腺癌组织应在 1h 内进行固定。如果组织较大，应将其每隔 5 ~ 10 mm 切开，并用纱布或滤纸将相邻的组织片分开，以确保固定液的充分渗透和固定。固定液的量应为组织体积的 10 倍。固定时间以 6 ~ 48 h 为宜。

3. 固定液的类型　磷酸缓冲液配制的 4% 中性甲醛固定液，pH 7.0 ~ 7.4。

4. 组织切片：用于 IHC 染色者切片厚度以 3 ~ 5um 为宜，FISH 和 CISH 法以 4 ~ 5um 为宜；切片在空气中略微干燥后应立即烤片（IHC 为 70℃，45 ~ 70 min；FISH 为 63℃过夜）。

三、免疫组化结果判读及注意事项

1. 先在 10× 显微镜下进行判读；
2. 注意细胞膜完全着色的癌细胞比例及着色强度；
3. 胞质着色应忽略不计；
4. 只评定浸润癌的着色；
5. 正常腺上皮不应着色；
6. 建议使用国际公认的 ASCO/CAP 指南推荐的评分系统[53]。

四、结果判读标准

按每张切片计（表 4-7）：
0：无着色；
1+：任何比例的浸润癌细胞呈现微弱、不完整的细胞膜着色；
2+：> 10% 的浸润癌细胞呈现弱至中等强度、完整但不均匀的细胞膜棕黄着色，或 < 30% 的浸润癌细胞呈现强且完整的细胞膜棕褐着色；
3+：> 30% 的浸润癌细胞呈现强的、完整的细胞

表 4-7	HER2 免疫组化检测结果评估	
−	＜ 10%	着色或无着色
+	＞ 10%	仅微着色，略能辨认的膜着色
++	＞ 10%	微 - 中等完全膜阳性
+++	＞ 30%	强度完全膜染色

结果：−，+ 为阴性
　　　+++ 为阳性（注：现改为 ＞ 10% 完全强度膜染色）
　　　++ 为可疑，需进一步行 Fish 或染色体检查

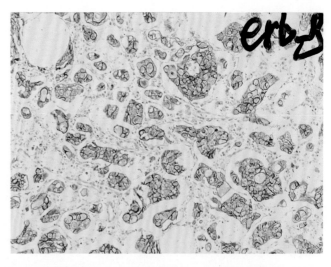

图 4-15　乳腺癌 HER2 免疫组化染色，细胞膜阳性表达

膜棕褐着色（目前新近分布的 HER2 阳性判断标准，3+ 定义 ＞ 10% 的肿瘤呈现完整强的环周膜阳性）[54]（图 4-15）。

乳腺癌标本一般可先经 IHC 检测。HER2 蛋白着色 3+ 者，可作为临床医师建议患者接受曲妥珠单抗等药物治疗的依据；2+ 者须进一步应用 FISH 或 CISH 等方法，进行 HER2 基因扩增状态的检测（这两种检测仍可能出现结果不能确定的情况），或重复 IHC 做进一步检测，也可以选取不同的组织块重新检测或送有质量保证的实验室进行检测。

美国临床肿瘤学会（ASCO）和美国病理学家学院（CAP）于 2007 年 1 月制定的标准化方案和新的判读标准如下（表 4-8）。

表 4-8	c-erbB-2（HER2/Neu）检测（美国临床肿瘤学会，2007，1 月）		
	IHC	Fish（或 Cish）	17 号染色体与基因拷贝信号比
阳性	（+++）＞ 30%	＞ 6 个基因拷贝	＞ 2.2
不确定	（+++）＜ 30%	4 ～ 6	1.8 ～ 2.2
阴性	（0 ～ +）	＜ 4	＜ 1.8

五、HER2检测应用

乳腺癌标本免疫组化结果与赫赛汀治疗：
- +++ 者，可接受曲妥珠单抗等药物治疗（＞ 30% 乳腺癌细胞完全强度膜染色）；
- ++ 者，需进一步应用 FISH 或 CISH 基因扩增检测；
- − + 者，为阴性。

几点说明：
- 靶向治疗用药：曲妥株单抗（Herceptin 赫赛汀）；
- 效果：降低复发风险 52%；降低死亡风险 36%；
- HER2/neu 和 Topo- Ⅱ 二者均阳性，治疗效果更佳；
- HER2/Neu 阳性对于 DCIS 的意义不明确。

（薛　宁）

第七节　免疫组织化学在乳腺癌病理诊断及鉴别诊断中的应用

一、乳腺病理常用标记物及临床意义

1. 上皮标记物
- GCDFP-15：可在任何具有大汗腺特征的细胞中表达，对诊断乳腺癌有较好特异性（图 4-16、图 4-17）。

- 乳腺球蛋白（mammaglobin）：乳腺癌表达较敏感，特异性尚不肯定（图 4-18、图 4-19）。
- 细胞角蛋白（CK）：乳腺癌表达多种单克隆 CK，包括 CK7（图 4-20）、8、18，也可表达 CK19 和 CAM5.2。部分细胞表达高分子量 CK，如 CK5、6

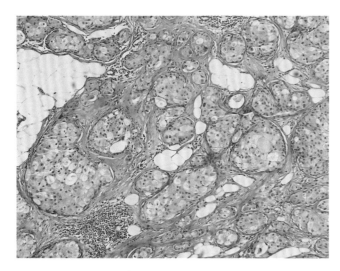

图 4-16　大汗腺型导管内癌

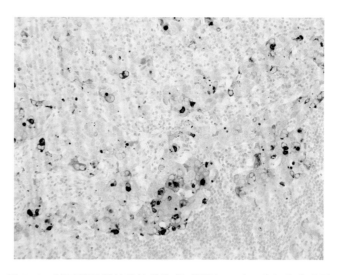

图 4-19　腋下淋巴结转移性乳腺癌（同图 4-18），癌细胞乳球蛋白阳性

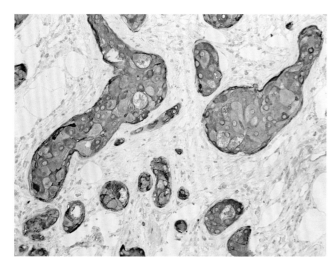

图 4-17　大汗腺型导管内癌（同图 4-16），癌细胞 GCDFP-15 阳性

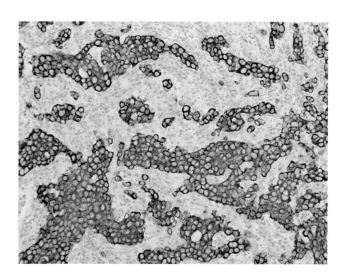

图 4-20　腋下淋巴结转移性乳腺癌（同图 4-18、图 4-19），癌细胞 CK7 阳性

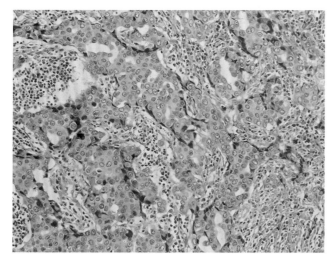

图 4-18　腋下淋巴结转移性乳腺癌（乳腺未查见肿瘤）

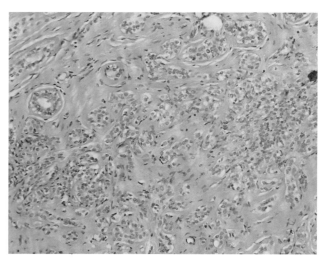

图 4-21　硬化性腺病

和 34βE12。CK20 几乎不表达。

2．肌上皮标记物

- Actin 蛋白家族：包括平滑肌肌动蛋白（SMA，α-SMA）和肌特异性肌动蛋白（MSA，HHF-35），胞质表达，是识别乳腺肌上皮的常用标记物。但它们在血管平滑肌和肌纤维母细胞中亦表达。真正的肌上皮阳性表现为阳性细胞向腺上皮凸起，而血管平滑肌和肌纤维母细胞无此特点（图4-21、图4-22、图4-23）。

- 平滑肌肌球蛋白重链（SMMHC）：在间质中几乎不与肌纤维母细胞发生反应，是非常实用的识别肌上皮细胞的标记物。

- Calponin：胞质表达。对肌上皮细胞有较高的敏感性，与肌纤维母细胞有轻度的交叉反应（图4-24、图4-25）。

- CD10：表达于细胞膜，其优点是不在小血管中表达。CD10 在肌纤维母细胞中也可以阳性，但交叉反应的程度比 SMA 弱（图4-26、图4-27）。

- P63：表达于细胞核，对肌上皮有较高的敏感性和特异性，在肌纤维母细胞和血管中不表达，是非常实用的鉴别诊断标记物（图4-28、图4-29）。

- S100：表达于细胞核和细胞质，敏感性好，但特异性不强，在乳腺良性增生病变的腺上皮和乳腺癌细胞中均可表达，不宜用于鉴别是否存在肌上皮。

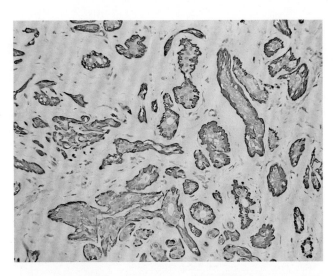

图 4-22　硬化性腺病（同图4-21），腺管周围肌上皮 SMA 阳性

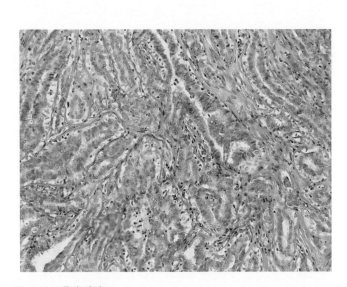

图 4-24　乳头腺瘤

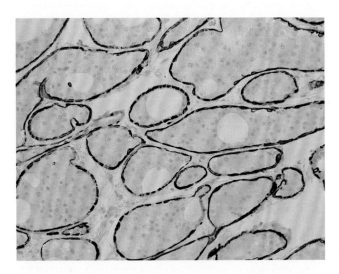

图 4-23　大汗腺型导管内癌（同图4-16），导管周围肌上皮 SMA 阳性

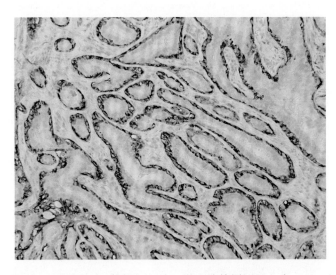

图 4-25　乳头腺瘤（同图4-24），增生腺管周围肌上皮 calponin 阳性

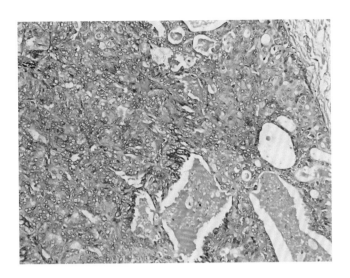

图 4-26　导管内乳头状瘤

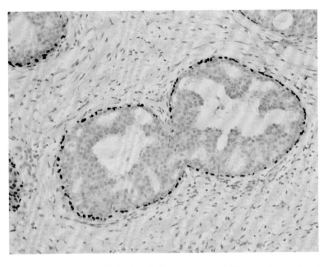

图 4-29　低级别导管内癌（同图 4-28），导管周围肌上皮 p63 阳性

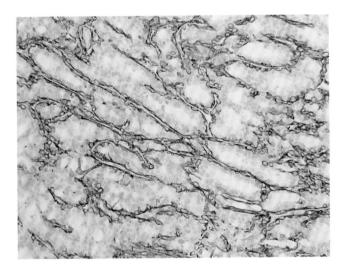

图 4-27　导管内乳头状瘤（同图 4-26），肌上皮 CD10 阳性

- 高分子量细胞角蛋白：包括 CK5/6、14 和 17，胞质表达。CK5 除在肌上皮表达外，也在干细胞（祖细胞）、中间腺细胞和中间肌细胞表达（图 4-30、图 4-31）。

3. 基底膜物质标记物

- 层粘连蛋白（Laminin）：细胞外基底膜的主要组成部分。在乳腺导管和小叶腺泡外周呈连续均匀表达，可用于鉴别浸润性和非浸润性病变。
- Ⅳ型胶原：是基底膜中的主要成分，存在于正常和良性增生的腺体周围，但在原位癌和放射性疤痕的腺体周围表达可出现不连续性。

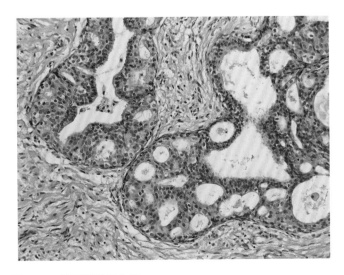

图 4-28　低级别导管内癌

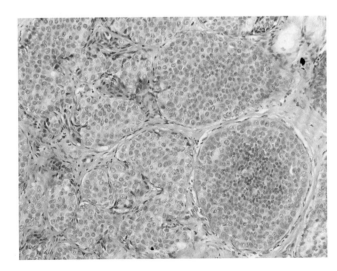

图 4-30　实体型导管内癌

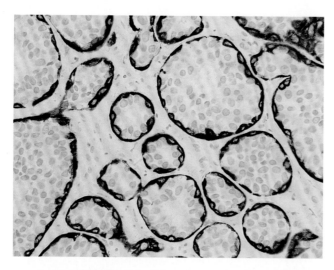

图 4-31 实体型导管内癌（同图4-30），导管周围肌上皮CK5/6阳性，增殖癌细胞阴性

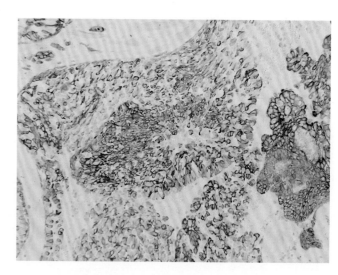

图 4-33 复杂硬化性增生，旺炽性增生上皮CK5/6阳性

二、普通导管增生、不典型导管增生、导管原位癌及小叶原位癌的鉴别

1. CK5/6 及 34βE12

- 普通导管增生：CK5/6通常阳性（常呈拼花状）（图4-32、图4-33）（大汗腺及柱状细胞病变CK5/6常阴性）
- 不典型导管增生：CK5/6可弱阳性
- 导管原位癌：CK5/6通常阴性（图4-34）
- 小叶原位癌：CK5/6阴性，34βE12一般核周胞质显著阳性（图4-35～图4-39）

2. 神经内分泌标记物

- 正常乳腺和良性增生的上皮缺乏神经内分泌标记物

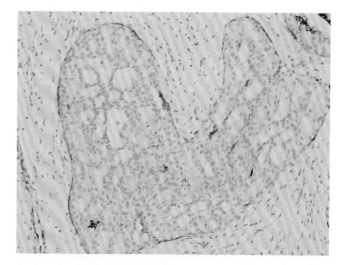

图 4-34 低级别导管内癌（同图4-28），导管内增殖癌细胞CK5/6阴性，周围肌上皮部分阳性

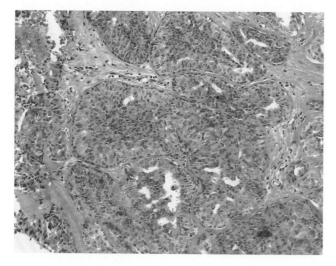

图 4-32 复杂硬化性增生

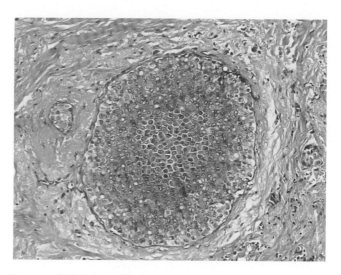

图 4-35 多形型小叶原位癌

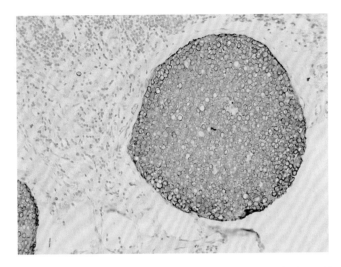

图 4-36　多形型小叶原位癌，癌细胞 34βE12 核周胞质明显阳性

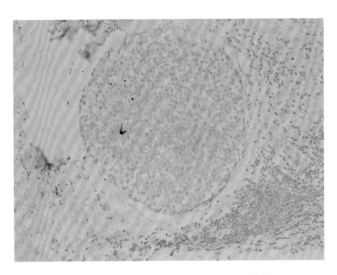

图 4-39　多形型小叶原位癌，癌细胞 E-cadherin 阴性

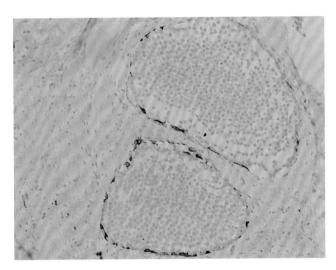

图 4-37　多形型小叶原位癌，癌细胞 CK5/6 阴性，肌上皮细胞阳性

表达

● 病变出现较多神经内分泌分化细胞（即表达 CgA、Syn、NSE 和 Leu7 等），提示为恶性病变（图 4-40、图 4-41）。

3．ER 和 PR

● 乳腺良性增生性病变呈散在片状阳性，着色强弱不等（多克隆性）（图 4-42 ～图 4-44）。

● 肿瘤性病变（包括 ADH、DCIS 和 LCIS）弥漫一致性阳性（单克隆性）（图 4-45、图 4-46）。

4．c-erbB-2 和 p53

● 正常乳腺和普通增生性病变一般阴性

● 导管内癌（尤其是高级别导管内癌）可阳性

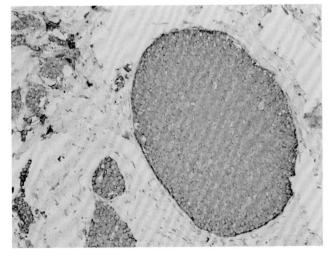

图 4-38　多形型小叶原位癌，癌细胞表达 p120，阳性物质位于胞质中

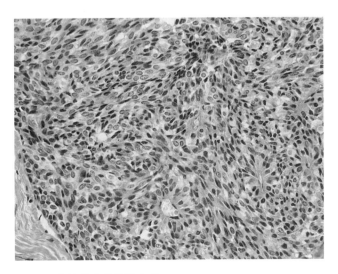

图 4-40　实性乳头状导管内癌

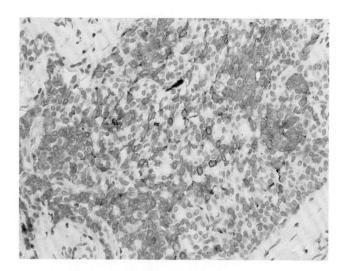

图 4-41 实性乳头状导管内癌，癌细胞 Syn 阳性

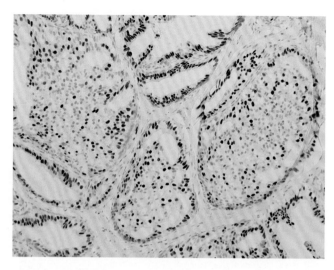

图 4-44 普通导管增生，PR 阳细胞分布不均、强度不等（非克隆性表达）

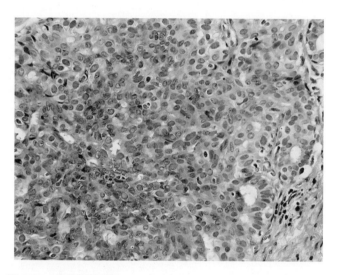

图 4-42 普通导管增生

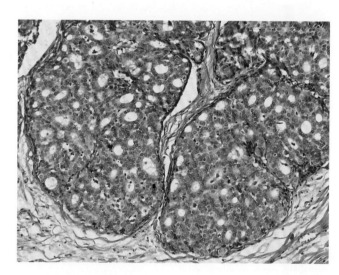

图 4-45 低级别导管内癌

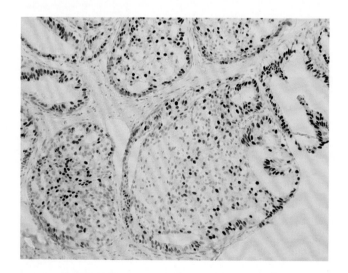

图 4-43 普通导管增生，ER 阳细胞分布不均、强度不等（非克隆性表达）

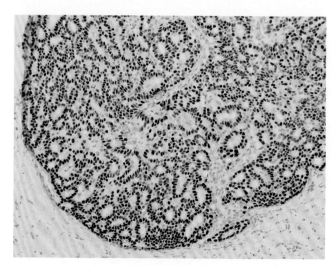

图 4-46 低级别导管内癌，ER 弥漫强阳性（克隆性表达）

5．CEA

- 良性增生性病变尤其是乳头状瘤一般阴性
- 乳头状癌常阳性

三、导管癌和小叶癌的鉴别

1．E-cadherin

- 导管癌（包括原位癌和浸润癌）阳性（图 4-47、图 4-48）。
- 小叶癌阴性

2．P120 catenin

- 导管癌细胞胞膜阳性（图 4-49）
- 小叶癌细胞胞质阳性（图 4-50、图 4-51）

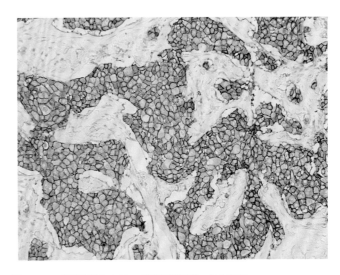

图 4-49　病例同图 4-47，癌细胞胞膜 p120 阳性

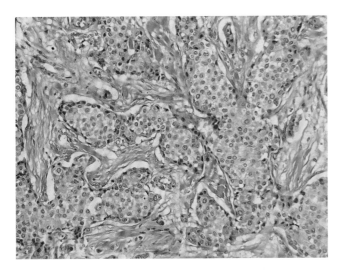

图 4-47　浸润性导管癌Ⅱ级

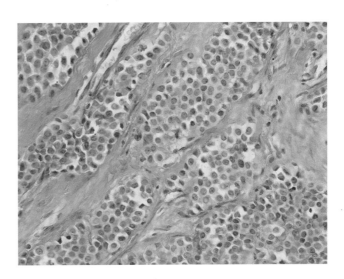

图 4-50　腺泡型浸润性小叶癌

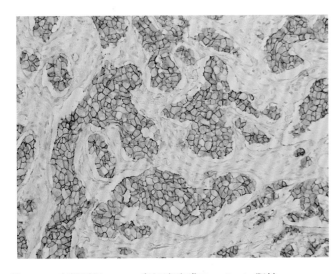

图 4-48　病例同图 4-47，癌细胞胞膜 E-cadherin 阳性

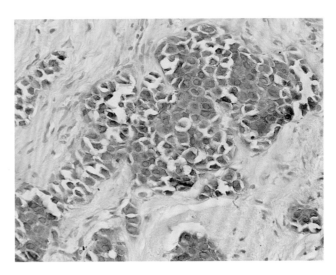

图 4-51　病例同图 4-50，癌细胞 p120 胞质阳性

3．CK34，βE12
- 小叶癌常核周胞质呈强阳性（图4-36）
- 导管原位癌常阴性，可出现弱阳性（与E-cadherin、P120 catenin联合使用，鉴别小叶原位癌和导管原位癌）
- 浸润性导管癌一般阴性（笔者发现，许多浸润性导管癌34βE12阳性，该抗体对鉴别浸润性导管癌和浸润性小叶癌的作用值得商榷）。

四、增生性病变/原位癌与浸润性癌的鉴别

1．胶原小体病与导管内癌
- 胶原小体病：增生细胞肌上皮标记物及CK5/6阳性（图4-52、图4-53）

- 导管内癌：增殖细胞肌上皮标记物阴性，CK5/6通常阴性（图4-31、图4-34）

2．原位癌与浸润癌
- 原位癌：常有完整的肌上皮细胞层及基底膜（图4-23、图4-29、图4-31）
- 浸润癌：细胞巢周围通常缺乏肌上皮及完整的基底膜（图4-54、图4-55）

3．复杂硬化性病变与浸润性癌
- 复杂硬化性病变：假浸润腺管、巢/簇周围有肌上皮，CK5/6阳性，间质细胞CD34阳性（图4-32、图4-33）
- 浸润性癌：通常无肌上皮，CK5/6阴性/阳性（基

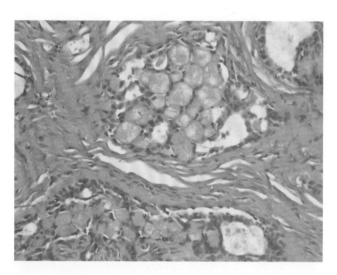

图4-52　胶原小体病

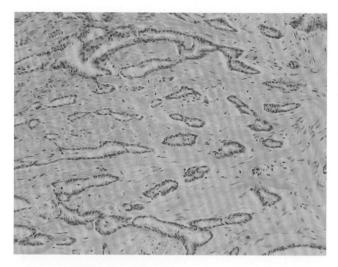

图4-54　浸润性导管癌（腺管型）

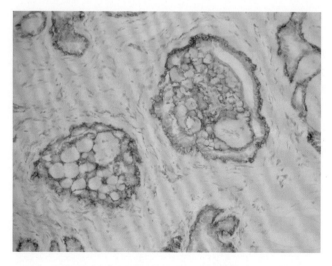

图4-53　胶原小体病，导管内小体周围细胞calponin阳性，导管周围肌上皮亦阳性

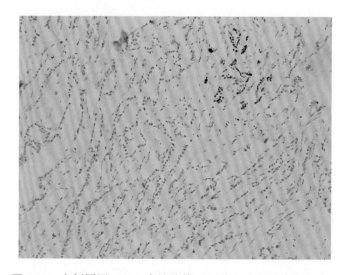

图4-55　病例同图4-54，癌性腺管p63阴性，残留乳腺小叶肌上皮阳性

底细胞样癌阳性），间质细胞 CD34 阴性，肌纤维母细胞表达肌源性标记物。

4. 微腺性腺病与小管癌

- 微腺性腺病：腺管周围有Ⅳ型胶原表达，S100 阳性，AE1/AE3 弱阳性或阴性，EMA 阴性（图 4-56、图 4-57）
- 小管癌：无Ⅳ型胶原，S100 阴性，AE1/AE3 及 EMA 阳性（图 4-58、图 4-59）

5. 硬化性腺病与浸润性癌

- 硬化性腺病：肌上皮标记物及 CK5/6 阳性（图 4-21、图 4-22）
- 浸润性癌：肌上皮标记物及 CK5/6 通常阴性（图 4-54、图 4-55）

6. 梭形细胞癌与间叶性梭形细胞病变/肿瘤

- 梭形细胞癌：上皮性标记物阳性，p63 通常阳性（图 4-60、图 4-61）
- 间叶性梭形细胞病变/肿瘤：上皮性标记物及 p63 阴性

五、乳腺Paget病与相似病变的鉴别

1. Paget 病与恶性黑色素瘤

- Paget 病：CK7、CEA 及 c-erbB-2 染色阳性，HMB45 阴性（图 4-62 ～图 4-64）
- 黑色素瘤：HMB45 阳性，CK7、CEA 及 c-erbB-2 染色阴性

2. Paget 病与 Bowen 病

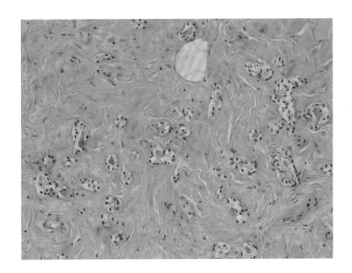

图 4-56　微腺型腺病

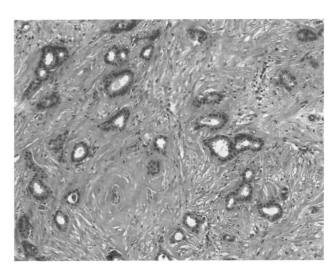

图 4-58　浸润性小管癌

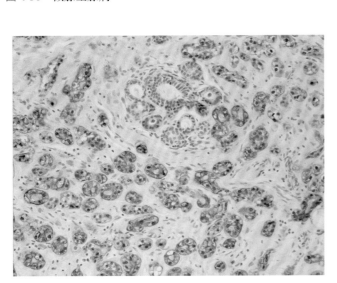

图 4-57　病例同图 4-56，S100 蛋白小管上皮（胞质/核）弥漫强阳性

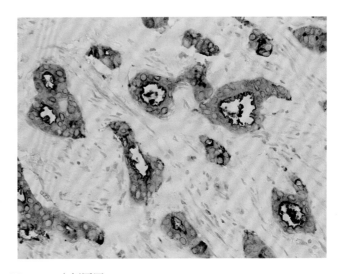

图 4-59　病例同图 4-58，EMA

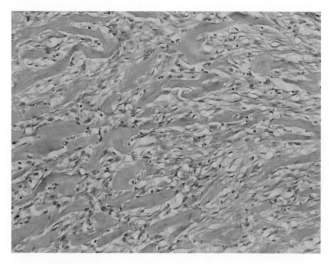

图 4-60　梭形细胞癌

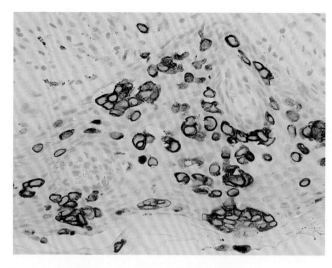

图 4-63　病例同图 4-62，Paget 细胞 CK8 阳性

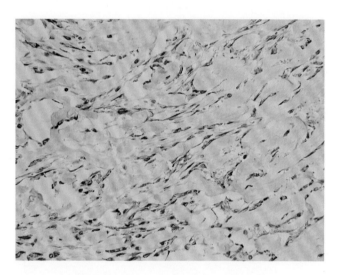

图 4-61　病例同图 4-60，梭形癌细胞 AE1/AE3 阳性

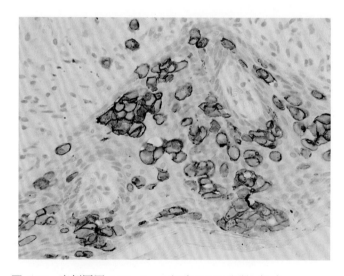

图 4-64　病例同图 4-62，Paget 细胞 HER2 阳性（3+）

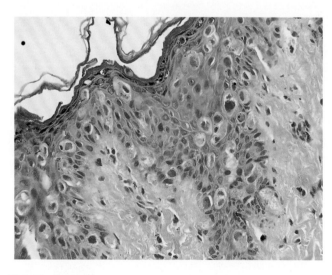

图 4-62　Paget 病

- Paget 病：CK7、GCDFP-15、乳球蛋白、CEA 和 c-erbB-2 阳性；ER 可阳性；高分子量角蛋白阴性
- Bowen 病：高分子量角蛋白阳性，CK20 可阳性；CK7、GCDFP-15、乳球蛋白、CEA、c-erbB-2 和 ER 阴性。

　3. Paget 病与 Merkel 细胞癌表皮内播散（PMC）

- PMC：CK20 阳性，GCDFP-15、乳球蛋白、CEA、c-erbB-2 和 ER 阴性。
- Paget 病：CK7、GCDFP-15、乳球蛋白、CEA 和 c-erbB-2 阳性，ER 可阳性；CK20 阴性

六、转移性乳腺癌/乳腺转移性腺癌与其他器官腺癌的鉴别

1. 乳腺癌本身较特异性抗体
- GCDFP-15，乳球蛋白（图 4-19），乳脂膜球蛋白，锌-α-2 糖蛋白，CA15-3，BCA-225，CK7（图 4-20），ER，PR 等。
- 以上抗体如阳性，高度提示乳腺癌，如几种抗体共同使用更有意义。

2. 乳腺癌与肺腺癌的鉴别
- GCDFP-15 和乳球蛋白阳性提示乳腺癌
- TTF-1 和 villin 阳性提示肺腺癌

3. 乳腺癌与卵巢癌的鉴别
- WT-1 阳性支持卵巢浆液性癌和移行细胞癌，不支持乳腺癌
- Villin 和 CK20 弥漫阳性不支持乳腺癌，可能是卵巢黏液性腺癌
- 卵巢癌不表达 GCDFP-15 和乳球蛋白

4. 乳腺癌与胃癌
- 胃癌一般不表达 GCDFP-15 和乳球蛋白
- CK20 和 villin 阳性支持胃癌，不可能是乳腺癌
- CK20 阳性的印戒细胞癌最可能是胃癌；而 ER 阳性的印戒细胞癌最可能是乳腺原发的。
- P120 胞质阳性的分化差的癌最可能是浸润性小叶癌转移。当胃的癌组织不表达 E-cadherin 时也应考虑为浸润性小叶癌。

5. 乳腺癌与黑色素瘤
- S100 在乳腺癌和黑色素瘤中都表达，没有鉴别诊断价值
- HMB45 和 melanA 阳性，CK 阴性支持黑色素瘤的诊断
- CK、GCDFP-15 和乳球蛋白阳性支持乳腺癌的诊断

6. 男性乳腺癌和前列腺癌鉴别
- 男性乳腺癌有时可以表达 PSA，而前列腺癌有时也可以表达 GCDFP-15
- 鉴别诊断需要一组联合抗体，包括 PSA、PAP、GCDFP-15 和乳球蛋白，前两者阳性支持前列腺癌，后两者阳性支持乳腺癌。
- CK7 和 CEA 弥漫强阳性支持乳腺癌，而前列腺癌这两种抗体一般为阴性。

7. 乳腺癌与肾细胞癌鉴别
- vimentin 和 CD10 阳性、CK 阴性支持肾细胞癌
- CK、GCDFP-15、乳球蛋白和 ER/PR 阳性支持乳腺癌

七、与乳腺癌治疗相关免疫组化检测

1. 雌激素受体（ER）和孕激素受体（PR）
- 乳腺癌 ER/PR 的表达情况是临床治疗不可缺少的条件，阳性需要用内分泌治疗，并预示预后较好。
- ER 和 PR 为细胞核阳性，周围正常腺体应存在强弱不等的表达，可作为内对照。
- ER 的作用之一是诱导 PR，绝大部分 PR 阳性的乳腺癌 ER 也阳性，仅有不到 5%PR 阳性的病例 ER 阴性。
- 一般认为乳腺癌 >10% 的细胞表达 ER/PR 为阳性；目前认为多于 1% 的细胞阳性即可定为阳性。
- 精确的判断方式采用"H-score"计数法：即：将染色强度分成 0（阴性）、1（弱阳性）、2（中度阳性）、3（强阳性）；按阳性细胞数分成 0（无阳性细胞）、1（阳性细胞 <1%）、2（阳性细胞 1% ～ 10%）、3（阳性细胞 10% ～ 33%）、4（阳性细胞 33% ～ 67%）和 5（阳性细胞 > 67%）。阳性细胞数与染色强度相加数值为 0 ～ 8。
- 报告中至少应注明 ER、PR 的阳性细胞率，如：ER 阳性（75%）（图 4-65 ～图 4-67）

2. HER2（c-erbB-2）
- 结构类似表皮生长因子受体，参与调控细胞生长、分化和增殖。表达于肿瘤细胞膜上，阳性者预示预后不良。

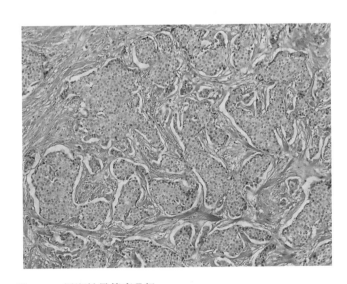

图 4-65　浸润性导管癌 II 级

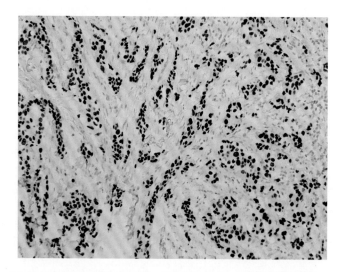

图 4-66 浸润性导管癌 II 级，癌细胞 ER（+，阳性细胞约 85%）

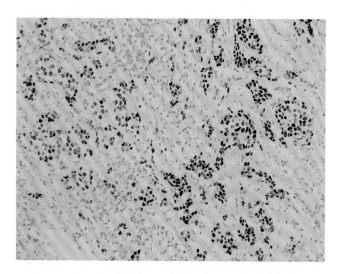

图 4-67 浸润性导管癌 II 级：癌细胞 PR（+，阳性细胞 60%）

八、与预后相关及其他标记物

- p53：突变的抑癌基因。表达部位为癌细胞核内。P53 阳性的浸润性乳腺癌与高病理分级、ER 阴性、c-erbB-2 过表达和 EGFR 表达有关系，预后差（图 4-70、图 4-71）。
- EGFR：为表皮生长因子受体，表达在细胞膜 / 细胞质中。EGFR 阳性与侵袭性强的乳腺癌有关，并与缺乏 ER/PR 和抵抗内分泌治疗有关（图 4-72、图 4-73）。
- Nm23：肿瘤转移抑制基因，阳性表达于细胞质和膜中。
- Cathepsin D：组织蛋白酶 D，表达于细胞质中，与

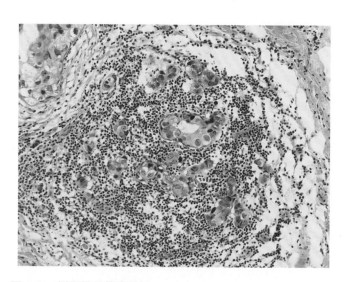

图 4-68 浸润性导管癌 III 级

- 曲妥珠单克隆抗体（Herceptin）是 HER2 的分子靶向药物，已成为乳腺癌患者个体化治疗的基本药物。HER2 高表达指导临床实施靶向药物治疗。
- HER2 阳性判断标准为：3+ 为完全强膜阳性的浸润性癌细胞 > 30%（目前正准备出台的新的 HER2 阳性判断标准，改为 > 10%）；2+ 至少有 > 10% 的肿瘤细胞完全膜阳性，但染色不均匀或强度较弱，少数情况下 ≤ 30% 的肿瘤细胞呈强的、完整的胞膜阳性；1+ 为 > 10% 的肿瘤细胞有弱的或不完整的膜阳性；0 为无着色或 <10% 的细胞膜阳性。
- 强阳性者（3+）可进行靶抗体治疗；交界性（不确定）病例（2+）需要进一步用 FISH 检测是否有基因扩增；阴性结果指 0 或 1+（图 4-68，69）。

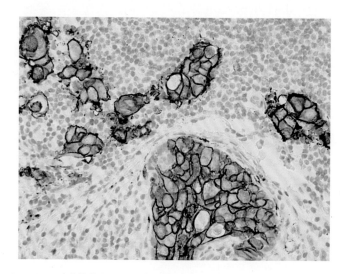

图 4-69 病例同图 4-68，癌细胞 HER2（3+）

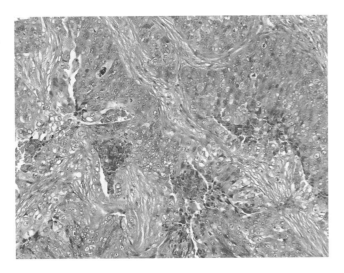

图 4-70　基底细胞样癌

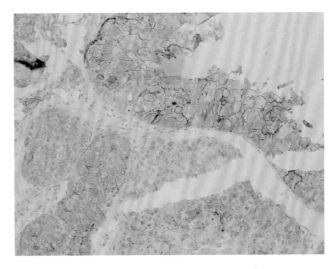

图 4-73　病例同图 4-72，EGFR 癌细胞膜阳性

乳腺癌的增殖和转移有一定的相关性。

- Ki67：是一种核蛋白，与细胞的有丝分裂周期密切相关，表达于细胞核中，反应细胞增殖率。高增殖指数与乳腺癌组织学分级和病人生存期有关，显示肿瘤增长快，组织分级高，预后差（图 4-74、图 4-75）。

- pS2：又称雌激素调节蛋白，pS2 在乳腺癌中的表达与 ER 表达呈密切正相关，可作为内分泌治疗的指标。

- Bcl-2：抑制程序性细胞凋亡。表达于细胞质中。与显示预后好的乳腺癌病理形态学特征（低组织级别、低核分裂率和无肿瘤坏死）相关。

- P- 糖蛋白 /MDR：为多药耐药基因单克隆抗体，在细胞膜 / 质中表达。高表达提示肿瘤对部分亲脂性

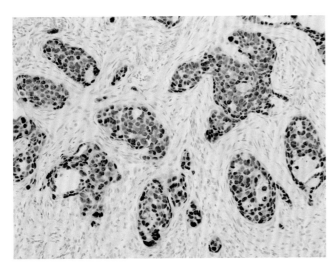

图 4-71　病例同图 4-70，癌细胞 P53 阳性

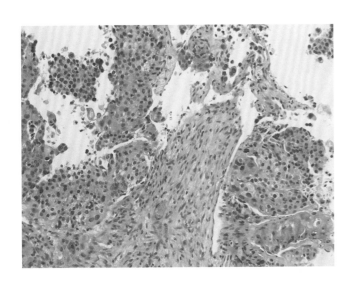

图 4-72　基底细胞样癌

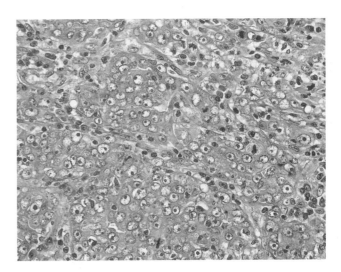

图 4-74　髓样癌

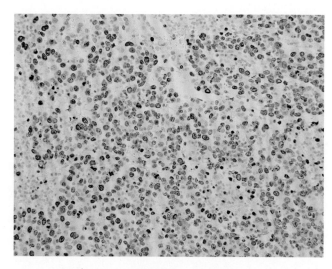

图 4-75　病例同 4-74，癌细胞 Ki67 增殖指数约为 85%

药物产生耐药，对临床化疗具有指导意义。

- Topo Ⅱ α：即拓扑异构酶 Ⅱ α，是许多化疗药物的靶标，表达于细胞核中。其表达高低与抗癌药物的作用呈正比（图 4-76）。
- TGF-β1：即转化生长因子 β1 抗体，表达于细胞质中，可抑制肿瘤细胞的生长。
- MMPs：即基质金属蛋白酶，表达于细胞质中，参与细胞外基质不同成分的降解，与肿瘤的侵袭和转移有关。

九、乳腺癌分子和免疫表型分型

依据基因表达谱和免疫表型将乳腺癌分成五种类型：

1. 管腔 A 型（luminal A subtype）：

- 免疫表型为 ER+/PR+/HER2-
- 表达 CK8、18 和 19
- 不表达基底细胞标记物
- 预后较好。

2. 管腔 B 型（luminal B subtype）：

- 免疫表型为 ER+/PR+/HER2+
- 表达 CK8、18 和 19
- 不表达基底细胞标记物

3. 正常乳腺样型（normal breast-like subtype）

- 免疫表型为 ER-/PR-/HER2-
- 表达 CK8、18 和 19
- 不表达基底细胞标记物
- 预后较好

4. HER2 过表达型（HER2 over-expressing subtype）

- 免疫表型为 ER-/PR-/HER2+
- 不表达基底细胞标记物
- 预后较差。

5. 基底细胞样型（basal-like subtype）

- 免疫表型为 ER-/PR-/HER2-，即三联阴
- 常表达 EGFR（图 4-72，73）
- 至少表达一种基底细胞 / 肌上皮标记物，包括：CK5/6、CK34βE12、CK14、CK17 和 P63、CD10、calponin、SMA，与正常乳腺肌上皮表型相似（图 4-70、图 4-71、图 4-77、图 4-78、图 4-79、图 4-80）。
- 预后差

十、乳腺病理常用标记物小结

- 肌上皮细胞抗体：

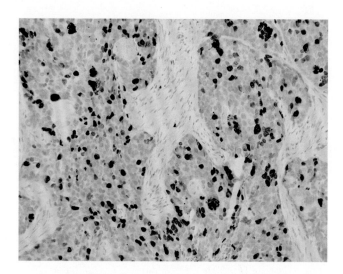

图 4-76　基底细胞样癌（同图 4-70）：癌细胞核 Topo Ⅱ α 阳性

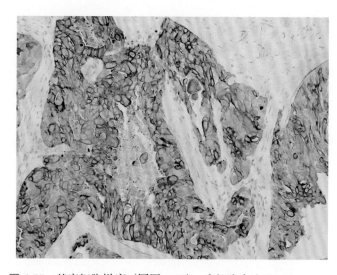

图 4-77　基底细胞样癌（同图 4-70），癌细胞表达 CK5/6

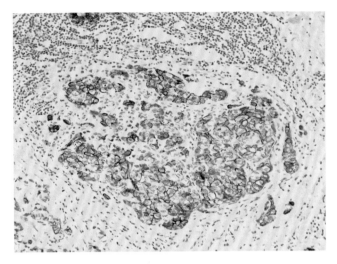

图 4-78　基底细胞样癌，癌细胞表达 CK14

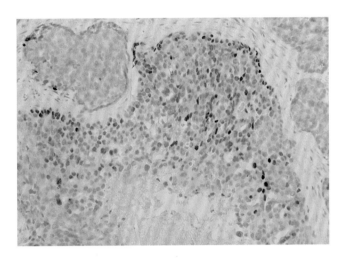

图 4-79　基底细胞样癌（同图 4-70），部分癌细胞核 P63 灶状阳性

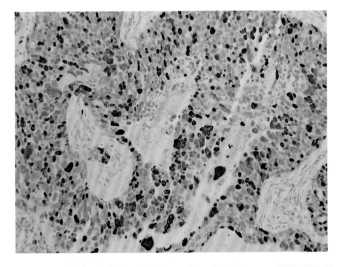

图 4-80　基底细胞样癌（同图 4-70），癌细胞 Ki67 增殖指数约为 75%

SMA，P63，Calponin，CD10，Actin，SMMHC

（注：其中 SMA 较为敏感，P63 及 SMMHC 较为特异）

- 上皮组织抗体：

CK（CK E3/E1），CK7、8、18，CK19，CAM5.2，CK5/6，CK34βE12，CK14

EMA，CEA，GCDFP-15，Mammaglobin（乳球蛋白）

E-Cadherin，P120

（注：CK5 在干细胞（祖细胞）、中间腺细胞和中间肌上皮细胞表达）

- 基底膜标记物：

Laminin，Ⅳ 型胶原

- 基因蛋白抗体：

HER2（c-erbB-2）原癌基因其蛋白产物为 P185

P53，抑癌基因，免疫组化抗体用的是突变型 P53，相当于癌基因

P21，为原癌基因 ras 的蛋白产物

Rb，抑癌基因

MDR，多种药物耐药基因

nm23，肿瘤转移抑制基因

BRCA-1，乳腺癌基因，与家族史有关

BRCA-2，乳腺癌基因，与家族史有关

- 生长活性因子：

Ki-67，细胞生长周期蛋白

PCNA，细胞增殖核抗原

EGFR，表皮生长因子

CyclinD1，细胞生长周期蛋白

- 血管内皮抗体：

CD34，CD31，F Ⅷ，VEFR

- 激素受体抗体：

ER. PR 等

- 相关抗原抗体：

CA15-3（对乳腺癌的敏感性 29% ~ 92%，特异性 85% ~ 100%）。其他，如 B72-3，CA-125，CA-549，BCA-225 等（注：以上抗体反应如阳性，高度提示乳腺癌。共同使用更有意义）。

- 其他：

Cathepsin D 等，

HMB-45 可用来与黑色素瘤鉴别。

（皋兰湘　丁华野）

第八节　分子生物学技术在乳腺癌病理学检查中的应用

病理学在乳腺癌的诊断、疗效评价及预后评估方面都发挥了重要作用。病理医师通过评价肿瘤的组织学类型、分级及淋巴结转移状况，为临床制订治疗方案提供参考依据。乳腺癌的组织病理学评价已有长久历史，在将来它依然非常重要，因为它可为临床提供很多实用的基本信息。然而，它尚存一定缺陷，例如它不能判断肿瘤内与治疗和预后密切相关的分子改变。这些缺陷促使人们，应用大量分子水平的研究，去探讨与肿瘤治疗及预后密切相关的分子标记物。

本节主要介绍现在临床可以运用的与治疗及预后密切相关的 HER2 基因扩增检测、乳腺癌的分子分型、MammaPrint 及 Oncotype Dx 检测系统。

一、HER2 基因的扩增检测

HER2 作为乳腺癌患者重要的预后指标、对化疗治疗反应的预测因子、以及曲妥珠单抗靶向治疗的靶点，其准确检测的重要性已经得到了临床和病理医师的广泛认同。美国临床肿瘤协会（American Society of Clinical Oncology，ASCO）/ 美国病理学家学院（College of American Pathologists，CAP）2007 年发布 HER2 检测指南[69]之后，我国也于 2009 年 12 月发布了新版 HER2 检测指南。指南明确规定采用 FISH 技术作为乳腺癌 HER2 基因状态检测的标准方法；并且从标本取材到结果判定等，一系列过程都做了详细的规定[53]。

检测方法：目前，HER2 基因状态检测的探针绝大部分是同时含有 HER2 基因（标记为橘红色荧光）和该基因所在的 17 号染色体着丝粒（CEPl7，标记为绿色荧光）的混合探针。建议使用相关机构批准的检测试剂盒。出现下列情况时应视为 FISH 检测失败，包括：①对照标本未出现预期结果；②可计数信号 < 75%；③ > 10% 的荧光信号存在于胞质内；④细胞核结构难以分辨；⑤有强自发荧光。

结果判读：首先在 HE 染色切片上确认浸润性癌区域，然后在 10× 物镜下，于 FISH 切片上找到与 HE 染色切片相同的组织细胞结构。要求至少找到 2 个浸润性区域，然后在 40× 物镜下扫描整张切片，观察是否存在 HER2 表达的异质性以及切片的质量，再于 100× 物镜下通过特异的单通道滤光片观察癌细胞核的 FISH 结果，并进行信号计数和比值计算。

杂交信号计数：应选择细胞核大小一致、胞核边界完整、DAPI 染色均一、细胞核无重叠、绿色 CEP17 信号清晰的细胞。随机计数至少 20 个癌细胞核中的双色信号。

判读标准：（1）红色信号的总数与绿色信号的总数比值 < 1.8 提示无扩增（图 4-81A）；比值 > 2.2 提示 HER2 基因扩增（图 4-81B）。（2）若众多信号连接成簇时可不计算，视为基因扩增（图 4-81C）。（3）若比值位于 1.8 ～ 2.2 之间，则需要再计算 20 个细胞核中的信号或由另外一个分析者重新计数；如仍为临界值，则应在 FISH 检测报告中注明，或重复进行 FISH 或 IHC 检测。（4）若 HER2 基因扩增在不同癌细胞中存在异质性时，应在另一癌区域再计算 20 个以上癌细胞核中的橘红、绿信号值，报告其最大值，并加以注释。在观察信号时，应根据情况随时调节显微镜的焦距，准确观察位于细胞核不同平面上的信号以免遗漏。（5）17 号染色体的计数：探针中标记为绿色荧光的是 HER2 基因所在的 CEPl7。加入这个探针的目的是，在检测 HER2 基因的同时检测 17 号染色体的数目。部分乳腺癌存在 17 号染色体非整体性，即 17 号染色体不是正常的二倍体，而是单体或多体。这个绿色探针可以将 17 号染色体的非整体性和单纯的 HER2 基因扩增，尤其是低水平的扩增区分开。当 HER2 基因与 17 号染色体数目比值 > 2.2 时，即为 HER2 基因扩增。所以，加入了这个内对照，就排除了单色探针可能造成的假阴性（17 号染色体单体）或假阳性（17 号染色体多体）[70,71]（图 4-81D）。临床研究显示，具有这类遗传学特征的患者对治疗的反应和预后与单纯的基因扩增明显不同[72,73]。

注意事项：根据我们科室开展乳腺癌 HER2 的 FISH 检测，发现在实际工作中可能会遇到的一些问题。如在 FISH 检测过程中可出现 17 号染色体多体，有时候会出现 HER2/CEP17 的比值 < 2.2，但 HER2 拷贝数 > 6，对这部分病人的处理目前仍有一些争议。在检测过程中偶尔也可出现 17 号染色体单体，尽管 HER2/CEP17 的比值 > 2.2，但 HER2 拷贝数 < 4，对这部分病人我们在报告时需说明。还有一部分病例会出现异质性，尽管 ASCO/CAP 在 2009 年发了关于 HER2 异质性

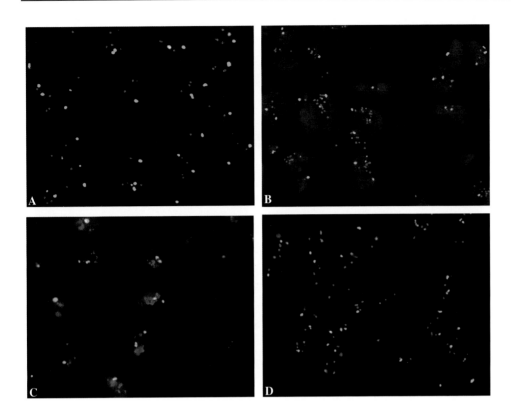

图 4-81　A. HER2 基因无扩增；B. HER2 基因呈点状分布，HER2/CEP17 > 2.2；C. HER2 基因呈簇状分布；D. CEP17 染色体呈多体

的指南，定义 5% ～ 50% 的肿瘤细胞 HER2/CEP17 的比值> 2.2 定义为此病例具有异质性，但此标准仍缺乏临床数据的支持，尚需在今后的临床工作中进一步验证。在计数过程中仍有一些细节的问题在指南中未作明确规定，如指南要求选取 2 个以上的浸润性癌区域，随机计数 20 个以上肿瘤细胞，各人的计数标准可能不一样，有人可能计数两个区域，有人可能计数四、五个区域或更多，计数时有人计数 20 个肿瘤细胞，有人可能计数 30-60 个；有的时候绿点有大、有小，这时候是否都要计数；有的时候红点或绿点之间的距离约是一个点之间的距离，我们是计数一个还是两个信号。

　　这些细节问题可能对于明显扩增或阴性的病例影响不大，要是碰到 HER2/CEP17 比值不确定的病例可能就比较麻烦，需要我们在今后的工作中进一步积累经验，达成共识。

二、运用基因芯片研究对乳腺癌进行分子分型

　　最近以高通量的检测技术为基础的研究显示，浸润性乳腺癌在分子水平具有很大的不同。这些研究提示同时检测多个分子对乳腺癌预后价值的判断有可能优于传统的形态学。在过去的几年中，病理学家及一些研究者已发现了一些分子标记物。第一个比较重大的发现就是运用基因芯片的结果对乳腺癌进行分子分型。

　　2000 年，Perou CM[74] 等通过分析含有 8102 个基因的互补 DNA（cDNA）芯片将乳腺癌分为 5 型，即管腔上皮 A 型（luminal A）、管腔上皮 B 型（luminal B）、HER2 过表达型、基底细胞样型及正常乳腺样型。其后的大量研究均显示这一分子分型对临床治疗及患者预后的判断具有重要的价值。

　　继乳腺癌分子分型问世后，人们尝试以简单实用的免疫组化技术（IHC）代替复杂的芯片技术对乳腺癌进行分子分型。IHC 分类多建议采用 6 种抗体组合对乳腺癌进行分子分型，包括雌激素受体（ER）、孕激素受体（PR）、HER2、CK5/6、表皮生长因子受体（EGFR）和 Ki-67，（有关乳腺癌分子病理学分型的具体内容，详见本书第 1 章第六节）。

三、运用基因芯片研究结果对乳腺癌进行预后评价

　　对于早期乳腺癌患者治疗，面临的首要挑战在于决定是否需要接受辅助性化疗。一直以来，治疗方案的选择是以肿瘤的临床病理特征为依据，比如淋巴结的转移以及组织学分级。但对于早期乳腺癌尚缺乏较好的治疗及预后评价指标，因而严重影响患者的治疗及预后。随着基因表达谱技术的发展，使得人们对早期乳腺癌的治疗和预后有了新的认识。现已得到临床试验初步证实，

MammaPrint 和 Oncotype Dx 检测系统，不仅是两个较好的对早期乳腺癌预后的分析系统，并对疗效的预测也同样具有重要价值。

1. MammaPrint 系统对乳腺癌预后评价

MammaPrint 是 van 't Veer LJ 等在乳腺癌基因芯片的研究基础之上提出的。在这次研究中，他们收集了 78 例散发性乳腺癌病例，所有患者年龄均小于 55 岁，淋巴结转移阴性。随访 5 年，其中 34 例形成远处转移，44 例无远处转移。通过这两组病例基因芯片的差异表达分析，最终筛选出 70 个与细胞周期、侵袭、转移和血管新生等相关的差异基因 70 个[75]。通过检测这 70 个基因的表达情况，运用计算公式得出低危级和高危级分组标准，从而对乳腺癌患者的预后进行预测[75~77]，有人称"70 基因芯片检测系统"。

此系统提出后，很多研究者对此系统进行了进一步验证。van de Vijver MJ[78] 等收集了 180 例 MammaPrint 分级为高危级、115 例分级为低危级的乳腺癌患者，均为乳腺癌 TNM Ⅰ-Ⅱ期，年龄均小于 53 岁，其 10 年生存率分别为 54.6% 和 94.5%。多变量 COX 回归分析显示，该分级系统为独立的预后因子。这一结果提示，MammaPrint 系统对年轻乳腺癌的预后具有重要的预测价值。

现已有临床试验使用 MammaPrint 进行疗效预测。Knauer 等[79] 共收集了 541 例乳腺癌患者，其中 315 例接受了内分泌治疗，225 例接受了内分泌治疗 + 化疗，结果显示 Mamma Print 高危组接受内分泌联合化疗的患者与单接受内分泌治疗的患者相比，前者乳腺癌特异生存期和无远处转移生存期更长（$P < 0.01$），高危组患者能从辅助化疗中获益，而 MammaPrint 低危组患者未能从辅助化疗中获益。Straver 等[80] 共收集了 167 例 Ⅱ-Ⅲ 期的乳腺癌患者，MammaPrint 检测提示 144（86%）例患者具有较差的预后，23（14%）例患者具有较好的预后。新辅助化疗的结果显示 MammaPrint 分组低危组无患者达到 pCR，而高危组患者 pCR 率达到 20%。这些研究提示 MammaPrint 检测可在一定程度上预测患者的化疗效果。

2. Oncotype Dx 系统对乳腺癌预后评价

Oncotype Dx 系统（有称"21 基因芯片检测系统"），是经过多步骤运用多种方法形成的一套 ER 阳性、淋巴结阴性早期乳腺癌预后评价系统。研究者首先是运用高通量 RT-PCR 定量分析乳腺癌石蜡包埋组织块中的基因表达状况[81]。第二，以出版的文献、基因组数据库及运用冷冻组织进行 DNA 芯片研究的结果为依据，选择 250 个候选基因[82~84]。第三，分析了三个独立的涉及 447 例乳腺癌的临床研究，其中包括仅用他莫昔芬治疗的 B-20 实验，进一步分析 250 个候选基因和乳腺癌复发之间的关系[85~88]。最后，根据这三个研究的结果，选择一组与乳腺癌预后密切相关的由 16 个癌基因和 5 个内参基因组成的 21 基因检测系统。其中肿瘤相关基因包括：增殖相关基因（Ki-67、STK15、Survivin、CyclinB1、MYBL2）；侵袭相关基因（Stromelysin3、Cathepsin L2）；HER2 相关基因（GRB7、HER2）；激素相关基因（ER、PR、Bcl-2、SCUBE2、GSTMl；BAG1；CD 68）；而 5 个参考基因则为 β- actin、GAPDH、RPLPO、GUS、TFRC。根据 B-20 实验的研究结果，制定了一个复发风险评分（recurrence score，RS），整个分值范围是从 0-100 分，其中"有利"基因（雌激素受体 ER 组，GSTMl，BAG1）的高表达将导致一个较低的 RS 值，而"不利"基因（增殖组、HER2 组、侵袭组和 CD68）的高表达将导致一个较高的 RS 值。NSABP B-20 的试验结果表明，RS < 18 时为低度复发风险；18 ≤ RS < 31 时为中度复发风险；当 RS ≥ 31 时，为高度复发风险[89,90]。

该系统提出后同样得到了广泛的认可。Paik 等[91] 收集美国乳腺与肠道外科辅助治疗研究组（NSABP）B-14 试验研究中的患者组织蜡块标本，所有的患者均是 ER 阳性、淋巴结阴性、经他莫昔芬治疗后乳腺癌患者。该研究应用 RT-PCR 技术对石蜡包埋样本中 21 个基因进行检测，评价 21 个基因在肿瘤远期复发和生存方面的作用。结果显示，低度风险、中度风险和高度风险的患者所占的比例分别为 51%，22% 和 27%。低度风险、中度风险和高度风险患者随访 10 年的复发率分别为 6.8%、14.3% 和 30.5%。这一结果显示，低度风险患者具有较低的复发率。多变量 Cox 分析显示，复发风险评分是独立于年龄、肿瘤大小以外的独立预后指标。其他研究组也相继证明了这一结论。

通过 RS 分级，我们可以将低复发风险患者从传统的所谓标准治疗中解放出来，从而避免过度治疗。同时，我们也可以凭借这项技术挑选出对辅助化疗高度敏感的患者，从而更有效地评估新化疗方案或新治疗策略[90]。当然，该技术还有需要完善的地方，例如是否有更加有意义的肿瘤相关基因可以被用于 RS 分级。在此以后，Loi S 等[91] 提出了基因组分级指数（the Genomic Grade Index），Ma XJ 等[92] 提出了分子分级指数（the Molecular Grade Index），但由于研究的病例数尚少，在以后的工作中仍需进一步证实。

后语： 这些分子标记对我们进一步研究肿瘤生物学提供了良好的前景，与传统组织病理学相比可提供更有力的预后证据，但距离真正意义上的个体化治疗仍有一定距离[93]。例如，最近的一项 Meta 分析总结了 13 个主要的乳腺癌芯片研究结果[94]，这些研究主要是比较乳腺癌和正常乳腺组织之间的差异基因。在这些研究中共发现 1350 个差异基因，但是 90% 的差异基因仅在一个研究中发现，剩余的 138 个基因仅在两个研究中发现差异，而表达最高的 GATA3 也仅在 6 个研究中被发现。这一结果在一定程度上解释了不同研究中某些特定

基因改变的结果经常不太一致的原因。这可能与标本的质量，各家所用的检测方法不同有一定关系，可能不同肿瘤之间分子的多样性也对研究结果产生了一定影响。一些研究显示，尽管有了 Oncotype DX 和 MammaPrint 对肿瘤进行分子检测[89,75,84,95]，一些传统的预后指标如肿瘤大小、组织学分级和淋巴结是否转移等，仍是独立的预后指标。因此，现阶段将传统的预后指标和分子检测进行有机结合，可能会为临床提供更多的有用的信息。

（陈云新　王国涛）

参考文献

1. 佟富中，程林．乳腺癌治疗的热点问题——新辅助化疗的实践与思考．乳腺病杂志，2005，3（4）：4-8.
2. 欧阳涛，当代乳腺癌诊断和治疗理念的变化趋势．中华病理学杂志，2007，36（4）：217-219.
3. Buchholz TA，Hunt KK，Whitman Gj，et al. Neoadjuvant Chemotherapy For Breast Carcinoma—multidisciplinary consideration of benefits and risks. Cancer，2003，98（6）：1150-1160.
4. 郭会芹，孙耘田．乳腺粗针穿刺活检的临床病理应用．中华病理学杂志，2004，33（3）：277-279.
5. Putt TC，Pinder SE，Elston CW，et al. Breast Pathology Practice：most common problems in a consultation service. Histopathology，2005，47：445-457.
6. Rao A，Parker S，Ratzer E，et al. Atypical Ductal Hyperplasia of the Breast Diagnosed by 11-gauge Directional Vacuum-assisted Biopsy. Am J Surg，2002，184：534-537.
7. Mendez I，Andreu FJ，Saez E，et al. Ductal Carcinoma in situ and Atypical Ductal Hyperplasia of the Breast Diagnosed at Stereotactic Core Biopsy. Breast J，2001，7：14-18.
8. Wells CA. European Guidelines of Quality Assurance in Breast Cancer Screening and Diagnosis.edition-4. -6，quality assurance guideline for pathology. EUSOMA，Italy，2006，p219-256.
9. 舒仪经，阚秀．细针吸取细胞病理学，北京：人民卫生出版社，2000：146-220.
10. Fisher ER，Wang J，Bryant J，et al. Pathobiology of Preoperative Chemotherapy：finding from the National Surgical Adjuvant Breast and Bowel（NSABP）protocol B-18. Cancer. 2002，95：681-695.
11. Ogston KN，Miller ID，Payne S，et al：A New Histological Grading System to Response of Breast Cancer to Primary Chemotherapy：prognostic significance and survival. The Breast，2003，12（5）：320-327.
12. 付丽，郎荣刚．病理诊断在乳腺癌保乳手术中的作用．中华乳腺病杂志，2007，1（3）：14-17.
13. S. Eva Singletary. Surgical margins in patients with early-stage breast cancer treated withbreast conservation therapy：The

American Journal of Surgery，2002，184：383-393.
14. NeslihanCabioglu，Kelly K. Hunt，Aysegul A. Sahin，et al，Role for intraoperative margin assessment in patients undergoing breast-conserving surgery. Annals of Surgical Oncology，2007，14（4）：1458-1471.
15. Lester SC，Bose S，Chen YY，et al. Protocol for the examination of specimens from patients with invasive carcinoma of the breast. Arch Pathol Lab Med，2009，133：1515-1538.
16. Breast Pathology Group. MD Anderson Grossing Manual. Houston：The University of Texas MD Anderson Cancer Center，2010.
17. 唐峰，吴蕴．新辅助化疗乳腺癌病理标本的处理对策及报告规范，中华病理学杂志，2009，38（1），8-12.
18. Rosai J. Rosai's & Akerman's Surgical Pathology，9-ed. Elservier（Singapore）Pte Ltd，2004：163.
19. 胡永昇．现代乳腺影像诊断学，北京：科学出版社，2001.
20. 阚秀．乳腺癌临床病理学．北京：北京医科大学中国协和医科大学联合出版社，1993.
21. Habal N，Giuliano AE，Morton DL. The use of sentinel lymphadenectomy to identify candidates for postoperative adjuvant therapy of melanoma and breast cancer. Semin Oncol，2001，28（1）：41.
22. 陈君雪，王红，张宏伟．乳腺癌前哨淋巴结活检技术．中华外科杂志，2002，40（3）：164-167.
23. Snider H，Dowlatshani K，Fan M，et al. Sentinel node biopsy in the staging of breast cancer. Am J Surg，1998，176（4）：305-310.
24. Veronesi U，Paganelli G，Galimberti V，et al. Sentinel node biopsy to avoid axillary dissection in breast cancer with clinically negative lymph nodes. Lancet，1997，349：1864-1867.
25. Albertini JJ，Lyman GH，Cox C，et al. Lymphatic mapping and sentinel node biopsy in the patient with breast cancer. JAMA，1996，276（22）：1818-1822.
26. 王建丰，项富海，王晔，等．不同示踪剂对乳腺癌前哨淋巴结检出率和假阴性率的影响．中国肿瘤临床与康复，2009，

16.

27．王永胜．乳腺癌前哨淋巴结的研究进展．中国普外基础与临床杂志，2005，12（3）：212-215.

28．Silverstein MJ, Lagios MD, Recht A, et al. Image detected breast cancer：state of t he art diagnosis and t reatment. J Am Coll Surg, 2005, 201（4）：586-597.

29．Blumencranz P, Deck KB, Whitwort h PW, et al. Multiplex molecular assay has improved sensitivity over histological intraoperative node metastases test s for breast cancer patients results from a large multi-center trial. Breast cancer Res Treat, 2006, 100：14.

30．Blumencranz P, Deck KB, Whitwort h PW, et al. High sensitivity of a molecular assay for breast metastases in sentinel lymph node hat are difficult to detect by frozen section. Breast cancer Res Treat, 2007, 106：15.

31．Kissin MW, Snook KL, Layer GT, et al. Intraoperative molecular sentinel lymph node analysis with OSNA：multicenter prospective UK evaluation. Cancer Res, 2009, 69（Suppl）：104.

32．Dowlatshahi K, FanM, Snider HC, et al. Lymph node micrometases from breast carcinoma：reviewing the dilemma. Cancer, 1997, 80：1188-1197.

33．Van Diest PJ, Peterse HL, Borgstein PJ, et al. Pathological investigation of sentinel lymph nodes. Eur J Nucl Med, 1999, 26（suppl）：43-49.

34．Motomura K, Nagumo S, Komoike Y, et al. Accuracy of imprint cytology for intraoperative diagnosis of sentinel node metastases in breast cancer. Ann Surg, 2008, 247（5）：839-842.

35．Dell'Orto P, BiasiMO, Del Curto B, et al. Assessing the status of axillary sentinel lymph nodes of breast carcinoma patients by a real-time quantitative RT-PCR assay for mammaglobin 1 mRNA. Breast Cancer Res Treat, 2006, 98（2）：185-190.

36．刘晓丹，杜小华，黄文华，钟世镇．早期乳腺癌前哨淋巴结活检的假阴性分析．现代肿瘤医学，2009，17：1802-1804.

37．Harlow S, Krag D, Weaver D, et al. Extra axillary sentinel lymph nodes in breast cancer. Breast Cancer, 1999, 6（2）：159-165.

38．苏逢锡，巴明臣，周晓东，等．活体染料注射法识别乳腺癌患者前哨淋巴结失败及假阴性原因分析．中华肿瘤杂志，2001，24（3）：297-299.

39．Morrow M, Foster RS Jr. Staging of breast cancer：a new rationale for internal mammary node biopsy. Arch Surg, 1981, 116（6）：748.

40．梁忆波，周东风，寿楠海．乳腺癌前哨淋巴结活组织检查术再认识．普通外科进展，2008，11：231-233.

41．王永胜．乳腺癌前哨淋巴结活检：共识与展望．中国普外基础与临床杂志，2009，16：505-509.

42．Rosen PP. Rosen's Breast Pathology, 3-edition, Lippincot Williams & Wilkins, 2009.

43．Balf PJ, Mc Cann AH, Welch HM, et al. Estrogen receptors β and breast cancer. Eur J Surg Onco, 2004, 30（10）：1043.

44．Fuqua SA, Schiff R, Parra I et al Expression of wild-type estrogen receptor beta and variant isoforma in human breast cancer. J Cancer Res, 1999, 59（21）：5425-5428.

45．阚秀．乳腺癌内分泌治疗中激素受体问题．中华肿瘤杂志2000，22（3）：261-262.

46．阚秀．乳腺癌中 PS2 基因与雌激素及孕激素受体．中华肿瘤杂志．1998，22（3）：237-239.

47．Slamon DJ, Godolphin W, Jones LA, et al. Studies of the HER2/neu proto-oncogene in human breast and ovarian cancer. Science, 1989, 244（4905）：707-712.

48．Hammond MEH, Hayes DF, Dowsett M, et al. American Society of Clinical Oncology/College of American Pathologists Guideline Recommendations for Immunohistochemical Testing of Estrogen and Progesterone Receptors in Breast Cancer. Arch Pathol Lab Med, June 2010, Vol. 134, No.6：907-922.

49．Juan Rosai 原著，郑杰 主译．Rosai and Ackerman's 外科病理学．10 版，北京：北京大学医学出版社，2014：1712.

50．Wolff AC, Hammond ME, Schwartz JN, et al. American Society of Clinical Oncology/College of American Pathologists guideline recommendations for human epidermal growth factor receptor 2 testing in breast cancer. J Clin Oncol, 2007, 25（1）：118-145.

51．步宏，郑杰．美国临床肿瘤学会/美国病理医师学院乳腺癌 HER2 检测指南简介．中华病理学杂志，2007，36（7）：496-497.

52．Dowsett M, Hanby AM, Laing R, et al. HER2 testing in the UK, consensus from a national consultation. J Clin Pathol, 2007, 60（6）：685-689.

53．乳腺癌 HER2 检测指南编写组．乳腺癌 HER2 检测指南．中华病理学杂志，2006，35（10）：631-633.

54．Moeder CB, Giltnane JM, Harigopal M, et al. Quantitative justification of the change from 10% to 30% for human epidermal growth factor receptor 2 scoring in the American Society of Clinical Oncology/College of American Pathologists guidelines：tumor heterogeneity in breast cancer and its implications for tissue microarray based assessment of outcome. J Clin Oncol, 2007, 25（34）：5418-5425.

55．Melinda F, Lerwill, MD. Current practical applications of diagnostic immunohistochemistry in breast pathology. Am J Surg Pathol. 2004, 28：1076-1091.

56．Tavassoli FA, AND Eusebi V. AFIP atlas of tumor pathology series 4：Tumors of the mammary gland. Washington DC：AFIP ARP, 2009.

57．Rosen PP. Rosen's Breast pathology.3ed. Philadelphia：Lippincott Williams &Wilkins. 2009, 1-22.

58．Dabbs DJ. Diagnostic immunohistochemistry. 2ed. New York：Churchill Livingstone, 2006：699-745.

59．皋岚湘，丁华野．免疫组织化学在乳腺疾病鉴别诊断中的应用．诊断病理杂志，2006；13（1）：13-17.

60．景洪标，皋岚湘，丁华野．乳腺肌上皮细胞免疫标记物的研究进展．临床与实验病理学杂志，2004，20：87-90.

61．皋岚湘，丁华野，李琳，等．乳腺神经内分泌癌的临床病理学特点．临床与实验病理学杂志，2003.06.28；19（3）：236-241.

62．Dabbs Dj, Bhargava R, Chivukula M. Lobular versus ductal breast neoplasm：the diagnostic utility of P120 catenin. Am J Surg Pathol. 2007, 31：427-437.

63．李静，丁华野．乳腺胶原小体病的临床病理分析．诊断病理杂志，2006；13：56-58.

64. 丁华野，皋岚湘，张建中等. 乳腺 "纤维瘤病样" 梭形细胞癌. 诊断病理杂志，2005，12：85-87.

65. 李静，杨光之，丁华野. 乳腺小管癌 29 例形态学观察. 临床与实验病理学杂志，2010，25：32-34.

66. 张小丽，杨光之，丁华野. 乳腺放射硬化性病变的病理形态学观察. 中华病理学志，2010，39：10-13.

67. Nielsen TO, Hsu FD, Jensen K, Cheang M, et al. Immunohistochemical and clinical characterization of the basal-like subtype of invasive breast carcinoma. Clin Cancer Res. 2004, 10：5367-5374.

68. 皋岚湘，杨光之，丁华野等. 基底细胞样型浸润型乳腺癌病理形态观察. 中华病理学杂志，2008，37（2）：83-87.

69. Wolff AC, Hammond ME, Schwartz JN, Hagerty KL, Allred DC, Cote RJ, et al. American Society of Clinical Oncology/College of American Pathologists guideline recommendations for human epidermal growth factor receptor 2 testing in breast cancer. J Clin Oncol, 2007；25：118-45.

70. Lal P, SalazarPA, Ladanyi M, et al. Impact of polysomy 17 on HER2/neu immunohistochemistry in breast carcinomas without HER2/neu gene amplification. J Mol Diagn, 2003, 5（3）：155-159.

71. Chiban F, de Mascarel I, Sierankowski G, ct al. Prediction of HER2 gene status in Her2 2+invasive breast cancer: a study of 108 cases comparing ASCO/CAP and FDA recommendations. Mod Pathol, 2009, 2（3）：403-409.

72. Risio M, Casorzo L, Redana S, et al. HER2 gene-amplified breast cancers with monosomy of chromosome 17 are poorly responsive to trastuzumab-based treatment. Oncol Rep, 2005, 13（2）：305-309.

73. Hofmann M, Stoss 0, Gaiser T, et al. Central HER2 1HC and FISH analysis in a trastuzumab（Herceptin）phase II monotherapy study: assessment of test sensitivity and impact of chromosome 17 polysemy. J Clin Pathol, 2008；61（1）：89-940.

74. Perou CM, Sørlie T, Eisen MB, et al. Molecular portraits of human breast tumors. Nature, 2000, 406：747-752.

75. van't Veer LJ, Dai H, van de Vijver MJ, et al. Gene expression profiling predicts clinical outcome of breast cancer. Nature. 2002；415（6871）：530-6.

76. 王波. 高通量基因检测系统 MammaPrint 与乳腺癌预后预测. 中国癌症杂志，2012，22（1）：69-73.

77. 薛静彦. 预测乳腺癌新辅助化疗疗效的多基因表达谱研究进展. 中国癌症杂志，2010，20（12）：941-945.

78. van de Vijver MJ, He YD, van't Veer LJ, et al. A gene-expression signature as a predictor of survival in breast cancer. N Eng J Med, 2002, Dec 19, 347（25）：1999-2009.

79. Knauer M, Mook S, Emiel JTR, et al. The predictive value of the 70-gene signature for adjuvant chemotherapy in early breast cancer. Breast Cancer Res Treat, 2010, 120：655-661.

80. Straver ME, Glas AM, Hannemann J, et al. The 70-gene signature as a response predictor for neoadjuvant chemotherapy in breast cancer. Breast Cancer Res Treat, 2010；119：551-558.

81. Cronin M, Pho M, Dutta D, et al. Measurement of gene expression in archival paraffin-embedded tissues: development and performance of a 92-gene reverse transcriptase-polymerase chain reaction assay. Am J Pathol, 2004, 164：35-42.

82. Perou CM, Sorlie T, Eisen MB, et al. Molecular portraits of human breast tumours. Nature, 2000, 406：747-752.

83. Golub TR, Slonim DK, Tamayo P, et al.Molecular classification of cancer: class discovery and class prediction by gene expressionmonitoring. Science, 1999, 286：531-537.

84. van't Veer LJ, Dai H, van de Vijver MJ, etal. Gene expression profiling predicts clinical outcome of breast cancer. Nature, 2002, 415：530-536.

85. Sorlie T, Perou CM, Tibshirani R, et al.Gene expression patterns of breast carcinomas distinguish tumor subclasses with clinical implications. Proc Natl Acad Sci USA, 2001, 98：10869-10874.

86. Esteban J, Baker J, Cronin M, et al. Tumor gene expression and prognosis in breast cancer: multi-gene RT-PCR assay of paraffin-embedded tissue. Prog Proc Am Soc ClinOncol, 2003, 22：850.

87. Cobleigh MA, Bitterman P, Baker J, et al.Tumor gene expression predicts distant disease-free survival（DDFS）in breast cancer patients with 10 or more positive nodes: high throughout RT-PCR assay of paraffin-embedded tumor tissues. Prog Proc Am Soc Clinic Oncol, 2003, 22：850. abstract.

88. Paik S, Shak S, Tang G, et al. Multi-gene RT-PCR assay for predicting recurrence in node negative breast cancer patients—NSABP studies B-20 and B-14. Breast Cancer Res Treat, 2003, 82：Al6.

89. Paik S, Shak S, Tang G, et al. A multigene assay to predict recurrence of tamoxifen-treated, node-negative breast cancer. N Engl J Med, 2004, 351：2817-2826.

90. 廖宁. 21 基因 Oncotype Dx 对乳腺癌预后研究的进展. 中国癌症杂志. 2009, 19（12）：953-958.

91. Loi S, Haibe-Kains B, Desmedt C, et al. Definition of clinically distinct molecular subtypes in estrogen receptor-positive breast carcinomas through genomic grade.J Clin Oncol, 2007, 25：1239-1246.

92. Ma XJ, Salunga R, Dahiya S, et al. A five-gene molecular grade index and HOXB13：IL17BR are complementary prognostic factors in early stage breast cancer. Clin Cancer Res, 2008, 14：2601-2608.

93. Srour N, Reymond MA, Steinert R: Lost in translation? A systematic database of gene expression in breast cancer. Pathobiology, 2008, 75：112-118.

94. Allred DC. The utility of conventional and molecular pathology in managing breast cancer. Breast Cancer Res, 2008, 10 Suppl 4：S4. Epub 2008 Dec 18.

95. Eden P, Ritz C, Rose C, et al. 'Good old' clinical markers have similar power in breast cancer prognosis as microarray gene expression profilers. Eur J Cancer, 2004, 40：1837-1841.

第 5 章
乳腺细胞学检查

余小蒙 阚 秀 杜 青 郑红芳

乳腺细胞学检查主要包括针吸细胞学、活体标本刮片或印片、乳头溢液检查。

1. 针吸细胞学检查 用细针抽吸到足够的细胞或小组织颗粒做出诊断。用此法检查，病人无大痛苦，简便易行，费用节省，速度快，确诊为癌细胞后可直接施行乳癌根治术。因此，针吸细胞学检查作为一种乳癌诊断方法，具有其独特的实用价值，非常适合对乳腺肿块的防癌筛查工作。

2. 活体标本刮片或印片方法 能够直接从手术活检标本切面刮取或印片黏附，获得充足的材料经过制片染色，通常能够在 10 分钟内发出快速诊断报告，适合在没有冰冻切片设备的基层医院使用，往往能够对乳腺肿块做出快速诊断。刮片方法还适合对乳头病变如 Paget 病做出准确诊断。

3. 乳头溢液检查 直接通过涂片检查乳头溢液中自然脱落的细胞，也经常能够发现肿瘤细胞或炎性细胞的存在。

第一节 乳腺针吸细胞学概论

乳腺针吸细胞学又称乳腺细针吸取细胞学（Fine Needle Aspiration Cytology，FNAC）。妇女乳腺有肿块是常见的症状，确定肿块的良恶性质是临床面临的重要课题。目前在许多医院对乳腺肿块的定性或确诊仍依赖于外科活体组织冰冻切片或石蜡切片检查。但活检冰冻切片或石蜡切片所需设备及处置复杂，需手术甚至住院，病人精神及经济负担都较大。已经证实，细胞学检查能够在微创或基本无创的条件下，弥补影像学检查方法对乳腺肿块定性诊断的不足，对大多数乳腺肿块做出明确的诊断，同时又能够避免手术活检产生的较大创伤，因此，近年得到迅速发展。

一、乳腺针吸细胞学简史

1921 年 Gathric 首先建立针吸细胞学技术。1930 年美国的外科医生 Martin 介绍针吸细胞学检查技术，在医学界产生了重大影响。但由于当时穿刺技术及诊断经验不足，在以后的 20 年中，针吸细胞学进展缓慢。1950 年代，瑞典 Karolinska 研究所的针吸细胞学研究异军突起，Franzèn 发明了注射器把手（syringe holder），接受乳腺针吸者每年增至 2500 余例，列为乳腺常规检查方法。20 世纪 70 年代推广到世界各地，促进了许多国家和地区 FNAC 的开展。

近几十年来，由于影像学的发展，使乳腺肿块及体积很小的结节的定位更加准确，FNAC 的作用得到充分发挥，尤其对乳腺癌诊断准确率很高。至今，国内外已有许多作者报告大量资料，证实其诊断价值。目前不少医院已将其列为乳腺常规检查方法。

在国内，第一篇有关乳腺针吸检查的报告 1965 年由彭孝敬发表。从 20 世纪 70 年代至 80 年代，北京大学人民医院阚秀教授将针吸细胞学技术大规模地应用于乳腺肿块的检查，针吸病人达 10000 余例，其中具有病理组织学证实材料完整者 2000 余例，并总结发表了多篇论著及专著，对我国的针吸细胞学发展产生了重要影响。

20 世纪 90 年代以来，影像学引导下乳腺粗针活检（needle cord biopsy，NCB）发展较快。因为它不仅诊断准确率高，并能够应用于乳腺癌组织的免疫组化标记。特别是术前新辅助化疗的开展，NCB 已成为乳腺癌病人诊断的重要依据。FNAC 的发展受到一定影响。但是，FNAC 费用低廉，简便易行，仍不失为乳腺防癌筛查和对大多数良性病变的诊断重要方法。

20 世纪 90 年代初，首都医科大学附属北京友谊医院病理科，在开展乳腺针吸细胞学的工作中，采用创新研发的新型持笔式细针穿刺器及技术，至今已完成乳腺针吸细胞学检查病人达 3 万余例，其中筛查出乳腺癌 4000 余例；这一技术已普及推广到国内多家医院。并将针吸标本应用于细胞块切片、免疫组化标记等新技术中，展示出现代 FNAC 检查的发展前景。

二、乳腺肿块FNAC检查适应证[1-3]

- 用于乳腺肿块的防癌筛查。由于 FNAC 操作简便易行，检查费用低廉，报告准确迅速（1 小时左右），非常适合于各级医院，尤其是基层医院开展乳腺肿块的防癌筛查。
- 对临床发现的乳腺炎性肿块有疑问，需要排除肿瘤病变时。
- 确定良性肿瘤如纤维腺瘤，可以择期手术。
- 确定乳腺癌的诊断迅速准确，部分病例可以替代冰冻切片（应该建立在经验丰富的基础上，由临床医生非常谨慎地决定），有利于早期治疗及缩短手术时间 [2-5]。
- 对失去手术机会的晚期乳腺癌病人的确诊，并可以检测雌、孕激素受体表达，供临床提供内分泌治疗方案。
- 经高精密度的影像学发现而不能触及到的乳腺病变，可以在影像学引导下对病人行 FNAC 检查。
- 乳腺癌手术后局部出现结节，可以经 FNAC 检查

确定是肿瘤复发，还是手术后异物肉芽肿（缝线反应）或脂肪坏死。

三、乳腺FNAC检查的优缺点及存在的问题

- 对乳腺癌诊断的阳性率较高，达 70% ~ 90%，我们体会 80% 确诊率是完全可以达到的。其突出价值在于大部分病例可达到确诊水平。当具有一定经验时，可不需冰冻，直接行手术。由于方法简便、安全，故易为病人所接受。
- 许多因妇女乳腺肿物找医生确定性质以排除恶性病变。有人提出，对这类病人针吸及 X 线检查是最好的检查方法。
- 可用于普查，发现早期乳腺癌。
- 缺点是针吸细胞学检查存在部分假阴性，占 3% ~ 20%，尚不能完全代替冰冻。只能诊断肿瘤良恶性质，不能代替组织学切片。关于有人担心针吸是否会引起肿瘤扩散，这一问题留到本章最后专题讨论。

四、FNAC诊断的准确性

为说明针吸细胞学的使用价值，首先要了解其准确性如何，包括其敏感性及特异性两方面。多数文献报告常以阳性率来表示。由于每医院开展该检查时间长短不一，数目多少不同，经验也不一样，各家所得阳性率也各异。最高者达 98%，最低者只有 70%。总的看来，乳腺细胞学诊断趋向于谨慎，严格防止假阳性。

阚秀教授 [5] 总结 1974－1985 年针吸细胞学检查 8129 例中，有病理证实者 1647 例，其中 1012 例为乳腺癌，635 例为良性疾患，统计结果如表 5-1。

表 5-1 可见经病理证实的 1012 例乳腺癌，术前

表 5-1	1012 例乳腺癌 FNAC 诊断结果			
年份	病理证实	恶性	可疑	敏感性
	癌（例数）	例数（%）	例数（%）	例数（%）
1974—	92	61（66.3）	13（14.1）	74（80.4）
1976—	135	102（75.6）	5（3.7）	107（79.3）
1978—	166	130（78.3）	10（6.0）	140（84.3）
1980—	232	180（77.6）	10（4.3）	190（81.9）
1982—	152	121（79.6）	9（5.9）	130（85.5）
1984—1985	235	178（75.3）	13（5.5）	191（81.3）
合计	1 012	772（76.3）	60（5.9）	832（82.2）

表 5-2 635 例乳腺良性肿物 FNAC 诊断结果

病变种类	细胞学诊断分级				假阳性			合计
	0	I	IIa	IIb	III	IV	V	
乳腺增生症	7	94	105	111	9	3	0	329
纤维腺瘤	0	18	25	129	5	1	0	178
导管乳头状瘤	1	8	11	17	1	1	0	39
炎症	0	12	15	17	5	0	1	45
其他	1	13	8	11	3	2	0	44
合计	9	151	164	280	23	7	1	635

注：0 为针吸失败涂片不满意，炎症细胞及其他良性细胞归于 I 级，II a 为轻度异型性，II b 为细胞较明显异型性，III 为可疑癌细胞，IV 为高度可疑，V 为癌细胞。

诊断肯定癌细胞 772 例，癌细胞确诊率 76.3%，报告 III 级的可疑癌细胞 60 例 (5.9%)。假阴性 180 例，占 17.8%，其中有 86 例因异型性较明显建议病人手术治疗。

病理证实的乳腺良性肿物 635 例（表 5-2），细胞学符合者 604 例，占 95%，可疑癌 30 例，真正假阳性 1 例，占 0.16%。该例是乳腺结核，增生的间叶细胞与异形上皮细胞区别困难。针吸细胞学诊断对乳腺慢性炎症的诊断有其独特价值。因为临床及其他检查法都难以与乳癌区别，而细胞学诊断则较容易。乳房脂肪瘤也较容易做出诊断。

搜集部分国外作者材料列表 5-3、表 5-4，供参考。应当指出，表中阳性率计算方法很不相同。有符合率、正确率、确诊率等。各家含意都不一致。

总结以上材料，可以看出乳腺肿物的针吸细胞学诊断的准确率存在较大的差异。为此，Cohen 和 Ljung 等强调在不同水平的实验室中，有经验和专家取样阅片起到非常重要的作用[6-7]。Ljung 等（2001）[7]也指出，接受过针吸训练的医生对乳腺癌漏诊率很低，仅为 2%；而没有训练的医生对乳腺癌误诊率高达 25%[8]。在美国 Houston 的 M.D.Anderson 医院的材料也证实，经过专门训练的医生在为 1 995 例乳腺的 FNAC 检查达到了很高的准确率，敏感度为 96%，特异度为 99%[9]。

北京友谊医院病理科近 20 年来对乳腺肿物的 FNAC 检查，由训练有素的病理医生专职操作，使乳腺肿物的诊断准确率高达 97%，对乳腺癌漏诊率低于 3%，乳腺癌诊断的潜在假阳性率低于 3%（指细胞学诊断为可疑恶性，但组织学证实为有非典型改变的良性病变），没有发生过假阳性诊断的错误。

我们认为，乳腺针吸细胞学检查的准确率在 80% ~ 95%。80% 的乳腺癌可以通过 FNAC 检测确诊，假阳性率很低，通常在 1% 以下，证明了该方法的可靠性。同时 FNAC 检查对良性肿物如炎症、脂肪瘤、部分纤维腺瘤及乳腺增生症有一定诊断价值。FNAC 虽然可以对某些乳腺肿瘤如经典的导管癌、黏液癌、纤维腺瘤确定组织学类型，但不能作为组织学诊断的依据。

五、针吸操作的原理、技术及标本制备

（一）器械设备

乳腺针吸标本采集时注射针管容量及负压的要求：国外 FNAC 文献通常主张，在针吸标本采集时应具备足够的负压，使用一次性 10ml 针管，在乳腺穿刺时需要将针管拉至 6 ~ 10ml 才能够具备这样的要求。

乳腺针吸标本采集时穿刺针头外径的要求：所谓细针要求针头外径 < 1mm。FNAC 文献通常将外径 0.6 ~ 0.9mm 普通注射针均视为细针[10]。我们认为在乳腺穿刺操作中，对于富于肿瘤细胞而纤维间质成分较少的肿块，可以使用较细的针头外径，0.6 ~ 0.7mm 就能够获得足够的标本提供诊断。但是较细的针头对于硬化间质较多的乳腺癌，如小叶癌、小管癌的穿刺取样，较难获得足够的材料，可能导致假阴性的诊断。因此我们主张使用外径 0.8mm 的普通注射针穿刺，以获得较多的标本；不仅用于普通涂片细胞学诊断，还能够留有足够的标本用于现代医学实验技术之中，并且不会对局部组织造成大的损伤。

表 5-3 乳腺癌针吸细胞学诊断

| 作者 | 国家 | 年份 | 报告总例数 | 组织学诊断恶性 | 细胞学诊断 | | | | | | |
| | | | | | 阳性 | | 可疑 | 阴性 | 不满意 | 符合率 阳性＋可疑 | |
					例数	%	例数	例数	例数	例数	%
Adair	英	1949	1 579	1 579	1343	85	—	236	—	1 343	85
Smith	加	1959	294	100	92	92				92	92
Franzen	瑞典	1968	3 479	873	662	76	117	(94)		779	89
Laumonior	法	1968	1 000	456	335	73	21	51	49	356	88
Zajicek	瑞典	1970	4 700	1 068	823	77	139	(106)		962	90
Cornllot	法	1977	2 267	1 335	1173	88	—	62	100	1 173	88
Zajidela	法	1975	2 772	1 745	1539	88	54	63	89	1 593	91
Geier	德	1975	974	72	57	79	10	5	—	67	93
Tekeda	日	1976	860	71	56	79	—	15		56	79
Schondorf	德	1978	2 778	307	283	92	18	6	—	301	98
Kline	美	1979	3 545	341	213	62	89	35	4	301	88
Garadieki	英	1980	233	129	96	74	16	6	11	112	87
Kudoh	日	1983	167	40	35	88	—	5		1 136	88
Feldman	美	1985	800	100	80	80	15	—	5	72	95
Eiserberg	美	1986	1 874	1 480	984	66	152	173	171	932	77
Spieler	瑞士	1986	1 768	80	65	81	7	8	—		90
阚秀	中国	1986	8 129	1 012	772	76	60	173	7		82

表 5-4 乳腺良性肿物针吸细胞学假阳性

| 作者 | 国家 | 年份 | 报告例数 | 组织学诊断良性 | 假阳性 | |
					例数	%
Franzen	瑞典	1968	3 479	807	1	0.1
Laumonior	法	1968	1 000	544	13	2.4
Zajicek	瑞典	1970	4 700	1 009	1	0.1
Cornllot	法	1971	2 267	932	15	1.6
Zajidela	法	1975	2 772	1 027	3	0.3
Kreuzer	德	1976	602	355	4	1.1
Kline	美	1979	3 545	3 117	60	1.9
Feldman	美	1985	300	200	0	—
Eiserberg	美	1986	1 874	132	0	—
Gantenbein	瑞士	1986	1 768	146	0	—
阚秀等	中国	1986	8 129	635	1	0.2

（二）穿刺手法分类

概括起来细针穿刺主要有以下三种方法。

1．徒手操纵注射器穿刺术　目前在国内使用较多。为了减轻徒手的负担，有些操作者不得不使用 2 ～ 5ml 注射器完成徒手持针管穿刺。由于负压明显较低，因而获得的标本量较少，不仅不利于许多部位的细胞学诊断，也影响到新的实验技术开展（图 5-1A）

2．Franzén 注射器把手（syringe holder）牵拉针管穿刺术　1950 年代，瑞典细胞学家 Franzèn 发明了注射器把手（syringe holder），用之替代徒手牵拉注射器产生并维持负压，使针吸标本采集技术得到重大改进，获得的标本量明显增多。但是此器械较笨重，影响了手指对针感的体会，影响准确性及判断病变的特性（图 5-1B）。

3．持笔式负压细针穿刺器穿刺术　是北京友谊医院病理科于 1990 年代初创立的（图 5-2）。通过对一次性普通塑料注射针管的改进，在针栓的棱柱上增加缺口，在针管末端增加锁止卡片装置，能够确保穿刺操作时，只需要拉一次针栓，就能够使针栓棱柱上的缺口被针管末端锁止卡片锁住。通过阻止针栓回缩的方式，起到自动保持针管内负压作用。使操作者集中精力，轻松舒适地完成穿刺操作，有利于提高穿刺准确性、判断病变的性质及获取充足的标本。

（三）乳腺穿刺的基本操作

1．病人体位　①坐位：适用于发生于乳腺内上象限、外上象限及乳晕周围肿物的穿刺。②卧位：适用于发生于乳腺内下象限、外下象限肿物的穿刺，也适用于体弱及精神高度紧张者。

2．穿刺点选择
- 选择暴露充分、易于穿刺进针的部位。

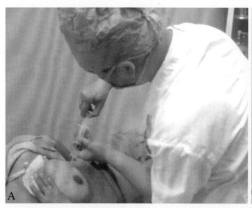
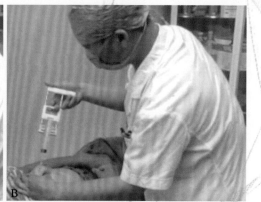

图 5-1　A．使用徒手操纵注射器做乳腺穿刺。B．使用 Franzén 注射器把手牵拉针管做乳腺穿刺

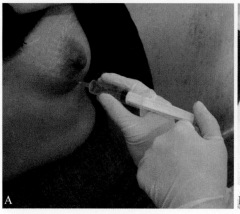
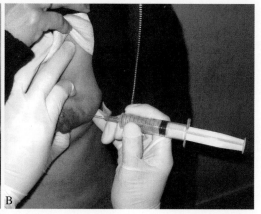

图 5-2　使用Ⅰ型持笔式负压细针穿刺器为乳腺肿块穿刺。A．穿刺操作时，只需要拉一次针栓，就能够使针栓棱柱上的缺口被针管末端锁止卡片锁住，通过阻止针栓回缩的方式，起到自动保持针管内负压作用。B．在自动保持针管内负压下以持笔姿势持针管完成穿刺

- 选择距血管较远的部位为穿刺点。
- 选择距乳头及乳晕稍远的部位为穿刺点以避开疼痛敏感区。
- 对软硬不一的肿块，因其软处常为出血、渗出及坏死物，不易取到有代表性的标本，故尽可能从硬处穿刺取材。
- 对于体积较大的癌肿穿刺不宜过深，以免出血过多。
- 对于囊性病变，在囊内液体吸出后，还应对其边缘部位穿刺取材，常能吸取到有代表性的标本。

3．穿刺进针及拉针栓产生负压

操作者一只手固定针吸部位，局部消毒后，另一只手以持笔姿势，持穿刺器针管，将穿刺针迅速刺入病变的肿块内或结节内。

一次拉针栓至所需要的刻度 6～10ml，并保持针管内负压持续稳定，切忌负压忽大忽小。

4．穿刺提插针切割技术

在病变内提插针不仅具有切割组织的作用，还能够通过针尖部的"探针"作用，对病变组织特性做出初步分析。穿刺操作中，进针应快捷有力，同时认真体会针感。当穿刺针刺入肿物内后如无阳性针感，应将穿刺针退出肿物至皮下；适当改变方向，再次将穿刺针刺入肿物内，通常以穿刺点为中心向周围改变方向 3～4 次，每次变换穿刺方向后继续提插针 1～3 次。如遇阳性针感，不再需要改变穿刺方向，只需轻微调整进针点，并加大力度提插针 3～5 次。对硬化性纤维间质较多不易抽吸的病变应适当增加提插针次数。

5．穿刺拔针方法

（1）直接拔针法：见于抽取标本较多的情况，通常经过取样后，见针头柄内甚至针管前部有足量的标本，可以带负压直接拔针。或适用于液基细胞学检查。

（2）去负压拔针法：见于抽取标本较少的情况，获得标本通常位于针芯内，而针头柄内及针管内标本很少。为保证针芯内标本顺利移至载玻片上，应在拔针前先将针管与针头分离，可以解除针管内负压，使标本保留在针芯内，然后再拔针。

六、穿刺针感的体会

不同的穿刺针感对判断病变的性质确保穿刺部位准确均具有重要意义[2,11]。

- 阳性针感：进针时阻力明显增加，继续用力后而感到阻力突然消失，有突破感；或者进针时有刺入多层纱布块中或沙粒样的感觉；并常伴随"沙沙"的声音发出。当上述感觉非常明显时，多见于乳腺癌，特别是小叶癌、小管癌及硬癌，称为阳性针感。但在少数纤维腺瘤中有时也为弱阳性针感。
- 阴性针感：进针感觉阻力及柔韧性很强，似刺入胶皮，提插针很费力；多见于乳腺病，称为阴性针感。
- 空虚针感：进针感觉无阻力，称为落空感；多见于穿刺针刺入脂肪组织、黏液癌、髓样癌及乳头状癌。

七、标本处理技术

（一）标本的移出技术

1．针芯内及针管乳头部标本的移出　将针头与注射器分离开，将针栓退至 10ml 刻度，接上针头，然后急速推进针栓至 0ml 刻度，借助空气压力将针管内标本喷至载玻片上。

2．针柄内标本的移出　采用弹针法：①将针头从针管乳头部插入针栓前部的胶皮头中；②牵动针柄弹击载玻片数次，便可将其内的标本顺利移至载玻片上[12-13]。

（二）血性标本处理技术

在细针穿刺中见到有较多出血已进入针管时，应尽快拔针结束穿刺操作；并立刻将血性吸取物移至载玻片上，轻轻晃动并倾斜载玻片，使血流向载玻片边缘部；用针管和棉签将流动的血吸出，最终使许多微小组织块或颗粒状标本滞留在载玻片上（也可迅速将血性吸取物与溶血剂混合，然后去除多余的血）。

（三）涂片法

对少量稀水样标本采用针头涂片法。

对含有较多粗颗粒的肉浆样标本采用载玻片轻压水平拉片法：①先用另一载玻片将已经移到载玻片上的标本压平，使之平摊开；②然后继续将标本由左向右均匀拉开（图 5-3）。

（四）涂片固定与染色技术

95% 乙醇湿片固定（趁湿尽快固定）10～20 分钟，适用 HE 或巴氏染色。HE 染色与组织学对照容易，最适合病理科医生阅片。

空气干燥涂片，使用血液学细胞常用的瑞氏染色或 MGG 染色。

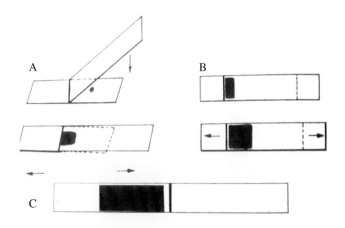

图 5-3 载玻片轻压水平拉片法：A. 先用另一载玻片将已经移到载玻片上的标本压平，使之平摊开。B. 然后继续将标本由左向右均匀拉开。C. 标本被均匀摊开

其他染色：Diff-quick 是国外常用的一种快速染色方法。

八、涂片质量

涂片内细胞数量的多少，直接关系到针吸细胞学诊断的准确率。特别是在防癌筛查中，由于标本量不足是造成乳腺癌的假阴性结果的主要原因之一。乳腺 FNAC 涂片质量的评估标准 1997 年在美国乳腺 FNA 学术会议上达成一致意见，对涂片中上皮细胞的数量确定为 4 个级别：

1. 少量　偶见细胞团 ≥ 6 团（作者理解应当是导管上皮细胞必须达到的最低数量）。

2. 中等量　细胞团易见（作者理解应当是在涂片中最常见到的导管上皮细胞数量）。

3. 丰富　每个视野均见上皮细胞。

4. 不满意标本

- 细胞量不足，上皮细胞 < 6 团；
- 空气干燥和人工变形；
- 血及炎性成分干扰；
- 其他。

九、穿刺操作记录

穿刺操作过程应记录在病人的诊疗手册、住院病历及病理检查申请单中，然后由操作医生签字。内容包括：

- 穿刺操作的日期及时间。
- 穿刺过程记录，包括：穿刺操作的部位，肿块的位置及大小，病人体位，消毒方式，所用穿刺器械，吸出物肉眼特点，病人有无合并症，穿刺是否顺利完成。
- 穿刺操作医生签字。

十、细胞学诊断分级

针吸细胞学诊断（FNAC）分级，目前尚无公认的统一标准。从前多沿用巴氏 5 级分级法，现多不用。美国国立癌症研究所（NCI）于 1996 年 9 月在 Bethesda 发起核准的《乳腺针吸活检统一建议》（The Uniform Approach to Breast Fine Needle Aspiration Biopsy） 提出的诊断形式进行五级分类。近年（2006），英国为欧洲乳腺癌普查质量保证，提出规范（指南）（European Guidelines for Quality Assurance in Breast Cancer Screening and Diagnosis, Fourth Edition, 2006)[14]。关于针吸细胞学检查（FNAC）给出的细胞学分级如下。

（一）欧洲乳腺癌普查质量保证规范（指南）的细胞学分级标准

C1，不满意

设置"FNAC 不满意"一栏，是针对检查物而言。通常可以取到足够的细胞数量供检查用，这取决于病理医生和针吸操作者的经验。也有许多情况报告涂片不满意，不能诊断。主要可有下列几种情况：

- 细胞量太少；
- 针吸、涂片或染色操作不当；
- 过多血液；
- 固定不良，细胞变性；

在一些病例可以得到一些这样的信息，如脂肪组织碎片可支持临床脂肪瘤诊断。从某些病变吸出物，如囊肿、脓肿、脂肪坏死或乳头溢液标本，都可能不含有上皮细胞，但不能明确划入"不满意"栏内。

制片人工假象包括：

- 挤压：涂片用力过度；
- 干燥：干固定需立即干燥，湿固定需立即放入固定液；
- 涂片太厚：过多的血液，丰富的蛋白液体，影响细胞图像，不能诊断在报告表的讨论栏内，可注明涂片不满意原因，加以讨论。

涂片方法有许多种，但目的是相同的，即获得薄层细胞涂片，迅速固定，防止人工变化。如需要可用薄层涂片技术，医师诊断标准与常规诊断相同。

C2，良性

- 标本充足，形态表现无恶性证据，报告阴性；
- 涂片细胞量少或中等，主要由导管上皮细胞组成。细胞排列规则，单层，细胞形态表现良性特征。背景通常由单个的细胞或双极裸核细胞组成。囊肿吸出的成分为泡沫细胞和大汗腺细胞混合组成。纤维脂肪组织碎片也常见；
- 某些特殊情况，如纤维腺瘤、脂肪坏死、肉芽肿性炎、脓肿、淋巴结等，都可能得到明确（阳性）诊断。必须是形态特殊，典型，并在会诊组讨论时多学科意见相符。

C3，非典型性，良性可能性大

针吸表现上述所有良性形态特征。然而，某些形态在良性并不常见。此时结合以下情况考虑：

- 核多形性；
- 某种程度的细胞黏着性丢失；
- 由于增生引起的细胞核和细胞质的改变，复旧变化，妊娠，或治疗的影响；
- 上述图像伴有涂片过量细胞。

C4，可疑恶性

涂片具有明显的非典型特征，病理医师几乎可以确定为恶性细胞，但证据不充分，属于此类。可有 3 种情况：

- 标本细胞量极少，但个别细胞具恶性形态特征；
- 细胞存在某些恶性特征，但没有肯定的恶性细胞存在，其异常程度应当比 C3 严重；
- 涂片整体看来为良性，具有大量双极裸核细胞或黏着细胞团片，但偶尔见到个别细胞呈明显的恶性特征。

注：C3 或 C4 诊断不能提供明确的外科治疗方案。

C5，恶性

涂片可见足够量的细胞，具有明显的癌细胞或其他恶性细胞特征。这种涂片诊断应当感觉很容易。恶性诊断不应当依据单一项指标作出。作出恶性诊断应当是所有形态特征的结合。

钙化：当影像检查发现异常只是微型钙化，如果由影像引导实行的 FNAC 病理报告发现标本内有钙化存在，对放射科医生来说是非常有帮助的。钙化本身不能单独证明病变的良恶性质。没有肿块病例的钙化做 NCB 比 FNAC 更好。

（二）乳腺 FNAC 的诊断陷阱（欧洲乳腺癌普查质量保证规范）

A．潜在假阳性和可疑诊断（易过诊断）

a．常见情况：1）纤维腺瘤，2）乳头状瘤，3）大汗腺细胞，4）脂肪坏死，5）乳房内淋巴结，6）放射治疗改变，7）涂片或固定的人工假象。

b．不常见情况：1）肉芽肿性乳腺炎，2）颗粒细胞瘤，3）腺肌上皮性病变，4）胶原球病，5）微腺管腺病，6）泌乳改变，7）黏液囊肿改变。

B．潜在假阴性诊断（易低诊断）

1）小管癌，2）浸润性小叶癌，3）广泛硬化的癌。

C．导管原位癌（DCIS）的认识

D．稀有病变

1）矽、豆油、石蜡等的肉芽肿，2）间质病变，3）大汗腺癌，4），叶状肿瘤，5）转移性肿瘤，6）淋巴瘤，7）恶性间质瘤。

十一、常见合并症的预防及处理

1．出血及血肿　表现为针眼处出血或穿刺区域青紫变硬。预防及采取措施：穿刺结束拔针后，应立即用棉签压迫穿刺点 5～10 分钟，通常很少发生局部出血及血肿。一旦血肿发生也不必惊慌，通常均在一周左右自行吸收。

2．虚脱　表现为穿刺结束后，病人自诉头晕、恶心，严重时出现呕吐、甲床和口唇苍白、意识恍惚、血压下降、脉搏细速，甚至出现全身抽搐似癫痫样症状。预防及采取措施：穿刺拔针后，密切观察病人有无不适表现。如发现异常，应迅速将病人平卧 10 分钟即可缓解。

3．气胸　表现为轻微气促，由于穿刺针很细，通常在 1～2 小时自行缓解。如果发现病人气促较重，应立即送急诊科观察处理。预防措施：在乳腺肿物穿刺时，应尽可能将肿物提起，使其远离胸壁。对紧贴胸壁的肿物，注意进针深度及角度，尽可能避免垂直刺向胸壁。

4．感染　在严格执行无菌操作的情况下，局部感染很轻微并且极罕见。可以用抗生素治疗，一般一周内能够消退。

5．关于针道播散及转移问题　许多人多担心肿瘤细胞在穿刺后播散到原发肿瘤的外面，会增加转移的危险。通过大量研究的材料证实，针道播散及转移的概率极低，不足万分之一。并证实接受 FNAC 原发乳腺癌病人的长期生存率与未接受 FNAC 的恶性肿瘤病人的长期生存率并无统计学差异[15-17]。反之，由于 FNAC 工作的开展使许多恶性肿瘤病人得到及时的诊断与治疗。

（余小蒙 阚 秀）

第二节 乳腺针吸细胞学诊断

一、正常乳腺细胞学

（一）乳腺针吸常见细胞

1. 导管（包括腺泡）上皮细胞 通常小的导管（包括腺泡）其上皮细胞紧密黏着呈小团状、腺管状及枝权状排列。较大的导管，其上皮细胞构成单层规则平铺的蜂窝状排列的团片。这些细胞胞浆一般窄小，核直径为红细胞的 1.5 倍或淋巴细胞的 2 倍（10～12μm），圆形或卵圆形，大小一致，有小的核小体，核仁小而不明显，有薄而整齐的核膜（图 5-4～图 5-6）。

哺乳期乳腺 FNAC 涂片，显示排列成小团片的泌乳期上皮胞呈细腺泡样结构，核圆形，大小一致，染色质均匀，可见明显的小核仁。胞浆丰富粉红染呈丝网状，将细胞核规则地排列成松散的结构（图 5-7）。

2. 肌上皮细胞 此细胞核为卵圆形及麦粒状（也称双极裸核），无明显胞浆。常零散地分布于导管上皮细胞片内及周边，核染色较导管上皮细胞深；也常零散地或较集中地出现在导管上皮细胞团片的邻近处或涂片

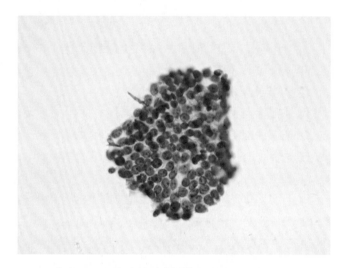

图 5-5 乳腺 FNAC 涂片的正常导管上皮细胞：显示一小簇导管上皮细胞构成单层规则平铺的小团片，细胞大小一致，胞浆少，核大小一致呈圆形、卵圆形，染色质细而均匀，有小的核小体，核仁小而不明显，有薄而整齐的核膜

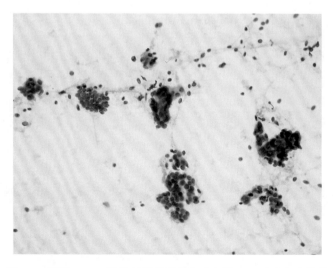

图 5-4 乳腺 FNAC 涂片的正常导管上皮细胞：显示多个由导管上皮细胞构成单层平铺的小团簇，细胞大小一致，胞浆少，核大小一致呈圆形、卵圆形，周围可见许多弥散分布的双极裸核细胞（肌上皮细胞）

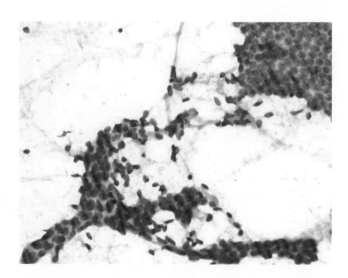

图 5-6 乳腺 FNAC 涂片的正常导管上皮细胞：图右上方显示导管上皮细胞呈规则平铺的单层片状排列，图左下方显示导管上皮细胞呈枝权状排列。团片内及周围可见许多弥散分布的双极裸核细胞（肌上皮细胞）

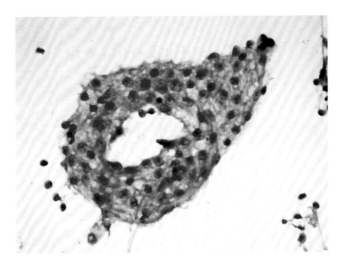

图 5-7 哺乳期乳腺 FNAC 涂片：显示排列成小团片的泌乳期上皮胞呈细腺泡样结构，核圆形，大小一致，染色质均匀，可见明显的小核仁。胞浆丰富粉染呈丝网状，将细胞核规则地排列成松散的结构

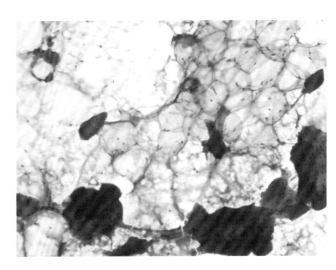

图 5-9 乳腺 FNAC 涂片中的脂肪细胞及横纹肌：显示脂肪细胞体积较大呈多边形，胞浆大而空亮，有纤细的胞膜。核小位于一侧。横纹肌为砖红色的小片块，形状长短不一，核很小

背景中，核染色较淡。

3．特异性间质细胞　指常与疏松红染或透明变性的纤维结缔组织同时出现在涂片中的成纤维细胞，呈长梭形（图 5-8）。

4．脂肪细胞及横纹肌　脂肪细胞常以不同大小的片状形式出现并有皱褶。细胞体积较大，胞浆大而空亮，有纤细的胞膜。核小位于一侧。横纹肌为砖红色的小片块，形状长短不一（图 5-9）。

5．大汗腺样细胞　有时可见，细胞体积较大；胞浆丰富红染，可见嗜伊红颗粒，有时也出现透明胞浆；

核圆形，为红细胞或小淋巴细胞的 2～3 倍，染色较深，并有突出的核仁，核膜规整较薄，核大小基本一致，可有轻度异型性。细胞常排列成单层铺砖样大团片或不规则小团片。细胞之间常有清楚的边界，但有时胞浆也可相互融合（图 5-10）。

6．嗜中性粒细胞、组织细胞、淋巴细胞及浆细胞　嗜中性粒细胞为 3 个分叶状的核构成，组织细胞体积较大；核圆形或卵圆形，染色质为疏松网状，核仁大小不一；胞浆丰富淡灰红色，有多个大小不一的空泡，有时可见吞噬含铁血黄素颗粒。淋巴细胞体积较小，胞

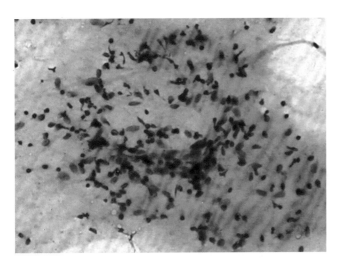

图 5-8 乳腺 FNAC 涂片：显示疏松淡红染的纤维结缔组织背景中，可见由长梭形成纤维细胞构成的乳腺特异性间质

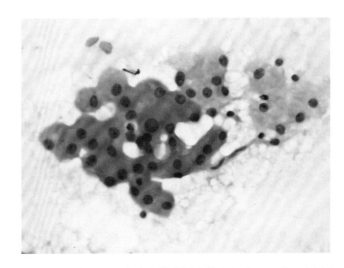

图 5-10 乳腺 FNAC 涂片中的大汗腺化生细胞：显示一小团大汗腺化生细胞，胞浆丰富红染或为淡粉色，核为圆形，轻度大小不一，可见清楚的核仁

浆较少。浆细胞体积较大，核偏位染色质呈车辐状，胞浆嗜碱性（图5-11）。

7. 多核巨细胞 如果在涂片中出现，为数不多。细胞巨大，直径常在40μm以上，胞浆中可有吞噬物质，并有几个到几十个核。Langerhans巨细胞的核可呈马蹄状或花冠状排列，分布于细胞边缘（图5-12）。

8. 类上皮细胞 在涂片中数量较多，常成群出现。细胞呈不规则形或梭形。胞浆丰富，边界不清，染红色，较淡。有时可见细小空泡。核椭圆形、棒状、草鞋底样、梭形等，染色质疏松匀细。较淡染（图5-13）。

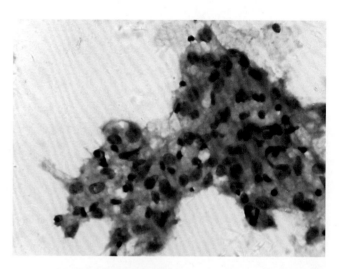

图5-13 类上皮细胞（FNAC涂片）：图中显示一群类上皮细胞与少量淋巴细胞混掺在一起，类上皮细胞核为卵圆形、梭形或鞋底状，淡染，有小核仁。胞浆淡红染，胞界不清

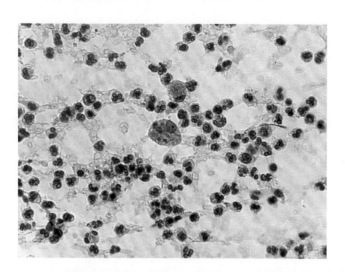

图5-11 乳腺FNAC涂片中的嗜中性粒细胞、组织细胞：显示大量嗜中性粒细胞由分叶核构成；图中央可见两个组织细胞，胞浆丰富淡灰红色，有多个大小不一的空泡，可见吞噬色素颗粒，核呈偏位状，可见小核仁

9. 其他 如鳞状细胞、钙化物及黏液样物有时可见。

（二）细胞大小的测量

在细胞涂片中对正常细胞大小的测量一般不需要细胞测微尺测量细胞的大小。通常可以采用血液中的红细胞或淋巴细胞作为标尺细胞，以其直径来衡量异常细胞的直径。或以正常导管上皮细胞核的直径判断异常细胞的直径。

1. 红细胞直径约7.7μm，淋巴细胞直径约5μm。良性导管上皮细胞核的直径通常小于红细胞直径的2倍或淋巴细胞直径的3倍。

2. 针吸部位正常导管上皮细胞核的直径10μm，以此衡量异常细胞的大小变化。良性导管上皮细胞核的直径通常小于正常导管上皮细胞核直径的1.5倍。

二、乳腺良性病变细胞学

（一）乳腺炎症性病变

乳腺炎性病变在FNAC检查中占比例很少，最常见的是初产妇哺乳期急性乳腺炎伴有脓肿形成，一般不需针吸检查确诊。但在临床上有时由于急性炎症出现的肿块难与炎性乳癌鉴别，还有一些临床症状不典型的慢性炎症、结核病变所形成的肿块也常需查清病因。因此，在针吸检查中也常常遇到这样的病例。

1. 一般性非特异性慢性乳腺炎 慢性乳腺炎患者多有急性乳腺炎病史，但有时不明显。临床上局部肿块缓慢增大，触痛较轻，因此不易与癌肿鉴别。

针吸时，病变易出血，吸出血性颗粒状物。

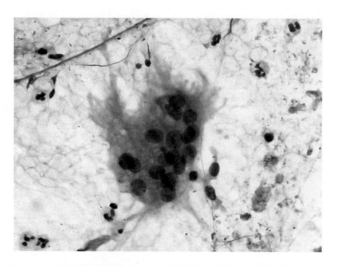

图5-12 多核巨噬细胞（FNAC涂片）：图中央可见一体积较大的Langerhans多核巨噬细胞。核圆形、淡染，染色质细而均匀，胞浆红染，周围可见少量嗜中性粒细胞及淋巴细胞

（1）细胞学（图 5-14、图 5-15）：

①涂片内主要的炎性细胞为淋巴细胞、组织细胞和浆细胞，也可见到嗜中性粒细胞。

②增生活跃的梭形成纤维细胞常成片出现，有时其间还可见到毛细血管。

③有时还可出现较多的上皮样细胞及多核巨噬细胞，但无干酪样坏死出现。

（2）鉴别诊断：

①涂片中有时可见到少量较规则的核分裂，来自增生活跃的成纤维细胞或组织细胞，应注意与恶性细胞区别。

②在出现上皮样细胞和多核巨噬细胞时应与结核区别，后者多有干酪样坏死物并常能查到抗酸杆菌。

2. 特殊性肉芽肿性炎症（图 5-16～图 5-19）　乳腺慢性特异性肉芽肿性炎性疾病，最典型者是乳腺结核，但结核病在乳腺很少见。其他包括女性注射硅胶隆乳引起的硅胶肉芽肿（silicon granuloma）、异物肉芽肿、结节病等。乳腺浆细胞性乳腺炎，乳腺脂肪坏死，除一般性非特异性慢性乳腺炎表现外，也可出现肉芽肿，值得特别注意。

（1）细胞学：

①可见小堆的类上皮细胞，数量不等的淋巴细胞。

②多核巨噬细胞不一定能见到。如见到对诊断很有帮助。

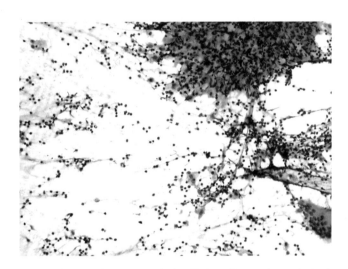

图 5-14　慢性乳腺炎 FNAC 涂片：较多的淋巴细胞、组织细胞、多核巨噬细胞及蓝染的纤维素性渗出

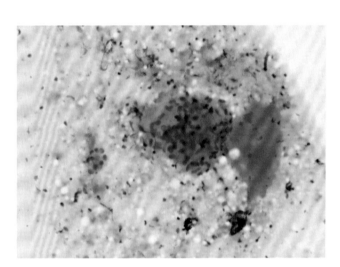

图 5-16　乳腺结核 FNAC 涂片：图中央，显示一个类上皮细胞团；其右方，为红染的干酪样坏死物；其左下方，可见到一小团导管上皮细胞

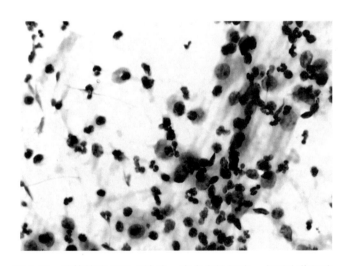

图 5-15　导管扩张 FNAC 涂片：许多炎性细胞，主要为浆细胞、淋巴细胞、组织细胞及嗜中性粒细胞

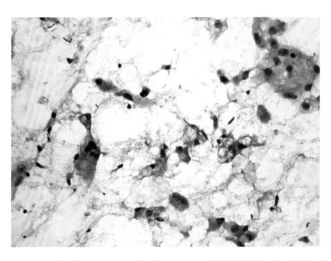

图 5-17　脂肪坏死 FNAC 涂片：显示空泡状结构中可见单核或多核巨噬细胞；胞浆内有噬脂而形成的大小空泡，核圆或卵圆形伴明显的核仁

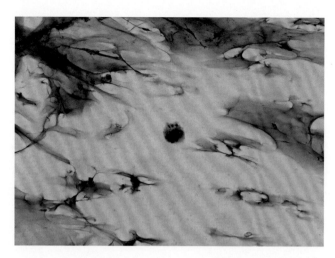

图 5-18　硅胶肉芽肿 FNAC 涂片：显示成片的硅胶厚薄不均，呈淡紫蓝色，有皱褶。图中央可见一多核巨噬细胞

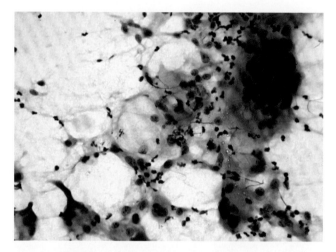

图 5-19　异物肉芽肿 FNAC 涂片：多个多核异物巨细胞及少量嗜中性粒细胞及组织细胞构成的肉芽肿性炎性改变

③还可以见到分化良好的导管上皮细胞团。

④如果涂片内有许多处小片状均匀红染的干酪样坏死物，则考虑结核病。

（2）诊断鉴别：涂片内出现较多的类上皮细胞时，对于无经验者可被认为是恶性细胞的倾向（可能因为见到细胞内有明显的核仁所误导）。

（二）乳腺非肿瘤性囊肿

1. 囊肿病（cystic disease）　本病常见。针吸时，囊内液易被吸出，常呈黄绿色清亮液或混浊液，也可为棕褐色血性液。在囊内液完全被吸出后，肿物常立即消失。囊肿液需要离心沉淀物涂片，囊壁区吸出物可直接

涂片。特别值得注意的是，液体吸出后，肿物仍不消失，一定要求再吸，因为囊壁可能有癌存在。

（1）细胞学（图 5-20）：

①常见少量分化良好的导管上皮细胞，排列成规则的小团片或枝杈结构；核大小一致，圆形或卵圆形，染色质均匀。有时导管上皮细胞呈拥挤排列，核有轻度异型性，表明增生活跃。

②胞浆丰富红染的大汗腺化生细胞呈不规则大小、铺砖样排列的团片。

③涂片背景内常可见多量泡沫样组织细胞是本病特点。有时还可见少量嗜中性粒细胞、淋巴细胞及纤维结缔组织等。

（2）鉴别诊断：

①在囊肿液完全吸出后，病变处仍可触到硬块时，在硬块处重复针吸检查是必要的。无论从文献强调和在我们的实践中，都曾遇有乳腺癌伴有囊肿性改变的病例，在重复针吸时找到了癌细胞。

②在导管上皮细胞核有轻度异型性时，注意与癌细胞鉴别。

2. 积乳囊肿（galactocele）　积乳囊肿见于哺乳期妇女，由于导管阻塞，淤积的乳汁使导管扩张，形成潴留囊肿。临床常有触痛并伴有肿块。

针吸时，可吸出稀薄的乳汁或浓稠的黄白色或黄褐色物质。

细胞学（图 5-21）：

①常见大量淡粉染的脂性蛋白物。

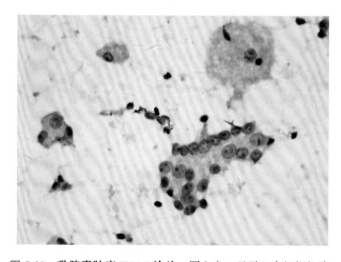

图 5-20　乳腺囊肿病 FNAC 涂片：图上方，显示 3 个组织细胞，核大小一致，可见小核仁。胞浆丰富、空泡状、淡粉染。图右下方，显示一小群单层片状列成的导管上皮细胞，核大小一致，有清晰的小核仁，胞浆中等量

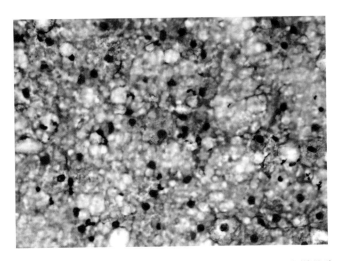

图 5-21 积乳囊肿 FNAC 涂片：显示大量淡粉染呈空泡样的脂性蛋白物背景可见大量泡沫样胞浆的组织细胞及不等量的嗜中性粒细胞和淋巴细胞

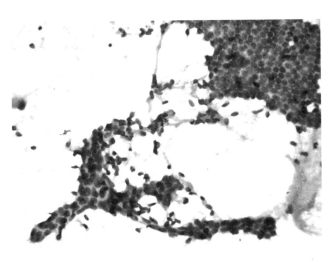

图 5-22 乳腺增生症 FNAC 涂片：左下方，显示树杈状排列的导管上皮细胞；右上方，显示蜂巢状排列的导管上皮细胞团片，细胞核圆形、卵圆形，大小一致，染色质而均匀。双极裸核细胞（肌上皮细胞）弥散分布于导管上皮片内

②可见大量泡沫样胞浆的组织细胞及不等量的嗜中性粒细胞和淋巴细胞。

③可见少量散在的及排列成小团片的泌乳期腺泡上皮细胞，核圆形，大小一致，染色质均匀，可见明显的小核仁。胞浆少或似丝网状将细胞核规则地排列成松散的结构。

（三）乳腺非肿瘤性增生性病变

1. 乳腺增生症 乳腺增生症在命名学上很不统一，常有的其他名称为乳腺结构不良、乳腺囊性增生症、纤维囊性乳腺病等。多见于 35 ~ 40 岁的妇女。乳腺增生症的细胞学通常为良性改变，在增生活跃时可以出现细胞团片由规则平铺向拥挤重叠过渡，细胞及核的体积增大、染色加深等非典型性改变，在细胞学诊断时应考虑为非典型病变。

乳腺增生症的阴性针感：针吸时，因病变区域含有丰富的纤维结缔组织故很韧，如硬胶皮样；提插针时很费力，似乎被牢牢吸住。为此，应加大提插针的力度和幅度，才能获得足量的标本。吸出物常为透明稀水样或油脂样。

细胞学（图 5-22 ~ 图 5-25）：

①涂片内可见小而细的枝杈状、小簇状、腺管状及蜂巢状排列规则的导管上皮细胞团片。细胞核圆形、卵圆形，大小一致，染色质均匀而细，胞浆较少。

②数量不等的卵圆形、麦粒形的双极裸核细胞（即肌上皮细胞）出现在导管上皮细胞团片内、团片周边及

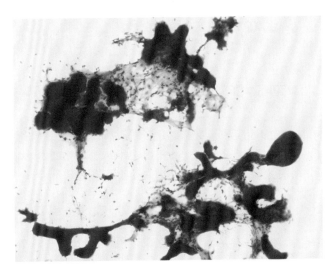

图 5-23 乳腺增生症 FNAC 涂片：图上方，显示乳腺小叶的组织结构，多个深染的乳腺腺泡及粉染的间质成分

涂片背景中。

③常见到大汗腺化生细胞、泡沫样组织细胞及脂肪细胞团。

④偶见少量纤维结缔组织间质及成纤维细胞。

⑤偶见导管上皮细胞非典型性增生。

2. 妊娠期和哺乳期乳腺病 妊娠期和哺乳期乳腺病可出现增生性肿块，触诊检查时感觉肿块常与周围组织界限不清，故较难与肿瘤鉴别。

针吸时，感觉阻力不大。常可吸出乳汁样物，有时内含较多的颗粒状物。

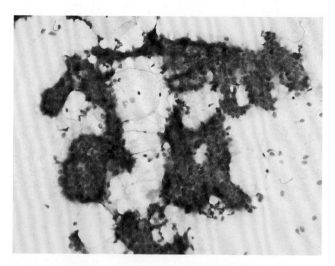

图 5-24　乳腺增生症 FNAC 涂片：显示增生的乳腺导管上皮细胞排列成单层片状，细胞大小一致，染色质细而均匀，片内可见椭圆形或麦粒状的核深染的细胞为双极裸核肌上皮细胞

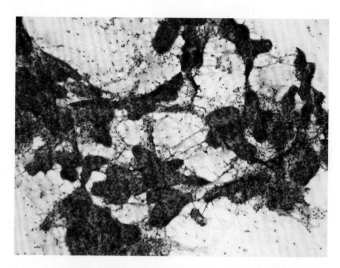

图 5-26　妊娠期乳腺病 FNAC 涂片：显示多个呈拥挤排列、相互连接的腺泡状或小团片状结构；小团片的周边钝圆光滑，周围可见许多弥散分布的裸核肌上皮细胞

（1）细胞学（图 5-26）：

①涂片内可见散在或呈多个相互连接的腺泡状、小团状结构，上皮细胞呈圆形、卵圆形，有时似裸核状，可出现小核仁，位于核中心，染色质细而均匀。

②有时上皮细胞排列成拥挤甚至重叠的团块，胞浆相互融合，此乃增生活跃的表现。

（2）诊断鉴别：当本病出现增生活跃的细胞学形态时，应与乳腺癌鉴别。前者尽管也可为拥挤重叠的团块，但多无显著异型性，染色质较细而均匀。而后者常表现为显著的异型性，染色质增多、变粗。

（四）乳腺常见良性肿瘤

1. 纤维腺瘤（fibroadenoma）　针吸时，针感呈多样性。进针一般感觉病变内质韧如胶皮，提插针费力。但遇肿瘤有间质黏液变性时，进针感觉质脆阻力小，吸出物一般为稀水样内含吸颗粒状物，偶含稀薄的黏液；遇上皮增生活跃的肿瘤时，进针感觉似乳腺癌，但阻力稍小，呈弱阳性，吸出物可呈肉浆样。

涂片时，常见多个小组织颗粒并随拉片方向滚动。

（1）细胞学（图 5-27～图 5-30）：

①丰富的导管上皮细胞常呈团片状排列或手指状

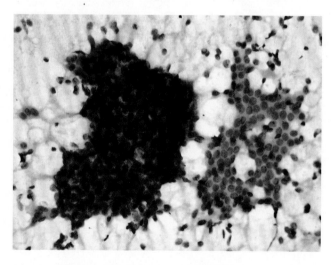

图 5-25　乳腺增生症伴有导管上皮非典型增生 FNAC：显示导管上皮细胞，排列由规则平铺片状向拥挤重叠过渡，导管上皮细胞核增大，大小一致，核膜规则，染色质轻度增多，核仁不明显

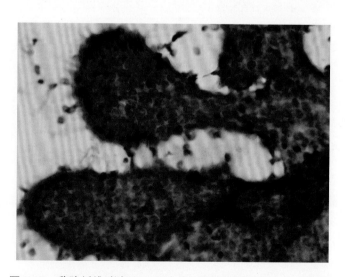

图 5-27　乳腺纤维腺瘤 FNAC 涂片：增生活跃的导管上皮细胞，排列成麋鹿角状的分枝管状结构，其周边光滑钝圆。团片内导管上皮细胞大小一致，规则平铺。双极裸核细胞位于导管上皮细胞片内

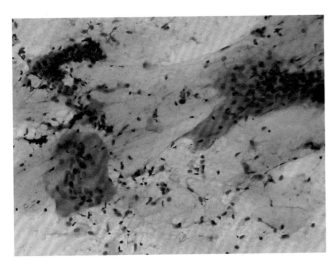

图 5-28　乳腺纤维腺瘤 FNAC 涂片：图中央及左上方，为一小片分化良好的导管上皮细胞片，背景可见双极裸核、梭形间质细胞及淡粉色半透明黏液变性样物，两个胞浆红染融合的多核巨细胞

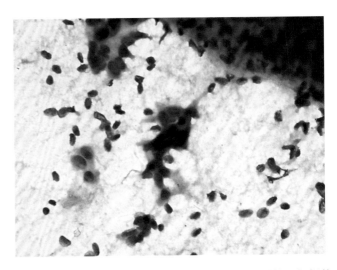

图 5-30　乳腺纤维腺瘤 FNAC 涂片：显示增生活跃的双极裸核肌上皮细胞位于背景中，细胞浆不明显，核椭圆形或麦粒状，染色质细而均匀，成对出现的双极裸核细胞又称"哨兵细胞"，对诊断纤维腺瘤有重要意义

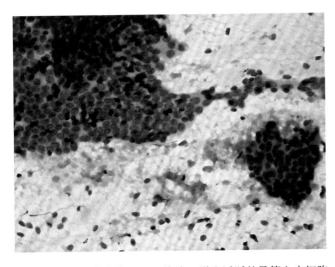

图 5-29　乳腺纤维腺瘤 FNAC 涂片：增生活跃的导管上皮细胞，排列成规则的单层片状结构，团片内导管上皮细胞大小一致，规则平铺。很多双极裸核肌上皮细胞位于导管上皮细胞片内、周边及背景中，同时可见较多红染的坏死物，与乳腺导管癌不难鉴别

现毛刺状锐角。团片内可见一些成纤维细胞，有时可见黏液变性。

④大汗腺化生细胞及泡沫样组织细胞较少在此瘤中出现。

（2）诊断鉴别：

①在涂片中有时可见到增生活跃、有非典型性变化的导管上皮细胞，呈不同程度的拥挤重叠排列。细胞核可呈轻度异型性，染色质增多及较明显的核仁，甚至出现少量规则的核分裂，应注意与癌鉴别。前者同时可见到蜂窝状结构的上皮细胞及双极裸核细胞，后者常无。

②间质细胞增生活跃时应注意与叶状囊肉瘤鉴别。前者增生活跃的成纤维细胞大小较一致，无异型性及病理性核分裂；而后者细胞出现明显的异型性及病理性核分裂。

2. 导管内乳头状瘤　本病为乳腺导管系统常见病，肿瘤通常在直径 2cm 以内，超过 3cm 者为恶性。大导管内乳头状瘤多为单发，位于乳晕下部。常出现乳头溢液。发生在中小导管的多发性乳头状瘤，出现的溢液较少。

细胞学（图 5-31～图 5-35）：

①细胞呈大片分布，排列呈乳头状，有的呈分叶状。细胞间黏着性好。细胞团周边细胞核常被压扁，包围在细胞外表层，无胞浆空泡。中心的细胞有大小不等胞浆空泡。

凸起结构（也称鹿角状或珊瑚状结构）。团片内上皮细胞单层平铺排列规则似蜂窝；核大小一致，染色质细而均匀。

②双极裸核细胞在此瘤中常数量很多，呈卵圆形或麦粒状，散布于导上皮团片内，团片周围及涂片背景中，成对出现的双极裸核细胞又称"哨兵细胞"，对诊断纤维腺瘤有重要意义。

③常可见到由较疏松而红染的间质成分构成的团片，并常可呈类圆形；团片周边多钝圆而光滑，较少出

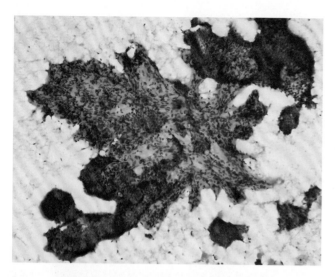

图 5-31　导管内乳头状瘤伴有非典型增生 FNAC 涂片：增生活跃的导管上皮细胞由单层片状向拥挤重叠过渡，团片周边光滑，图中央显示由成纤维细胞和疏松的结缔组织构成的间质

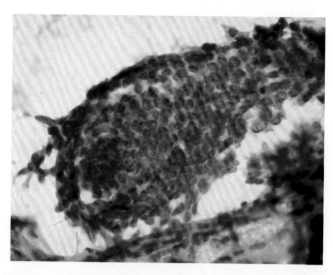

图 5-33　导管内乳头状瘤 FNAC 涂片：大小一致的导管上皮细胞排列成单层团片状，团片内及周边可见核深染的双极裸核肌上皮细胞，组织学证实为导管内乳头状瘤导管上皮细胞轻至中度非典型增生

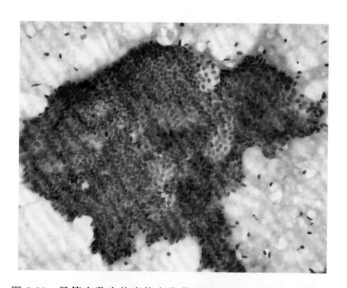

图 5-32　导管内乳头状瘤伴有非典型增生 FNAC 涂片：增生活跃的导管上皮细胞由单层片状向拥挤重叠过渡，团片内似有筛孔结构，周边光滑，团片内、周边及背景内可见弥散分布的双极裸核肌上皮细胞

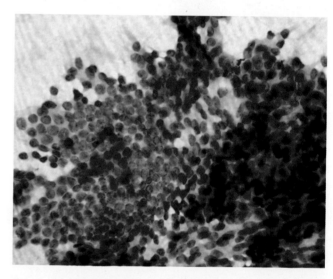

图 5-34　导管内乳头状瘤伴有非典型增生 FNAC 涂片：导管上皮细胞由规则平铺的单层片状向拥挤重叠过渡，团片周边较光滑，导管上皮细胞核增大，大小一致，染色质细，核膜规则。组织学诊断为导管内乳头状瘤伴有导管上皮轻度非典型增生

　　②细胞核圆形或卵圆形，形状一致，染色质细颗粒状。有时细胞显示不等的异型性。

　　③两型细胞（上皮细胞及肌上皮细胞）的存在对诊断很有帮助。

　　3. 其他良性肿瘤　少见，本文略。

三、乳腺癌细胞学

（一）乳腺癌的细胞学特点

　　1. 癌细胞的排列及黏着性（图 5-36、图 5-37）

● 分化好的癌细胞，大小较一致，排列较规则。团块的周边较光滑整齐，有时可见较规则似蜂窝状的排列；周围很少出现大量离散的癌细胞，是肿瘤细胞

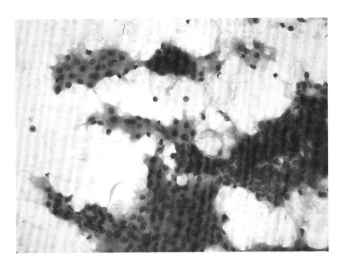

图 5-35　导管内乳头状瘤 FNAC 涂片：增生活跃的导管上皮细胞呈片状排列，并可见胞浆丰富红染的大汗腺化生细胞，组织学证实为导管内乳头状瘤导管上皮细胞轻至中度非典型增生

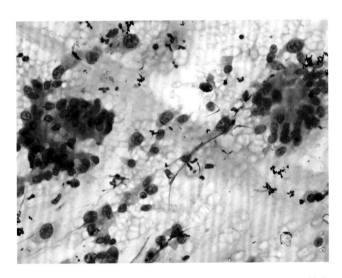

图 5-36　乳腺癌细胞 FNAC 涂片：肿瘤细胞排列成菊形团结构，细胞轻至中度异型，核大小不一

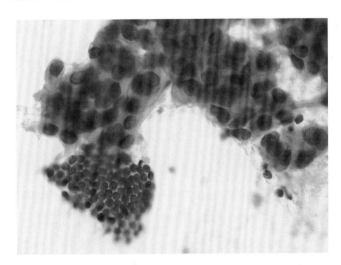

图 5-37　乳腺癌细胞 FNAC 涂片：肿瘤细胞及细胞核体积明显增大，核直径大于正常导管上皮细胞核的 2 倍以上

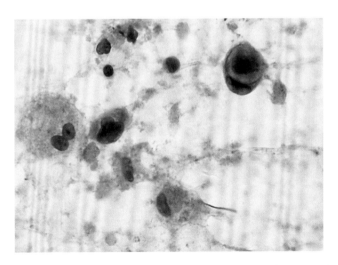

图 5-38　乳腺癌细胞封入特点 FNAC 涂片：图右上方显示一恶性细胞的胞浆内有一个恶性细胞的核，称为封入

黏着性较好的表现。

- 分化较差的癌细胞，细胞弥散分布，细胞大小不一，构成形状不规则的团块；团块内细胞多呈拥挤重叠紊乱排列的三维立体结构，在团块的周边部细胞多呈松懈离散的改变，周围常出现大量离散的癌细胞，是肿瘤细胞黏着性较差的表现。在团块的周边部还可出现毛刺样、蟹足样或锐角凸起，常见于浸润癌。

- 癌细胞完全呈弥散分布，如同散沙。见于小叶癌及分化较差的导管癌。

- 癌细胞可呈乳头状、筛状、腺样、菊形团、列兵样、牛角样、圆球状排列。

2．癌细胞的体积及数量

乳腺癌的细胞体积及数量通常明显大于良性病变中的导管上皮细胞。但在少数癌，如个别小叶癌、管状癌及硬癌，此特点不明显。

3．细胞浆的改变

- 通常胞浆可以变得很丰富，明显嗜酸性，在离散的癌细胞胞浆常呈三角形并将核推向一边。

- 有时胞浆内出现黏液空泡或靶形空腔（也称胞浆内包涵体或胞浆内管腔），并将核推向一侧，使细胞呈印戒样。

- 偶然胞浆呈泡沫样，见于分泌型和富于脂质的癌。

- 封入，也称细胞噬细胞。通常在一个恶性细胞的胞浆内有一个恶性细胞的核（图 5-38）。

4．癌细胞核的变化（图 5-39 ～图 5-46）

- 核体积增大。小细胞型癌的细胞核的直径通常不到

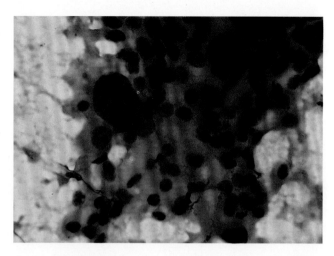

图 5-39 乳腺癌细胞核的特点 FNAC 涂片：图中央显示肿瘤细胞异型性明显，核大小不一致，异型性明显，大者直径超过淋巴细胞的 10 倍以上，核深染

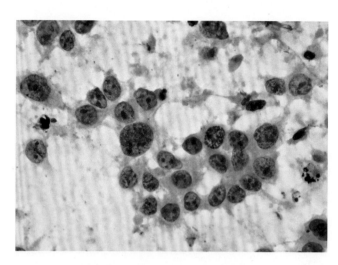

图 5-42 癌细胞核形态 FNAC 涂片：一群胞质丰富、核深染的肿瘤细胞，核染色质呈粗颗粒或块状，核仁明显

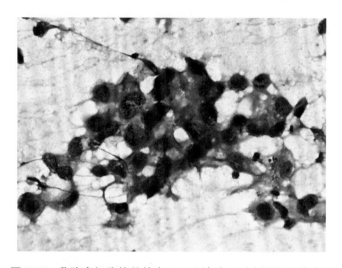

图 5-40 乳腺癌细胞核的特点 FNAC 涂片：图中央显示肿瘤细胞异型性明显，核大小不一致，深染，染色质呈粗颗粒状，似胡椒盐样

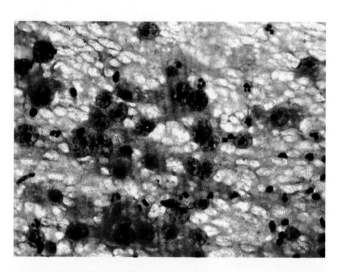

图 5-43 乳腺癌细胞核的特点 FNAC 涂片：图中显示许多弥散分布的肿瘤细胞，胞浆丰富红染，核明显增大，有明显大核仁，染色质旁区透亮

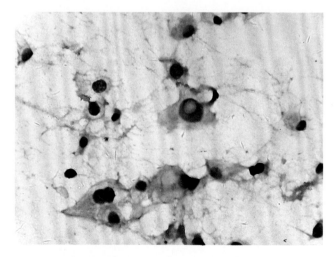

图 5-41 乳腺癌细胞核的特点 FNAC 涂片：多个弥散分布的肿瘤细胞，中央处可见一肿瘤细胞核内有一圆形小空腔样胞浆包涵体

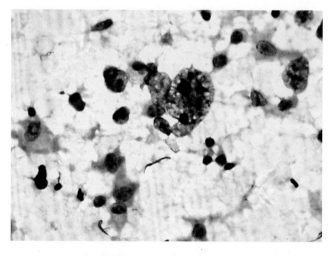

图 5-44 乳腺癌细胞核的特点 FNAC 涂片：一核巨大的肿瘤细胞，呈裸核状，有明显大核仁，数目增多，染色质旁区透亮

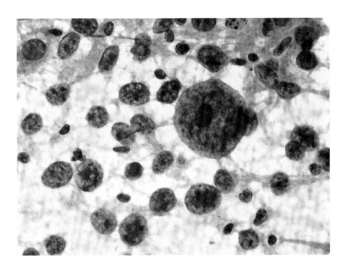

图 5-45　乳腺癌细胞核的特点 FNAC 涂片：示一核巨大的肿瘤细胞，呈裸核状，有明显大核仁

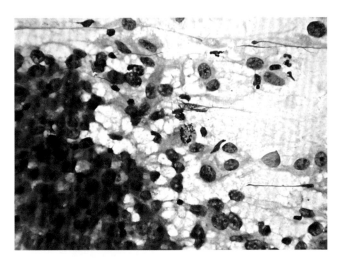

图 5-46　乳腺癌细胞核的特点 FNAC 涂片：图中央显示一巨大肿瘤细胞，核有不对称粗大丝状分裂

红细胞或小淋巴细胞的 2 倍，稍大于正常导管上皮细胞的核。大细胞型癌的细胞核直径超过红细胞或小淋巴细胞的 3 ~ 5 倍。核质比明显增高。

- 核异型性明显。核大小不一致，核膜不规则或变厚，核明显畸形。
- 核染色质明显增多，呈粗颗粒状、块状，染色明显加深，核内胞质包涵体。
- 核仁体积增大、数目可增多及染色质旁区透亮。当核仁达 5μm 以上（稍小于红细胞）、核仁数目达 5个以上有诊断意义。
- 核分裂。不规则的核分裂具有诊断意义，但并非所有的癌都能见到。规则的核分裂不具备诊断意义，应注意鉴别。

- 核偏位在离散的癌细胞中常见，但偶然出现在纤维腺瘤及导管内乳头状瘤的上皮细胞中，后两者细胞体积较小，核无异型性，应注意鉴别。
- 配对细胞，是一个细胞的胞质出现两个偏位核，分别位于胞质的两极。

5. 裸核细胞
- 双极裸核细胞（肌上皮细胞）基本消失。
- 恶性裸核细胞。有时出现在癌细胞团块的周围或呈弥散分布，通常由于具有明显的异型性及染色质增多容易辨认，应注意与恶性淋巴瘤鉴别。
- 但在少数小细胞型癌中，恶性裸核细胞异型性小，有时也可呈卵圆形，染色质增多并不明显，有被误认为是离散的双极裸核肌上皮细胞的可能。

6. 坏死、碎屑、核固缩细胞、钙化物及沙砾体。常出现在导管癌中，坏死物为嗜伊红颗粒状。核固缩细胞体积很小；小者仅为小淋巴细胞的 1/2 ~ 1/3，深染似墨水滴；胞浆呈橘红色。

7. 大汗腺化生细胞和泡沫样组织细胞很少出现在乳腺癌中。

8. 黏液　在乳腺黏液癌中多见，通常量多而黏稠呈大片状分布。HE 染色常呈淡灰红色均染，其间可见毛细血管分布；与纤维腺瘤的黏液相比，后者的黏液显得稀薄而量较少。

（二）乳腺癌组织学分型

较复杂，除大汗腺癌、印戒细胞癌、黏液癌、筛状癌等具有相对特点外（图 5-47 ~ 图 5-51），大多细胞学

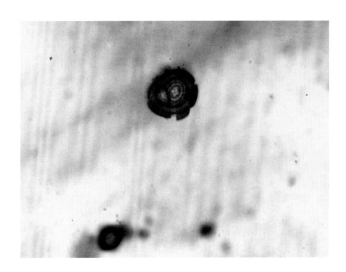

图 5-47　乳腺癌 FNAC 涂片中沙砾体：示粉染的黏液背景，中央处可见一黑紫色深染的同心圆结构为沙砾体

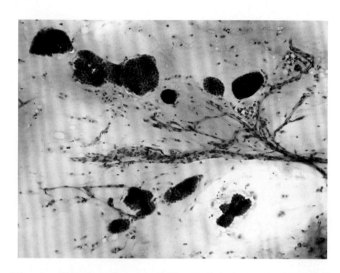

图5-48 乳腺黏液癌FNAC涂片：涂片中除可见成团和弥散分布的肿瘤细胞外，背景中可见淡粉色均匀分布的黏液，黏液中可见数条血管束

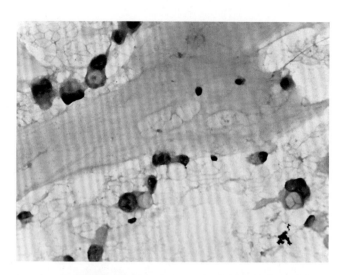

图5-50 印戒细胞癌FNAC涂片：大片淡灰粉色半透明黏液背景内，可见多个肿瘤细胞呈弥散分布，细胞胞浆内常可见黏液空泡，核圆形或新月形呈偏位状

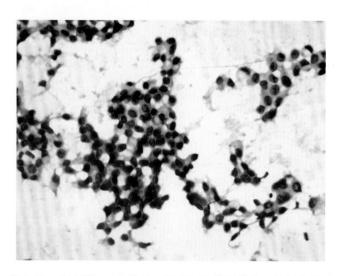

图5-49 小叶癌FNAC涂片：肿瘤细胞体积较小，核轻度异型性，黏着性较差或呈弥散分布。胞浆中等量，一些细胞的胞浆内可见空腔，核偏位呈印戒样，组织学证实为浸润性小叶癌

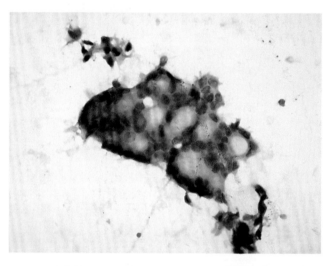

图5-51 乳腺筛状癌FNAC涂片：肿瘤细胞由多个圆形腺腔组成的筛状结构，细胞分化较好，核大小较一致，染色质轻度增多，圆形腺腔之间形成拱桥结构

分型困难，本文不作详细叙述。

四、乳腺疾病FNAC的鉴别诊断

我们认为乳腺FNAC的主要任务是确定疾病的性质，在此基础上有时可能进一步判断疾病的病理学分类。为了这一目的，通过复习有关文献，结合我们的工作体会特制出表5-5～表5-7，仅供在乳腺疾病FNAC检查时参考。

表5-5	乳腺常见肿块进针时感觉		
疾病名称	胶皮样	沙砾样	空虚样
乳腺病	+	－	－
纤维腺瘤	+	±	－
脂肪病变	－	－	+
炎性病变	±	－	±
乳腺癌1	－	+	－
乳腺癌2	－	－	+

注：乳腺癌1为除黏液癌和髓样癌之外所遇见的各类型癌；乳腺癌2为黏液癌和髓样癌。

表5-6　乳腺常见肿块吸出物肉眼形状

疾病名称	肉浆样	稀水样	油脂样	黏液	浓汁
乳腺病	−	+	±	−	−
纤维腺瘤	±	+	−	±	−
脂肪病变	−	−	+	−	−
炎性病变	−	±	−	−	+
乳腺癌 1	+	−	−	−	−
乳腺癌 2	±	+	−	−	−
乳腺癌 3	±	−	−	+	−

注：乳腺癌 1 为通常遇见的乳腺导管癌。乳腺癌 2 为小叶癌、硬癌、管状癌。乳腺癌 3 为黏液癌。

五、乳腺FNAC检查的误诊原因与纠正措施

北京友谊医院病理科 1992－1999 年期间乳腺 FNAC 检查统计资料显示，已将乳腺 FNAC 的诊断准确率提高到 97% 以上，假阴性率为 2.2%、潜在假阳性率为 2.8%（指 FNAC 诊断可疑恶性，经组织学证实为非恶性病变），无一例真正假阳性诊断。经验表明，乳腺疾病 FNAC 的总误诊率是很低的。尽管如此，我们认为假阴性诊断有可能延误患者接受治疗的时间；而假阳性诊断则造成临床治疗的错误，给患者带来极大的痛苦。复习有关文献，结合我们的体会，将乳腺疾病

FNAC 检查的误诊原因与纠正措施介绍如下。

（一）假阴性漏诊原因与纠正措施

1．针吸标本采集技术差

由于针吸标本采集技术差，特别是在缺乏性能优良的针吸器械，操作者采用徒手持注射器做针吸时，穿刺针偏离病变部位未吸到有代表性的标本，这是造成假阴性诊断最常见的原因。因此，提高针吸操作技术，采用优良的针吸器械及技术是解决这一问题的有效措施。

2．癌灶内细胞成分少而纤维成分多

有些乳腺癌，如小叶癌、小管癌的病灶中往往由于细胞成分少、纤维间质成分多，在第 1 次针吸后发现涂片中可供诊断的细胞少，难以确立诊断。遇此情况应重复针吸操作，并在穿刺操作时加大提插针的力度与幅度，并适当增加穿刺次数，常能解决这一问题。

3．癌细胞体积小，分化好，缺乏明显的恶性特征

主要见于分化好的小叶癌、管状癌、乳头状癌，因癌细胞体积小、分化好及缺乏明显的恶性特征，易被误认为良性或非典型性增生性病变。此时应仔细观察这些小团片的周边或一极常出现锐角（毛刺）状凸起，也可能出现条索状或单行列兵样排列，对防止漏诊具有重要意义。倘若难以做出明确的恶性诊断，应提出非典型或

表5-7　乳腺良性病变、非典型性增生及癌的细胞学特点

细胞学特点	良性病变	非典型性增生	癌
腺上皮细胞数量	少至中等量	中等量	中等至大量
腺上皮细胞排列			
单层蜂窝	多见	可见	罕见
紊乱拥挤	偶见	多见	多见
三维重叠	无	较少见	多见
弥散分布	无	无	可见
腺上皮细胞核			
体积增大	无至轻度	轻至中度	中至重度
核偏位	无	偶见	多见
异型性	无	轻至中度	中至重度
染色质	细而均匀	轻度增多	明显增多
核仁	小	轻度增大	明显增大、增多
核分裂	无	偶见规则核分裂	常见病理性核分裂
腺上皮细胞浆	少至中等量	中等量	中等至大量
双极裸核细胞	多见	可见	罕见或消失
坏死物与核固缩细胞	极罕见	极少见	可见
大汗腺化生细胞与泡沫细胞	可见	可见	罕见或无

可疑恶性报告，并建议病理组织学确诊。

4. 炎性乳腺癌

针吸检查通常需要多点穿刺或沿表皮平行穿刺，不易获得足量的癌细胞，有导致漏诊的可能。遇此情况一定要建议采用多种检查方法确诊。

5. 分叶状肿瘤

分叶状肉瘤在镜下观察时，若只注意到上皮成分无恶性特征，忽视间质细胞异形时，易误诊为纤维腺瘤。因此在诊断纤维腺瘤时，应注意对间质细胞的观察，注意有无明显的异形及病理性核分裂的出现，以防止分叶状肿瘤的漏诊。

（二）假阳性误诊原因与纠正措施

1. 空气干燥涂片导致的人工假象

由于空气干燥的涂片内细胞体积长大，有时会出现人工假象。其特点表现为细胞核变大，并且外形不规则，细胞核之间呈现镶嵌结构，染色质模糊不清，若无经验，可造成假阳性误诊。对此问题应强调及时涂片固定，可预防人工假象的出现；同时应注意人工假象的细胞常模糊不清，核染色较淡，镜下观察时不应将此类细胞视为诊断细胞。

2. 导管上皮非典型性增生

由于缺乏经验，当遇增生活跃的纤维腺瘤、导管内乳头状瘤、乳头腺瘤、乳腺增生症及男性乳腺发育症中出现导管上皮细胞拥挤重叠排列的团片，细胞核轻至中度异形、染色质轻度增多、小核仁及偶见规则的核分裂等非典型性变化时，有误诊为癌的可能。遇此情况，应通过认真观察是否同时存在上皮细胞的单层蜂巢状排列方式及双极裸核细胞的存在，常能够与癌鉴别。

3. 大汗腺化生细胞

由于缺乏经验，对大汗腺化生细胞存在的丰富红染的胞浆、核的轻度异型性、染色质轻度增多及突出的核仁等特点不了解而误认为癌。遇此情况，除需掌握对大汗腺化生细胞形态特点外，还应注意大汗腺化生细胞常与分化良好的导管上皮细胞、泡沫样组织细胞同时并存在涂片中，假阳性误诊是能够避免的。

4. 肉芽肿性病变

据文献报道，在肉芽肿性乳腺炎、乳腺结核、脂肪坏死等病变的涂片中，由于增生活跃的成纤维细胞、上皮样细胞及组织细胞可显示异型性、突出的核仁，甚至出现核分裂，有出现假阳性诊断的可能。此时应注意仔细观察这些细胞常呈梭形或卵圆形，核呈杆状或卵圆形，并且缺乏单一性，常与炎性细胞同时并存在涂片中，注意这些特点与癌不难鉴别。

六、针吸标本辅助实验及新技术应用的研究

复习近年来的文献及我们的实践表明，许多实验研究可以在乳腺的针吸涂片或细胞块中进行[18]，对临床和预后有价值，主要为以下项目：

（一）核分级

核的分级是对肿瘤细胞核异常程度的评估。1990年代这项评估已经用于针吸涂片的观察。目前已将核分级应用于图像分析。这些评估的指标是：①核体积；②核大小差异；③核的粗颗粒状染色质、大核仁及核分裂（特别是异常核分裂）[19]。

（二）乳腺癌针吸细胞学分级推测患者预后的研究

乳腺癌的分级是判断预后有效的方法，不仅适用于手术标本组织切片诊断，也适合针吸细胞学涂片诊断。所有术前获得的信息可能帮助外科医生根据病人个体情况，做出治疗方案。

在我国阚秀等在乳腺癌针吸细胞学分级推测患者预后的研究中，制定出6项形态学指标：①有无腺样排列；②细胞核大小；③细胞核的异形程度；④核仁大小及数目；⑤浓染细胞核数目；⑥核分裂。将所观察到的癌细胞定为9分三级。并通过复习129例乳腺癌针吸细胞涂片，证实其中5年存活者103例，2年内死亡者26例。以涂片细胞分级与存活及死亡对比分析，结果见表5-8、表5-9。

表 5-8	103 例乳腺癌细胞分级与 5 年存活率		
细胞学分级	总例数	5 年存活例数	%
Ⅰ	37	33	89.2
Ⅱ	45	30	66.7
Ⅲ	21	7	33.3
合计	103	70	68.0

表 5-9	26 例 2 年内死亡乳腺癌细胞学分级			
	Ⅰ	Ⅱ	Ⅲ	总计
2 年内死亡例数	4	4	13	26
%	15.4	34.6	50.0	100.0

从表 5-8、表 5-9 中可以看出，细胞学分级对预后的判断显示较明显的意义。即细胞分级越高，其 5 年生存率越低，2 年内死亡率越高。细胞学分级Ⅲ级患者 5 年生存率只 33.3%。反之，细胞学Ⅰ级者 5 年存活率高达 89.2%。研究表明本细胞分级的意义可与组织学分级或临床分期相辅佐，甚至有时显示比它们具有更明显的意义[20]。

1991 年乳腺癌细胞分化程度的新分级系统发表[21]，根据细胞形态学特点，评估乳腺癌针吸涂片的恶性级别。指标如下：

1）细胞分离性

1 分：75% 以上细胞是成团的。2 分：成团与弥散各占 50%。3 分：75% 以上为弥散的。

2）核的大小（直径）

1 分：等于 1～2 个红细胞。2 分：等于 3～4 个红细胞。3 分：等于 5 个以上红细胞。

3）细胞的一致性

1 分：形态一致。2 分：轻度异形。3 分：明显异形。

4）核仁

1 分：未见或偶见。2 分：可见，为单个。3 分：不规则或多个。

5）核轮廓

1 分：光滑。2 分：轻度不规则，有折痕或核沟。3 分：裂隙或有出芽。

6）染色质形式

1 分：良性导管上皮细胞的小泡状染色质。2 分：颗粒状（胡椒盐样）染色质。3 分：块状染色质或染色质透明。

上述 6 项指标得分相加，总分 6～11 分为 1 级，12～14 分为 2 级，15～18 分为 3 级。

通过前瞻性研究，这一细胞学分级与 Elston's 改良 Bloom 和 Richardson 组织学分级有较好的相关性。见表 5-10。

表 5-10	细胞学与组织学分级的相关性分析			
细胞学	组织学			
	1 级	2 级	3 级	合计
1 级	159	104	17	280
2 级	50	160	69	279
3 级	9	51	102	162
合计	218	315	188	721

必须强调细胞学分级对于取样不足及未及时固定的涂片，会产生许多误区。由于空气干燥细胞胀大，使染色质呈颗粒状，造成肿瘤的过诊断。Cytospin 制片、MGG 染色不适用于细胞的分级，分级只适合用于湿固定涂片。

（三）DNA 倍性

测定癌细胞的 DNA 含量是判断乳腺癌预后最早的方法。通过图像分析或流式细胞技术均获得良好结果。

Auer 和 Zetterberg（1984）对乳腺癌随访研究显示，接近 80% 的二倍体、二倍体 - 四倍体女性病人生存率 10 年，90% 非整倍体 DNA 类型女性死于 2 年内[22]。

（四）增殖指数

增殖指数的高低提示肿瘤潜在增生程度，通过研究在组织切片或涂片中细胞的核分裂，用 Ki67 或 MIBI 抗体标记观察这个指数，提示阳性表达细胞进入核分裂周期的存在。如果用抗体标记阳性的癌细胞少于 10% 的患者预后好于 20% 阳性癌细胞的患者，而在 10%～20% 之间的患者没有一个确定的预后价值。Billgren 等（2002）证实在肿瘤增生和无疾病生存期之间有一个非常密切的统计学的相关性[23]。

（五）肿瘤的 S 期

用流式细胞仪测量肿瘤核的 DNA 倍体，通过直方图计算细胞周期在 S 阶段的百分率是确定肿瘤增生的另一方法。有研究表明，高 S 阶段通常在非整倍体肿瘤见到，与肿瘤增生的活跃程度是一致的，提示预后差。低 S 阶段评估通常观察在二倍体和四倍体肿瘤，提示预后好[24-25]。

Keyomarsi 等[26] 研究了 cyclin E 的水平的形成，从细胞周期 G1 转变到 S 段。证实处于第一阶段的病变和 cyclin E 蛋白升高的女性肿瘤患者比无异常者有更高的死亡危险，解释了核分裂的机制有预后意义。

（六）雌激素和孕激素受体

使用雌激素和孕激素受体的单克隆抗体 ER、PR 可以比较容易地标记于针吸标本[27]。通过这项检测对于术前评估乳腺癌患者的预后及采用内分泌治疗具有重要意义。

自 2000 年以后，我们对用于免疫化学标记的细胞涂片的处理方法进行了改进；采用固定与内源性过氧化物酶一步处理方法：将乳腺癌针吸细胞涂片置于1%过氧化氢甲醇溶液（-10℃）固定15分钟，然后直接完成免疫组化标记过程（不需要经过抗原修复）。在性激素受体单克隆抗体 ER、PR 及 Ki67、P63 等抗体的标记获得了较好的效果。

（七）细胞块在针吸标本中的应用

近年来，我们采用持笔式持续负压细针穿刺技术（外径 0.8mm 普通注射针），由于获得的标本量较多，并通常含有微小组织块或颗粒。制成的涂片不仅具有单纯细胞形态学特征，并且保留了不少组织结构的特点。通过细胞块切片镜下观察表明，现代 FNAC 的形态学

所见已经超出了传统 FNAC 所认识的单纯细胞形态学范畴，与活检组织切片形态特征更加接近。

我们在实验中体会，细胞块（cell block）切片的最大特点是可以连续切片，不易受到血细胞干扰，制片中不容易脱片，并且具有一些组织学结构的特点。对标记的结果判断稳定性、可靠性、重复性较好。因此可以做多种抗体的免疫组化标记和原位杂交，以满足诊断需要。从而显示出细针穿刺及标本处理技术的创新与现代医学实验技术相结合将会成为未来 FNAC 发展的趋势[28]。

（余小蒙）

第三节　乳头溢液及其细胞学

乳头溢液是乳腺疾病的一种重要临床表现，常为患病妇女的主诉症状。对乳腺疾患，其重要性仅次于乳腺肿块。多数为良性肿物所引起，不需做外科处理。但其重要意义在于它可以发生在恶性肿瘤，并可早期出现，对乳癌早期诊断具有一定意义。

1914 年 Nathan 首先报告了应用乳头溢液做细胞学检查发现乳腺癌，至今已有近百年的历史。1931 年 Cutter 对乳头溢液细胞学的良性、非典型性及恶性诊断进行了详细的描述，为乳腺疾病的细胞学诊断奠定了基础。1958 年巴氏报告大量病例（2010 例），对乳头溢液的细胞学诊断进行了基本评价。

对乳头溢液做细胞学检查发现乳癌，虽然至今已有近百年的历史，但过去进展缓慢，落后于其他器官的细胞学检查。其原因之一是乳头溢液并不是很常见的症状，不能在所有乳房肿块病人任意选取该项检查。乳腺疾病患者中，大约只有 3% 发生乳头溢液。另外，乳头溢液的细胞学诊断率低，巴氏早年报告为 37.8%，近年的报告其阳性率多在 50% ～ 70%。

乳头溢液有生理性和病理性两种。于非妊娠期和非哺乳期，从乳头内自动溢液属病理性，是疾病的征象。许多中年妇女乳头有渗出，产生灰白色的浓稠的滴状物，通常无病理意义。

一、乳头溢液发生率

乳头溢液为乳腺疾病较为常见的症状，但乳腺癌发

生乳头溢液者并不多见。据各家报告都在 7% 以下。可为血性浆液性或水样。反之，乳头溢液患者中，多数是乳头状瘤伴有癌或是乳头状癌。

产生乳头溢液最常见的原因是导管内乳头状瘤，约占乳头溢液原因的 70%。约 80% 的导管内乳头状瘤患者皆产生乳头溢液症状。由此可知，检查乳头溢液，尽管主要目的在于发现乳腺癌，但不应忘记其多数病例是乳头状瘤所引起的。北京市肿瘤所 1974－1983 年 10 年间 1922 例乳腺手术标本，其中有乳头溢液症状者 200 例，占全部手术病例的 10.4%。良性 1151 例中有乳头溢液者 155 例，乳腺癌 771 例中有 45 例（5.8%）。此发生率较美国纽约医学院 Lejs 的报告略高（表 5-11）。国外文献报告，乳头溢液发生率多在 5% ～ 10%（表 5-12）。

二、乳头溢液检查的临床意义

（一）乳腺癌患者乳头溢液出现率

乳头溢液绝大多数为良性疾患征象。只有 6.2% 的乳头溢液具有癌的可能。表 5-13 列出几位作者报道的结果。由表 5-13 可以看出，总平均只有 4.3% 的癌患者伴有乳头溢液。换言之，在乳癌患者中乳头溢液并不常见。不能以此进行普查。

（二）细胞学检查阳性率

像其他检查方法一样，乳头溢液细胞学检查具有其优越性，也有其局限性。不能认为其诊断是绝对的良性

表 5-11	北京肿瘤所与纽约医学院资料比较								
单位	总例数			良性			恶性		
	例数	溢液	%	例数	溢液	%	例数	溢液	%
北京市肿瘤防治研究所	1 922	200	10.4	1 151	155	13.5	771	45	5.8
纽约医学院	5 604	432	7.7	4 084	382	9.4	1 520	50	3.3

表 5-12	病理性乳头溢液出现率				
作者	年份	报告例数	乳头溢液	
			例数	%
Geschickter	1945	5 377	287	5.34
Donnelly	1950	2 269	219	9.65
Gershon et al	1956	1 200	28	2.33
Schmalz	1964	1 633	95	5.80
Kratochvil	1967	2 116	139	6.56
Leis et al	1967	1 253	97	7.7
Seltzner	1970	3 787	336	8.87
Gregl	1972	2 700	160	5.93
Leis et al	1973	3 287	259	7.80
Stadtbaumer	1974	5 500	273	4.96
Barth et al	1976	10 642	599	5.60
Grehl	1977	46 902	2 092	4.46
Takeda	1983	52 018	9 058	17.50
Ciatto et al	1986	1 922	5 269	10.50
北京市肿瘤防治研究所	1984	186 865	200	10.40
合　计		327 471	19 111	10.24

（摘自：A. Gregl. 1979，修订）

表 5-13	乳腺癌乳头溢液发生率								
作者	报告例数	溢液例数		癌伴溢液		癌例数	癌伴溢液		
		例数	%	例数	%		例数	%
Copeland	571	67	11.73	25	37.30	241	25	10.40
Degrell	1026	78	7.6	8	10.25	136	8	5.90
Fishermann	910	134	17.00	28	18.00	411	28	6.80
Kratiochvil	2116	139	6.50	8	5.80	433	8	1.80
Laughlin	1028	42	3.90	11	26.10	285	11	3.90
Leis et al	3287	259	7.80	29	11.10	923	29	3.10
Seltzner	3787	336	8.87	77	23.00			
Ciatto	50181	3687	7.30	31	0.84	1062	31	3.40
北京市肿瘤防治研究所	1922	200	10.40	45	22.50	771	45	5.80
合计	64828	4223	6.71	262	6.21	4262	185	4.34

（摘自：A Gregl，1979，修订）

或恶性，因为它具有较高假阴性百分比和非典型变化，甚或偶尔出现假阳性。

一般报告，乳头溢液细胞学检查阳性率多在 40% ~ 70%。搜集一些近年的报告材料列于表 5-14，平均阳性率为 63.8%。

（三）乳头溢液的危险因素

1. 高危险因素

- 患者年龄：40 岁以上，特别是 59 岁以后。
- 血性乳头溢液。
- 单侧甚或单一导管溢液。
- 病人有症状或可触及肿块。

2. 低危险因素

- 病人年龄 40 岁以下。
- 溢液为乳汁样，绿色或脓性。
- 双侧乳头溢液，或多孔多导管溢液。
- 无症状，无肿块可触及。

3. 溢液分泌量、性状及其意义

（1）溢液分泌量的评价：终止授乳后 2 ~ 3 个月内乳汁停止分泌。除此妊娠期、哺乳期乳汁正常分泌外，其他的乳头流水均属病理状态，称为乳头溢液或乳头分泌物。溢液量多少不定，多者似哺乳乳腺，少者难以评价。以下标准可参考使用：

+++，不用挤压，自然流出；

++，轻压时丝状喷出；

+，强压流出 2 ~ 3 滴；

±，强压时勉强可见；

-，压迫亦不见溢液。

（2）乳头溢液的性状：乳头分泌物的外形在诊断中起着重要作用。乳头溢液大致可分成 6 种。以血性（或浆液血性）最为常见，占 50% 以上，浆液性及乳汁样次之，其他则少见。

- 血性溢液：呈红色或褐色，通常是浅褐色犹如咖啡水。以红色血性最有意义，可由癌所致，尤其是导管内乳头状癌。因此，50 岁以上妇女发生血性溢液者，应予密切注意，特别是当一侧单孔溢液时。应当记住，血性溢液以癌较多见，但不一定就是癌，最为常见者是导管内乳头状瘤所引起。导管扩张或乳腺上皮增生亦可发生（图 5-52）。
- 浆液性溢液：呈浅黄色透明似茶水，多见于导管内乳头状瘤，但偶见于乳腺增生性病变及乳腺癌。
- 水样溢液：呈透明无色似清水。双侧发生者多见于内分泌异常或乳腺增生性病变。单侧发生者除上述病因外也见于乳腺癌。
- 乳汁样溢液：其色泽和性状犹如脱脂乳汁。有的妇女正常停止哺乳后几个月甚而几年，乳头不断流出少量乳样物。乳腺增生症也可有稀薄乳汁分泌，有

表 5-14	乳腺癌乳头溢液细胞学准确性				
作者	年份	病理溢液例数	细胞学证实癌例数	细胞学诊断阳性及可疑	细胞学准确率（%）
Bajardi et al	1971	107	8	3	37.5
Barth et al	1975	458	3	3	100.0
Diezel et al	1973	330	8	8	100.0
Von Haam	1962	339	23	21	91.3
Hofmann et al	1970	200	3	10	43.5
Kttner	1976	1252	9	9	100.0
Papanicolaou	1958	1066	45	27	60.0
Retsch	1965	53	17	17	100.0
Sashs et al	1976	473	11	6	54.5
Woyke et al	1973	52	2	2	100.0
Greg	1979	966	15	8	53.34
Tareda	1983	9085	12	4	33.3
Ciatto	1986	5269	31	14	45.0
合 计		19650	207	132	63.8

（摘自：A. Gregl，1979，修订）

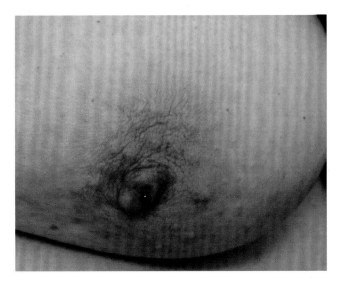

图 5-52　红褐色乳头溢液

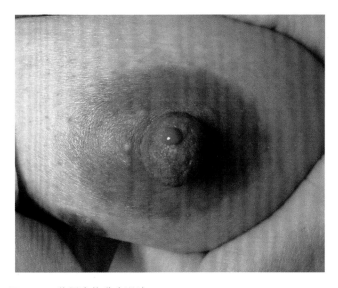

图 5-53　黏稠液状乳头溢液

时就是乳汁，为泌乳素分泌过多或服用激素类药物所致。此时常为双侧多导管孔溢液，自动性流出。

- 黏稠液：溢液黏稠，多种颜色混杂，自动外流，通常也是双侧多导管。多见于更年期或青年妇女，性腺功能低下者，亦见于乳腺导管扩张症（浆细胞性乳腺炎）（图 5-53）。

- 脓性：多为绿色或乳黄色，浓稠，脓样，可带血液。多是炎症的表现，常见于导管扩张症。

（3）乳头溢液性状与病变类型的相关性：多数作者报告认为血性乳头溢液与癌有一定关系，特别是绝经后妇女出现血性乳头溢液时，应特别注意癌的可能性。

由表 5-15 可以清楚看出血性乳头溢液时导管内乳头状瘤及乳癌的比例。未见浆液性溢液与何种类型病变具有特殊相关关系。其他种类溢液多为良性。关于清水样溢液，尚有争议。许多作者强调应注意其与癌的关系。Gallanger（1979）记述 432 例，分析其溢液性质与病变关系（表 5-16）。可见，血性溢液大约 1/2 为导管内乳头状瘤，1/4 为癌所引起，1/4 为其他良性病变。而清水样者则 1/2 以上为癌所引起。

（四）乳头溢液标本采集方法

1. 首先辨别是真性溢液或假性溢液。凡非妊娠或

表 5-15	乳头溢液性质与组织学诊断关系					
溢液性质	癌		乳头状瘤		良性肿瘤	
	例数	%	例数	%	例数	%
血性	88	62.0	135	67.5	77	31.8
浆液性	44	30.1	59	29.5	63	26.0
黄色	5	3.4	2	1.0	17	7.0
清水样	5	3.4	2	1.0	4	1.6
褐色	2	1.3	1	0.5	4	1.6
乳汁样	1	0.7	1	0.5	24	10.0
浓性（绿色）	0	0	0	0	16	6.5
黏稠状	0	0	0	0	31	12.8
其他	1	0.7	0	0	6	2.4
合计	146	100.0	200	100.0	242	100.0

表 5-16	432 例乳腺疾患乳头溢液性质及原因分类						
溢液性质	原因						
	溢液	导管扩张	感染	导管内乳头状癌	增生症	癌	合计
乳汁样	2						2
黏稠、多色		46					46
脓性			14				14
清水样				3	1	5	9
浆液性		5		79	52	11	147
淡红色		8		59	34	14	115
血性		6		45	28	20	99
合计	2	65	14	186	115	50	432

哺乳期的妇女和男性成年患者的自发性持续性乳头溢液，称真性溢液。而先天性乳头凹陷、乳头浅表糜烂或乳管瘘等继发于感染病变的渗液，称假性溢液。乳腺脱屑细胞学检查，主要采集真性乳头溢液。

2．对乳腺肿块的患者，可自肿块之远方，用手指顺导管引流方向轻轻按摩和挤压。当溢液在相应乳管开口处外溢欲滴时，用玻片承接后制成涂片。如溢液稍多时，最好弃去最初挤出之液。因陈旧液的细胞往往退变，影响诊断，故取再挤出之溢液，得到新鲜的标本，保持细胞原有形态特征，有利于提高诊断率。

3．对乳腺内无肿块者。可让患者自行按摩和挤压，或检查者沿乳晕周围轻轻做向心性按摩挤压。

4．如遇分泌物较多者，可离心沉淀制片。

（五）涂片制备

每一病例应准备 2～4 张玻片，每 1 张玻片应承接 4～8 滴溢液，涂片应厚薄均匀，在稍干后，用 95% 乙醇固定，HE 染色。

三、乳头溢液细胞学特点

（一）观察乳头溢液涂片进行细胞学诊断时应注意以下特点

1．乳头溢液细胞比针吸细胞变性更加明显。因此，溢液中癌细胞染色特性、染色质形式及核边缘与针吸细胞均有所不同。癌细胞诊断标准亦不完全相同。如果将溢液的恶性细胞诊断标准搬至针吸细胞，那么保存完好的针吸细胞中多形性不明显的癌细胞将被遗漏。换言之，乳头溢液恶性细胞诊断中，需注意防止因细胞变性而引起的假阳性。

2．乳头溢液的产生。最常见的疾病是大导管内乳头状瘤。涂片常于血性背景上见主要在于核的结构。有的作者强调裸核常是癌的特点。核分裂象的出现常是恶性的重要标志。

3．细胞"封入"现象（cell in cell，图 5-38）常是恶性细胞的一种重要表现。常见于成团成片的细胞中，呈平铺式规则排列，很少重叠，细胞大小、形状整齐，细胞团周边常为扁平细胞包绕。乳头状瘤与乳头状癌的细胞区别较困难，其区别点可见于乳头状或实性结构的肿瘤，此为细胞生长迅速及邻近细胞强力挤压的结果。细胞"封入"现象有时偶见于乳头状瘤。

4．通常乳腺癌细胞较其他器官的癌细胞小，多形性亦不明显，加之乳头溢液中细胞常趋皱缩，使诊断更加困难。

5．乳头溢液中经常见到的大量泡沫细胞成分，通常来源于脱落的导管上皮细胞，并不一定具有炎症的意义。

（二）良性涂片常见细胞

1．良性导管上皮细胞

（1）形态：立方形细胞，多成团成片存在。柱状细胞常呈蜂窝状或栅栏状排列。异型性不明显，胞浆适中，染色偏蓝，可有空泡。核常较小或中等大，圆形或卵圆形，通常形状规则、大小较一致或稍有不同。染色质细颗粒状，均匀。核仁通常不易见到。

（2）意义：①导管内乳头状瘤，②导管扩张，③乳腺增生症。

2．大汗腺样细胞

（1）形态：不成熟的大汗腺样细胞，体积大，胞浆丰富。核大，核仁明显。胞浆常呈蓝染而颗粒不十分清楚。当细胞发育成熟后胞浆内可见嗜酸性颗粒。细胞边缘清楚，核大、规则，有明显核仁。

（2）意义：①乳腺增生症，②导管扩张症，③导管上皮增生症，④导管内乳头状瘤，⑤乳腺慢性炎。

3．泡沫细胞

（1）形态：多数来源于导管上皮细胞。成团或散在，大小十分不同，可从 15μm 到 100μm。其特点为胞浆宽广，含有多量的类脂细小空泡，致使胞浆呈泡沫状。PAS 染色可见 PAS 阳性内含物。通常核偏心，核形状不固定。多呈圆形或卵圆形。有时可见细胞内含有吞噬的红细胞或其他细胞碎片。

（2）意义：①妊娠或哺乳（大量），②内分泌障碍，③导管扩张症，④乳腺增生症，⑤慢性炎。

4．鳞状上皮细胞　在乳头溢液涂片中，几乎总会见到多少不等的无核角化细胞或正常的鳞状上皮细胞。它们来源于乳头或大的输乳管上皮，在乳腺炎症时更常见。

5．各种炎症细胞　乳腺炎症时，可见多形核嗜中性粒细胞、淋巴细胞、浆细胞等。有时可见多核巨细胞，常为肉芽肿性炎症的特点；组织细胞形态不固定。炎症时有增生，故可有核分裂，必须注意与恶性细胞区别。

6．钙化物质　在乳头溢液中并不常见。为乳癌较常见的征象。钙化在涂片中染成深蓝色，不成形物质，常呈细颗粒状，或染成蓝色一片。周围可有巨噬细胞包围。这类涂片中还可见坏死组织碎片及癌细胞。

良性病变中亦可出现钙化现象，如导管扩张、纤维囊肿病、硬化腺病及脂肪坏死等。而在乳头溢液出现钙化物质，常常是导管扩张、导管内乳头状癌或导管内癌。

（三）恶性细胞特点

1．一般形态特点　溢液中癌细胞与针吸细胞涂片所见形态相类似。此不重述。

2．几种特殊的细胞团及其意义

乳头溢液中，常见一些细胞团具有特殊形态，以下排列方式对诊断恶性具有一定意义（图 5-54）。

- 圆形细胞团：圆形、球状、周边光滑。表面细胞平行排列。细胞核呈异型性。良性时该种细胞团外表

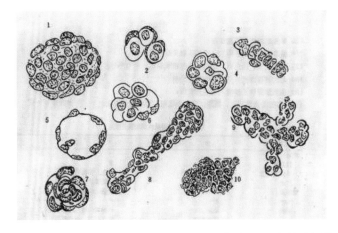

图 5-54　各形细胞团示意图：1．圆形细胞团；2．半月形细胞团；3．阅兵式（串状）排列；4．玫瑰花环样；5．气球样细胞团；6．腺泡样细胞团；7．假角化珠形成；8．不规则细胞团；9．乳头状细胞团；10．排列紧密的细胞团

层细胞呈垂直排列。

- 半月形核细胞团：常是细胞"封入"的形态。外边的核形成半月形。
- 阅兵式（串珠状）排列：癌细胞排列呈单链（单排），亦可呈双排。
- 玫瑰花环样：核常靠周边，围成环状。
- 气球样细胞团：核靠周边，围绕一团黏液或空泡，核被推至一边而呈半月形。
- 腺泡样细胞团：核位置偏心，大小、形状不一致，中心胞浆拉长。
- 不规则细胞团：细胞呈明显异型性。
- 乳头细胞团：细胞呈明显异型性。
- 排列紧密的细胞团：细胞明显异型性。

3．单个细胞的特殊形态　在涂片中散在单个细胞出现下列形态者，有助于恶性诊断（图 5-55）。

- 配对细胞，伴核染色加深；
- 具有一个大的核，其位置靠边；
- 细胞核直径大于 20μm；
- 多核细胞，而核大小、形态不一致；
- 不规则的核分裂象存在；
- 核靠边，有明显核仁（特别是数多或红染）；
- 细胞核大，染色深，特别是染色质颗粒粗，分布不均；
- 大的黏液细胞，伴靠边的半月形核；
- 多数散在单个细胞，明显异型性；
- 多数游离细胞核，深染，形状不规则，特别是细胞之间大小、形状明显不一致。

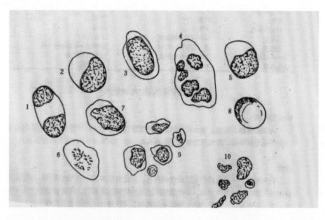

图 5-55 单个细胞特殊形态示意图：1. 配对细胞；2. 具有一个大的核，其位置靠边；3. 细胞核直径大于 20μm；4. 多核细胞；5. 核靠边，有明显核仁；6. 不规则的核分裂象；7. 细胞核大，染色深；8. 大的黏液细胞；9. 多数散在单个异型细胞；10. 多数游离细胞核

乳头溢液良恶性涂片比较见表 5-17。

四、乳腺常见疾病细胞学

（一）内分泌障碍

内分泌障碍的乳头溢液，常为乳汁状，也有浆液性及水样者，多伴有停经等表现或伴有内分泌器官的肿瘤，常表现为各种异常泌乳综合征。

细胞学（图 5-56、图 5-57）：

①数量较多的泡沫样细胞，胞浆丰富呈空泡状。

②背景见红染的泡沫状分泌物呈片状、球形或带状结构，淡粉色蛋白样背景。

（二）炎症

乳头溢液多为绿色脓性或浆液性或褐色。急性炎症多见于妊娠哺乳期。

比较项目	良性	恶性
背景		
红细胞	少数	多
炎症细胞量	可见、量不定	常见、多量
坏死	少见	常见很多
细胞团		常见、明显
大小	较大	较小
形状	规则、大片	不规则片状、细胞重叠
	黏着紧密	黏着性差、排列松散
层次	单层	多层
大汗腺样细胞	常见	少见
特殊图像	不常见	常见（前述）
细胞图像特点		
细胞异型性	+	+ ~ +++
胞浆	清楚	不清
核大小不均	不常见	常见
核异型	大小相差 2 倍以内	2 倍以上
染色质	细颗粒状、均匀	细颗粒→粗团块状不匀
单个异常细胞存在	不常见、良性图像	常见恶性图像
钙化物	不常见	比较常见

表 5-17 乳头溢液良恶性涂片比较

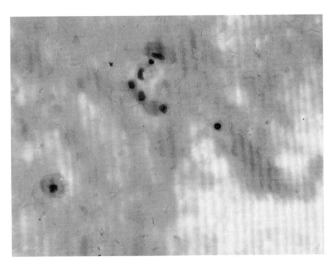

图 5-56　肉眼为乳汁样分泌物涂片：显示淡粉色蛋白样背景有少量泡沫样组织细胞

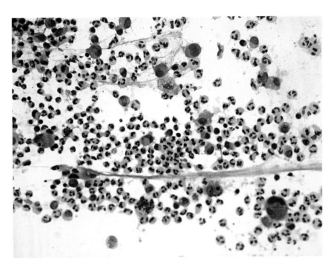

图 5-58　炎性乳头溢液涂片：示良性上皮细胞弥散分布，周围可见大量嗜中性粒细胞、单核细胞及多核吞噬细胞，并见丝状的炎性渗出物

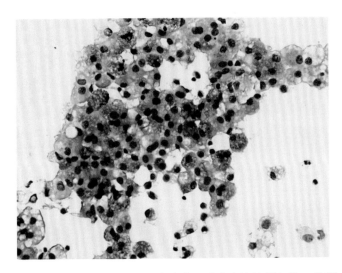

图 5-57　肉眼暗褐色乳头溢液涂片：示多个泡沫样细胞，胞浆丰富呈空泡状，周围可见许多粉红色蛋白样物

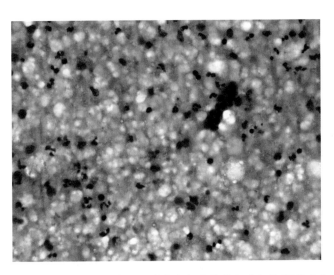

图 5-59　乳头溢液涂片：示分化良好的导管上皮细胞排列成小腺管状，周围可见大量嗜中性粒细胞、单核细胞及淋巴细胞，并见较多的炎性渗出物

细胞学（图 5-58、图 5-59）：

① 为多量炎性渗出物及脓细胞。慢性炎症，见大量组织细胞、淋巴细胞、浆细胞。多核巨细胞具有特殊意义，常有吞噬现象。

② 可见导管上皮细胞，可呈轻度异型性及变性变化。

（三）导管扩张症

本病为导管扩张，分泌物淤滞，而导致炎症性改变，最终形成浆细胞性乳腺炎。约 20% 病例伴有乳头溢液。

细胞学：

① 可见较多的淋巴细胞、浆细胞及组织细胞。

② 可见增生的导管上皮细胞呈片状分布。

（四）导管内乳头状瘤

本病为乳腺导管系统常见病，肿瘤直径通常在 2cm 以内，超过 3cm 者为恶性。大导管内乳头状瘤多为单发，位于乳晕下部，常出现乳头溢液。发生在中小导管的多发性乳头状瘤，出现溢液的较少。

溢液类型：血性占 67.5%，浆液性占 29.6%，其他类型较少见。

细胞学（图 5-60、图 5-61）：

①细胞呈大片分布，排列呈乳头状，有的呈分叶状。细胞间黏着性好。细胞团周边细胞核常被压扁，包围在细胞外表层，无胞浆空泡。中心的细胞大小不等，有胞浆空泡。

②细胞核圆形或卵圆形，形状一致，染色质细颗粒状。有时细胞显示不等的异型性。

③两型细胞（上皮细胞及肌上皮细胞）的存在对诊断很有帮助。

（五）乳腺癌

乳腺癌任何组织类型都可能产生乳头溢液，但毕竟很少。发生乳头溢液的乳腺癌主要为导管癌；其他类型的乳腺癌只有在侵犯大导管时才能在涂片中找到癌细胞，因此非常少见。临床上乳腺癌的溢液以血性溢液多见，有时也可以出现在较清亮的溢液中，但并非所有乳腺癌的溢液都能够找到癌细胞。即使见到癌细胞，如果分化较好时，直接诊断癌也具有一定的困难。

细胞学（图 5-62 ～图 5-64）：

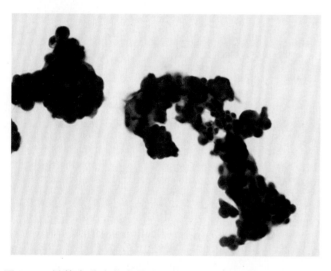

图 5-60 导管内乳头状瘤乳头溢液涂片：示导管上皮细胞紧密黏着，排列成数个小乳头结构

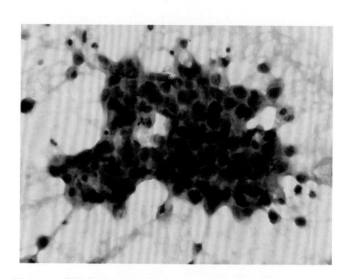

图 5-62 乳腺癌乳头溢液涂片：显示癌细胞排列成不规则的细胞团，核拥挤重叠，呈明显异型性，染色质明显增多，周围可见弥散的癌细胞

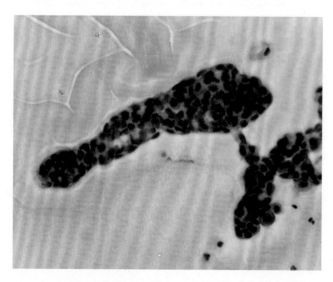

图 5-61 导管内乳头状瘤乳头溢液涂片：导管上皮细胞紧密黏着，排列成乳头状结构，周边光滑，并可见肌上皮细胞。肿瘤细胞大小一致，核无异型性

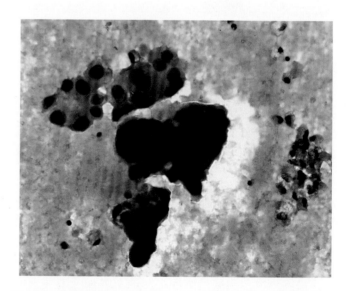

图 5-63 乳腺癌乳头溢液涂片：图上方显示两团中度异型上皮细胞排列成腺样结构。图中央及下方显示两团呈不规则圆锥形排列的异型细胞团

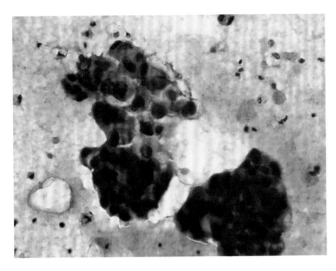

图 5-64　乳腺癌乳头溢液涂片：癌细胞呈不规则团片排列，核拥挤重叠构成三维立体结构。核异型性明显及核深染

①癌细胞通常呈团片排列及弥散分布。细胞团显示核重叠、镶嵌、拥挤，可见圆球形、圆锥形、纺锤形、乳头状及不规则形态结构。细胞黏着性差时，完全呈弥散分布。

②核依据分化出现不同程度的异型性，核通常较良性为大、不规则、核膜厚、染色质粗颗粒状或团块状、分布不均。

③癌细胞胞浆透明或泡沫状，或有大空泡。

④背景中常伴有多量红细胞及坏死组织碎片。

⑤癌细胞有变性改变、核浓缩、结构均质化时，可能造成诊断困难。

（本节主要资料取自于：阚秀．乳腺癌临床病理学．北京：北京医科大学中国协和医科大学联合出版社，1993）。

（余小蒙　阚　秀　杜　青　郑红芳）

第四节　乳腺刮片细胞学

刮片细胞学检查对于体表皮肤黏膜病变具有非常重要的应用价值。根据北京友谊医院病理科的总结（余小蒙 2005）[29]，在乳头皮肤病变的刮片细胞学检查中以乳头 Paget 病（Paget's disease）居第一位，此外还见于乳头腺瘤、疱疹病毒感染及湿疹样病变。

一、乳头湿疹样病变

乳头的湿疹样病变是一种原因不明的炎性病变，临床上表现为乳头皮肤表面糜烂及刺痒感觉，常有浆液性渗出物及薄层结痂改变，经久不愈。

细胞学：

① 鳞状上皮细胞呈不同程度的增生，片状改变，细胞核无异型性。并可见弥散分布的有核或无核的角化性鳞状上皮细胞。

② 背景中可见数量不等的炎性细胞如嗜中性粒细胞、单核细胞及淋巴细胞。

二、疱疹病毒感染

本病是一种由单纯疱疹病毒感染所引起的一种非常少见的炎性疾病。病程较短，起病较急，局部微痛。我们在细胞学检查中偶见 2 例，均为中年妇女，表现为乳头表皮出现浅表糜烂及棕褐色的结痂（图 5-65），常需要与乳头 Paget 病鉴别。采用刮片法，用消毒载玻片剥去表面结痂后，再从创面刮取少量标本制片。

细胞学（图 5-66）：

① 上皮细胞体积增大，具有多个核呈镶嵌拥挤排

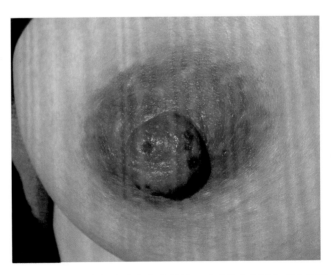

图 5-65　乳头疱疹病毒感染肉眼所见：显示乳头表面有多个棕褐色结痂，左方的一个结痂已被剥去，在露出鲜红色肉芽创面后，采用消毒载玻片一个角刮取少量标本涂片

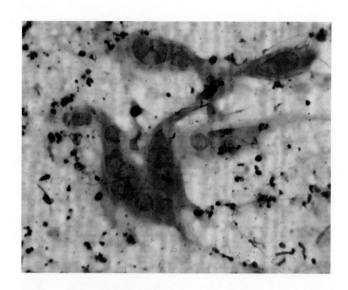

图 5-66 乳头疱疹病毒感染刮片：上皮细胞体积增大，具有多个霉菌样的核呈镶嵌拥挤排列，涂片背景内可见较多的炎性细胞

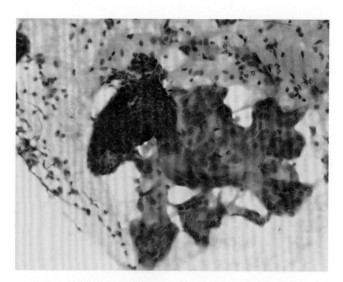

图 5-67 乳头腺瘤糜烂面刮片：图中央偏左上方可见一小片导管上皮细胞，大小一致，排列成单层片状结构，周边光滑；左下方可见较多松散的异型上皮细胞小片，细胞核体积明显增大，轻度深染，周围可见较多弥散分布的嗜中性粒细胞及双极裸核肌上皮细胞

列，也可见有上述特征的单核上皮细胞。

② 核呈毛玻璃样，核边缘部深染似核套。

③ 核内可见嗜伊红色大小不一、形状不规则的包涵体，几乎占据整个核，其周围有晕或透明窄区，呈不同程度表现。

④ 涂片背景内可见较多的炎性细胞。

三、乳头腺瘤

乳头腺瘤（也称乳头糜烂腺瘤病、乳头鲜红腺瘤病、乳晕下导管乳头状瘤病、乳头的乳头状腺瘤），发生在任何年龄，也见于男性。临床检查时可见到乳头溢液伴有乳头糜烂及结痂，外观很像乳头 Paget 病。有文献报道在细胞学诊断中由于细胞出现的非典型改变而误诊为乳头 Paget 病，特别值得注意。

细胞学（图 5-67）：

①导管上皮细胞一般呈良性表现，细胞体积轻度增大，可出现轻度拥挤。

②导管上皮细胞可出现轻至中度异型性，一些上皮细胞核轻度增大，染色质较均匀，没有明显核仁及核分裂。

③有双极裸核的肌上皮细胞。

鉴别诊断：

乳头 Paget 病。肿瘤细胞没有 Paget 病细胞大，核异型性及染色质异常均无 Paget 病细胞那样明显。

四、乳头 Paget 病

乳头 Paget 病为乳头皮肤表面的糜烂性及结痂性病变，病变可累及乳晕甚至破坏整个乳头。几乎所有病例均见乳头下导管内原位癌或浸润性导管癌。临床见到的病例，多有较长时间的乳头皮肤瘙痒、渗出及结痂等改变，可能曾经被误诊为变态反应性炎性病变。这些表现常对临床诊断及选择刮片细胞学检查有很大意义。

北京友谊医院病理科，近 20 年采用刮片法检查出 Paget 病 70 余例，绝大多数病例均通过刮片直接确诊为恶性；仅 1 例病变范围直径超过 5cm，但多处刮片均未见到恶性细胞后，仍旧建议手术活检证实为 Paget 病。由此表明，尽管正确掌握刮片细胞学方法对乳头 Paget 病诊断的敏感性很高（超过 95%）[29]，但极个别病例仍旧可能漏诊。

标本采集时，用已消毒的载玻片的一个角，先将皮肤结痂剥去，然后直接对新鲜创面快速刮取标本涂片（图 5-68）。

细胞学（图 5-69 ～图 5-72）：

恶性上皮细胞通常呈小团片状排列或弥散分布，具有明显的腺癌特征。其中一些细胞体积大、近圆形，胞浆丰富、淡染，核位于中央或偏位，异型性明显，被认为是 Paget 细胞。在组织切片中胞浆透亮特点在细胞涂片中不明显[30]。

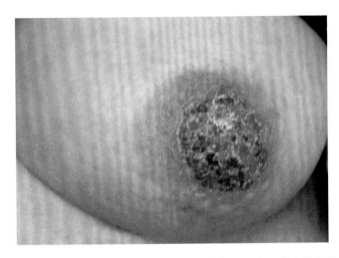

图 5-68　乳头 Paget 病的肉眼所见：患者女，41 岁，乳头湿疹样病变已有 2 年，逐渐增大，已从乳头扩展至乳晕区

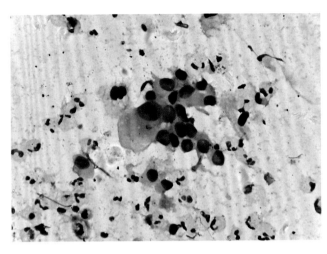

图 5-71　乳头 Paget 病刮片：肿瘤细胞呈弥散分布，具有明显的腺癌特征。其中一个体积较大肿瘤细胞胞浆丰富及淡染，核大异型性明显，符合 Paget 细胞特点

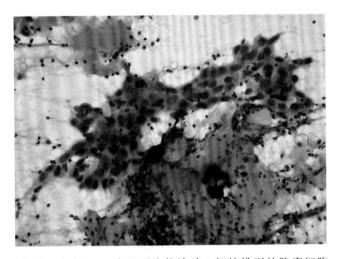

图 5-69　乳头 Paget 病的刮取物涂片：拥挤排列的腺癌细胞，恶性特征明显。图上方及下方可见许多胞浆红染的无核角化鳞状细胞

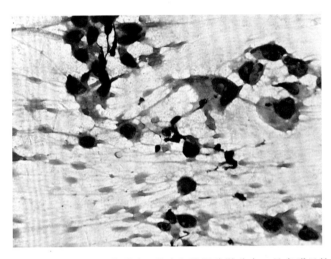

图 5-72　乳头 Paget 病刮片：肿瘤细胞呈弥散分布，具有明显的腺癌特征。其中 2 个体积较大肿瘤细胞胞浆丰富及淡染，胞浆内可见棕褐色色素颗粒，核大异型性明显，符合 Paget 细胞特点

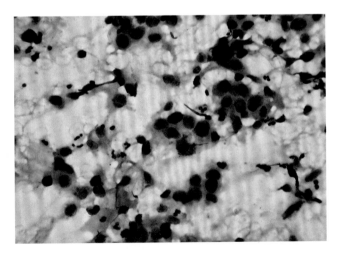

图 5-70　乳头 Paget 病的刮取物涂片：图中显示许多弥散分布的腺癌细胞，恶性特征明显。有一些细胞胞浆内有棕褐色色素颗粒

①可见棕褐色色素颗粒位于肿瘤细胞胞浆内、团片中及背景中。

②多量炎性渗出物，除浆液及纤维素外，还有大量嗜中性粒细胞细胞及其他炎性细胞出现在涂片背景中。

③常可见到较多皮肤各层的鳞状上皮细胞，偶见导管细胞，罕见鳞癌细胞。

（余小蒙）

参考文献

1. National Cancer Institute-Sponsored Conference. The uniform approach to breast fine needle aspiration biopsy. Bethesda, Maryland, USA, Acta Cytol, 1996, 40：1120-1126.
2. 李天潢, 黄受方, 张长淮, 等. 实用细针吸取细胞学. 北京：科学出版社, 2000：55-67.
3. Zakhour H, Wells C, Perry NM. The value of fine needle aspiration. Diagnostic cytopathology of the breast. Churchill Livingston, Harcourt Publishers Limited, London, 1999：1-10.
4. Koss. Diagnostic Cytology and its Histopathologic Bases. Fifth edition. Lippincott William & Wikins. Philadelphia, 2005：1081-1147.
5. 阚秀. 乳腺癌临床病理学. 北京：北京医科大学中国协和医科大学联合出社, 1993：51-61.
6. Cohen MB. Rodgers, Hales MS, et al. Influence of training and experience in fine needle aspiration biopsy of breast, Receiver operating characteristics curve analysis. Arch Pathol Lab Med, 1987, 111：18-20.
7. Ljung B-M, Drjet A, Dhiampi N, et al. Diagnosis accuracy of fine needle aspiration biopsy is determined by physician training in sampling technique. Cancer, 2001, 93：263-268.
8. Ljung B-M. Techniques of fine needle aspiration, smear preparation, and principles of interpretation. Koss' Diagnostic Cytology and its Histopathologic bases. Fifth edition. Lippincott William & Wikins. Philadelphia, 2005：1056-1080.
9. Sneige N.Fine needle aspiration of the breast：a review of 1995 cases with emphasis on diagnosis pitfall. Diagn Cytopatho, 1993, 9：106-1112.
10. 余小蒙, 王卫东, 张长淮, 等. 对乳腺肿物针吸细胞学诊断标准的探讨. 中华病理杂志, 2002, (31)：26-29.
11. 余小蒙, 张长淮, 黄受方. 提高乳腺肿物针吸细胞学诊断正确率措施的探讨. 中华病理学杂志, 1997, (26)：334-336.
12. 舒仪经. 阚秀, 黄受方. 细针吸取细胞病理学. 北京：人民卫生出版社, 2000：50-77.
13. Waldemar AS, Theodore RM, Ruth LK, et al. Cytopathology Annual 1993. William & Wilkins, Baltimore, 1993, 43-71.
14. European Guidelines for Quality Assurance in Breast Cancer Screening and Diagnosis, Fourth Edition, 2006.
15. Robbins G.F., Brothers J.H., Eberhart W.F. and Quan S. Is aspiration of breast cancer dangerous to the patient? Cancer, 1954, 7：774-778.
16. Berg J. and Robinns G.F. A late look at the safety of aspiration biopsy. Cancer, 1962, 15：825-829.
17. Taxin A, Tartter PI, Zappetti D. Breast cancer diagnosis by fine needle aspiration and excisional biopsy. Acta Cytol, 1997, 41：302-303.
18. 刘东戈, 余小蒙. 子宫颈与乳腺细胞理学图谱. 北京：人民军医出版社, 2013：274-282.
19. Masood S. Prognostic value of nuclea grading in breast cytology. Mod Pathol, 8：21 A, 1995.
20. 阚秀. 乳腺癌临床病理学. 北京：北京医科大学中国协和医科大学联合出版社, 1993：33-38.
21. McKee G, Nichoson A, Kissin MW, et al. A new system of cytological grading of breast carcinoma. Presented at the Annual Scientific Meeting of the British Society of Clinical Cytology, 1991.
22. Auer GU. Zetterberg A. The prognostic significance of nuclear DNA content in malignant tumors of breast. prostate and cartilage. In Koss LG, Coleman DV (eds)：Advances in Clinical Cytology. 2nd ed. New York：Masson Publishing USA. 1984：123-134.
23. Billgren AM, Tani E, Liedberg A. et al. prognostic significance of tumor cell proliferation analyzed in fine needle aspirated from primary breast cancer . Breast Cancer Res Treat, 2002, 71：161-170.
24. Koss LG,, Czerniak B, Wersto RP. DNA measurements by flow cytometry in solid human cancer. A critical appraisal. Hum Pathol, 1989, 20：528-548.
25. Wersto RP, Liblit RL, Koss LG. Flow cytometric analysis of human solid tumors. A review of the intepretation of DNA histograms. Hum Pathol, 1991, 22：1085-1098.
26. Keyomarsi K, Tucker SL, Buchholz TA, et al. Cyclin E and survival in patients with breast cancer. N Engl J Med, 2002, 347：1566-1575.
27. 余小蒙, 张长淮, 黄受方. 乳腺癌针吸细胞涂片检测性激素受体. 诊断病理学杂志, 1998. (5)：129-131.
28. 陈光勇, 余小蒙, 刘军, 等. 介绍一种细针吸取标本的细胞块制作方法. 中华病理学杂志, 2011, 40：558-559.
29. 余小蒙, 王卫东, 张长淮, 等. 细胞病理学刮片在皮肤和黏膜病变检查中的应用及体会：附148例细胞学与组织学对照. 中华病理学杂志, 2005, 10 (34)：637-640.
30. Koss. Koss' Diagnostic Cytology and Its Histopathologic Bases. Fifth edition. Lippincott William & Wikins. Philadelphia, 2005, 1081-1147.

下　篇

乳腺癌及乳腺病理学各论

第6章
浸润性乳腺癌普通类型
（非特殊型浸润性癌）

戴 林 阚 秀 刘静贤 李红宾 陈定宝

第一节 浸润性导管癌（非特殊型）

【概述】

浸润性导管癌（invasive ductal carcinoma，IDC），此处系指浸润性导管癌非特殊类型（non specific type，NST；或 not otherwise specified，NOS）。这是一组形态类型的总称，包括过去曾经用过的许多名称，如硬癌、单纯癌、髓样癌、腺癌等[1]。

这是一类不具有足够的形态特征以进行特殊组织形态分类的肿瘤，为浸润性乳腺癌中最常见的一种组织学类型，占全部乳腺癌的 70%～80%。

如果诊断非特殊性浸润性导管癌，肿瘤应以浸润癌占优势或浸润癌成分至少占 10% 以上。如果肿瘤中包含有其他特殊组织学类型时，特殊成分占整个肿瘤成分应少于 10%。

混合型癌归为非特殊型浸润性导管癌[2]。要求其非特殊型部分必须超过肿瘤的 50%。如果非特殊型成分在 10%～49%，其余为可识别的特殊性成分，则归类为混合组中的某一型：混合性导管特殊类型。*BRCA1/BRCA2* 突变的家族性乳腺癌多为非特殊型导管癌。

值得注意的是，2012 年新版"WHO 乳腺肿瘤分类"[2]，提出了"乳腺浸润性癌非特殊型"（乳腺浸润性癌，NST）新概念，意指原浸润性导管癌非特殊类型。即将原浸润性导管癌（非特殊型）改名为乳腺浸润性癌（NST），将原浸润性小叶癌列入特殊型系列中。这一新概念还需在应用实践中逐渐与临床沟通。

【临床表现】

浸润性导管癌绝大部分患者在 50～69 岁之间。大约仅有 6% 发生在 39 岁以前，3 级浸润性导管癌 65% 见于 39 岁以下。38% 见于 70 岁以上。

临床表现为无痛性肿块，直径大小以 2～3cm 为多，质硬，界限不清，不活动。晚期与皮肤粘连，橘皮样皮肤，乳头回缩，甚至形成溃疡。

X 线显示肿块呈致密阴影，周边毛刺状，常有钙化。

由于普查的广泛开展，X 线发现微小癌增多，直径多在 0.5cm 以下。此时临床不可触及，为隐性癌。细针吸取细胞学检查，可收到良好效果。

【大体形态】

肿物缺乏特异的大体检查特征。肿瘤大小变化显著，由 10mm 至大于 100mm。肿瘤形成明显肿块，形状不规则，边界不清，长入周围纤维脂肪组织中。肿瘤切面凹陷，质硬，粉灰白色，常见黄色条纹（图 6-1）。有时刀切时有奇特的沙粒感。偶尔也可界限较为清楚。

经细针穿刺细胞学检查后的肿物切面可以出血。

肿物可做印片检查，常见大量典型癌细胞。

【组织学特点】

● 肿瘤组织学形态多样，不同病例之间变化很大[1]（图 6-2～图 6-10）。

● 组织结构上，癌细胞排列呈多种形式。可实性片

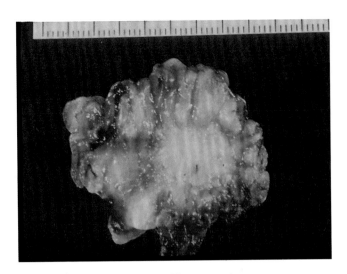

图 6-1　乳腺癌肉眼观（摘自：付丽，2009）

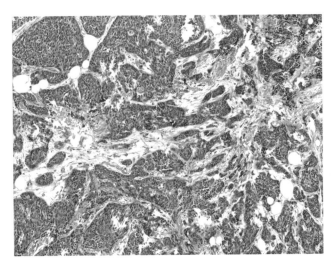

图 6-2　浸润性导管癌：癌细胞排列呈多种形式，实性片状、巢状、梁状、条索状、腺样。该型过去称"乳腺单纯癌"

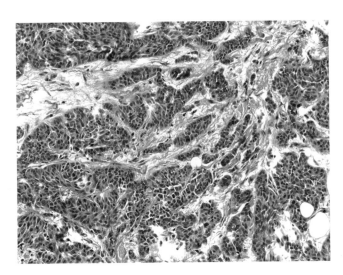

图 6-3　浸润性导管癌：图 6-2 放大

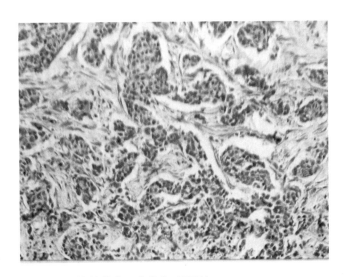

图 6-4　浸润性导管癌：中分化（Ⅱ级）

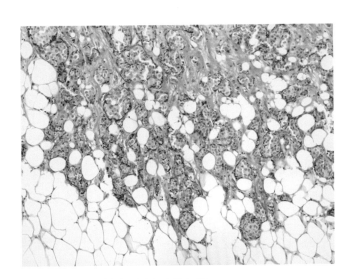

图 6-5　浸润性导管癌：浸润脂肪组织

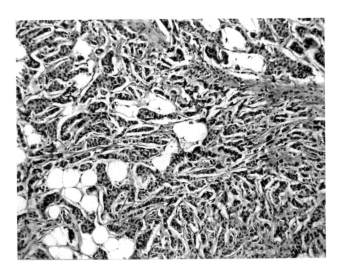

图 6-6　浸润性导管癌：浸润脂肪组织

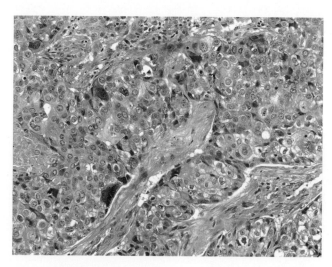

图 6-7 浸润性导管癌：细胞单一，呈实性团片分布，间质少，本图可见合体细胞及坏死

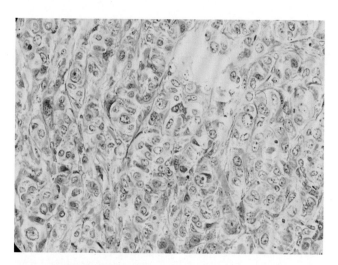

图 6-8 浸润性导管癌：细胞密集呈团片状分布，间质少。该型过去称"乳腺不典型髓样癌"

状、巢状、梁状、条索状、腺状。

- 肿瘤细胞形态，由高分化的轻度异型，一直到明显的多形性均可见到。通常细胞胞浆丰富、嗜酸性，细胞核深染，核仁明显，可多个。核分裂缺乏或易见。可以出现鳞状上皮化生、大汗腺化生或透明细胞变。高级别乳腺癌，容易出现肿瘤出血、坏死、钙化。

- 肿瘤实质与间质的比例不一，可出现富于成纤维细胞增生，也可结缔组织缺如（所谓的髓样癌），或纤维组织明显增多并玻璃样变性（所谓的硬癌）。

- 钙化。60% 的患者可见钙化，钙化成因于坏死的肿瘤细胞，可表现为粗大颗粒、细微颗粒或成层状，称之为砂粒体。为临床乳腺 X 线检查的主要形态依据。

- 30% 的患者病灶中存在多少不等的导管内癌。如果导管内癌广泛或至少占肿瘤成分的 25%，可称之为浸润性导管癌伴广泛原位癌成分。

- 不少病例伴间质反应，间质内可见有明显的淋巴细胞、浆细胞、单核细胞浸润，或可见多核巨细胞。少数病例可见肉芽肿性反应。

- 近 30% 的病例可见淋巴管瘤栓（注意：需与组织收缩导致的人工假象区分）（图 6-10B），近 20% 见神经浸润（图 6-10C），还可见侵犯胸肌。

- 诊断乳腺浸润性导管癌时，一定要辅以组织学分级。

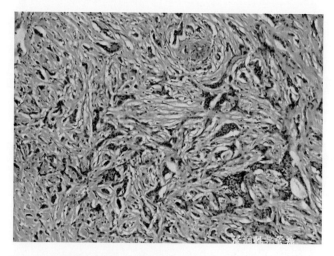

图 6-9 浸润性导管癌：癌细胞呈实性条索样分布，间质多，纤维化明显。该型过去称"乳腺硬癌"

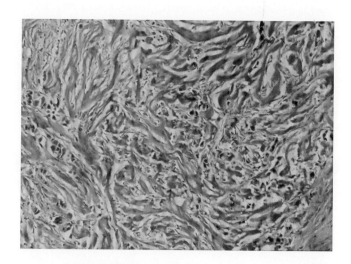

图 6-10A 浸润性导管癌：癌细胞少，间质多，纤维化玻璃样变明显，该型过去称"乳腺硬癌"

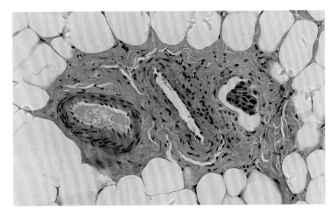

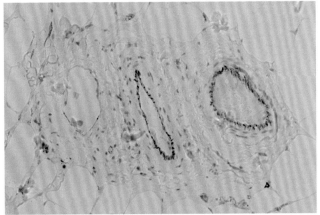

图 6-10B　浸润性导管癌淋巴管内瘤栓，下图免疫组化 CD31 染色（癌细胞切片时丢失，癌细胞残留）

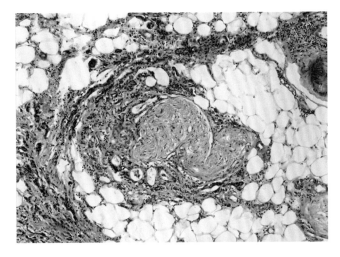

图 6-10C　浸润性导管癌神经周围侵犯

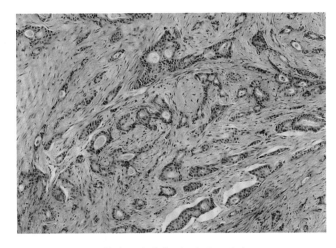

图 6-11　浸润性导管癌：高分化（Ⅰ级），腺癌

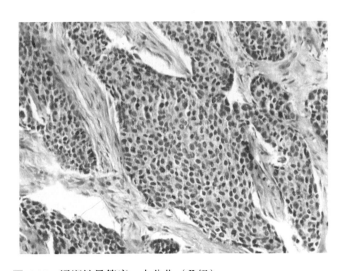

图 6-12　浸润性导管癌：中分化（Ⅱ级）

【组织学分级】

采用 Bloom 和 Richardson 分级，Nottingham 修订方案（图 6-11 ~ 图 6-13）：见表 6-1。

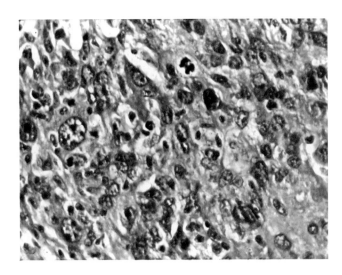

图 6-13　浸润性导管癌：低分化（Ⅲ级）

表 6-1	乳腺癌组织学分级
腺管形成	
大量（> 75%）	1 分
中等量（10% ~ 75%）	2 分
少量或无（< 10%）	3 分
细胞核多形性	
细胞核小、规则	1 分
细胞核中度增大及大小不等	2 分
细胞核明显大小不等	3 分
核分裂象计数	
0 ~ 5	1 分
6 ~ 10	2 分
> 10	3 分

注：腺管形成计分，必须观察肿瘤总形态；多形性计分选择肿瘤异型性最明显区域；

分裂象计数系指每 10 个高倍视野分裂象数，选择核分裂最活跃区域。

结果：将以上 3 项计分（每项 1 ~ 3 分）累积相加，总分共 3 ~ 9 分。3 ~ 5 分为 Ⅰ 级（高分化）；6 ~ 7 分为 Ⅱ 级（中分化）；8-9 分为 Ⅲ 级（低分化）。

（乳腺癌组织学分级讨论详见本书第 1 章第七节）。

【几种亚型】

1. 多形性癌　少见，高度恶性。组织学特征：在腺癌或腺癌伴梭形细胞或鳞状分化的背景中，增生的多形性和怪异的瘤巨细胞成分超过瘤细胞的 50%。12% 的患者以转移肿瘤为首发症状。BCL-2、ER、PR 通常阴性，2/3 病例 TP53 阳性。1/3 S100 阳性，大部分病例（68%）为非整倍体，50% 的病例存在腋窝淋巴结转移，多数累及 3 个以上淋巴结，许多病例处于肿瘤晚期。

2. 伴破骨巨细胞的癌　其特征为在间质中存在破骨巨细胞，这种巨细胞常与炎症性、成纤维细胞性、血管丰富的间质有关。巨细胞大小不一，围绕在上皮成分周围，或存在于由癌细胞构成的空腔内。在转移和复发病灶中仍可见巨细胞。肿瘤组织大部为高分化或中分化的浸润性导管癌，也可以是其他各种组织类型的癌。预后与肿瘤中癌的特征相关。巨细胞表达 CD68、溶菌酶，提示组织细胞和破骨巨细胞具有形态相似性。

3. 伴绒癌特征的癌　患者可能会有血清 β-hCG 水平升高，60% 的非特殊性浸润性导管癌中发现有表达 β-hCG 的细胞。但是，组织学上有绒癌分化证据的病例极其罕见。

4. 伴黑色素细胞分化的癌　表现为导管癌和恶性黑色素瘤混合存在。乳腺癌侵及皮肤时，在癌细胞中出现黑色素，不应诊为黑色素细胞分化。乳腺癌细胞中脂褐素沉积要与之鉴别。

5. 三阴性癌　即 ER、PR、HER2 三项检测均为阴性的癌。三阴性癌中 80% 出现在 3 级浸润性导管癌中。

【免疫组化】

- 癌细胞：低分子量角蛋白（CK8、18、19）阳性。EMA 阳性；P53、HER2、Bcl-2 可以阳性。
- 乳腺癌特异性抗体：乳汁脂肪球膜（milk fat globule membrane）、乳白蛋白（lactalbumin）、乳铁蛋白（lactoferrin）、GCDFP-15（gross cystic disease fluid protein-15）阳性。
- 乳腺癌相关抗原：B72.3、BCA-225、CA15-3。
- 激素受体蛋白：ER、PR。

【电镜观察】

浸润性导管癌显示腺体分化的特征，胞浆内细胞器稀少，有腔形成，腔面有很小的微绒毛。许多细胞含有胞质微丝。肿瘤细胞间桥粒较少，细胞之间失去接触。间质中除胶原纤维外，可见肌纤维母细胞。

【细胞学】

乳腺细针吸取细胞学检查（FNAC）要求至少 2 个不同方向穿刺取材，以获得诊断性材料。印片及针吸细胞涂片可见多量典型癌细胞。

阳性涂片的特征是：图片背景是坏死碎渣和（或）出血，单一肿瘤细胞以不同的方式聚集，失去极向的肿瘤细胞从疏松片状、腺样或巢状到肿瘤细胞缺少黏附性散在分布于涂片中。肿瘤细胞体积大，核浆比例增大，核不规则，核仁明显，罕见核分裂。

纤维腺瘤穿刺细胞中可以见到两型细胞（上皮细胞和肌上皮细胞）是与癌的鉴别要点。肌上皮细胞小，核呈圆或卵圆形，围绕在上皮细胞簇周围。在导管原位癌时可见肌上皮细胞围绕在肿瘤细胞周围，但数量比纤维腺瘤要少。

【鉴别诊断】

1. 硬化性腺病　细胞排列有方向性，环状或放射状，有规律性，双排排列。具有两型细胞，一般不浸润。

2．放射状瘢痕　体积小于 1cm。纤维组织弹力纤维组成核心，周围呈放射状走行。核心有变细、变窄的小导管，并具有两型细胞。

3．浆细胞性乳腺炎　多量淋巴细胞、浆细胞，切片质量差时，其分布状况易成片成团。可见组织细胞、多核巨细胞或肉芽肿，冰冻时与癌区分困难。

4．颗粒细胞瘤　细胞质明显嗜酸性颗粒状，GCDFP-15 阳性。

5．转移癌　根据病史、免疫组织化学染色可鉴别诊断。

6．淋巴瘤　肿瘤弥漫分布，细胞一致。肿瘤细胞侵入小叶内，乳腺小叶结构残存。免疫组化 LCA 阳性、CD 系列相关抗体阳性。

【预后】

- 肿瘤的预后与组织学分级、肿瘤大小、淋巴结转移及血管浸润等明显相关。
- 所有的浸润性导管癌 E-cadherin 阳性，淋巴结阴性

的患者，这一标志物表达减少被认为是肿瘤预后差的标志。

- 70% ～ 80% 的肿瘤表达 ER，15% ～ 30% 的肿瘤表达 HER2，这些因素直接影响患者预后。
- 其他相关因素，包括 Ki-67、PCNA、组蛋白 D（Cathespin D）等。
- 肿瘤周围肥大细胞数量与预后有关，一般激素受体阳性的肿瘤肥大细胞数增加。据认为肥大细胞具有细胞溶解活性，从而抑制肿瘤细胞生长 [3]。
- 非特殊型浸润性导管癌 10 年生存率为 35% ～ 50% 或略低。

注意：

1．乳腺肿瘤良恶性鉴别诊断，远较确定肿瘤的组织学类型更重要，也更困难。

2．乳腺浸润性导管癌的组织学分级，远较组织类型更具有预后价值 [4]。

（戴　林）

第二节　浸润性小叶癌

【概述】

浸润性小叶癌（invasive lobular carcinoma，ILC）是由非黏附性、E-cadherin 阴性细胞组成的肿瘤，经常出现单排或分散排列的结构方式，常与小叶原位癌相关。

Invasive lobular carcinoma（ILC）一词由 Foote 和 Stewart 于 1946 年提出。在小叶癌和导管癌混合的肿瘤中，小叶癌成分要大于 90%。如导管癌成分占 10% ～ 90% 为混合性小叶癌。小叶癌成分低于 10%，可诊断为导管癌。

浸润性小叶癌发病率占所有乳腺浸润癌的 5% ～ 10%。1977 年后 50 岁以上妇女发病率持续增加可能与雌、孕激素替代治疗有关。东方妇女较西方妇女小叶原位癌少见，故 ILC 也较少。

【临床表现】

患者年龄在 26 ～ 86 岁，发病高峰在 50 岁左右。

55% 的患者有可触及的肿块。大约 10% 的病例表现为多数微小结节弥漫分布于大部分乳腺组织中。其余患者表现为一侧乳腺进行性增大、变硬。后者 46% 乳腺 X 线检查是阴性，但最终证实为乳腺浸润性小叶癌。

同时对侧乳腺发生 ILC 较多见，为 8% ～ 19%。乳腺 X 线照相时，ILC 结构变形较浸润性导管癌更多见，但微钙化少见。

【大体形态】

50% 的病例表现为边界不清的结节。描述为多发砂粒状微结节病变的不常见。30% 的病例大体上没有结节而表现为外观正常的乳腺，仅仅表现有纤维组织的增厚。

【组织学特点】

经典型（图 6-14、图 6-15）：占所有浸润癌的 3%。肿瘤细胞小，胞浆窄。典型的生长方式为弥漫性生长，但偶尔形成结节。稀疏松散的肿瘤细胞呈单排在间质中

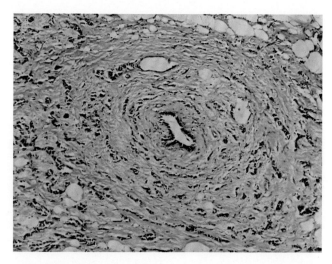

图 6-14　浸润性小叶癌：经典型，中心有良性上皮被覆的导管，周围癌细胞呈环形靶状排列

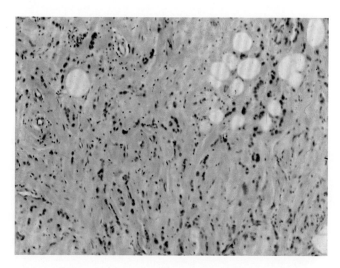

图 6-16　浸润性小叶癌：乳腺间质内单排小细胞，弥散浸润

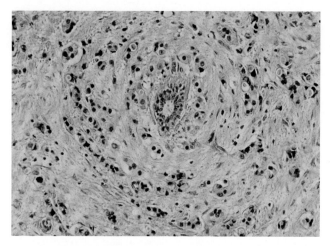

图 6-15　浸润性小叶癌：经典型，示细胞形状，体小（包含物），染色深，成串珠样单排排列

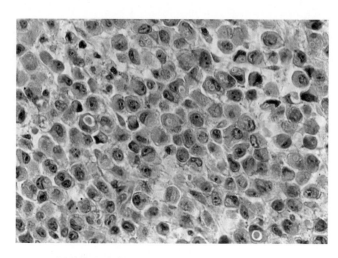

图 6-17　浸润性小叶癌：组织细胞样型

浸润。肿瘤细胞也可以以同心圆的方式浸润，中心有残存导管，呈"目靶样"结构。肿瘤细胞浸润脂肪组织的纤维间隔内，呈现肿瘤细胞围绕脂肪细胞的表现。当单个的肿瘤细胞浸入胶原组织的裂隙中时，肿瘤细胞看起来像在腔中。可能是人工现象，但有人认为是肿瘤细胞沿 Hartveit 淋巴管播散。肿瘤的间质通常丰富，为致密纤维结缔组织。有时淋巴细胞浸润很明显，甚而掩盖了肿瘤成分。

　　ILC 是以缺乏黏附性的小细胞增生为特征（图6-16 ～图 6-19）。小细胞呈单个散在分布于纤维结缔组织中，或呈单行条索状排列。肿瘤细胞异型性不明显，核呈圆 - 卵圆形，偶有凹陷。染色质细，核膜光滑可见1 ～ 2 个核仁。核分裂和坏死不常见。固定好的切片可见透明的胞浆内腔，中心见嗜酸性小球，是为 ILC 的

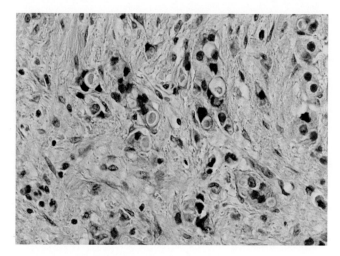

图 6-18　浸润性小叶癌：示癌细胞浆内含有红色小体（包含物），常为浸润性小叶癌特征性改变

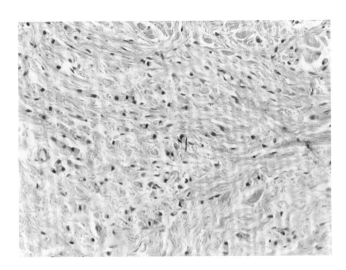

图 6-19　浸润性小叶癌：乳腺间质内小细胞弥散性浸润。注意外检中易于漏诊

特征性标志之一（图 6-17、图 6-18）。超微结构发现胞浆内腔衬覆微绒毛，腔内含有涎（液）黏蛋白。胞浆内腔 Alcian blue 染色阳性，中心嗜酸性小球 PAS 强阳性。

ILC 常见多灶状分布（多中心）为其特点之一。也可互相融合成片，中心常有硬化。90% 以上伴有小叶原位癌。

不同生长方式的肿瘤间质有所不同。结节型肿瘤为丰富促纤维性间质，由多量梭形成纤维细胞 / 肌纤维母细胞组成，SMA 和 CD10 阳性。在弥漫浸润型中，肿瘤细胞穿插于类似于正常乳腺组织的间质中。

【组织学亚型】

浸润性小叶癌包括几种组织学亚型，它们经常混合存在，特殊组织形态占肿瘤成分 80% 以上时诊断为特殊亚型[5]。

1．经典型　如上述。

2．实性型　由非黏附性的典型的小叶癌小细胞构成，呈片状生长，核分裂较多见。如果细胞平铺，均匀紧密排列呈圆球状，之间由或厚或薄的纤维间质分隔，此时也称为腺泡型（alveolar variant）。

3．多形性型　保持明显的小叶癌生长方式，但较经典型瘤细胞更具非典型性和多形性。肿瘤细胞常单排或靶样排列。细胞核常有凹陷或分叶。胞浆丰富、嗜酸性，细胞呈球状或多角形。一些细胞位于一侧，相似于横纹肌母细胞。当其出现在腺泡状亚型中时易与横纹肌肉瘤混淆。明显淋巴细胞浸润时易与淋巴上皮样癌混淆。AB-PAS 染色，30% 的病例 AB 在细胞质一侧浓聚

形成半月形。71% ~ 82% 的病例免疫组化和原位杂交证实有大汗腺分化。ER、PR 结果不一，P53 表达增高，HER2/neu 偶尔阳性（后者保持小叶癌特征）。

4．管状小叶型（tubulo-lobular carcinoma，TLC）　当小管生长方式和形态一致的小细胞所组成的线样生长方式混合存在时定义为小管 - 小叶癌。比较 TLC 和单纯性小管癌的临床病理特点会发现。TLC 较小管癌常见腋窝淋巴结转移，前者为 43%，后者为 12%。E-Cadherin 染色有助于两者的鉴别。当缺乏 E-Cadherin 时最好归为小叶癌亚型。

5．组织细胞样型亚型（图 6-17）　肿瘤细胞胞浆丰富，泡沫状。超微结构中可见胞浆内大而透明的储存有分泌物的小泡，免疫组化及原位杂交证实其大汗腺本质。这种泡沫状大汗腺上皮细胞可见于任何类型的导管癌、小叶癌以及髓样癌。低倍镜以及 FNAC 中肿瘤细胞类似于组织细胞，因此要注意与组织细胞和炎症反应鉴别。当一些病例含有丰富嗜酸颗粒样胞浆时要与颗粒性肌母细胞鉴别。肿瘤细胞的核可以有轻度异型。免疫组织化学 GCDFP-15 阳性，大多数病例 E-cadherin 缺失与小叶癌一致。

6．印戒细胞样　ILC 中灶状印戒细胞分化是十分常见的，而以印戒细胞为主的病例少见。有两种类型：一种是核被细胞内腔压向细胞一极。胞浆内腔中含有黏液。特殊染色显示胞浆内腔缘 Alcian blue 阳性，腔内嗜酸性小体 PAS 阳性（图 6-17，图 6-18）。此型主要见于 ILC；第二种肿瘤细胞胞浆嗜碱，染色质增粗的核位于细胞一侧，PAS 或 Alcian blue 染色胞浆弥漫阳性。这一型主要见于导管癌。临床 1 期的 ILC 印戒细胞成分超过 10% 提示肿瘤预后不良。

7．混合型　由经典型和一种或一种以上其他亚型小叶癌复合组成的病变。

【细胞学】

ILC 细胞学是有其特点的。一部分小叶癌因为明显的纤维化，抽吸细胞量少，导致诊断困难。细胞量由少到大量，这些细胞表现黏附性差，大部分病例表现为肿瘤细胞小，形态单一，肿瘤细胞大小相似，胞浆少，位于细胞一极。少数细胞内可见特征性的胞浆内腔，黏液卡红（mucicarmine）染色阳性。偶尔这样的黏液包含物也见于导管癌，但细胞较大。肿瘤细胞核常呈颗粒样。

【免疫组织化学】

CK7、CK8 阳性，ER、PR 大部分病例阳性。ARs 80% 的病例阳性。缺少 c-erbB-2 和 EGFR。3% 的病例 P53 阳性。E-cadherin 减少或缺如。P120 细胞质阳性，偶尔核也染色。

【鉴别诊断】

1．浸润性导管癌　鉴别点是浸润性小叶癌的细胞小而一致，并且缺少黏附性。小叶癌 E-Cadherin 阴性。ER、PR、AR 阳性率很高。转移部位的小叶癌细胞表现同原发灶。ILC 易发生的转移部位是软脑膜、卵巢、子宫肌层、胃和后腹膜。转移到骨髓的 ILC 细胞大小与骨髓造血细胞相似，没有结缔组织反应。ILC 发生同时或异时双侧乳腺癌的机会是 IDC 的 2 倍。但许多病例鉴别十分困难，并有相当大的主观性。

免疫组化、E-cadherin 和 P120 染色对低级别浸润性导管癌与浸润性小叶癌的鉴别是有帮助的。需注意的是，大约 15% 的浸润性小叶癌有 E-cadherin 阳性表达。浸润性导管癌 P120 细胞膜阳性 [2]。

2．淋巴瘤　当浸润性小叶癌转移到腋下淋巴结和其他部位时，易被误诊为淋巴瘤。免疫组化 CK、EMA、CEA、LCA 染色可以明确诊断。

【ILC 特点小结】

- ILC 在临床和放射学上常是隐秘性的。
- ILC 免疫组化染色 E-cadherin 阴性，与 IDC 不同。

- ILC 中 ER、PR、AR 阳性率高。
- ILC 经典型具有鲜明特征性，形态一致，"目靶样" 排列的单排小细胞。
- ILC 常见多中心、灶状分布，可高达 50% 以上。
- ILC 伴同时或异时对侧乳腺癌的概率大概是导管癌的 2 倍。
- ILC 转移表现为肿瘤细胞小而一致，并且缺少黏附性，而 IDC 则呈巢状和腺状结构。
- ILC 转移到骨髓的 ILC 细胞大小与骨髓造血细胞相似，没有结缔组织反应。

【预后】

- 在临床分期相同的情况下，ILC 和 IDC 没有明显不同，但是 I 期 ILC 在无瘤生存上可能具有优势。
- ILC 是否分级意见不一。大多数小叶癌属于 1～2 级。多形性小叶癌属 3 级 [2]。10 年生存率 1 级 80%，3 级低于 50%。
- ILC 较浸润性导管癌少见腋窝淋巴结转移，为 3%～10%。转移的瘤细胞有时类似窦组织细胞，因此有时需要进行免疫组化检测以资鉴别。
- ILC 各组织学亚型的独立分析发现，经典型小叶癌比其他亚型预后好，然而腺泡性被认为是低度恶性肿瘤，印戒细胞癌和多形性小叶癌则预后较差。但也有人认为在各亚型间预后没有区别 [6,7]。

（戴　林）

第三节　"乳腺浸润性小叶癌的组织形态学及其分型" 研究

原文：阚秀，等．诊断病理学杂志，1999，6（1）：6

中华病理学会推出 "关于乳腺癌组织分型" 的推荐方案 [8]，这一分型参照 WHO 国际肿瘤组织分型，并结合我国乳腺癌研究特点，较为实用。其特点之一是随着近年研究进展，对导管和小叶发生的癌加以区分。二者区分的关键在于对浸润性小叶癌的认识，文献报告较少，对其形态标准研究不多。现将我们收集的 56 例浸润性小叶癌（Invasive Lobular Carcinoma，以下简称 ILC）做一较详细的组织学观察，并结合我们从前报告的导管癌相比较，报告如下。

1　材料与方法

本文收集北京医科大学肿瘤临床学院和第二临床医学院（人民医院）1988－1994 年 7 年间收治的 1615 例女性乳腺癌中，病理诊断为 ILC 患者 56 例复查确定诊断供研究用 [5]。

收集全部临床病历资料、组织切片和蜡块。复习病历及组织切片。少数病例重染黏液及 PAS，部分病例根据需要做免疫组化染色（EMA、CK、S-100、Actin、

SMA 等）。

ER、PR 采用生化法（DCC 法）检测，≥10fmol/mg 为阳性。

病例随访，本组 56 例全部追访，有 2 例两年后失访，随访成功率 96.4%，具有完整资料 5 年随访者共 41 例。随访 2～4 年者 13 例。

2　观察结果

2.1　组织学类型

我们将 ILC 分成三大类：（1）经典型，或称典型型或 Lndianfile 型，其形态如文献所描述[13]。（2）以小叶原位癌为主型，浸润不超过 50%。（3）其他类型，包括印戒细胞型（图 6）、组织细胞型（图 5）、腺泡型、小管型（图 4）、梁状和实性型等。各型组成如表 1。

观察表明，很少纯为单一类型，与浸润性导管癌混合者 9 例（16.1%）。ILC 中绝大多数可以找到小叶原位癌残存，其量多少不一，以小叶原位癌占优势者 6 例；残留极少量仅能查到者 18 例（32.1%）；较容易查到者 16 例（28.6%）。可见 ILC 与原位癌关系密切。

2.2　特殊形态观察

我们对 LIC 的特有形态进行了观察，结果如表 2。

可以看出，除经典型具有各种典型形态外，其他各型也都会或多或少看到表 2 所列特点。这些特有形态可作为 ILC 的诊断基础。

2.3　浸润程度

本组 56 例已形成明显浸润并以侵及脂肪组织内者 29 例（51.8）；浸润仅局限于乳腺小叶及小叶周围结缔组织内 27 例（48.2）。大约各占 1/2。未证明 ILC 具有

表 2	ILC 固有特点分析一览表		
形态特点		例数	%
具典型小细胞特征者（图 1，2，3）		43	76.8
单行串珠样排列（图 2）		38	67.9
细胞粘着差、松散浸润		46	82.2
同心圆样（靶样）排列（图 1）		31	55.4
中心良性导管残留（图 1）		41	73.2
印戒细胞或黏液空泡（图 5）		10	17.9
空泡中有红色小体（图 5）		4	7.1
残留小叶原位癌者（图 3）		40	71.4

强烈侵袭性。

2.4　其他变化

观察中发现，当 ILC 发展到一定程度时即出现纤维化似硬癌的倾向。本组 56 例中有 27 例（48.2）出现纤维化或具有不典型形态。其硬化程度不一，硬化明显者癌中心形成一纤维性核心，明显玻璃样变，血管壁增厚大量玻璃样沉积；轻型者，小细胞条带间纤维组织增多，挤压成排的小细胞更显狭小。

另一发现是本组 56 例中有 3 例（5.4%）呈明显炎症现象，2 例为小叶内肉芽肿性乳腺炎，一例为导管周浆细胞性乳腺炎。文献报告，ILC 淋巴细胞较明显而本组有 3 例形成乳腺炎，一般性乳腺癌中不多见，值得注意。

2.5　临床表现及生存状况

尽管 ILC 的发病年龄稍早，转移率较低，TNM 分期 I，II 期较多，ER，PR 阳性率较多，

双侧乳癌也较多，但与一般性乳腺癌比较未见统计学的显著性差异（表 3）。

生存状况（表 3），本组 ILC 56 例，失访 2 例，13 例随访 2～4 年，41 例随访 5 年以上。存活 5 年以上者 35 例，5 年存活率为 85.4%。5 年内死亡 6 例（14.6%），分别于第 1、2 年各年死亡 1 例，第 3、4 年每年各 2 例。总的看来 ILC 的存活率较高，较容易治愈。但经统计学分析与一般性乳腺癌无显著性差异。

3　讨论

浸润性小叶癌（ILC）首先由 Foote and stewart 于 1946 年提出。应用他们的严格标准，诊断病例较少，占全部乳癌的 3%～5%[10]。79～80 年间研究者们提

表 1	56 例 ILC 组织学分型		
类型		例数	%
经典型		35	62.5
小叶原位癌为主型		6	10.7
其他型：印戒腺细胞型		1	1.8
组织细胞型		4	7.1
腺泡型		3	5.4
小管型		4	7.1
梁状型		2	3.6
实性型		1	1.8
合计		56	100.0

表3	56例ILC的一般资料分析（与一般乳腺癌比较）		
项目		例数	%	1201例乳腺癌[2]（%）
例数		56	3.5	
年龄 < 50岁		31	55.4	53.2
> 50岁		25	44.6	46.8
淋巴结转移	−	32	57.1	49.1
	+	24	42.9	50.9
TNM分期	Ⅰ	18	32.1	22.5
	Ⅱ	32	57.2	47.2
	Ⅲ，Ⅳ	6	10.7	21.1
双侧		3	5.8	1.8
ER	+	33/46	71.7	64.5
	−	13	28.3	36.5
	未查	10	−	−
PR	+	27/46	58.7	65.9
	−	19	41.3	34.1
	未查	10	−	−
存活	5年生存	35/41	85.4	65.9
	5年内死亡	6/41	14.6	34.1
	随访不足5年	15	−	−

出更多类型，认为也属于ILC，据报告已占乳腺癌的5% ~ 10%[11]。本组同期乳腺癌1651例中诊断ILC者56例，占3.5%。较文献报告为低。可能原因是中国妇女较西方国家小叶原位癌发生率低，大约低10倍之多[9]，小叶浸润性癌也少，是容易理解的；另一原因是对其认识不足，检查中难免有遗漏之可能。

关于ILC的诊断标准，文献报告不一，根据我们的观察认为如下8条特点为基本特征：(1)小细胞形态较一致；(2)排列方式多成单排串珠状，亦称Indianfile；(3)呈同心圆样分布，有称洋葱皮样，或为靶环状；(4)细胞黏着力差，细胞弥散分布，呈泥沙样散开（所谓乳腺小细胞癌）；(5)癌细胞呈结节状、灶状分布的倾向，似多中心状；(6)同心圆中心或肿瘤细胞之间可找的良性导管，此导管上皮可增生，管壁可很厚；(7)只要见到印戒细胞一定是小叶癌，也可见空泡内有一似包涵体样红染小体，见到此小体定是ILC；(8)小叶原位癌的残留。以上8项特点，不仅经典型见到，其他各型均可出现以上不同的表现。只是其数量不同而已。

与小叶原位癌的区别在于出现肯定的浸润。与浸润性导管癌的区别有时较困难，特别是经常混合存在，文献报告混合型可达30%以上[12]。如能掌握上述诊断要点，即使看不到小叶原位癌成分，仔细观察，也可作出ILC的诊断。有作者提出有时小细胞弥散分布需与恶性淋巴瘤鉴别，此区别如实在困难时免疫组化会有极大帮助。

组织分型，我们参照Rosai[13]的分型，略加修改。可以看出，经典型形态独特，占ILC的2/3左右；我们提出第二型即小叶原位癌为主型，其浸润部分不能超过50%；第三型（其他类型）目前文献列举许多类型，并有越来越扩大之势。在观察中我们发现许多ILC除肯定具有ILC特征性表现外，不可过分扩大其范围，否则易于造成概念上的混乱，反倒淡化了这一概念的特异性，降低了临床病理的实用价值。我们建议，除经典型具有独特形态外，其他类型的诊断应慎重。

再者从乳腺小叶的组织发生角度看，腺泡与导管也不能截然分开，Rosai[13]称其为终末小导管小叶单位（TDLU）。从病理形态学观察，乳腺增生时其腺泡可导管化[9]（形成盲管腺病等），也可再进一步发展成为一系列导管病变（如导管上皮病，导管内乳头状瘤病等），最终可发生导管上皮非典型增生或导管癌。可见腺泡可演化成导管，小叶癌亦可演化成导管癌。因此，将二者截然分开是相当困难的或是不可能的。

过去早些时候认为ILC由小细胞构成，细胞分化差，弥散浸润，侵袭性强，其预后应当较差[14]，这也是单列一型的理由之一。目前大多文献报告认为ILC的预后较一般乳腺癌预后并不差，而且稍好。Sastre-Garau[11]报告11036例乳腺癌中有975例ILC，其5年生存率为87%，较浸润性导管癌（82%）稍好。本组ILC 5年存活率为85.4%，也较一般乳腺癌（65.9%）为好。另外，从其淋巴结转移、TNM分期、ER、PR结果等主要预后指标看，尽管无统计学差异显著性，但均可看出，其各项指标均倾向于有利预后因素。

综上所述，认为ILC有其自身的特有形态，以典型为主，也有小叶原位癌浸润者，其他类型少见。后者也不同程度地表现某些基本特征，另有纤维化及炎症性倾向。由于乳腺腺泡和导管可以转化故而两者病变有时区分困难，建议诊断ILC其他类型时宜慎重，以免淡化ILC概念的实用性。

（阚　秀　李静贤　李红宾）

第四节　关于乳腺微小浸润癌

【概述】

微小浸润性癌（microinvasive carcinoma），肿瘤以非浸润性病变为主，但显微镜下可见一处或多处明确独立的浸润、非特化小叶间质的病灶。如果浸润有疑问，则应归入原位癌。微小浸润性癌，由于目前积累资料尚不足，一般认为尚不能作为一种肿瘤性病变实体，因而尚没有 ICD-O 编码[1]。

【大体特点】

微小浸润癌的大小界限被定义为 1mm[15]。最近（WHO 2012）统一规定为浸润灶直径 ≤ 1mm 范围[21]。

也有人将其定义为单一病灶，最大径不大于 2mm；或 2 ~ 3 个病灶，最大径均不超过 1mm[16]。还有研究将其定义为浸润成分占组织切片表面的百分比[17]。也有人认为确切的定义应该是，不限制明确浸润间质的独立病灶的数量，直径均不超过 1mm[18]，1 个或 2 个微小浸润灶均不超过 1mm[19]，单一病灶不超过 2mm，或 3 个病灶最大径均不超过 2mm[20]。

【临床特点】

微小浸润癌少见，多数伴有原位癌 /DIN 2-3（常常是广泛的）。占乳腺癌的 1% 以下，没有特殊的临床特征。

【组织病理学】

目前统一的观点认为微小浸润区域的组成为不规则的簇、小灶状或单一细胞，缺乏肌上皮层和基底膜。如前述，微小浸润性癌尚没有公认的界定，尤其是在诊断微小浸润性癌的最大直径方面。

当真正的浸润蔓延至非特化性间质时，肿瘤细胞巢常常呈不同的形态学特点，为典型的浸润性导管癌，不同于小叶癌化。

【相关病变】

典型的微小浸润性癌发生于范围较大的高级别 DCIS 中，肿瘤细胞可蔓延至小叶单元或良性病变区域。微小浸润癌不仅可伴有所有级别的 DCIS，包括乳头状 DCIS，而且可包括其他浸润性乳腺癌的前期病变，如小叶瘤变（LIN），提示至少有些形式的小叶瘤变是浸润性病变的前期病变。

【间质反应】

微小浸润最常见于导管周或小叶周淋巴细胞浸润或纤维组织增生的背景中，以及粉刺状 DCIS。病灶的基底膜可能不连续，但整个基底膜丢失少见。肌上皮细胞可能稀少，但很少完全缺失。

【鉴别诊断】

当怀疑浸润的有无时，尤其是在深切和免疫组化检查肌上皮细胞之后，如仍不确定，这种病例应诊断为原位癌。肌上皮细胞的有无，对于判断浸润具有重要作用，有帮助的抗体包括 SMA、calponin、CD10、P63。

【预后】

在明确的乳腺微小浸润癌，腋窝淋巴结转移癌的发生率很低，临床一般按照 DCIS 处理。但是，因为微小浸润癌尚没有统一的定义，因此临床处理也有不同的报道。有人主张，既然有浸润，就应当按浸润癌处理。

注：关于早期乳腺癌：详见本书第 1 章第九节。

（陈定宝）

参考文献

1. Tavassoli F A, Devilee P. Pathology and Genetics of Tumours of the Breast and Female Genital Organs. WHO, IARC press, Lyon. 2003, 1-13.

2. Sunil R.Lakhani, Lan O. Ellis, Stuart J. Schnitt. WHO Classification of Tumours of the Breast. IARC Press, Lyon, 2012, 1-33.

3. Della Rovere F, Granata A, Familiari D. Mast cells in invasive ductal breast cancer: different behavior in high and minimum homone-receptive cancers. Anticancer Res, 2007, 27 (4B): 2465-2471.

4. 廖松林. 肿瘤病理诊断及鉴别诊断学. 福州: 福建科学技术出版社, 2006.

5. 阚秀, 刘静贤, 李红宾. 乳腺浸润性小叶癌的组织形态学及其分型. 诊断病理学杂志, 1999, 6 (1): 6.

6. Martinez V, Azzopadi JG. Invasive labular carcinoma of the breast, incidence and variants. Histopathology, 1979, 3: 467-488.

7. 龚西騟, 丁华野. 乳腺病理学. 北京: 人民卫生出版社, 2009: 313.

8. 中华病理学杂志社. 乳腺增生症及乳腺癌的组织学分类 (推荐方案) (刘彤华 廖松林 阚秀等整理). 中华病理学杂志, 1997. 26 (6): 325,

9. 阚秀. 乳腺癌临床病理学. 北京: 北京医科大学中国协和医科大学联合出版社, 1993: 166.

10. Silverstein M J, Lewinsky B S, Waisman J R et al. Infiltrating Lobular Carcinoma (is it different from infiltrating ductal carcinoma?). Cancer, 1994, 73 (6): 1673.

11. Saster-Garau X, Jouve M, Asselain B, et al. Infiltrating Lobular Carcinoma of the Breast, Cancer, 1996, 77 (1): 113.

12. Dicoslanzo D, Rosen P P, Green I, et al. Infiltrating Lobular Carcinoma of the Breast, Am J Surg Pathol, 1990, 14 (1): 12.

13. Rosai J. Ackerman's Surgical Pathology, 8th -ed. Mosby, St louis, 1996: 1618.

14. Poen J C, Tran L, Juillard G, et al. Conservation Therapy Infiltrating Lobular Carcinoma of the Breast, Cancer, 1992, 69 (11): 2789.

15. Rosen PP.Rosen's breast Pathology. Lippincott-Raven: Philadelphia. 1997.

16. Wong JH, Kopald KH, Morton DL.The impact of microinvasion on axillary node metastases and survival in patients with intraductal breast cancer. Arch Surg, 1990, 125: 1298-1301.

17. Schwartz GF, Feig SA, Rosenberg AL, et al. Staging and treatment of clinically occult breast cancer. Cancer, 1984, 53: 1379-1384.

18. American Joint Committee on cancer.AJCC cancer staging manual. 5th ed. Lippincott-Raven: Philadelphia.1997.

19. Silverstein MJ, Gierson ED, Colburn WJ, et al. Axillary lymphadenectomy for intraductal carcinoma of the breast. Surg Gynecol Obstet, 1991, 172: 211-214.

20. Silver SA, Tavassoli FA. Mammary ductal carcinoma in situ with microinvasion. Cancer, 1998, 82: 2382-2390.

21. Sunil R.Lakhani, Lan O.Ellis, Stuart J. Schnitt, WHO Classification of Tumours of the Breast. IARC Press, Lyon, 2012.

第7章
浸润性乳腺癌特殊类型

钱利华　阚　秀

浸润性乳腺癌 80% 以上为非特殊型（Not Otherwise Specified，NOS），包括浸润性导管癌和浸润性小叶癌。其他类型，所谓特殊类型，较为少见。但是其形式繁多，特别值得注意，尤其是鉴别诊断常常出现一定困难，本章做简单介绍。更稀有类型放入另章专述。

第一节　高分化腺癌

一、小管癌

【概述】

乳腺的小管癌（tubular carcinoma），是浸润性乳腺癌的少见类型，占乳腺浸润癌的 1% ～ 2%[1]。小管癌因其特殊的组织学表现而得名，也称为高分化腺癌。

有关小管癌的诊断缺乏统一标准[2]。2003 年 WHO 乳腺肿瘤分类建议，肿瘤组织中小管成分占 90% 以上者称为单纯型小管癌，低于此标准者称为混合型小管癌。该种肿瘤多由浸润性小叶癌发展而来。多灶和双侧发生的比例较高。

肿瘤一般生长缓慢。单纯型小管癌的预后好于其他类型的乳腺癌，淋巴结转移率低，预后极好。小管癌合并其他成分，其预后依据伴发癌的类型而定[3]。小管癌的治疗与一般乳腺癌类似。对于单纯型小管癌，可实施保乳手术。病变呈多灶分布时可考虑单纯乳腺切除。

临床上，乳腺小管癌以中老年女性多见，极少数发生于男性乳腺。平均年龄 45 ～ 50 岁。少数病例存在家族史。临床多数表现为乳腺肿物，可出现多个病灶及双侧乳腺受累。影像学检查表现为小的放射状区域，与放射状斑痕常常难以区别。

【大体检查】

肿瘤境界不清，多呈放射状，质硬。肿瘤体积一般较小，平均 1.0cm 左右。可呈多中心或双侧发生。

【显微镜检查】

病变边缘呈放射状浸润性生长。肿瘤由高分化小管结构组成（图 7-1、图 7-2）。小管形状及排列不规则，常一端有角，衬以单层柱状或立方性细胞。细胞形态单一，异型不明显。细胞核较小，相对较规则，核分裂象少见。细针穿刺细胞学诊断容易出现假阴性结果。小管

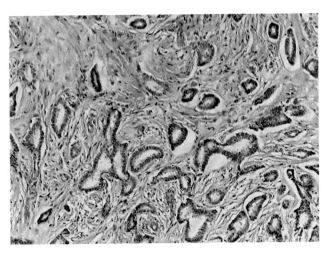

图 7-1　乳腺小管癌：腺管呈不规则分布，大小不等，由单一型细胞构成，细胞较一致，腺腔面胞质有微型突起

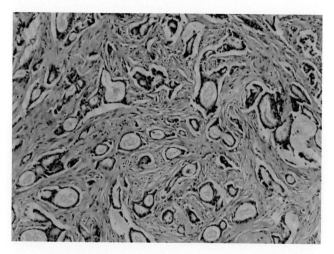

图 7-2　乳腺小管癌：腺管排列紊乱，腺腔大小不等，细胞具有异型性，由单一细胞组成

的腔内空虚，管腔开放，即顶端呈锐角的开口。细胞的腔面常有顶浆分泌小突起。腔内常常含有嗜酸性物质，阿辛蓝染色呈阳性。小管结构没有基底膜，也无肌上皮细胞成分。纤维组织增生性间质是小管癌的一个重要特征。管腔内及间质中可见灶状钙化。多数病变中存在低级别导管原位癌以及上皮内瘤变（intra epithelial neoplasia）。可伴有普通型或其他类型浸润癌。

【免疫组织化学】

肿瘤细胞 ER、PR 阳性，CK7、E-cadherin 阳性，Ki-67 标记指数较低，c-erbB-2 和上皮生长因子受体（EGFR）阴性。

【鉴别诊断】

1. 硬化性腺病（sclerosing adenosis）　保留一定的小叶结构，导管上皮存在两层细胞成分，即上皮细胞和肌上皮细胞，周围有基底膜包绕。小管癌的腺管成分排列杂乱，浸润性生长，并且由单层细胞构成，缺乏肌上皮细胞和基底膜成分。小管癌周围常伴有导管癌或小叶原位癌。

2. 微腺型腺病（microglandular adenosis）　腺体分布不均，缺乏小叶结构。多数腺腔呈圆形，较规则，内衬单层上皮，缺乏肌上皮细胞，但基底膜完整，上皮细胞没有非典型性，不出现浸润性生长，且不伴有导管内癌成分。间质为胶原性，而非小管癌的硬化性间质（表 7-1）。

3. 放射性瘢痕（radial scar）　病变中心常有放射

状纤维组织成分，其中可见扭曲的增生性小导管，管腔受压闭塞。但小导管存在肌上皮细胞成分。没有脂肪组织浸润。不伴有导管内癌以及其他类型的浸润癌（表 7-2）。

4. 腺管型浸润性导管癌（ductal carcinoma with tubular features）　明显腺腔形成，形态不规则，管腔大小不等，细胞复层，异型明显，核分裂象易见。除了腺管状结构以外，常可见少量实性癌巢。

二、浸润性筛状癌

【概述】

乳腺浸润性筛状癌（invasive cribriform carcinoma），较为罕见。具有特殊的筛状生长结构及免疫表型[4~7]。预后良好。WHO 乳腺肿瘤组织学分类（2003）将其列为乳腺浸润性癌的一种独立亚型。分为经典型和混合型。经典型中，浸润性筛状癌成分占 90% 以上，可混有少量小管癌成分。混合型的浸润性筛状癌伴有多少不等的其他癌成分。经典型浸润性筛状癌和筛状 - 小管混合的混合型筛状癌预后较好。其他混合型浸润性筛状癌预后稍差，但也好于普通浸润性导管癌。浸润性筛状癌的淋巴结转移率较低。经典型浸润性筛状癌的 5 年

表 7-1	小管癌和微腺型腺病的鉴别	
	小管癌	微腺型腺病
结构	不规则	不规则
腺体大小	小及中等	小及中等
两型细胞（肌上皮细胞）	无	无
基底膜	无	有
增生性纤维组织间质	有	无
原位癌	常见	无

表 7-2	小管癌和放射状瘢痕的鉴别	
	小管癌	放射状瘢痕
腺体结构	成角	受压闭塞
肌上皮细胞	无	有
基底膜	无	有
增生性纤维组织间质	有	无
原位癌	常见	罕见

生存率可达 100%。

临床发病年龄广泛，30 ~ 80 岁，平均 50 ~ 60 岁。相比之下，经典型患者的平均年龄明显小于混合型。临床上患者可有症状或者通过影像学检查发现[8]。

【大体检查】

一般为实性肿块，切面灰白色。伴有出血时可呈褐色。肿瘤境界不清，无包膜。

【显微镜检查】

经典型的浸润性筛状癌几乎完全（90% 以上）由筛状结构组成（图 7-3、图 7-4），其筛状结构与导管内筛状癌类似，但是出现明显的间质浸润。混合型中以筛状结构占优势，其余成分可由腺管或其他类型的癌组成。常与小管癌伴发。肿瘤组织大多形成大小不等、形状不甚规则的团块，肿瘤边缘可呈推挤状或者有出角。肿瘤细胞排列成网格状，其间出现圆形或卵圆形边界清楚的筛孔。孔内空虚，或者伴有多少不等的分泌物和微小钙化。周围纤维组织增生明显，可伴有胶原化。坏死少见。肿瘤细胞分化较好，细胞较小，均匀一致，细胞核呈圆形或卵圆形，深染，异型性不明显。核分裂象少见。

多数肿瘤细胞 ER 和 PR 阳性，Ki-67 标记指数较低。c-erbB-2 阴性。电镜下仅见一种细胞类型，细胞的腔面一侧被覆有微绒毛。缺乏肌上皮细胞成分。

【鉴别诊断】

1. 腺样囊性癌（adenoid cystic carcinoma）为特殊类型乳腺癌，极为少见。与浸润性筛状癌的组织学形态相似。光镜下有时难以区分。免疫组织化学及特殊染色有助于两者鉴别。

腺样囊性癌组织学上由腺上皮和肌上皮细胞组成。浸润性筛状癌仅有单一的腺上皮细胞。腺样囊性癌的假腺腔结构内含有基底膜样物质和透明小体。浸润性筛状癌无基底膜或仅在肿瘤细胞巢周围残留少许基底膜（表7-3）。浸润性筛状癌的间质具有特征性的纤维组织反应，而腺样囊性癌少有此表现。腺样囊性癌预后极好，多无淋巴结以及远处转移。浸润性筛状癌尤其是混合型的预后相对稍差，可出现淋巴结转移。

2. 导管原位癌筛状型（cribriform ductal carcinoma in situ）可见基底膜成分。免疫组织化学以及组织化学染色有助于识别。缺乏浸润性筛状癌的间质纤维组织增生。

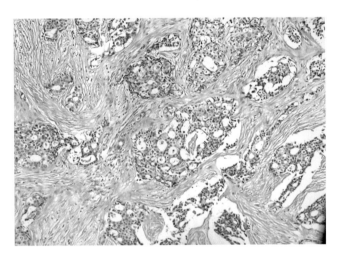

图 7-3　浸润性筛状癌

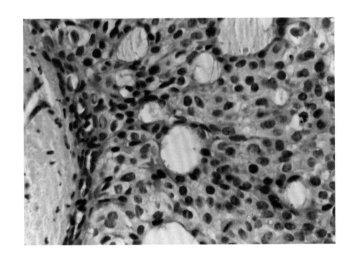

图 7-4　浸润性筛状癌

表 7-3	浸润性筛状癌与腺样囊性癌的鉴别	
	浸润性筛状癌	腺样囊性癌
两种类型腺腔	无	有
肌上皮细胞	无	有
基底膜样物核心	无	有
CK7	阳性	阳性
CK14	阴性	阳性
雌激素受体	阳性	阴性
周边伴有原位癌	有	极少
伴有小管癌	可能	无

三、腺样囊性癌

【概述】

乳腺的腺样囊性癌（adenoid cystic carcinoma）少见，大约占所有乳腺癌的不足1%。为低度恶性的上皮 - 肌上皮癌[9,10,11]。乳腺腺样囊性癌的组织学表现类似于涎腺发生的相应肿瘤。目前手术一般采用乳腺单纯切除。预后好于一般浸润性乳腺癌，极少出现淋巴结及远处转移，因而不主张实施腋下淋巴结清扫。其他辅助治疗对预后的影响尚不明确。有报告提出腺样囊性癌中的实性成分越多，预后越差。

临床常见症状为乳腺肿块，可有疼痛或者压痛。临床表现及影像学检查缺乏特异性。中老年女性多见。有儿童及男性乳腺腺样囊性癌的个例报告。

【大体检查】

肿瘤多数境界清楚，大小 0.7 ~ 12cm，平均 3cm。切面灰白或灰红，质硬。可见大小不等的囊腔结构。

【显微镜检查】

乳腺的腺样囊性癌类似于涎腺发生的相应肿瘤（图7-5），具有三种基本生长模式，即筛状、小梁 - 管状以及实性结构。筛状型最具特征性，也最为常见。小梁 - 管状型的组成细胞与筛状型相似。肿瘤细胞围绕小的囊状腔隙分布，形成两种腺腔。一种为真性腺腔，内含嗜伊红分泌物，一般为 PAS 阳性的中性黏液；另一种为

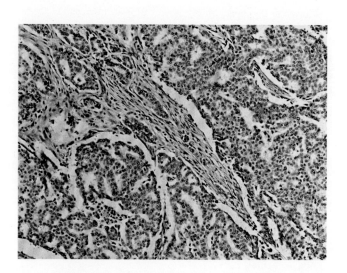

图 7-5　腺样囊性癌：细胞呈片样分布，许多围成腺腔（与筛状不同），细胞大小、形状较规则

假性腺腔，为间质内折所致，多呈圆形，内含均质性物质，可呈嗜酸性透明样或者呈嗜碱性。电镜显示，嗜碱性物质为糖胺聚糖，嗜酸性物质为基膜成分。有时腔内充满玻璃样变的胶原样物，可形成胶原小球样物质。间质胶原化明显时可将小管挤压成小梁状。有三种细胞形态，即基底样细胞、腺上皮细胞及肌上皮细胞。实体型腺样囊性癌少见。肿瘤细胞呈实性排列。实性区域可占到肿瘤的90%以上，表现为圆形、岛状或不规则形分布。肿瘤细胞的形态与筛状型和管状型类似，但细胞更为丰富，且异型性更为明显。实体型中核分裂象比筛状型和管状型中更多见。在筛状型和管状型中不易见到的坏死在实体型中容易见到。在同一肿瘤当中，上述三种成分常常混合存在。

有学者将腺样囊性癌分为三级，其预后存在差异。Ⅰ级：无实性区域。Ⅱ级：实性区域不足30%。Ⅲ级：实性区域大于30%。但其他报告并未发现分级与预后存在相关性。

【鉴别诊断】

1. 胶原小体病（collagenous spherulosis）　一种良性病变。形态学上表现为无细胞成分的嗜酸性无定形物质充填于增生的小叶腺泡及小导管当中。Ⅳ型胶原抗体染色呈阳性。常常伴发于硬化性腺病和放射状瘢痕。

2. 浸润性筛状癌（invasive cribriform carcinoma）　与腺样囊性癌极为类似。浸润性筛状癌由单一类型的肿瘤细胞构成，而腺样囊性癌常常含有双层上皮细胞结构。浸润性筛状癌 ER 和 PR 免疫组化染色多为阳性，而腺样囊性癌多为阴性。

四、黏液表皮样癌

【概述】

乳腺黏液表皮样癌（mucoepidermoid carcinoma）非常少见（只占乳腺恶性肿瘤的0.3%）[6,12,13]。其形态特点及生物学特性与发生在涎腺者相似。为低度恶性肿瘤。2003 年 WHO 肿瘤分类将该肿瘤列入化生性癌一类。

患者多见于老年女性，肿块多位于乳腺深部，可大于5cm。大体表现，肿瘤边界较清楚，质硬或呈囊性，可见黏液。

【病理形态】

镜下此癌组织学形态与涎腺黏液表皮样癌相同。实

性区域与充有黏液的囊性区，都可见黏液细胞和不同成熟度的细胞（包括成熟的表皮样细胞和中间型细胞），两种成分以不同比例混合出现。高分化型常见，以黏液细胞为主。低分化者少见，以鳞状细胞（特别是中间型细胞）为主，黏液细胞少，占肿瘤细胞的 10% 以下，浸润明显。有时可见有乳腺导管内癌存在 [12]。

【免疫组化】

表皮样细胞和中间型细胞 CK7、CK18 阳性，基底样细胞 CK14 阳性，中间型细胞 CK5/6、P63 阳性，并表达 EGFR，ER、PR 大多阴性 [13]。

【鉴别诊断】

1. 鳞状细胞癌　有时二者极其相似。但黏液表皮样癌通常除鳞状细胞中间型细胞外，还可见黏液细胞，并有黏液囊，AB 染色阳性。

2. 腺样囊性癌　此癌实性区由基底样细胞构成，可有肌上皮分化，SMA 阳性，缺乏鳞状细胞及中间型细胞。

（钱利华）

第二节　分泌黏液的癌

一、黏液癌

【概述】

乳腺黏液癌（mucinous carcinoma），因肿瘤组织内含有多量黏液而得名，也称作黏液腺癌或者胶样癌，属低度恶性的乳腺癌 [14,15,16]。乳腺黏液癌占所有乳腺癌的 1.0% ～ 6.0%，差异来自诊断标准的不同。

乳腺黏液癌分为单纯型和混合型。对于单纯型黏液癌，多数人认为黏液癌成分应占到 90% 以上方可诊断。混合型黏液癌中黏液癌成分应不少于肿瘤的 1/3，其余部分为普通型浸润性导管癌及小叶癌。乳腺印戒细胞癌不属于黏液癌范畴。多数乳腺癌的预后取决于三方面因素，即组织学类型、肿瘤的大小以及淋巴结转移。单纯型乳腺黏液癌恶性程度低，生长缓慢，极少出现淋巴结转移，预后较好。对于淋巴结阴性的病例可实施乳腺单纯切除或保乳手术。对于混合型黏液癌可采用改良根治术，术后辅以化疗。

临床无特异表现，多发生于绝经后妇女，比一般浸润性乳腺癌的发病年龄大，但近些年有年轻化趋势。极少有男性受累。单纯型和混合型黏液癌在发病年龄上没有明显差异。

【大体检查】

肿瘤一般境界清楚，边缘呈推挤状。肿瘤切面呈半透明样，亦可类似于胶冻状。常伴有出血灶。肿瘤大小差异较大，平均 3 ～ 4cm。

【显微镜检查】

肿瘤组织具有丰富的细胞外黏液，可形成黏液湖（图 7-6、图 7-7）。肿瘤细胞排列成索条状、小梁状、腺泡样或实性团状结构，漂浮于黏液湖中。肿瘤细胞的形态较一致，异型性不明显。核分裂象少见。胞浆呈嗜酸性或者淡染。

黏液为中性及酸性黏多糖，AB-PAS 染色呈阳性反应（图 7-7）。肿瘤细胞免疫组化染色 ER 大多呈阳性。细胞神经内分泌细胞染色（CgA、Syn）呈阳性。

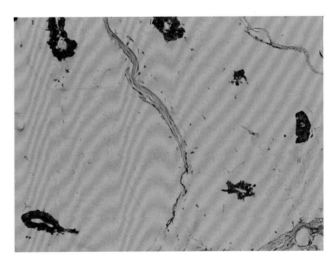

图 7-6　乳腺黏液癌：由黏液池构成，黏液内漂浮癌细胞，呈腺样结构

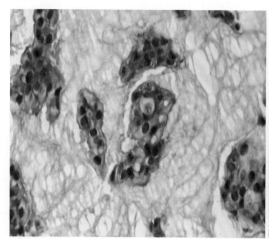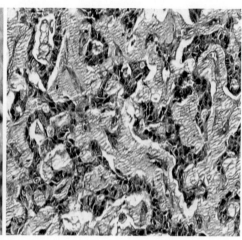

图 7-7　乳腺黏液癌：AB 染色
示黏液

【鉴别诊断】

1. 纤维腺瘤伴有黏液样间质（fibroadenoma with myxoid stroma） 多见于年轻患者。增生腺管的上皮成分具有双层结构。上皮细胞排列规则，肌上皮细胞增生明显，残留有纤维腺瘤特有的形态。间质黏液变，并非分泌性黏液。

2. 良性黏液囊性病变（benign mucinous cystic lesions） 病变呈囊性，内衬立方或柱状上皮细胞，囊肿破裂，黏液溢入间质内形成黏液湖，其中没有或极少有上皮细胞漂浮。上皮细胞无异型，有肌上皮细胞成分。

3. 印戒细胞癌（Signet ring cell carcinoma） 常与小叶癌并存。印戒细胞癌以细胞内黏液为特征，无细胞外黏液，不形成黏液湖。侵袭性较强，预后明显差于黏液癌。

二、分泌性癌

【概述】

乳腺分泌性癌（secretory carcinoma），因肿瘤组织出现大量细胞内及细胞外分泌物而得名，占所有乳腺癌的不足 0.1%[17～20]。最早于 1966 年报告，首先发现于儿童，因此又称为幼年型乳腺癌。现已证实，任何年龄均可发生。文献中有男性病例报告。WHO（2003）乳腺肿瘤组织学分类中将其作为一个独立类型列出，具有特殊的流行病学、大体及组织学形态、免疫组织化学以及遗传学特点。临床表现为惰性病程，预后较好。少数病人出现淋巴结转移。

【大体检查】

可发生于乳腺的任何部位，多数为无痛性肿块。可以单发或者多发。个别病例可伴有血性乳头溢液。肿瘤多数境界清楚，呈结节状膨胀性生长。切面灰白、质硬。

【显微镜检查】

肿瘤细胞排列方式多样，包括实性、微囊性及腺管状。其中以微囊状结构最具诊断特征（图 7-8、图 7-9），包括细胞内和细胞外形成的黏液囊。细胞浆内形成大小不等的微囊，囊内为黏液性分泌物，有时细胞核被挤至一侧。细胞外黏液位于囊内腺管状结构中。肿瘤细胞异型性不显著，细胞核呈卵圆形，大小一致，核分裂象少见。胞浆丰富，嗜酸或空泡状。无肌上皮细胞成分，腔内充以粉染分泌物。不形成黏液湖。病变周边常

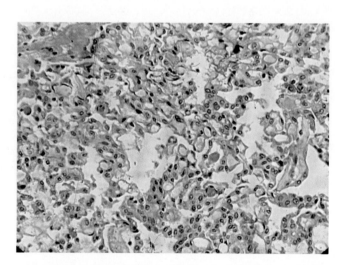

图 7-8　乳腺分泌型癌：细胞片状分布，有的形成腺腔，细胞外黏液位于囊内，细胞内黏液形成小泡状

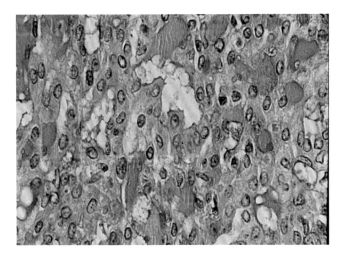

图 7-9　分泌性乳癌：AB 染色，示黏液位于细胞内及细胞外

伴有导管内癌成分。

【鉴别诊断】

1．泌乳性腺瘤（lactating adenoma）　发生于育龄期妇女。病变由增生小导管组成，小导管内衬上皮细胞和肌上皮细胞。

2．腺样囊性癌（adenoid cystic carcinoma）　肿瘤细胞呈团分布，不形成细胞内黏液。腺腔较大，圆形。腔内为蓝染的黏液。具有肌上皮细胞成分。

3．印戒细胞癌（signet ring cell carcinoma）　由典型的印戒细胞组成，细胞形态单一。无细胞外黏液。

三、印戒细胞癌

【概述】

印戒细胞癌（Signet ring cell carcinoma）系指主要由印戒样细胞组成的肿瘤。可有三种状态：一种为弥漫性分布，与胃发生的印戒细胞癌相似；一种经常见于浸润性小叶癌；再有一种就是普通型浸润性导管癌杂有印戒细胞成分。只有第一种主要成分由印戒样细胞组成的癌，才是乳腺原发性印戒细胞癌独立类型。也有人认为，既可来源于导管，也可来源于小叶，因而称其为某种癌伴有印戒细胞分化，而不作为一个独立实体[21]。

乳腺印戒细胞癌极少见。患者年龄平均 50 岁左右。其临床表现与一般普通型浸润性导管癌相似，无任何临床特征。

【病理特点】

大体，可见病变浸润广泛，与周围组织分界不清，质硬。

组织学表现，特点是细胞内黏液，间质内不具黏液湖。细胞内黏液呈空泡状，将细胞核拥挤至一边呈新月形，故称印戒样细胞（图 7-10）。肿瘤细胞 AB 染色黏液蓝色，黏液卡红染色呈红色。

乳腺印戒细胞癌组织学诊断标准应以印戒细胞为主。有人主张印戒细胞至少占全部肿瘤的 20% 以上，有人要求达到 50% 以上。否则，可称伴印戒细胞分化或混合型印戒细胞癌。

【免疫组化】

肿瘤细胞 CK7 阳性，CK20 阴性，GCDFP15 阳性，ER、PR 可阳性。

【鉴别诊断】

1．黏液癌　细胞外黏液，间质内形成明显黏液湖。

2．转移性印戒细胞癌　经常来源于消化道，肿瘤细胞免疫组化 CK20 阳性；而 CK7、GCDFP15、ER、PR 均为阴性。

【预后】

印戒细胞癌预后较一般黏液癌差。侵袭能力强，转移率高，病程短，预后不佳。

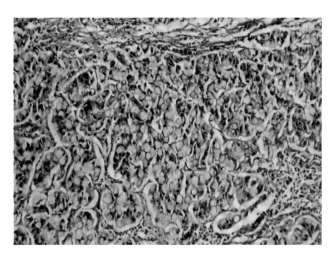

图 7-10　乳腺印戒细胞癌：癌细胞浆内形成黏液滴，将核推至一边，成典型印戒状

四、囊性高分泌型癌

【概述】

乳腺囊性高分泌型癌（cystic hypersecretory carcinoma）于 1984 年首次报道，是一种少见的特殊导管内癌类型。部分病例可有局部浸润表现。肿瘤组织具有显著的分泌活性，伴有导管囊状扩张。迄今为止，文献中仅有少数病例报告[22]。

【显微镜检查】

可见多数腺管形成大小不等的囊状结构，囊内容物为均质无细胞的深伊红色分泌物，类似于甲状腺胶质。一般缺少坏死和钙化。囊内容物破入间质可导致不同程度的炎症反应。多数囊腔内衬有不甚明显的单层扁平、立方或柱状上皮。部分内衬上皮可有增生和异性增生，并可出现低乳头乃至筛状导管内癌表现。部分内衬上皮细胞的胞浆内有明显的空泡。病变周围的乳腺小叶也可出现高分泌性增生。部分病例伴有浸润性癌，大多为分化较差的浸润性导管癌。

（本型癌见本书第 9 章第五节详述）

（钱利华）

第三节　透明细胞类型的癌

一、富于脂质癌

【概述】

乳腺富于脂质癌（lipid-rich carcinoma）少见，占所有乳腺癌的不足 1%。中老年女性多见。肿瘤恶性程度高，容易复发及转移，预后较差。

【大体检查】

肿瘤切面实性，质硬。

【显微镜检查】

肿瘤组织呈浸润性生长，肿瘤细胞较大，胞浆透明，多边形，可类似透明细胞癌表现（图 7-11）。细胞核不规则，有明显核仁。脂肪染色阳性。肿瘤细胞有三种基本组织学形态，即组织细胞样、大汗腺样及皮脂腺样。可伴发导管内癌和小叶癌。

【鉴别诊断】

1. 脂肪坏死（fat necrosis）可见坏死脂肪细胞及泡沫样组织细胞，伴有多少不等的炎细胞成分，或形成肉芽肿。

2. 浸润性小叶癌的组织细胞型（histiocyte-type invasive lobular carcinoma）细胞多为圆形，胞浆红染均质性或颗粒状。脂肪染色阴性，黏液染色阳性。

3. 大汗腺癌（apocrine carcinoma）与富于脂质的

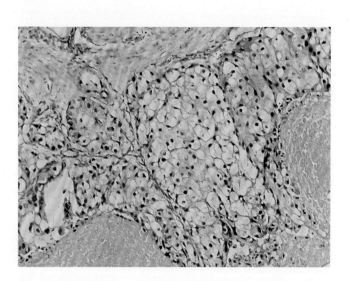

图 7-11　富脂质乳癌：癌细胞呈实性团分布，细胞体大，胞浆透明，核小

乳腺癌可极为类似，尤其是皮脂腺样及组织细胞样类型。脂肪染色及免疫组织化学 GCDFP-15 染色有助于鉴别。

二、皮脂腺癌

【概述】

乳腺皮脂腺癌（sebaceous gland carcinoma）极为罕见。文献中仅有个例报告[23]。2003 年 WHO 乳腺肿瘤组织学分类中新增"皮脂腺癌"类型[24]。其定义为出现明显皮脂腺分化的乳腺癌，并且没有皮肤附属器起源的证据。病变发生于女性，年龄在 45 ～ 62 岁。临床表现无特殊，与常见乳腺癌难以区分。

【大体检查】

与一般乳腺癌相似，无特征性表现。

【显微镜检查】

肿瘤组织具有明显皮脂腺分化，呈浸润性生长。肿瘤细胞有两种形态表现，一种为分化细胞，另一种为未分化细胞。分化细胞较大，胞界清楚，胞质丰富，内有空泡，可见核分裂象。未分化细胞较小，形状不规则，胞质淡，嗜酸性，染色质粗糙，核分裂象多见。肿瘤细胞排列成不规则小叶状及巢状，部分区域类似皮脂腺小叶样结构。部分癌巢中可见囊腔结构，部分区域以未分化细胞为主，排列成梁索状，可伴有鳞状分化及角珠形成。间质纤维组织增生明显，伴有数量不等的炎细胞浸润。被覆皮肤及周围附属器表现正常。

【鉴别诊断】

1. 原发皮肤附属器癌（primary skin adnexal carcinoma） 肿瘤主体位于皮下，而非乳腺实质内。癌组织与乳腺导管没有移行。乳腺皮脂腺癌缺乏皮肤受累。

2. 富于脂质癌 富于脂质癌的细胞较大，胞浆丰富，呈泡沫状或透明样，内含脂质。脂肪染色阳性，黏液染色阴性。没有两型细胞构成的皮脂腺小叶样结构，一般不出现鳞状分化区域。

3. 大汗腺癌 可见顶浆分泌。GCDFP-15 阳性。皮脂腺癌不表达 GCDFP-15。

4. 富于糖原透明细胞癌（glycogen-rich clear cell carcinoma） 肿瘤细胞的胞质内含有丰富的 PAS 阳性物质，无皮脂腺小叶样结构。

三、富于糖原的癌

【概述】

富于糖原的透明细胞癌（glycogen-rich clear cell carcinoma），在 WHO（2003）乳腺肿瘤组织学分类中提出是一种特殊类型的乳腺癌[24]。其特点为 90% 以上肿瘤细胞的胞浆透明，富含糖原。此外，伴有透明细胞特征的乳腺癌有多种，多是由于组织制片过程中人为因素造成的胞质内物质丢失，使得癌细胞胞浆呈透明状。

而真正富于糖原的透明细胞癌极为少见，占所有乳腺癌的 1% ～ 3%。临床表现类似于普通导管癌。患者平均年龄 57 岁。

【大体检查】

肿瘤大小一般 1 ～ 8cm，其大体表现与普通浸润性导管癌无明显差异。

【显微镜检查】

呈浸润性癌表现，组织形态包括实性巢状或不规则条索样结构，伴有小管或乳头形成。肿瘤细胞呈圆形、多边形或柱状，胞界清楚，胞浆透明（图 7-12）。少数肿瘤细胞具有细颗粒状、泡沫样胞浆。细胞核较小，深染且形状不规则，核仁明显。核分裂象不常见。电镜下，肿瘤细胞胞浆内含有多量糖原颗粒。糖原染色多数肿瘤细胞阳性（图 7-13），黏液染色可局灶阳性，脂肪染色阴性。

【鉴别诊断】

1. 富于脂质癌 HE 染色形态相似，细胞大而透明。胞浆呈泡沫状。糖原染色阴性，脂肪染色阳性。

2. 分泌型癌 肿瘤细胞形成微囊状结构，囊腔内有泡状分泌物，AB-PAS 染色阳性。

3. 腺肌上皮瘤（adenomyoepithelioma） 肿瘤组织具有两种细胞类型，即腺上皮细胞及肌上皮细胞。免疫组化染色 S-100、P63、CD10、SMA、calponin、caldesmon 阳性。透明细胞癌缺乏肌上皮细胞成分[25]。

4. 透明细胞汗腺瘤（clear cell hidradenoma） 肿

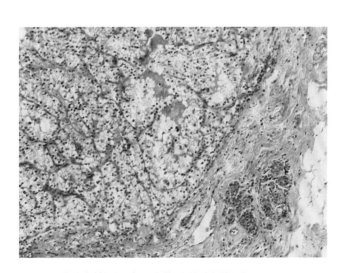

图 7-12　乳腺富糖原型癌：胞浆透明（富糖原）

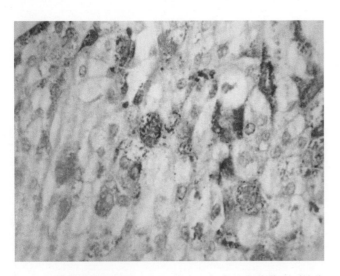

图 7-13　乳腺富糖原型癌：PAS 染色，红色示胞浆糖原（摘自：付丽，2009）

瘤组织具有腺上皮细胞和肌上皮细胞成分。免疫组化染色肌上皮标记物阳性。

5. 转移癌（metastasis）　包括转移性透明细胞癌和透明细胞型恶性黑色素瘤。转移性肿瘤一般多发，界限清楚，缺乏原位癌和增生性表现。临床病史及免疫组化染色有助于鉴别。

（钱利华）

第四节　具嗜酸性颗粒胞浆的癌

一、大汗腺癌

【概述】

　　乳腺大汗腺癌（apocrine carcinoma）是由大汗腺型细胞构成的恶性肿瘤，为少见的乳腺癌类型。由于许多浸润性乳腺癌都可出现大汗腺细胞成分，因而有关其诊断标准存有争议。WHO（2003）乳腺肿瘤组织学分类中提出，乳腺大汗腺癌占乳腺浸润癌的 1% ~ 4%，只有绝大多数（90% 以上）肿瘤细胞具有大汗腺分化时方可诊断为大汗腺癌[26]。达不到该标准时可以诊断为伴有大汗腺化生的乳腺癌。有关乳腺大汗腺癌的发生机制目前知之甚少。其临床表现、体征及影像学检查与其他乳腺癌相似，多见于中老年女性，有少数男性病例报道。确诊主要依靠形态学与免疫组化相结合。

【大体检查】

　　肿瘤切面实性，淡褐色，边缘为浸润性或者境界清楚，局部可见囊肿形成。

【显微镜检查】

　　肿瘤组织由大汗腺细胞组成（图 7-14、图 7-15），组织形态多数为导管型，少数也可为小叶型。表现为原位癌及浸润性癌。导管型大汗腺原位癌可呈粉刺型、

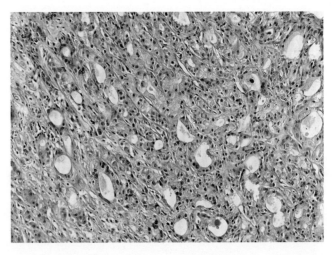

图 7-14　乳腺大汗癌：腺体大，胞浆宽粗颗粒状，胞核异型性不十分明显

实体型、微乳头型、筛状型及导管内乳头状瘤型表现。浸润型大汗腺癌的组织学结构类似于非大汗腺型乳腺癌。大汗腺癌的特征性表现在于细胞学形态。肿瘤细胞较大，胞界清楚，胞质丰富。胞浆呈嗜酸性颗粒状，部分亦可呈空泡或透明状，腺腔内常可见顶浆突起。细胞核较大，多呈圆形及卵圆形，核分裂象多少不等。少数大汗腺癌的细胞无明显非典型性，通过细胞学涂片诊断困难。

　　免疫组化染色[27]，肿瘤组织 CK、CEA、GCDFP-15

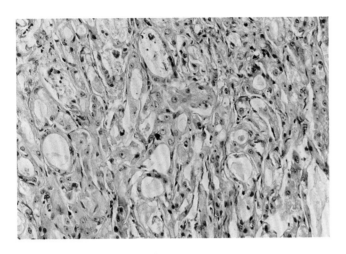

图 7-15　乳腺大汗癌：高倍像

一般为阳性，ER、PR、S-100 一般为阴性。P53 部分阳性。电镜下，肿瘤细胞含有多量线粒体及分泌颗粒。

【鉴别诊断】

1．乳腺腺病伴大汗腺化生（adenosis with apocrine metaplasia）　具有典型的小叶结构，没有浸润表现。细胞学呈良性，细胞核无多形性，核仁不明显。大汗腺癌中细胞多形性及异型性比较明显，核分裂象多见。

2．颗粒细胞瘤（granular cell tumor）　S-100 阳性，GCDFP-15 阴性。

3．嗜酸细胞腺瘤 / 嗜酸细胞癌（oncocytoma/oncocytic carcinoma）　电镜下没有电子致密颗粒，GCDFP-15 阴性。

二、嗜酸细胞癌

【概述】

乳腺嗜酸细胞癌（oncocytic carcinoma）又称恶性嗜酸细胞瘤，其特征是肿瘤细胞在光镜下具有特殊的嗜酸性颗粒状胞浆。乳腺嗜酸细胞癌十分罕见，于 20 世纪 70 年代首次报告。至今文献中仅有少数个例报告。好发于中老年人，多数在 60 岁以上。男性和女性均可受累。临床表现为乳腺肿物，无特殊症状及体征。2003 年 WHO 乳腺肿瘤组织学分类将其作为一个独立的组织学类型提出。目前认为可能是一种预后较好的乳腺癌类型，少有淋巴结转移。但报道的病例数很少，尚缺乏足够的随访资料。

【大体检查】

肿瘤无明显界限，质硬。切面灰红色。

【显微镜检查】

肿瘤呈浸润性生长，组织学表现多样，包括实性、乳头状及筛状癌，或者导管内癌。肿瘤细胞呈圆形、多角形或高柱状。细胞界限清楚，胞浆丰富，且呈弥漫强嗜酸性颗粒状。细胞核大小一致，呈圆形及卵圆形，核仁明显，核分裂象少见。局部可出现明显多形性和异型性。有时可见多核巨细胞和钙化。电镜下，肿瘤细胞的胞浆内弥漫分布多量线粒体，无内、外分泌颗粒，其他细胞器成分少见。

【鉴别诊断】

1．大汗腺癌（apocrine carcinoma）　两者的形态学表现十分类似。光镜下都具有丰富的嗜酸性颗粒状胞浆。但嗜酸细胞癌细胞胞浆中的嗜酸性颗粒呈弥漫均匀分布，而大汗腺癌细胞胞浆中的嗜酸性颗粒分布不均匀，可见顶浆分泌。常在核周或胞浆局部聚集。嗜酸细胞癌的细胞核比较均匀一致，核分裂象少见。大汗腺癌具有明显的多形性及异型性，核分裂象多见。大汗腺癌 GCDFP-15（+），嗜酸细胞癌为阴性。

2．神经内分泌癌（neuroendocrine carcinoma）　具有神经内分泌肿瘤的排列方式。免疫组织化学染色神经内分泌标记物阳性。电镜下可见神经内分泌颗粒。

3．颗粒细胞瘤（granular cell tumor）　肿瘤组织呈巢状或片状分布，缺乏浸润癌成分。S-100 呈弥漫阳性，上皮性标记物一般为阴性。

三、腺泡细胞癌

【概述】

乳腺腺泡细胞癌（acinic cell carcinoma）十分罕见，首次报道于 20 世纪 90 年代，至今文献中仅有几例报告 [28]。组织形态类似于腮腺发生的相应肿瘤。2003 年 WHO 乳腺肿瘤组织学分类中把乳腺腺泡细胞癌定义为一种类似腮腺发生的、出现腺泡细胞（浆液性）分化特性的乳腺癌。病变发生于女性，年龄 20 ~ 80 岁。临床表现为乳腺无痛性肿块，影像学检查病变界限清楚。

【大体检查】

肿瘤组织界限清楚或不甚清楚，切面呈实性或微囊性表现。直径 1～5cm。肉眼与其他乳腺癌无明显区别，确诊依赖镜下形态及免疫表型。

【显微镜检查】

肿瘤组织呈巢状及腺泡状排列。肿瘤细胞具有丰富的颗粒状嗜酸性胞浆。细胞核呈圆形及卵圆形，染色质粗糙，核仁不甚明显。核分裂象易见。肿瘤细胞抗淀粉酶 PAS 阳性。电镜下，肿瘤细胞胞浆内有大量均质性的大小不等的圆形电子致密颗粒。免疫组织化学染色：CK（+），EMA（+），GCDFP-15（–）；ER（–），PR（–），P53（–）。

【鉴别诊断】

1. 大汗腺癌（Apocrine carcinoma）　是一种浸润

性癌，由胞浆嗜酸性或颗粒状细胞构成，癌细胞多呈柱状、立方或多边形，排列成腺管状、巢状或乳头状，腔面常可见顶浆分泌。免疫组化染色 GCDFP-15 阳性为其特点。电镜下可见大小不等的线粒体和嗜酸性分泌颗粒。

2. 嗜酸细胞癌（oncocytic carcinoma）　肿瘤细胞具有丰富的胞质，其内可见嗜酸性小颗粒，极易与腺泡细胞癌混淆，确诊依靠免疫组化检测，抗线粒体抗体强阳性为其特点。电镜下胞浆内有弥漫分布的、大小较为均匀的线粒体，没有分泌颗粒。

（钱利华）

第五节　乳腺髓样癌和浸润性乳头状癌

一、乳腺髓样癌与具有髓样特征的癌

【概述】

乳腺髓样癌（medullary carcinoma）是一种相对不常见的特殊类型乳腺癌。组织学表现特殊。必须说明，本节叙述的乳腺髓样癌仅指典型髓样癌，其形态特点是：伴有丰富淋巴组织成分，多数呈膨胀性生长，境界清楚，细胞多形性明显，合体细胞，高核级。

有关典型髓样癌与不典型髓样癌以及乳腺淋巴上皮样癌之间的鉴别尚缺乏严格的标准。典型髓样癌的患者预后较好，10 年生存率可达 84%，非典型髓样癌 10 年生存率为 74%，仍好于普通浸润性导管癌[29]。

乳腺髓样癌在所有乳腺癌中所占不足 5%。年龄分布与浸润性导管癌相同。多数髓样癌临床上可触及肿块。影像学上病变境界清楚，极少见到微小钙化灶。多数为单发，少数病为双侧发生，尤其是有家族史的患者。

2012 年版 WHO 乳腺肿瘤分类，把典型髓样癌与非典型髓样癌以及非特殊类型浸润性癌（NST）均包括在一起，甚而也包括三阴癌，统称为具有髓样特征

的癌[30]。笔者认为，"髓样"仅指细胞丰富，上述各种"髓样"特征的癌各有特点，预后差别更大，故做病理诊断时，不可只诊断"具有髓样特征的癌"，还应当明确注明乳腺髓样癌的哪种类型（见后附：关于"乳腺髓样癌"的讨论）。

【大体检查】

肿瘤大小 1～4cm，圆形或结节状。典型髓样癌边界清楚，切面灰白，质软细腻，故称"髓样"。不典型髓样癌边缘欠清晰。肿瘤可有坏死及囊性变，尤其在肿瘤较大时容易见到。

【显微镜检查】

肿瘤细胞丰富，仅少量间质。细胞呈合体性生长结构，细胞间界限不清，可伴有鳞状化生。缺乏腺样及导管样结构分化。肿瘤细胞较大，显著多形性（图7-16）。核仁明显，核分裂象易见。可见程度不等的坏死。浸润性边缘界限较清楚，伴有多量淋巴细胞及浆细胞浸润（图 7-17）。不典型髓样癌缺乏淋巴细胞浸润，明显的浸润性生长。

WHO（2003）明确提出，诊断乳腺髓样癌的 5 个

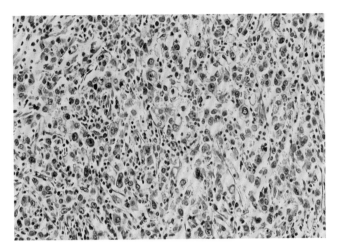

图 7-16　髓样癌：高倍像，细胞丰富，细胞异型性明显，间质多量淋巴细胞

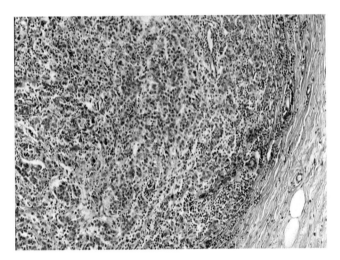

图 7-17　髓样癌（典型髓样癌，伴淋巴细胞浸润性髓样癌）：肿瘤周边界清，肿瘤细胞密集，间质内多数淋巴细胞浸润

形态学特征：①癌细胞呈合体状排列；②没有腺样 / 管状结构；③间质内弥漫性淋巴细胞及浆细胞浸润；④肿瘤细胞圆形，胞质丰富，核仁明显，有多形性，核分裂象多见；⑤肿瘤呈膨胀性生长，周围有挤压性纤维带。

非典型髓样癌一词已少用，是指肿瘤组织除具有细胞丰富、明显合体细胞结构外，不具备上述其他特征。

【鉴别诊断】

1．高级别浸润性导管癌（high grade infiltrating ductal carcinoma）　不形成明显的合体细胞生长结构，很少有明显的淋巴细胞浸润。具有明显的浸润性边缘。

2．淋巴上皮样癌（lymphoepithelioma-like carcinoma）由未分化的恶性上皮细胞和致密淋巴组织间质构成。类

似于鼻咽部发生的相应肿瘤。病人年龄 43 ～ 69 岁（平均 55 岁）。肿瘤组织呈多结节分布，具有浸润性边缘。

3．基底细胞样癌（basal-like carcinoma）　多数学者认为基底细胞样癌为 Ⅲ 级浸润性导管癌。免疫组织化学染色出现 ER （-）、PR （-）、c-erbB-2 （-），所谓"三阴"和 CK5/6 （+）。髓样癌与基底细胞样癌在形态学上具有一些类似的特征，但免疫组织化学方面不同。基底样细胞癌预后较差。与之相比，髓样癌的预后要好得多，这可能与髓样癌出现显著的淋巴细胞浸润有关 [31]。

二、浸润性乳头状癌

【概述】

乳腺原发性乳头状癌（invasive papillary carcinoma）非常少见。WHO （2003）乳腺肿瘤组织学分类中，将具有乳头状结构的乳腺癌分为导管内乳头状癌、浸润性乳头状癌和浸润性微乳头状癌。将囊内乳头状癌归入导管内乳头状癌的一种亚型 [32]。乳腺浸润性乳头状癌常与其他类型的浸润性癌合并存在，纯粹的浸润性乳头状癌罕见。临床上，浸润性乳头状癌多见于绝经后的中老年女性。多数病人可触及肿块，乳头溢液的发生率较高，常为血性乳头溢液。肿瘤好发于乳晕区的大导管，少数也可见于中、小导管。常见乳头回缩。乳腺浸润性乳头状癌少有淋巴结转移，预后好于一般浸润性导管癌。

【大体检查】

肿瘤境界清楚，切面灰白，常可见出血及囊性区域。可单发或者多发。有双侧发生的病例报道 [33]。

【显微镜检查】

肿瘤组织呈复杂乳头状分支结构（图 7-18、图 7-19）。乳头大小不等。乳头中央常具有纤维血管轴心。乳头表面被覆单层或多层肿瘤细胞，细胞异型可以不甚明显，但细胞排列极性紊乱，细胞核大，深染，核仁明显。肌上皮细胞消失。伴有明显浸润性生长。除了乳头状结构外，还可出现筛状及实性结构表现。

【鉴别诊断】

1．良性乳头状瘤（benign papilloma）　存在肌上皮细胞成分，无明显间质浸润。免疫组织化学染色 CEA

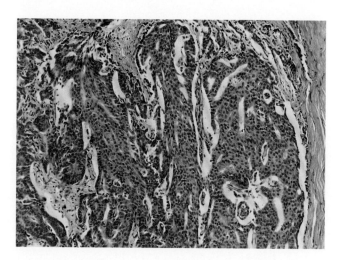

图 7-18　乳头状癌：乳头呈复式腺结构，单一型细胞

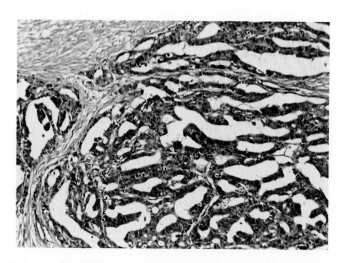

图 7-19　乳头状癌：乳头结构明显，细胞异型性明显，无坏死

呈阴性，乳头状癌一般 CEA 为阳性。

2. 导管内乳头状癌（intraductal papillary carcinoma）乳头状癌局限于扩张的导管或囊腔内，没有突破导管基底膜，没有间质浸润。

3. 浸 润 性 微 乳 头 状 癌（invasive micropapillary

carcinoma）　肿瘤细胞呈微乳头或腺管状排列，乳头结构缺乏纤维血管轴心。癌巢与间质之间由于周围组织收缩而形成明显的空隙。肿瘤细胞中度异型性，核分裂象少见，淋巴管浸润易见，淋巴结转移率高，预后较差。

（浸润性微乳头状癌，详见本书第 9 章第二节）

附：关于"乳腺髓样癌"的讨论

乳腺髓样癌为乳腺癌较为常见的组织学类型之一，关于这一类型的名称定义及所含内容不断发生变动。最近（2012 年版）"WHO 乳腺肿瘤分类"[30]，在浸润性癌中明确列出一类肿瘤，称"具髓样特征的癌"。其定义包括：髓样癌、不典型髓样癌、非特殊型浸润性癌（NST）的某亚型。这又带来不少新变化。在此，愿就一些有关问题进行相关讨论，供应用中参考。

乳腺癌分为有腺腔的腺癌和没有腺腔的实性癌，在乳腺大多为后者。实性癌又被分成三种状态：即实质细胞丰富者质软，似髓，故曰"髓样"；纤维性间质多则质硬，故称"硬癌"；而居中者曾称之为单纯癌。髓样癌一词就此产生。

在 WHO 乳腺肿瘤组织学分类 1981 年版中[34]，髓样癌、单纯癌和硬癌等名称被摒弃，统称为浸润性导管癌。

2003 年 WHO 乳腺肿瘤分类[32]，明确髓样癌是指"典型髓样癌"（classical medullary carcinoma）。并明确提出诊断髓样癌的 5 项经典的组织学特征：

①合体细胞结构占肿瘤组织 ≥ 75%；②全部肿瘤组织不具有腺样或管状结构（实性癌）；③间质中弥漫的淋巴细胞浆细胞浸润为其显著特点；④癌细胞多呈圆形，胞质丰富，泡状核，核异型明显呈 2 ~ 3 级，核分裂象多见；⑤低倍镜下，肿瘤组织有清楚边界呈推挤状，肿瘤外周有纤维带。同时，该版有说明，当肿瘤有明显的合体细胞特征以及其他 2 项或 3 项标准时通常被诊断为非典型髓样癌（atypical medullary carcinoma）。至此，又有非典型髓样癌之说，并倾向于将其归类为具髓样特征的浸润性导管癌一类。

2012 年新版 WHO 乳腺肿瘤分类[30]正式提出"具髓样特征的癌"（carcinoma with medullary features），并单列一类。值得注意的是，该类肿瘤的定义涵盖了一组肿瘤，包括髓样癌、不典型髓样癌、非特殊型浸润性癌（NST）的某亚型。该版对其组织形态描述为，该类肿瘤部分或全部具有如下特征：边缘界清或呈推挤状，合体细胞结构占肿瘤的 75% 以上，不形成腺管，细胞呈高核级，核分裂象多见，伴有明显的淋巴细胞浸润。这些形态学表现，符合典型髓样癌的 5 项诊断标准。

新版乳腺肿瘤组织学分类认为，之所以提出"不典型髓样癌"或"具髓样特征的癌"名称，因为这些肿瘤不完全具备以上标准，如此这些诊断标准应用起来就相当困难，可重复性差。故推荐将经典型髓样癌、不典型髓样癌、具髓样特征的浸润癌（NST），统统归入"具髓样特征的癌"一大组类内。

在该癌项的免疫组化栏目中，这组肿瘤的 ER、PR 和 HER2 大多表现为阴性，即所谓"三阴性癌（triple negative phenotype carcinoma）"。显然，由分子生物学分类的基底细胞样型乳腺癌也被包括在内（基底细胞样型乳腺癌组织学形态常与髓样癌重叠，免疫组化是"三阴"）。

综上所述，笔者总结认为，所谓髓样癌，应当必备两条基本条件：首先必须是实性癌，不形成腺腔或腺管；其次一定是肿瘤实质细胞丰富，细胞合体结构，纤维性间质少（质软）。具备前述全部 5 项条件者，为典型（经典型）髓样癌，即髓样癌（MC）；只具备上述 2 项基本条件，不具备全部 5 项者，属不典型髓样癌，或伴有髓样特征的非特殊型浸润癌（NST）；不管哪种髓样癌，只要是免疫组化表型为"三阴性"[ER（-）、PR（-）、HER2（-）]，即可按分子生物学分类划归于三阴性癌或是基底细胞样型乳腺癌范畴内（详见本书第 27 页）。

追忆历史，可见这一概念一直存在争议。建议，在实际应用中，所谓"乳腺具髓样特征的癌"至少三种概念应当明确，即"典型髓样癌"、"不典型髓样癌"和"基底细胞样型乳腺癌"（见下表）。因为，这些癌各型预后不尽相同，病理报告一定明确注明是哪型髓样癌。否则，临床将更加无所是从，尽管临床治疗可能大同，但还是有个体小异的。病理概念应当有较为明确的界定。

表	各型具髓样特征的癌的不同预后		
病理组织学	免疫组化	分类	预后

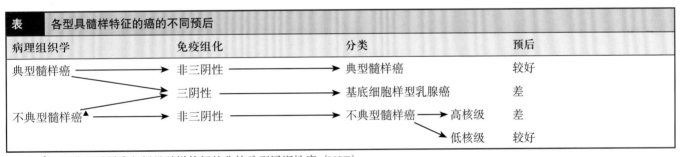

注▲：不典型髓样癌包括具髓样特征的非特殊型浸润性癌（NST）。

（阚　秀）

参考资料

1. Javid SH，Smith BL，Mayer E，et，al. Tubular carcinoma of the breast：results of a large contemporary series. Am. J. Surg. 2009，197：674-677.

2. Helge S，William H H. The Delimitation of tubular carcinoma of the breast. Human Pathology. 2000，31：601-607.

3. Livia，L，Paiara F，Meldolesia E，et al. Tubular carcinoma of the breast：outcome and local-regional recurrence in 307 patients. European Journal of Surgical Oncology. 2005，31：9-12.

4. 丁华野，皋岚湘. 特殊类型乳腺癌（二）. 诊断病理学杂志. 2000，7：166-169.

5. 丁华野，皋岚湘. 特殊类型乳腺癌（一）. 诊断病理学杂志. 2001，8：65-70.

6. 丁华野，皋岚湘. 特殊类型乳腺癌（三）. 诊断病理学杂志. 2000，7：6-9.

7. Page DL，Dixon JM，Anderson TJ，et al. Invasive cribriform carcinoma of the breast. Histopathology. 2007，7：525-536.

8. Kristin LC，Soheila K，et al. Unusual tumors of the breast. Current Problems in Surgery. 2009，46：514-590.

9. James H. McClenathan，Gustavo de la Roza. Adenoid cystic breast cancer. Am. J. Surg. 2002，183：646-649.

10. S. Delanote，R.Van den Broecke，V. R. J. Schelfout，et al. Adenoid cystic carcinoma of the breast in a 19-year-old girl. The Breast. 2003，12：75-77.

11. Mario B.，Leon E.，Daniel L.，et al. Adenoid cystic carcinoma arising in a fibroadenoma. Annals of Diag Pathol. 2005，9：157-159.

12. 刘光，丁华野，皋岚湘，等. 乳腺黏液表皮样癌临床病理观察. 诊断病理学杂志，2007，14：202-204.

13. Sunil R.Lakhani，Lan O.Ellis，Stuart J. Schnitt，WHO Classification of Tumours of the Breast. IARC Press，Lyon，

2012：58.

14．Komenaka IK，El-Tamer MB，Troxel A，et al. Pure mucinous carcinoma of the breast. Am. J. Surg. 2004，187：528-532.

15．Barkley CR，Ligibel JA，Wong JS，et al. Mucinous breast carcinoma：a large contemporary series. Am. J. Surg. 2008，196：549-551.

16．Lannigan AK，Going JJ，Weiler-Mithoff E，et al. Mucinous breast carcinoma. The Breast，2002，11：359-361.

17．Diallo R，Schaefer KL，Bankfalvi A，et al. Secretory carcinoma of the breast：a distinct variant of invasive ductal carcinoma assessed by comparative genomic hybridization and immunohistochemistry. Hum Pathol，2003，34：1299-1305.

18．Costa NM，Rodrigues H，Pereira H，et al. Secretory breast carcinoma—case report and review of the medical literature. The Breast，2004，13：353-355.

19．Cox KL，Korourian S，Klimberg VS. Unusual tumors of the breast. Current Problems in Surgery，2009，46：514-590.

20．陈易华，汪盛贤，罗艳. 4 例乳腺分泌性癌临床病理观察. 中国肿瘤临床，2008，35：1339-1341.

21．Sunil R.Lakhani，Lan O.Ellis，Stuart J. Schnitt. WHO Classification of Tumours of the Breast. IARC Press，Lyon，2012：61.

22．Jeong Mi Park，Mi Ra Seo. Cystic hypersecretory duct carcinoma of the breast：Report of two cases. Clinical Radiology，2002，57：312-315.

23．陈健，郭瑞峰，梁化印，等. 乳腺皮脂腺样癌临床病理诊断. 临床与实验病理学杂志，2005，3：273-276.

24．Tavassoli FA，Devilee P. Pathology and genetics of tumors of the breast and female genital organs. WHO，IARC press，Lyon. 2003：50-51.

25．Shirley SE，Escoffery CT，Titus IP，et al. Clear cell carcinoma of the breast with immunohistochemical evidence of divergent differentiation. Annals of Diag Pathol，2002，6：250-256.

26．Japaze H，Emina J，Diaz C，et al. 'Pure' invasive apocrine carcinoma of the breast：a new clinicopathological entity？The Breast，2005，14：3-10.

27．邵牧民，孟刚，龚西騟. 乳腺大汗腺癌的形态学与免疫表型特征. 临床与实验病理学杂志，2005，1：14-19.

28．王占东，杨杰，王晓玲，等，乳腺原发性腺泡细胞癌临床病理诊断. 临床与实验病理学杂志，2007，3：283-285.

29．张晓明，范郎娣. 乳腺典型髓样癌与不典型髓样癌临床病理分析. 临床与实验病理学杂志，2005，4：438-441.

30．Sunil R.Lakhani，Lan O.Ellis，Stuart J. Schnitt. WHO Classification of Tumours of the Breast. IARC Press，Lyon，2012：46-47.

31．Rakha EA，Aleskandarany M，El-Sayed ME，et al. The prognostic significance of inflammation and medullary histological type in invasive carcinoma of the breast.European Journal of Cancer，2009，45：1780-1787.

32．Tavassoli FA，Devilee P. Pathology and genetics of tumors of the breast and female genital organs. WHO，IARC press，Lyon，2003：88-91.

33．Eda Elverici，Ayşe Nurdan Barça，Özlem Türksoy，et al. Bilateral invasive papillary carcinoma of the breast. Clinical Imaging，2007，31：419-421.

34．Azzopardi J G：Histological typing of breast tumours. WHO，Geneva，1968.

第 8 章
特殊分化的乳腺癌类型

沈丹华　陈定宝

第一节　伴神经内分泌分化的癌

一、神经内分泌癌

【概述】

乳腺癌中有些可以合成非正常乳腺组织所产生的激素物质，并且可以通过光镜、免疫组织化学以及电镜证实在一些肿瘤细胞胞浆中有神经内分泌颗粒，此时被称为乳腺原发性神经内分泌癌（Neuroendocrine carcinomas of the breast）。

乳腺具有神经内分泌分化的癌，其形态与胃肠道及肺发生的神经内分泌癌相类似。所有这些肿瘤都不同程度地表达神经内分泌标记物。此外，非特殊型浸润性乳腺癌以及各种类型的特殊型乳腺癌也可有些神经内分泌表达。按照 WHO 分类，只有当 50% 以上的肿瘤细胞表达神经内分泌标记物时，才被命名为真正的乳腺原发性神经内分泌癌，而对于不足以上述标准的肿瘤，有些专著将其命名为伴神经内分泌分化的乳腺癌[1]。

【临床特征】

原发乳腺神经内分泌癌占乳腺癌的 2% ~ 5%。大多数患者为 50 ~ 70 岁。而伴有神经内分泌特征的乳腺癌的发病率报告不一[2]，从 3% 到 25%，发病年龄则可从 30 岁到 80 岁。在临床表现上，这类肿瘤与其他类型的乳腺癌没有明显的区别。常常为可触及的结节，乳腺照相和超声检查通常表现为界限清楚的肿物。乳腺神经内分泌癌很少出现全身的神经内分泌症状。

【大体表现】

肿瘤直径一般在 1.5 ~ 5cm，可呈浸润性或膨胀性生长。伴有黏液生成的肿瘤质地较软或呈胶样外观。

【组织学类型】

乳腺的神经内分泌癌可呈现类似于乳腺外器官如肺或胃肠道神经内分泌癌的组织形态，如典型的类癌、非典型类癌、小细胞癌以及大细胞神经内分泌癌。其诊断可依据肺等乳腺外器官神经内分泌癌的标准进行，除具有光镜组织学特点（图 8-1、图 8-2）外，还必须具有免疫组织化学（图 8-3、图 8-4）以及电镜证实在一些肿瘤细胞胞浆中有神经内分泌颗粒（图 8-5）。

WHO（2003）将乳腺神经内分泌癌分为三种主要类型[1]：实性、小细胞 / 燕麦细胞以及大细胞亚型。其诊断与肺等乳腺外器官神经内分泌癌的标准相同。而伴有神经内分泌特征的乳腺癌则常表现为普通型浸润性导管癌、黏液性癌以及实性乳头状癌的形态学特征[3]。

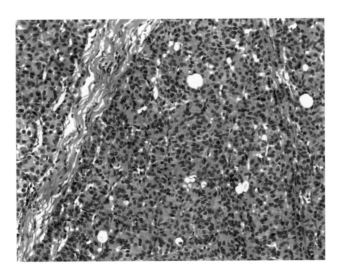

图 8-1　乳腺神经内分泌癌：癌细胞小，细胞一致，似类癌

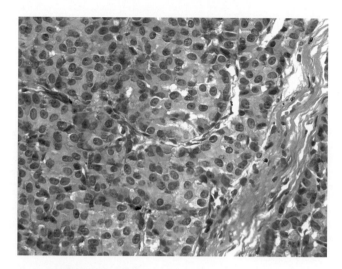

图 8-2 乳腺神经内分泌癌：图 8-1 放大

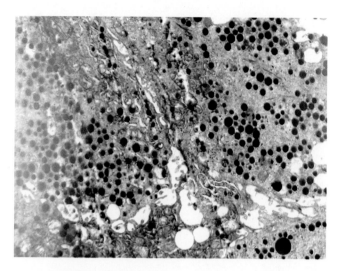

图 8-5 乳腺神经内分泌癌：超微结构示神经内分泌颗粒（摘自：付丽，2008）

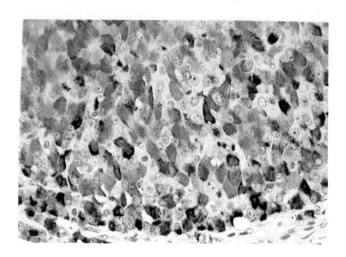

图 8-3 乳腺神经内分泌癌：嗜银染色阳性反应（摘自：付丽，2008）

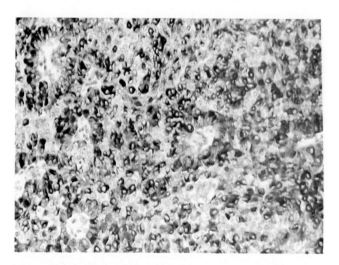

图 8-4 乳腺神经内分泌癌：免疫组化 CgA 染色阳性表达（摘自：付丽，2008）

1．实性神经内分泌癌（solid neuroendocrine carcinomas） 这种肿瘤表现为细胞丰富，呈实性巢状和梁状，细胞梭形或浆样以及大而透明的细胞。由纤细的纤维血管间质分隔。有些肿瘤的癌巢挤满呈孤立性、界限清楚的分叶状肿物。肿瘤细胞很少形成类似类癌的菊形团样和外周栅栏状结构。

有些肿瘤似乎来源于孤立性实性乳头状癌（下节将做专题详细介绍）。其他肿瘤形成多发性、常常圆形实性巢状、有致密的胶原间质分隔、类似于浸润性小叶癌的腺泡状结构。可见坏死灶。肿瘤细胞含有神经内分泌颗粒。

2．小细胞癌/燕麦细胞癌（small cell/oat cell carcinoma） 这种肿瘤在形态学和免疫组化表现与肺的小细胞癌相同。肿瘤的组成为致密拥挤的深染细胞，胞浆稀少，呈浸润性生长结构。可见具有相同形态学特征的原位癌成分。少数病例可见肿瘤坏死区域。可见人工挤压现象和核的水流样结构，但在穿刺活检标本中更明显。常常可见淋巴管瘤栓。（本型下节将做专题详细介绍）。

3．大细胞神经内分泌癌（large cell neuroendocrine carcinoma） 这种肿瘤分化差，细胞大，拥挤，呈簇状，胞浆中等至丰富，核呈空泡状至纤细的颗粒状染色质，核分裂象多见。可见坏死灶。这种肿瘤的分化显示类似于肺的大细胞神经内分泌癌。

4．高分化型神经内分泌癌（neuroendocrine tumor, well-differentiated） 这种肿瘤分化较好，大多为低度或中度恶性。肿瘤细胞及组织形态与胃肠道及肺发生的类癌相类似。

【鉴别诊断】

1. 乳腺神经内分泌癌的诊断要排除转移性类癌或小细胞癌的可能。免疫组化有助于诊断。乳腺小细胞癌 CK7 (+)，CK20 (-)，而肺小细胞癌 CK7 (-)，CK20 (-)。具有一定相似组织学特征的乳腺原位癌的存在支持乳腺来源。另外，表达 ER、PR 和 GCDFP15 也支持乳腺来源。

2. 乳腺小细胞癌与小叶癌可能混淆。小叶癌 E-cadherin (-)，小细胞癌 100% (+)。

3. 乳腺神经内分泌癌与伴有神经内分泌分化的癌不同。后者神经内分泌标记物仅散在细胞阳性。灶状神经内分泌分化在乳腺并不少见，对于治疗和预后没有特殊意义。

【免疫组化】

可表达 Syn、CgA (图 8-4)、NSE，大多数病例表达 ER、PR。超微结构示致密的神经内分泌颗粒 (图 8-5)。

【预后】

肿瘤的组织学分级和分期是判断预后的重要因素。黏液分化是预后良好的因素。

二、实性乳头状癌

【概述】

实性乳头状癌 (solid papillary carcinoma) 是由 Maluf 和 Koerner 在 1995 年最先提出的 [4]。这一肿瘤虽被命名为乳头状癌，但其重要的特征之一是具有神经内分泌分化，WHO 分类中将其归入实性神经内分泌癌中。

肿瘤好发于绝经后妇女，2 篇大宗病例的文献报告显示病人的平均年龄为 72 岁和 73.2 岁，大部分病人是以乳腺肿块为首发症状或体征，部分病人有乳头溢液或溢血的表现。

影像学表现不同于普通的乳腺癌，界限可较为清晰。大体上肿瘤呈实性结节状。大部分肿瘤直径在 0.2 ~ 4cm 之间，个别病例可以达到 15cm。切面呈褐色或粉白色，质地较软，边界清楚，有时病灶呈多结节状。

【组织学】

显微镜下，见乳腺终末导管小叶单位的膨胀性生长，肿瘤呈实性团片状生长 (图 8-6)。肿瘤团片中缺乏明确的分支乳头结构，但在实性细胞团片中可见纤细的纤维血管网 (图 8-7)。肿瘤细胞呈卵圆形或梭形，细胞核轻 - 中度异型，细胞单一一致，可见核分裂象，但核分裂象很少超过 5/10HPF。部分细胞胞浆嗜酸颗粒状，可呈现流水样排列，类似于普通型导管增生 (图 8-8)。大部分肿瘤可出现细胞外或细胞内黏液 (图 8-9)。有时肿瘤细胞可沿导管形成 Paget 样扩散，肿瘤中还常常可以看到普通型的浸润癌成分。

【免疫组化】

肿瘤细胞神经内分泌标记阳性，如 Syn、CgA 等

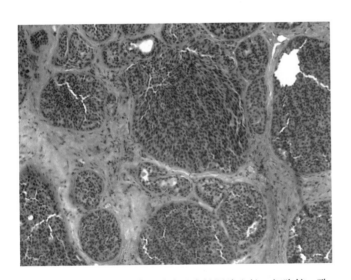

图 8-6　乳腺实性乳头状癌：肿瘤呈实性团片生长，细胞较一致

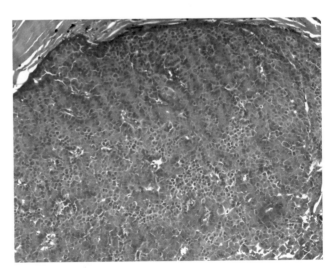

图 8-7　乳腺实性乳头状癌：肿瘤团片中缺乏明确的分支乳头结构，但在实性细胞团片中可见纤维血管网

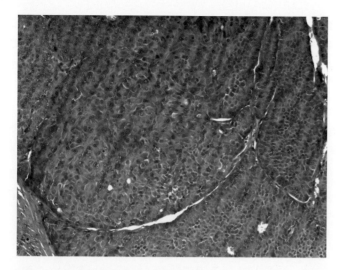

图 8-8　乳腺实性乳头状癌：肿瘤细胞呈卵圆形或梭形，可呈现流水样排列，类似于普通型导管增生

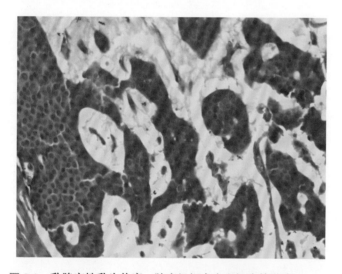

图 8-9　乳腺实性乳头状癌：肿瘤组织中出现细胞外黏液

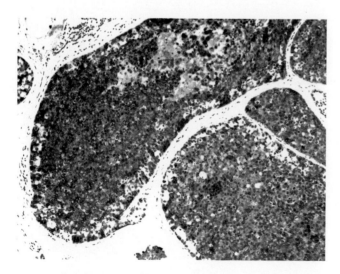

图 8-10　乳腺实性乳头状癌：免疫组化染色，肿瘤细胞呈 Syn 阳性表达

（图 8-10），可表达 ER、PR，但一般 HER2 阴性，也不表达 CK5/6。特殊染色，部分肿瘤细胞内可见 AB-PAS 阳性的黏液成分。

【预后】

由于这一肿瘤中常伴有浸润癌成分，因而，肿瘤可以发生转移，但整体预后要好于普通型的浸润癌。Nassar 等报告的一组病例中 [5]，腋窝淋巴结转移率为 13%，有 11.7% 的病例死于肿瘤的复发及转移，这些病例均在原发瘤中有明确的浸润癌成分。

三、小细胞癌/燕麦细胞癌

小细胞癌 / 燕麦细胞癌在形态学和免疫组化上类似于肺的小细胞癌，但在乳腺非常少见，因此，诊断乳腺原发的小细胞癌应首先除外肺等器官的小细胞癌转移。

由于这一肿瘤原发于乳腺极为罕见，文献报告多为少数病例的病例报告，因而其临床特征并不清楚。最大宗的报告是由 Shin 等报告的 9 例乳腺原发小细胞癌，这组病例的年龄 43 ~ 70 岁，肿瘤大小 1.3 ~ 5.0cm（平均 2.6cm）。超声图像显示，肿瘤为实性、低回声分叶状肿瘤，肿瘤边界可以较光滑，也可以不清楚。

【组织学】

小细胞癌成分由致密拥挤的深染细胞组成，肿瘤细胞胞浆稀少，呈浸润性生长结构。少数病例可见肿瘤坏死区域。可见人工挤压现象和核的水流样结构，这种现象在穿刺活检标本中更为明显。然而，单一型的小细胞癌在乳腺更为少见，很多病例，常常在肿瘤中可见到其他类型的乳腺癌成分，如小叶原位癌、导管原位癌、浸润性小叶癌以及浸润性导管癌等成分。淋巴管瘤栓也较为常见。

【免疫组化】

几乎所有小细胞癌对 CK 和 BCL-2 呈阳性表达，不同程度地表达神经内分泌标记，但一般不表达 HER2/neu 和 TTF-1。电镜显示肿瘤细胞胞浆中含有具有神经内分泌特征的颗粒。

乳腺原发小细胞癌要与乳腺外小细胞癌转移相鉴别，注意了解临床病史以及全身系统检查，可帮助排查。此外，免疫组化有助于诊断。乳腺小细胞癌 CK7 （+），CK20 （-），而肺来源的小细胞癌 CK7 （-），CK20 （-），且常常可表达 TTF-1。此外，乳腺小细胞癌与浸润性小叶癌可能混淆。小叶癌 E-cadherin 呈现阴性，而小细胞癌一般为阳性表达，加之神经内分泌标记阳性可协助诊断[6]。

【临床治疗】

乳腺小细胞癌对于化疗敏感，但单独手术切除，复发转移率高。Shin 等最先报告的 9 例中，7 例接受了乳腺切除术，有 4 例死于肿瘤复发和转移，2 例死于其他疾病，仅有 3 例存活。在随后 Shin 等报告的 9 个病例在手术切除乳腺后，进一步进行了放疗或化疗，在随访期间，仅有 2 例出现转移，其余均存活。提示：放疗或化疗可改善乳腺小细胞癌的预后。

（沈丹华　陈定宝）

第二节　乳腺化生性癌

乳腺癌大约只有 5% 的肿瘤中可出现非腺癌成分[7]，这种转化后的癌被称为化生性癌（metaplastic carcinoma）。乳腺化生性癌可以呈现梭形细胞、鳞状或是异源性成分，后者包括软骨和骨分化。其中的化生成分可以是局灶的，也可以替代整个肿瘤。梭形细胞化生性癌和鳞状细胞癌则常常以单一形式出现，不伴有任何可识别的腺癌成分，有些学者认为只有这种肿瘤才是真正的化生性癌。

临床表现上，化生性癌与普通型的浸润性导管癌没有明显不同，平均发病年龄在 55 岁左右。肿瘤大小一般在 3 ~ 4cm。但有文献报告，超过一半的病例肿瘤直径超过 5cm，有些可以达到 20cm 以上。影像学上，肿瘤尚有边界，质地致密，有时可以看到钙化，特别是在化生癌出现骨化时，可出现致密的骨化影。大体上，肿瘤质韧，有界限，切面呈实性，如果伴有软骨或骨化生时，切面可以出现软骨样胶冻样结节，或是质坚硬的骨结节。乳腺化生性癌是一个组织学谱，形态多样。2003年 WHO 女性生殖系统肿瘤分类中[1]，依据组织形态学特征，将化生性癌分为以下类型（表 8-1）：

表 8-1	2003 年 WHO 化生性癌的分类
单一上皮性癌	
鳞状细胞癌	
大细胞角化性	
梭形细胞	
棘层松解性	
腺癌伴有梭形细胞分化	
腺鳞癌，包括黏液表皮样癌	
附：纤维瘤病样化生性癌	
上皮和间叶混合性（特殊成分）	
伴有软骨化生的癌	
伴有骨样化生的癌	
癌肉瘤（特殊成分）	

但有些专著并非按照上述方法来分类的，例如《Rosen 乳腺病理学》[2]，则是将乳腺化生性癌分为两大类：鳞状化生性癌和异质性或假肉瘤性化生癌。无论如何区分，肿瘤并非绝对，很多时候肿瘤会混合存在不同的化生性成分，因而，笔者认为对于这类肿瘤，可以笼统地诊断为化生性癌，同时标注出其化生的主要成分，以利于临床下一步的治疗以及预后的判断。本节重点介绍几种特殊形态的化生性癌。

一、鳞状细胞化生性癌

乳腺鳞状细胞化生性癌（squamous metaplasia carcinoma），肿瘤可以完全由鳞状细胞组成，此时可以直接诊断鳞状细胞癌（squamous cell carcinoma），也可部分呈现鳞状分化，无论是全部还是部分的鳞状化生癌，其中的鳞状成分可以呈现角化性，也可以是非角化性。有些学者认为梭形细胞癌是鳞状化生性癌的一种亚型，由于其形态特殊，特别是一些分化良好、伴有间质玻璃样变的梭形细胞癌，临床预后较好，近年被命名为纤维瘤病样梭形细胞癌，本书将其放在第 9 章第六节中论述，不在此赘述。

【组织学特征】

纯粹的鳞状细胞癌较为少见，鳞状成分如为角化性，则可以看到角化珠（图 8-11），有时肿瘤分化差，则看不到角化上皮。极为罕见情况下，鳞状化生的肿瘤上皮埋在丰富梭形细胞间质中，上皮退变，形成复杂的相互吻合的假血管瘤样的腔隙，导致易与血管肉瘤相混淆，但是免疫组织化学染色显示：这些上皮细胞血管内皮细胞标记物呈阴性，而高分子角蛋白 34βE12 呈阳性表达。这一形态的肿瘤被称作棘层松解性癌。

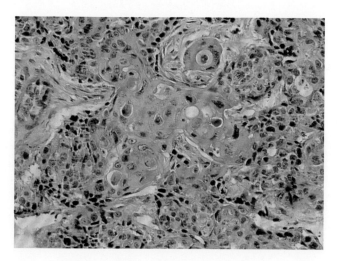

图 8-11　乳腺鳞状细胞癌：乳腺癌由鳞状细胞构成，可见明显角化珠

【免疫组化】

出现明确的鳞状分化，无需免疫组织化学染色，对于以梭形细胞化生成分为主或是棘层松解型化生癌，则需要免疫组化证实其上皮本质。化生性的肿瘤细胞表达高分子角蛋白 34βE12 和 P63，不表达 ER、PR、Her2/neu。此外，有研究发现伴有鳞状分化的化生性癌常常表达 EGFR，甚至在淋巴结转移及骨转移标本中都可检测到 EGFR，这为临床应用针对 EGFR 的靶向药物治疗提供了依据。

【预后】

文献报告鳞状化生性癌的预后并不一致，5 年生存率从 25% 到 65% 不等，患者主要死于肿瘤转移，转移最常见的部位是肺，其次为肝和骨。有些学者提出肿瘤的大小具有一定的预后意义。组织类型上，10% ~ 15% 的纯粹型的鳞状细胞癌可以出现腋窝淋巴结转移，另有文献报告棘层松解型癌的预后更差。部分病例可进展为未分化癌。

二、腺鳞癌与低级别腺鳞癌

大约 3.7% 的乳腺浸润性导管癌中可以局灶出现鳞状上皮成分，此时并非真正的腺鳞癌，而是诊断为浸润性导管癌伴有鳞状分化更为合适。WHO 分类给出的腺鳞癌（adenosquamous carcinoma）定义是：一种由成型腺管 / 腺体形成区与广泛散在分布的实性鳞状上皮分化巢片混合组成的浸润癌。

【组织学特征】

典型的腺鳞癌在浸润性导管癌中混合有鳞状细胞癌成分，此时的鳞状上皮可为高分化的角化上皮，也可为低分化的非角化性鳞状成分（图 8-12）。

在腺鳞癌中有一型较为特殊，由于通常肿瘤体积较小（直径 0.5 ~ 3.4cm，平均 2.0cm），腺管及鳞状成分分化较好，因而被命名为低级别腺鳞癌（low-grade adenosquamous carcinoma）[8]，这种癌是化生性癌中较为少见的类型，组织形态相似于发生在皮肤的腺鳞癌，因此，也有人将其命名为汗管鳞状上皮肿瘤或浸润性汗管瘤。显微镜下，肿瘤具有浸润性生长方式，在胶原化的背景中可见数量不等的上皮成分，这些上皮成分可以是实性鳞状上皮巢，也可以在鳞状上皮巢中出现囊腔，部分区域可见明显的腺管样成分（图 8-13），腺管及鳞状细胞巢周围可见形态温和的类似梭形细胞癌的细胞成分（图 8-14）。有时，病变中心可伴有硬化性腺病、乳头状瘤或腺肌上皮瘤样区域。这一肿瘤由于细胞分化好，异型性不明显，在前期活检，包括细胞学检查以及手术中冰冻检查时，容易被诊断为良性病变[9]。

【免疫组化】

鳞状上皮成分表达广谱 CK，但不表达 ER 和 PR，低级别腺鳞癌中的上皮还对 p63 呈强阳性表达（图 8-15），表明这一肿瘤中的上皮除具有鳞状分化外，其组织起源可能与肌上皮相关。而肿瘤中的导管成分依据其分化程度不同程度地表达 ER 和 PR，而低级别的腺

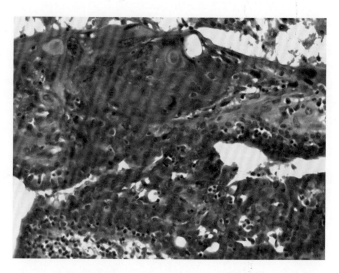

图 8-12　乳腺腺鳞癌：图片上半部分可见鳞状分化，其中可见角化珠形成，下半部分可见腺癌成分

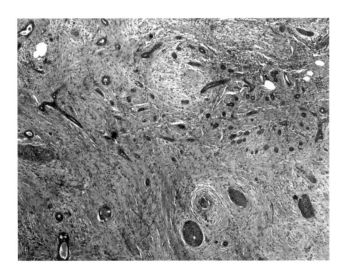

图 8-13　**乳腺低级别腺鳞癌**：胶原化的背景中可见数量不等的上皮成分，其间可以是实性鳞状上皮巢

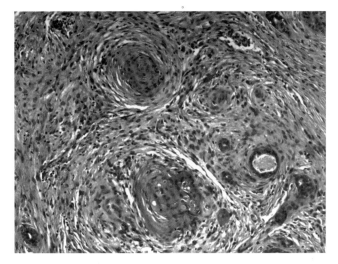

图 8-14　**乳腺低级别腺鳞癌**：腺管及鳞状细胞巢周围可见形态温和的类似梭形细胞癌的细胞成分

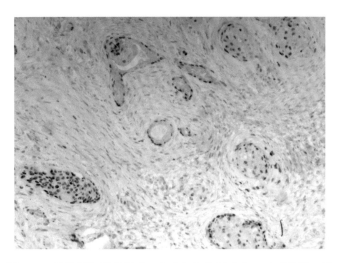

图 8-15　**乳腺低级别腺鳞癌**：免疫组织化学染色，显示腺管、鳞状上皮巢以及周围的部分梭形细胞均有 p63 表达

鳞癌则很少表达 ER。

三、梭形细胞癌

梭形细胞癌（spindle cell carcinoma）其实是腺癌梭形细胞分化。癌成分以梭形细胞为主，似双极。核多形性不明显，很少核分裂。细胞排列成束，或编织状，或波浪状，或漩涡状，似肉瘤故又称假肉瘤[10,11]（图 8-16）。常有明显胶原化。

少数腺癌可伴有梭形细胞分化。这种病变的上皮内成分也可呈梭形细胞形态，呈实性、乳头状或筛状生长。某些梭形细胞癌为化生的鳞状细胞癌（图 8-17）。

免疫组化：梭形细胞癌（腺或鳞状）的梭形细胞上皮标记物阳性。梭形腺癌常常 34βE12（−），而梭形鳞状细胞癌则 34βE12（+）。

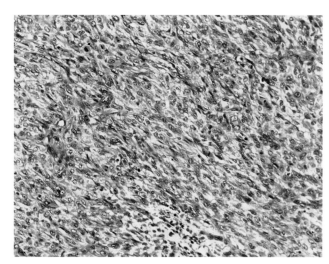

图 8-16　**梭形细胞癌**：上皮细胞呈梭形，似肉瘤

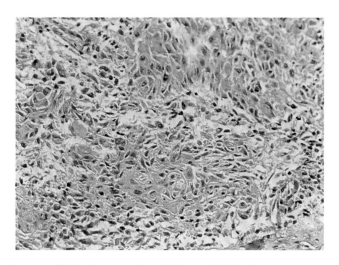

图 8-17　**梭形细胞癌**：可能由鳞状细胞癌转化而来

【鉴别诊断】

1. 肌上皮来源的梭形细胞癌　应与腺癌或鳞状细胞癌的梭形细胞化生鉴别。许多被称为"纤维瘤病样癌"的癌，腋窝淋巴结转移率低，可能是梭形肌上皮细胞癌。完全评估 HE 染色切片常常可鉴别。梭形细胞鳞状细胞癌几乎总具有鳞状分化灶，梭形细胞腺癌具有腺体形成。肌上皮癌常常由单一梭形细胞组成，可见肿瘤性梭形细胞由导管结构的肌上皮层发散，有助于证实诊断。CK7 阳性提示为腺癌，鳞状细胞癌和肌上皮癌均呈阴性。免疫组化不能鉴别鳞状细胞和肌上皮细胞。

2. 间叶组织来源的肉瘤　梭形细胞癌一定有乳腺原位癌或浸润性癌，免疫组化可以给予有价值的帮助。

四、纤维瘤病样化生性癌

乳腺纤维瘤病样化生性癌（fibromatosis-like metaplastic carcinoma，FLMC）为乳腺梭形细胞化生性癌之一种，为极其少见类型。但极易误诊，鉴别诊断非常重要。本书第 9 章第六节专题详述。

五、异质性化生性癌

异质性化生性癌（heterologous metaplasia carcinoma）中最常见的异质成分是骨及软骨。有些学者将它们命名为伴有骨化生/软骨化生的癌（carcinoma with osseous metaplasia or chondroid metaplasia）。由于它们都属于特殊基质成分，因而也有将其命名为产生基质的化生性癌（matrix-producing metaplastic carcinoma）[8]。异质性化生癌中较为少见的成分有横纹肌、脂肪和血管肉瘤。一些肿瘤还可出现类似于破骨巨细胞样的多核巨细胞成分，它们可以与骨或软骨化生成分同时出现，也可以在没有骨或软骨化生性的肿瘤中出现，严格意义上讲后者不应属于化生性癌。WHO 分类中，将其归入浸润性导管中的一个亚型，称其为伴破骨巨细胞的癌（见本书第 6 章第一节）。

乳腺超声检查显示：伴有异质成分的化生性癌呈现低回声的结节状肿瘤，影像学显示界限尚清晰，有时伴有灶状不明显至针状的边缘和无定形或粗糙的钙化。少数病例可见梁状结构的骨分化。

【大体表现】

肿瘤边界尚清，呈结节状生长，有些可见到肿瘤浸润周围组织，肿瘤直径常常大于 3cm，切面呈实性，质地较硬韧。有软骨化生时，呈现有光泽的质脆区，而有骨化生时，切面可具有砂粒感。

【组织学特征】

具有异质成分化生的肿瘤通常是在中 - 低分化浸润性导管癌中出现异质性的基质成分。伴有软骨化生的癌，以软骨样基质为主，所形成的软骨分化较好（图8-18），有时肿瘤主要由软骨样成分组成，浸润导管癌的结构不明显，但在软骨灶周边可以见到丰富的细胞成分[12]。有些细胞呈簇状至管状排列，这些细胞具有上皮和软骨的共同特征，免疫组织化学染色显示 CK、EMA 以及 S-100 阳性。

伴有骨化生的癌表现为：在浸润导管癌中混合有化生的骨成分（图 8-19），有些病例可同时出现软骨及骨

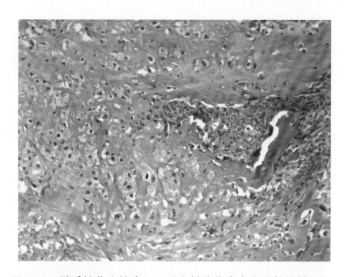

图 8-18　异质性化生性癌：显示在低分化癌中出现软骨样组织，软骨细胞分化较好

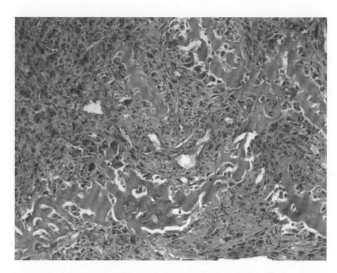

图 8-19　异质性化生性癌：在浸润性导管癌中，可见不规则的骨梁成分，骨梁周围可见破骨样巨细胞

成分，并可见到软骨内化骨[13]。

有些病例表现为伴有骨巨细胞化生的癌（metaplastic carcinoma with osteoclastic giant cell）。本型的形态学特点，在乳腺原位癌或浸润性导管癌中，混合有梭形细胞间质，此间质中存在成群或散在的骨多核巨细胞（图8-20）。此型癌常有骨及软骨样基质。

当软骨及骨等异质间叶成分呈现明显恶性表现时，则将其归入癌肉瘤（carcinosarcoma）[8]。此时的恶性间叶成分常常缺乏上皮标记。已经明确，癌肉瘤属于化生性癌的一个类型，为癌的双向分化，故也称肉瘤样癌。如以梭形细胞为主即诊断为梭形细胞癌。

【免疫组化】

由于异质性化生性癌中的腺癌成分常常呈高级别，因而其中的上皮成分常常不表达 ER、PR，只有当伴有分化较好的腺癌成分时，才可表达 ER、PR。而肿瘤的异质间叶成分，如伴有骨和软骨成分时，可同时表达上皮及间叶两种成分，但如果间叶分化差，则不出现上皮标记，间叶成分一般也不表达 ER、PR 及 HER2/neu。

【预后】

伴有异质性成分的化生性癌，临床生物学行为多

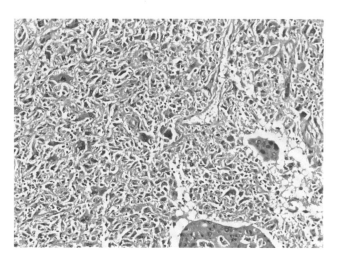

图 8-20　化生性癌：癌组织中多数多核巨细胞

为高度恶性，肿瘤易发生转移，转移病灶可以是以上皮成分为主，也可以以间叶成分为主。研究显示肿瘤的预后与其中的异质成分的多少以及分化程度并无明显相关性，肿瘤的临床病理分期是这类肿瘤最好的预后指标。

（沈丹华　陈定宝）

参考文献

1. Tavassoli FA，Devilee P. Tumors of the breast：Neuroendocrine tumors. In：Tavassoli FA. and Devilee P. eds：WHO Pathology &Genetics tumors of the breast and female genital organs. Lyon：IARC，2003：32-34.

2. Rosen P P：Mammary carcinoma with endocrine features. Rosen P P edit. Rosen' breast pathology. Third edition. Wolters Kluwer / Lippincott Williams & Wilkins，2009：551-555.

3. Tavassoli F A and Eusebi V：endocrine tumors. Tavassoli F A and Eusebi V edit AFIP atlas of tumor pathology series 4，Tumors of the mammary gland. American registry pathology. Washington DC，2009：195-200.

4. Maluf HM，Koerner FC. Solid papillary carcinoma with endocrine differentiation frequently associated with mucinous carcinoma. Am J Surg Pathol，1995，19：1237-1244.

5. Nassar H，Qureshi H，Adsay NV，et al. Clinicopathologic analysis of solid papillary carcinoma of the breast and associated invasive carcinomas. Am J Surg Pathol，2006，30（4）：501-507.

6. Righi L，Sapino A，Marchi C，et al Neuroendocrine differentiation in breast cancer：established facts and unresolved problems. Semin Diagn Pathol，2010，27：69-76.

7. Tavassoli F A and Eusebi V. Uncommon variants of carcinoma.

Tavassoli F A and Eusebi V edit AFIP Atlas of Tumor Pathology Series 4，Tumors of the Mammary Gland. American registry pathology. Washington DC，2009，217-227.

8. Van Hoeven KH，Drudis T，Cranor ML，et al. Low-grade adenosquamous carcinoma of the breast. A clinicopathologic study of 32 cases with ultrastructural analysis. Am J Surg Pathol，1993，17：248-258.

9. Ho B C-S，Tan HW，Lee V K-M，et al. Preoperative and intraoperative diagnosis of low-grade adenosquamous carcinoma of the breast：potential diagnostic pitfall. Histopathology，2006，49：603-611.

10. Banerjee SS，Eyden BP，Wells S，et al. Pseudoangiosarcomatous carcinoma：A clincopathological study of seven cases. Histopathology，1992：21：13-23.

11. 阚秀. 化生性乳腺癌. 中国肿瘤临床，1998，25（9）：688.

12. Gwin K，Wheeler DT，Bossuyt V，et al. Breast carcinomas with chondroid differentiation. Mod Pathol，2007，20（Suppl.2）：34A

13. Gal-Gombos EC，Esserman LE，Ponieca AM，et al. Osseous metaplasia of the breast：Diagnosis with stereotactic core biopsy. Breast J，2002，8：50-52.

第9章
几种有特殊意义的乳腺癌新类型

沈丹华　陈定宝　张晓波　阚　秀

近年，有几种较为特殊的肿瘤，具有特殊的临床及病理意义，在文献中有不少报告，有的已在2012年新版WHO乳腺肿瘤分类中，将其列为一种新的类型。本书特列一章，介绍如下。

第一节　基底细胞样型乳腺癌

【概述】

乳腺基底细胞样癌（basal-like breast carcinoma, BLBC），是最近从基因表型层面分离出来的浸润性乳腺癌的一种特殊亚型[1,2,3]。其特殊表现为：ER、PR、HER2三联阴性（一般浸润性乳腺癌的ER、PR与HER2的表达结果通常是相反的，即如果HER2表达阴性，则ER、PR表达多为阳性）；同时表达基底细胞型角蛋白，包括CK5/6、CK14或CK17；并同时可表达肌上皮细胞型蛋白SMA、p63、CD10、S-100等标记物。研究表明，采用ER、PR、c-erbB-2、CK5/6免疫组化染色，可以代替芯片技术进行分子分型[4]。

基底细胞样型乳腺癌，由Perou和Sorlie采用cDNA芯片技术根据基因表达谱及基因分型对乳腺肿瘤进行研究，结合临床参数，将肿瘤在基因组水平进行的新的亚分类。此亚分类包括：正常乳腺型、管腔A、管腔B、HER2（+）和基底细胞样型[1,2,3]。后两种预后较差，但HER2（+）型可应用靶向治疗，而BLBC则没有统一的治疗方案。

有研究报告基底细胞样型癌占浸润性乳腺癌的18.6%[5]，皋岚湘等[6]研究表明基底细胞样型癌占浸润性乳腺癌的17.4%，可见并不少见。但目前尚未被广大病理工作者所注意。该型乳腺癌其病理形态学、分子生物学以及临床表现，均具有一定特点，发病年龄比一般乳腺癌患者年轻，预后较差，特别值得临床病理医师予以关注。

【形态学特点】

- 推挤性浸润边缘，浸润边缘有多量淋巴细胞浸润（图9-1）；
- 明显肿瘤性坏死，尤其呈粉刺型导管原位癌样的大癌巢中央坏死；
- 散在多型性核，可见到巨核和怪核细胞，核分级多为3级（图9-2）；
- 肿瘤细胞呈巢状或大片状排列，缺乏腺管结构；
- 细胞核淡染，呈空泡状；
- 细胞呈合体细胞样生长，细胞间界限不明显；

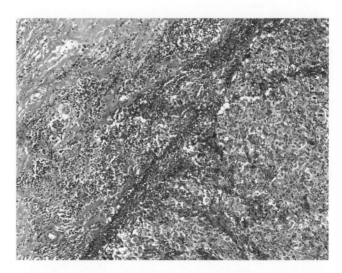

图9-1　基底细胞样型乳腺癌：推挤性肿瘤边缘，周围有多量淋巴细胞浸润

- 小脉管内癌栓；
- 核分裂象易见；
- 基质硬化和玻璃样变；
- 淡染和透明状胞质[6]。可出现基底细胞样细胞、鳞状细胞、梭形细胞或透明细胞化生。

【免疫组化】

目前，确诊 BLBC 主要依靠免疫组化，在 ER、PR、c-erbB-2 三联阴性的基础上，如果联合应用 CK5/6（图 9-3）和 CK14，会增加 BLBC 的检出率[7]。

- 免疫表型为 ER（−）/ PR（−）/ HER2（−），即三联阴性。
- 常表达 EGFR（图 9-4）。

- 至少表达一种基底细胞 / 肌上皮标记物，包括：CK5/6、CK34βE12、CK14、CK17 和 P63（图 9-5）、CD10、calponin、SMA，与正常乳腺肌上皮表型相似。
- 常高表达 Ki67、P53。

【鉴别诊断】

1. 三阴癌　ER、PR、c-erbB-2 均呈阴性的乳腺癌称为三联阴性癌（TNBC）。其免疫表型及临床预后等与 BLBC 有联系又不完全一致，具有一定的重合性。TNBC 不适用于内分泌治疗及靶向治疗，占乳腺癌的 10% ～ 17%，主要发生于 50 岁以下的女性。从概念上看，BLBC 是根据基因表达谱鉴定出的一种乳腺癌亚型，

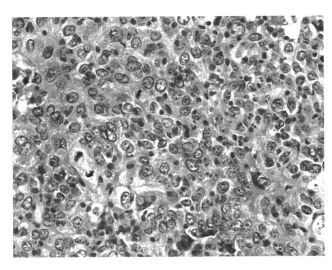

图 9-2　基底细胞样型乳腺癌：呈髓样癌形态，多型性核，可见巨核和怪核细胞，见合体细胞，多数核分裂，核分级为 3 级

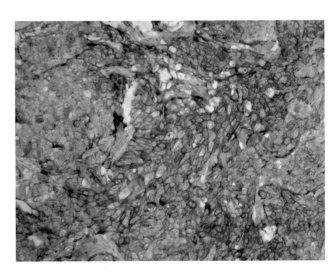

图 9-4　基底细胞样型乳腺癌：免疫组化 EGFR 染色，阳性表达

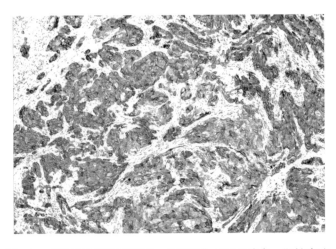

图 9-3　基底细胞样型乳腺癌：免疫组化 CK5/6 染色，阳性表达

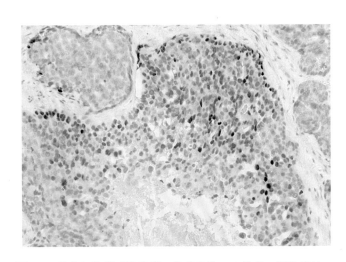

图 9-5　基底细胞样型乳腺癌：免疫组化 P63 染色，阳性表达

具有相同或类似的基因表达谱，是乳腺癌基因分型的一个亚型；TNBC 则是在免疫组化染色上具有共同特征的一组乳腺癌。因此，BLBC 和 TNBC 是隶属于不同分类范畴的两组肿瘤[8]。以基因表达谱研究为鉴别 BLBC 标准，发现 5%～45% 的 BLBC 有 ER 表达[9]，14% 的 BLBC 表达 HER2[10]，可见，TNBC 并不能包括所有的 BLBC。

2. 髓样癌和 *BRCA1* 乳腺癌　BLBC 与髓样癌和 *BRCA1* 乳腺癌既有重合又有所不同，其关系如图 9-6 所示。家族性 *BRCA1* 相关性乳腺癌与散发性 BLBC 有许多相似之处。前者的一个显著特征是 *BRCA1* 基因发生突变。基因型上，其几乎均为 BLBC，组织学上，其多是高级别肿瘤，细胞增殖指数高，存在推挤性边缘和肿瘤周围淋巴细胞浸润[11]。

【预后】

BLBC 的患者生存期短，容易发生复发或远处转

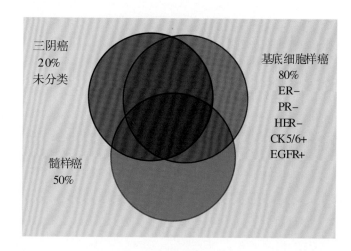

图 9-6　基底细胞样型乳腺癌、髓样癌和三阴性乳腺癌的关系

移。对化疗的反应还不十分清楚。

（陈定宝　沈丹华）

第二节　浸润性微乳头状癌

【概述】

浸润性微乳头状癌（invasive micropapillary carcinoma，IMPC），于 1993 年被用来解释一种少见类型的浸润癌。2003 年及 2012 年 WHO 乳腺肿瘤组织学分类已将其列为独立类型，近年有不少报告。该型特点是在浸润的区域可见微乳头状结构[12]。此微乳头与一般乳头状不同，其特点是：由位于透明间质空腔内的小簇状肿瘤细胞组成的癌，类似于扩张的血管腔。

浸润癌伴有乳头状结构在所有浸润癌中不足 2%。灶状微乳头改变见于 3%～6% 的普通型浸润癌[13,14]。

临床通常表现为实性肿块，72%～77% 的病例在发现乳腺肿物时伴有腋窝淋巴结转移。单纯型 IMPC 呈膨胀性生长方式，呈分叶状。

【组织学特点】

肿瘤细胞排列呈微小乳头状，不含有纤维脉管束。其特点是：细胞团周围形成空腔，空腔没有内皮细胞被覆（图 9-7），有些可能是退变的淋巴迷路。细胞中度异型，核分裂象少见（图 9-8）。可以是单纯浸润性乳头状癌或伴发于浸润性癌。癌细胞核中度异型，核分裂

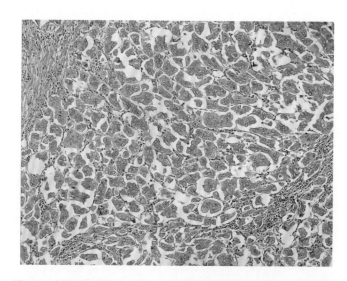

图 9-7　浸润性微乳头状癌：癌细胞团周围明显空隙，由纤维组织分隔

不活跃。不存在坏死及淋巴细胞反应。大多数病例为混合型，可见从典型的浸润性导管癌向浸润性微乳头状癌过渡。60% 以上病例出现瘤旁血管浸润，脉管内瘤拴。

免疫组化特点：EMA、MUC1 均表达在乳头或假腺管的间质侧（外缘），而一般腺管则表达在内腔面。此

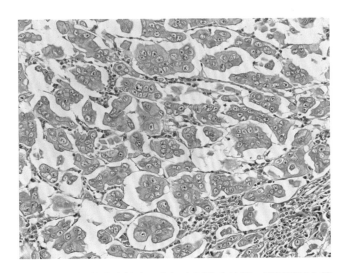

图 9-8　浸润性微乳头状癌：癌细胞团腺腔外翻，周围明显空隙，由纤维组织分隔

证明细胞团为微小乳头，与一般腺管不同（图 9-9）。

【鉴别诊断】

　　需与黏液腺癌、大汗腺癌、高分化腺癌等鉴别，因 IMPC 的预后更差。免疫组化特点很有帮助。IMPC 的肿瘤细胞呈极向反转的假乳头或假腺管状排列，EMA、MUC1 的表达在假乳头或假腺管的间质侧，而正常腺管及高分化腺癌的腺管 EMA、MUC1 的表达则在内腔侧。GCDFP15 在大汗腺癌表达；黏液癌的黏液染色阳性，而 IMPC 的假乳头及假腺管外没有黏液[15]。

【预后】

　　预后取决于血管侵犯和淋巴结有无转移。据称该型乳腺癌易于侵犯血管。乳头状生长结构不是独立的预后因素。

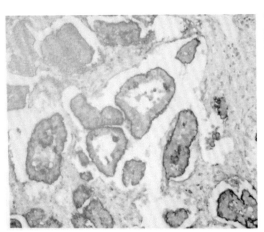
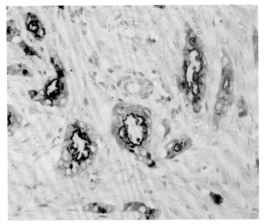

图 9-9　（左）浸润性微乳头状癌：免疫组化 EMA 染色，乳头外周阳性表达。（右）腺管癌：免疫组化 EMA 染色，腺管腔内缘阳性表达（摘自：付丽，2008）

（沈丹华　陈定宝）

第三节　乳腺实性乳头状癌及包被性乳头状癌

一、乳腺实性乳头状癌

　　乳腺实性乳头状癌（solid papillary carcinoma）为乳腺乳头状癌的一种特殊形式。2012 年 WHO 乳腺肿瘤分类已将其列为一种新的类型。其特征是丰富的致密排列的细胞结节，结节内有纤细的非特殊性的纤维血管轴分布，呈实性膨胀性生长方式。可分为浸润性及非浸润性。常具有神经内分泌分化，并常有黏液特征（参见本书第 8 章第二节）。

二、包被性乳头状癌

　　2003 年 WHO 乳腺肿瘤组织学分类提出"囊内乳头状癌"（intracystic papillary carcinoma，encysted papillary carcinoma），认为是乳头状癌的一种变型。

　　2012 年 WHO 乳腺肿瘤分类将囊内乳头状癌改称"包被性乳头状癌"，也有译称包裹性乳头状癌（encapsulated papillary carcinoma，EPC）。之所以不称导管内乳头状癌，是因为考虑它不一定是完全在导管内，而可能是肿瘤被包裹在纤维囊内，不能完全排除是一种特殊的具有低度恶性的隐性浸润性癌。目前仍被视为非浸润性癌，ICD-O 编码为 8504/2。如果伴有浸润，则 ICD-O 编码定为 8504/3。如果伴有非特殊性浸润性癌，则其预后取决于非特殊性浸润性癌的分级与分期。

（沈丹华　陈定宝）

第四节　淋巴上皮瘤样癌

【概述】

1994 年，Kumar 等[16] 首次报道了乳腺淋巴上皮瘤样癌（lymphoepithelioma-like carcinoma，LEC），由未分化的恶性上皮细胞和密集的淋巴组织间质组成。乳腺的病变与鼻咽部发生的 LEC 相似[17]。不同的是，乳腺 LEC 没有 EBV 感染。文献中报告的这种病例不多，提示有些病例可能被诊断为髓样癌[18,19]。发病年龄43 ～ 69 岁（中位年龄 55 岁），杨光之等[19] 报告的 3 例病例分别为 48 岁、53 岁、60 岁。

【镜下特征】

LEC 主要表现为两种生长方式，一种是 Rigaud 生长方式：肿瘤呈结节状，肿瘤细胞具有黏附性，呈片状、巢状或条索状排列，分布于密集的淋巴细胞中，与淋巴细胞分界清楚，类似于胚胎型生长方式（图 9-10）；另一种是 Schmincke 生长方式：单一细胞与淋巴细胞混合，类似于小叶癌。有些病例可见伴有生发中心的淋巴滤泡。

【鉴别诊断】

1. 有的病例类似于乳腺内淋巴结转移癌，但缺乏边缘窦和被膜有助于鉴别诊断[17,20]。

2. 有些病例在病变的边缘可见良性上皮细胞衬覆的导管或小叶导管。上皮细胞周围由淋巴细胞和浆细胞浸润。这种结构类似于涎腺的良性淋巴上皮病变，不同于髓样癌的导管周围和小叶内见到的单一淋巴细胞浸润，并且后者没有上皮细胞浸润。

3. 有助于 LEC 与髓样癌鉴别的是，LEC 缺乏丛状生长方式和合体型细胞，呈多结节性，具有浸润性边缘。而髓样癌具有大量淋巴细胞浸润，主要由合体型细胞组成，缺乏腺管结构，高级别核、核分裂多，具有清楚的推挤性边缘。

4. 霍奇金淋巴瘤和间变大细胞淋巴瘤有时会与 LEC 混淆，霍奇金淋巴瘤在炎症细胞背景中可见异型大细胞，大细胞可表达 CD30、CD15，不表达 CK。间变大细胞淋巴瘤的细胞异型明显，可类似于上皮细胞，表达 CD30、ALK，CK-。

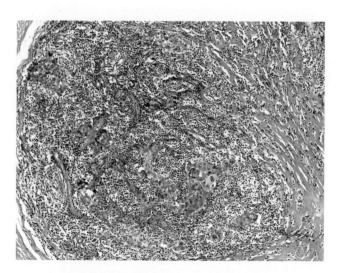

图 9-10A　乳腺淋巴上皮瘤样癌：肿瘤细胞具有黏附性，呈片状排列，分布于密集的淋巴细胞中

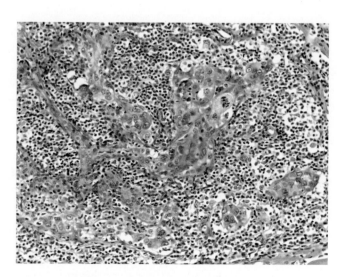

图 9-10B　乳腺淋巴上皮瘤样癌：A 图放大

5. 富于淋巴细胞的浸润性导管癌及小叶癌间质内可见多少不等的淋巴细胞浸润，有时有大量淋巴细胞浸润，淋巴滤泡形成，但通常不如 LEC 弥漫，并且具有浸润性导管癌或小叶癌的典型结构。

6. 乳腺炎症，如硬化性淋巴细胞小叶炎，表现为以小叶为中心的小叶内、小叶周围大量淋巴细胞浸润；低倍镜下呈结节状，小叶内腺管上皮可增生，并可出现不典型性，增生的细胞可被淋巴细胞破坏结构。但其具有小叶轮廓，周围有硬化带，淋巴浆细胞围绕在小血管周围，缺乏具有泡状核的恶性上皮细胞。

【预后】

LEC 的预后较好，多数病例完整切除无复发，但有少数病例复发或转移[17]。由于这种病变尚无大宗病例报告，因此对于病例的随访和总结尤为重要。

（陈定宝　沈丹华）

第五节　乳腺囊性高分泌型癌

【概述】

1984 年，Rosen 等[21]首先提出乳腺囊性高分泌性导管癌（cystic hypersecretory duct carcinoma）是一种独特类型的导管内癌，罕见，检索到的病例报告不足 100 例。病变特殊，呈多囊性结构，扩张的导管和囊肿伴有明显的分泌活性，含有均质的嗜酸性物质，类似于甲状腺胶质。分泌物可呈 PAS 或黏液卡红阳性，但 Tg（甲状腺球蛋白）阴性。囊肿可被覆不明显的上皮细胞，可增生形成乳头。当被覆上皮呈良性时，称为囊性高分泌性增生（cystic hypersecretory hyperplasia，CHH），上皮可伴有非典型性，当细胞的非典型性和结构的非典型性达到原位癌的诊断标准时，即为囊性高分泌癌（cystic hypersecretory carcinoma，CHC）。CHC 常常伴有 CHH。

【临床表现】

CHC 的发病年龄为 34 ～ 79 岁（平均 56 岁），类似于乳腺癌，临床表现通常为肿物或其他可触及的病灶。乳头溢液少见。有些病例钼靶照相可见钙化。

【大体表现】

肿瘤直径为 1 ～ 10cm，质硬。肿物与周围乳腺组织明显不同，病变中可见多量大小不等的囊腔。因囊内容物而呈灰褐色或褐色，囊内分泌物黏稠、黏液性、胶状或类似于甲状腺胶质[22]。

【镜下特点】

镜下可见含有嗜酸性分泌物的囊肿，囊腔大小不等，分泌物呈均质性，通常没有细胞成分。囊肿可被覆扁平、立方或柱状上皮，形态温和，此即 CHH（图 9-11）。在这种背景中可出现上皮的非典型性，核深染增大，可见核仁，核分裂象少见，核分级通常为中度至高级别，上皮细胞增生拥挤，可见突起、微乳头、乳头、分支状、搭桥等结构，形成非典型增生或囊性高分泌癌（CHC）（图 9-12 ～图 9-14）。分泌物为黏液糖蛋白（图 9-15）。

免疫组化，可表达 S100 和 α-lactalbumin[22]。有的病例可伴有妊娠样增生。Shin 等[23]报告了 9 例囊性 CHH 伴有妊娠样增生，认为二者组织学关系密切。少部分 CHC 可伴有浸润性癌，浸润性癌为分化差的导管癌伴有实性结构或浸润性小叶癌[23]。

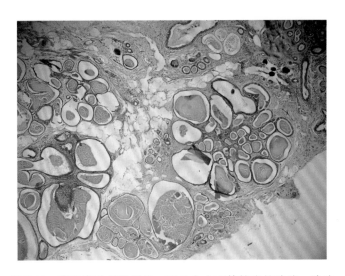

图 9-11　囊性高分泌性增生：可见大小不等扩张的腺腔，腺腔内含有大量均质嗜酸性分泌物（类似甲状腺胶质），形态酷似甲状腺滤泡，腺腔被覆单层扁平立方上皮

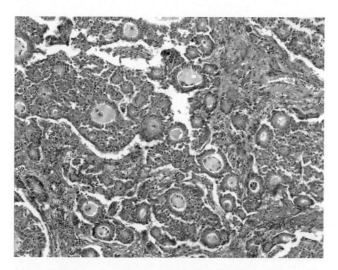

图 9-12 囊性高分泌性增生伴非典型增生：腺腔上皮增生，形成腺腔内的突起、搭桥或筛网状结构，细胞极性丢失，核深染，细胞出现异型性

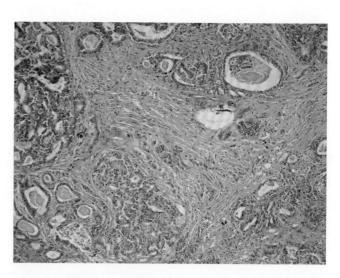

图 9-14 导管原位癌（左侧及左下）：周围纤维组织中可见散在浸润的异型细胞灶，为微小浸润癌（箭头）

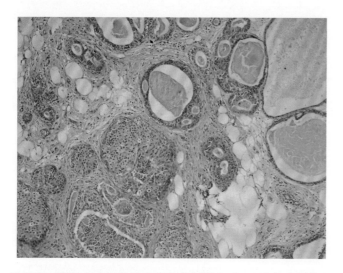

图 9-13 囊性高分泌性增生伴非典型增生（正上方）和导管原位癌，Ⅱ级（左下方）

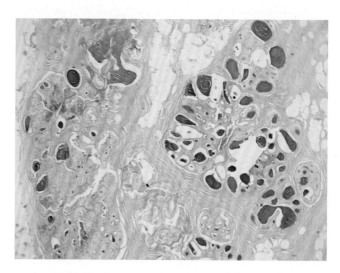

图 9-15 囊性高分泌性增生：可见大小不等扩张的腺腔，腺腔内含有大量 AB-PAS 阳性分泌物

【鉴别诊断】

由于这类病变形态独特，对其认识尚不充分，常常容易误诊，应与以下病变鉴别：

1. 分泌性癌 主要发生于年轻患者，特征是增生的细胞呈实性、微囊性（蜂窝状）和管状，伴有丰富的空泡状胞浆内和细胞外分泌物（牛奶样），通常不形成明显的囊性结构[24]。而 CHH/CHC 主要表现为大小不等的囊肿内含丰富的分泌物。

2. 妊娠样增生（假分泌性结节） 可伴发在其他病变中，其本身不形成可触及的肿物，但可形成微小钙化。表现为小叶腺体扩张，被覆细胞的核深染，细胞具有分泌性空泡状胞浆，核突出近腺腔侧，可见层状分泌物及钙化[22]。本例未见典型的妊娠样增生。

3. 黏液癌及印戒细胞癌 黏液癌表现为黏液湖中可见上皮细胞巢，细胞小，形态较一致。印戒细胞癌的黏液位于细胞内，将细胞核挤到周边。二者均不同于 CHC。

4. 腺样囊性癌 可见梁状小管状、筛状和实性三种结构，形成腺囊性表现，有时腺腔内可含有嗜酸性分泌物[24]。与 CHC 不同，后者主要呈大小不等的囊腔，腔内均充满嗜酸性分泌物，见不到腺样囊性癌典型的三种结构。

5. 筛状癌　是一种分化好的浸润性导管癌，病变圆形或成角，数量不等的胶原间质中可见一致的分化较好的肿瘤细胞巢，显示类似于普通型筛状导管内癌的筛网状结构，形成穿孔状腺腔，即浸润性癌伴有筛状结构，有些腺腔内可见黏液和微小钙化[22]；

6. 柱状细胞病变　是乳腺小叶扩张，腺腔被覆柱状细胞，有顶浆突起，可见上皮增生并可伴有非典型性，腺腔内可见絮状分泌物。而 CHH 或 CHC 的分泌物则充满腺腔，可伴有柱状细胞成分。

【预后】

这种病变的预后相对较好。Rosen 等[21] 报告的 8

例乳腺 CHC 中，其中 2 例伴有浸润性癌及转移（1 例淋巴结转移，1 例骨转移），其余 6 例伴有导管内癌，行乳腺切除或肿物切除，预后良好。Skalova 等[25] 报告了 5 例 CHC，其中 2 例发生了高级别浸润性导管癌，1 例 3 年后复发为高级别原位癌。提示乳腺 CHC 是导管原位癌一种少见的独特变型，临床行为可多年保持低度恶性，但具有浸润性生长和发生转移的潜能。在常规工作中常常容易被过低诊断。本例病变大部分为原位癌，仅见微小浸润灶，CHH 与 CHC 二者混合存在，随访至今，一般状况良好。

（陈定宝　沈丹华）

第六节　纤维瘤病样梭形细胞癌

【概述】

乳腺纤维瘤病样化生性癌（fibromatosis-like metaplastic carcinoma，FLMC）为乳腺化生性癌之一种少见类型。其特点是，肿瘤呈纤维瘤病样结构，上皮样成分量少，极易误诊。

乳腺化生性癌是指上皮起源的恶性肿瘤中混合有非上皮成分，这些成分包括：梭形细胞、骨、软骨、黏液间质以及伴有巨细胞的间变性间质。因而，其组织形态类型多样，诊断有一定的困难。1999 年 Gobbi 等[26] 首次报道一种类似于纤维瘤病的乳腺化生性癌，并将其命名为纤维瘤病样化生性癌。随后，国外文献陆续有报告[27,28,.29]，2005 年丁华野等[30] 结合自己的病例将此病变介绍给国内读者。

乳腺的梭形细胞化生性癌，可以展现从低级别纤维瘤样表现到类似于纤维肉瘤或恶性纤维组织细胞瘤样的高级别肉瘤表现。由 Gobbi 等[26] 首次报告的一组具有纤维瘤病样表现的乳腺化生性癌具有独特的组织学表现，这一肿瘤在明显的纤维瘤病样的结构中仅有少量的上皮细胞簇，非常容易被误诊。在 Gobbi 等[26] 收集的 30 例和 Sneige 等[27] 收集的 24 例中，患者的平均年龄分别为 63.4 岁和 66 岁，而国内文献报告的病例患者年龄在 47 ～ 76 岁[30,31]。肿瘤的首发症状是可触及的孤立性肿块，可伴有肿胀和疼痛。Gobbi 等[26] 报告的病例以左侧多见（约占 62.5%），个别病例也可双侧发生。

国内报告的病例以右侧多见（5/6）[30,31]。

该肿瘤已正式列为 2012 年版 WHO 乳腺肿瘤分类中的一种类型。

【大体表现】

肿瘤呈灰白色，质硬，大小从 1.2 ～ 7.0cm 不等（平均大小约 2.7cm）；形状不规则，无包膜，界限不清。

【镜下特点】

肿瘤主要由梭形细胞构成，呈束状或编织状排列，伴有硬化性间质，类似纤维瘤病（图 9-16、图 9-17）。可伴有明显玻璃样变的胶原成分，类似于韧带样纤维瘤（图 9-18）。梭形肿瘤细胞形态较温和或仅有轻 - 中度异型性，核分裂少见（1 ～ 3/10HPF）。在梭形细胞结构中可出现成簇的、具有轻度异型的上皮样形态的细胞，但这种细胞所占的比例应少于 5%[26,27]，并且常常被推挤到周围。间质除可硬化呈玻璃样变外，还可发生黏液变性，并且可以富于血管成分。局灶可见慢性炎细胞浸润。也可有导管上皮增生，并可出现乳头状瘤样增生。

免疫组织化学染色显示：肿瘤性的梭形细胞及上皮样细胞均对全分子量 CK 呈阳性表达，同时表达基底型的高分子量 CK 如 34βE12 和 CK5/6（图 9-19、图 9-20）。除此之外，还常常表达肌上皮的标记如 p63（图 9-21）。但不表达 S100、SMA、Calponin 及 Desmin。

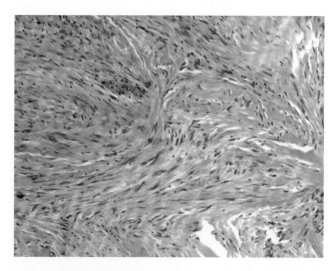

图 9-16　乳腺纤维瘤病样化生性癌：肿瘤由梭形细胞组成，细胞温和，数量较少

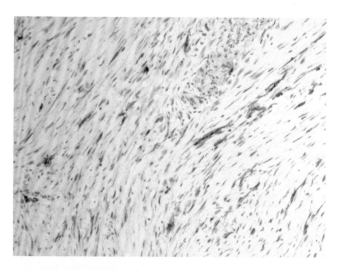

图 9-19　乳腺纤维瘤病样化生性癌：免疫组织化学染色，梭形肿瘤细胞 CK5/6 呈阳性表达

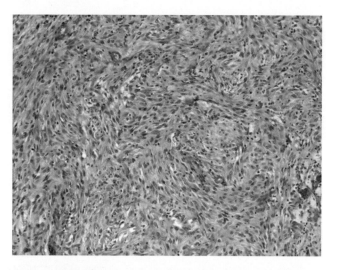

图 9-17　乳腺纤维瘤病样化生性癌：肿瘤主要由梭形细胞组成，细胞排列成束状

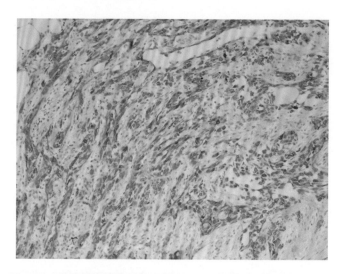

图 9-20　乳腺纤维瘤病样化生性癌：免疫组织化学染色显示，梭形肿瘤细胞 34βE12 呈阳性表达

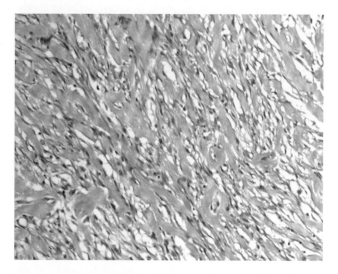

图 9-18　乳腺纤维瘤病样化生性癌：肿瘤伴有明显的玻璃样变，梭形细胞穿插在胶原束之间

与普通型的乳腺癌不同，梭形肿瘤细胞对 GCDFP-15、ER、PR 以及 c-erbB-2 常常呈阴性表达。

有关梭形细胞化生性癌的细胞增生活性报告不一，Sneige 等 [27] 报告了一组 24 例低级别的梭形细胞癌，细胞增生指数 Ki-67 均 < 5%。但 Tse 等 [32] 报告的一组梭形细胞化生性癌有 70% 的病例 Ki-67 > 10%。

一些学者也认为，虽然同为梭形细胞癌，但其生物学行为有所不同。FLMC 是乳腺梭形细胞癌中独特的一种类型，属低级别肿瘤，生物学行为较好，应该与一般的乳腺梭形细胞癌区分 [32,33]。

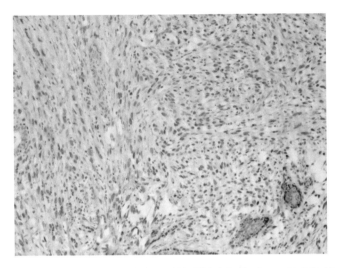

图 9-21　免疫组织化学染色显示梭形肿瘤细胞对 p63 呈细胞核阳性表达。EnVison 法

【鉴别诊断】

由于乳腺 FLMC 比较少见，加之细胞异型性不明显，诊断上比较困难。因此，一些乳腺的梭形细胞病变，包括非肿瘤性和肿瘤性病变，都应该列入到鉴别诊断中。

1．乳腺纤维瘤病　是最需要与 FLMC 鉴别的病变，这是一种浸润性的梭形细胞增生性病变，多发生在躯干和四肢，原发于乳腺者少见。病变由梭形的成纤维细胞组成，伴有数量不等的胶原沉积。绝大多数乳腺纤维瘤病很少或没有核的多形性。核分裂象少见或没有。纯粹的乳腺纤维瘤病中，没有成簇的上皮样细胞，因而在进行免疫组织化学染色时，CK 表达是阴性的。80%的乳腺纤维瘤病中有细胞核 β-catenin 表达[34]。但有尚未发表的研究数据显示，一些梭形细胞癌也可有少量的细胞核表达 β-catenin，其机制尚不清楚。乳腺纤维瘤病具有局部复发的可能性。

2．结节性筋膜炎　当 FLMC 病变中出现炎细胞浸润时，需要与结节性筋膜炎相鉴别，后者多发生在肢体软组织。乳腺的结节性筋膜炎非常罕见。临床上，结节性筋膜炎生长迅速（通常为数周），并且病变体积较小。发生在乳腺的结节性筋膜炎，大体上一般呈圆形，边界清楚。显微镜下表现为疏松的黏液样基质及出血的背景中，有增生的成纤维细胞与炎症细胞混合，肌样和多核细胞散布其中。在早期病变中，常常可以看到核分裂象。免疫组化染色，梭形细胞表达 SMA、Vimentin 和 Desmin，但不表达 CK。结合临床病史，具

有特征的组织学表现以及免疫组织化学染色，可以将两者鉴别开。

3．炎症性肌纤维母细胞瘤　纤维瘤病样化生癌在炎症较为明显时还需与炎症性肌纤维母细胞瘤相鉴别。后者可发生在软组织和内脏，很少发生在乳腺，在一项有关炎症性肌纤维母细胞瘤的大宗研究中，仅有 1 例是原发于乳腺[35]。肿瘤由梭形的肌纤维母细胞和成纤维细胞组成，另可见较大的组织细胞样细胞，间质中可见多量炎细胞浸润，尤其是浆细胞。免疫组化染色：梭形细胞 SMA、Vimentin 阳性，大约 50% 的病例可以表达 ALK，有时 CK 也可有局灶的阳性表达。

4．乳腺叶状肿瘤　FLMC 有时在肿瘤组织中，可以看到增生的导管上皮成分，可类似于乳腺叶状肿瘤，易误诊为乳腺叶状肿瘤。乳腺叶状肿瘤是一种并不常见的乳腺纤维上皮性肿瘤，分为良性、交界性和恶性，需与纤维瘤病样化生性癌相鉴别的主要是交界性叶状肿瘤。这一型肿瘤中，增生的梭形"间质"成分常常围绕在乳腺导管周围，细胞异型性不明显，核分裂象少见，腺管成分呈裂隙状，上皮增生并不明显。免疫组化染色叶状肿瘤中的梭形细胞 CK 和 p63 阴性，但对 CD34 呈阳性表达，梭形间质细胞的细胞核还常常表达 β-catenin[34]。

5．纤维肉瘤和恶性纤维组织细胞瘤　需与 FLMC 鉴别的乳腺恶性间叶性肿瘤主要包括纤维肉瘤和恶性纤维组织细胞瘤等。这些肿瘤显示有明显的核的非典型性和较多的核分裂象[36]。免疫组化染色：绝大多数乳腺肉瘤中梭形细胞 Vimentin 阳性，但不表达上皮标记物及 p63。而 FLMC，梭形细胞可以表达 Vimentin，但肿瘤细胞密度低，异型性较轻，并且上皮标记物呈明确阳性表达，可与之鉴别。

6．间质假血管瘤样增生　由于其具有纤维瘢痕性间质背景，也需与 FLMC 鉴别，前者梭形的纤维母细胞常被覆在裂隙状腔隙上，CK 等上皮标记物为阴性。

7．另外一些放射性瘢痕和复杂的硬化性病变可伴有丰富的梭形细胞，有时可与 FLMC 同时存在，诊断时应予以考虑。

【预后】

国内外文献报告均显示 FLMC 具有局部侵袭性，常常可以复发，但极少发生淋巴结及远处转移。Gobbi 等[26] 和 Sneige 等[27] 报告的两组病例中，均未发现淋巴结转移，但有部分病例局部复发。其中 Sneige 等[27]

报告有 2 例在实行改良根治切除术后 2 年之内出现肺转移，并且死亡。

对于 FLMC 的治疗方案多主张以局部病灶扩大切除加辅助放疗为主[26,27]。至于 FLMC 是否需要进行腋窝淋巴结清扫，目前尚无明确的意见。Sneige 等[27] 报

告的 2 例肺转移的病例，肿瘤体积都超过了 4.5cm，且肿瘤的边界浸润生长较明显。

（沈丹华　陈定宝）

参考文献

1. Perou CM, Sorlie T, Eisen MB, et al.Molecular portraits of human breast tumors.Nature, 2000, 406：747-752.
2. Sorlie T, Perou CM, Tibshirani R, et al.Gene expression patterns of breast carcinomas distinguish tumor subclasses with clinical implications.Proc Natl Acad Sci USA, 2001, 98 (18)：10869-10874.
3. Sorlie T, Tibshira R, Parker J, et al.Repeated observation of breast tumor subtypes independent gene expression data sets. Proc Natl Acad Sci USA, 2003, 100 (14)：8418-8423.
4. Nielsen TO, Hsu FD, Jensen K, et al.Immunohistochemical and clinical characterization of the basal-like subtype of invasive breast carcinoma.Clin Cancer Res, 2004, 10 (16)：5367-5374.
5. Rakha EA, Putti TC, Abd EI-Rehim DM, et al. Morphological and immunophenotypic spindle cell carcinoma with basal and myoepithelial differentiation. J Pathol, 2006, 280 (4)：495-506.
6. 皋岚湘, 杨光之, 丁华野, 等. 基底细胞样型浸润性乳腺癌病理形态观察. 中华病理学杂志, 2008, 37 (2)：83-87.
7. 邬万新, 韩文兰, 张燕萍, 等. 基底细胞样型乳腺癌的临床病理观察. 中华病理学杂志, 2008, 37 (11)：743-748.
8. 杨光之, 皋岚湘, 丁华野. 基底细胞样乳腺癌与免疫组化三联阴性乳腺癌. 诊断病理学杂志, 2009, 16 (1)：6-8.
9. Rakha EA, El-Sayed ME, Green AR, et al.Prognostic markers in triple-negative breast cancer.Cancer, 2007, 109 (1)：25-32.
10. Rouzier R, Perou CM, Symmans WF, et al.Breast cancer molecular subtypes respond differently to preoperative chemotherapy.Clin Cancer Res, 2005, 11 (16)：5678-5685.
11. 杨光之, 皋岚湘, 丁华野. 乳腺基底细胞样癌. 诊断病理学杂志, 2007, 14 (4)：241-244.
12. Siriaunkgul S, Tavassoli FA.Invasive micropapillary carcinoma of the breast.Mod Pathol, 1993, 6：660-662.
13. Nassar H, Wallis T, Andea A, et al.Clinicopathologic analysis of invasive micropapillary differentiation in breast carcinoma.Mod Pathol, 2001, 14：836-841.
14. Paterakos M, Watkin WG, Edgerton SM, et al.Invasive micropapillary caicinoma of the breast：a prognostic study.Hum Pathol, 1999, 30：1459-1463.
15. 付丽. 乳腺浸润性微乳头状癌病理诊断的临床意义及研究现状. 中华病理学杂志, 2008, 37 (2)：79-82.
16. Kumar S, Kumar D.Lymphoepithelioma-like carcinoma of the breast.Mod Pathol, 1994, 7 (1)：129-131.
17. Tavassoli FA, Eusebi V.Tumors of the mammary gland.AFIP, Washington, 2009：205-206.
18. Cristina S, Boldorini R, Brustia F, et al. Lymphoepithelioma-like carcinoma of the breast.An unusual pattern of infiltrating lobular carcinoma.Virchows Arch, 2000, 437：198-202.
19. 杨光之, 李静, 丁华野. 乳腺淋巴上皮瘤样癌 3 例临床病理分析. 诊断病理学杂志, 2009, 16 (4)：261-264.
20. Naidoo P, Chetty R. Lymphoepithelioma-like carcinoma of the breast with associated sclerosing lymphocytic lobulitis.Arch Pathol Med Lab, 2001, 12 (5)：669-672.
21. Rosen P, Scott M. Cystic hypersecretory duct carcinoma of the breast. Am J Surg Pathol, 1984, 8 (1)：31-41.
22. Rosen PP. Cystic hypersecretory carcinoma and cystic hypersecretory hyperplasia. In：Rosen PP. Rosen's breast pathology. 3rd edition.Philadelphia：Lippincott Williams & Wilkins, 2009：581-589.
23. Shin SJ, Rosen PP.Carcinoma arising from preexisting pregnancy-like and cystic hypersecretory hyperplasia lesions of the breast：a clinicopathologic study of 9 patients. Am J Surg Pathol, 2004, 28 (6)：789-793.
24. Tavassoli FA, Devilee P.World Health Organization Classification of Tumors：Pathology and genetics of tumors of the breast and female genital organs. Lyon：IARC Press, 2003.
25. Skalova A, Ryska A, Kajo K, et al. Cystic hypersecretory carcinoma：rare and poorly recognized variant of intraductal carcinoma of the breast：report of five cases. Histopathology, 2005, 46：43-49.
26. Gobbi H, Simpson JF, Borowsky A, et al. Metaplastic breast tumors with a dominant fibromatosis-like phenotype have a high risk of local recurrence. Cancer, 1999, 85：2170-2182.
27. Sneige N, Yaziji H, Mandavilli SR, et al. Low-grade (fibromatosis-like) spindle cell carcinoma of the breast. Am J Surg Pathol, 2001, 25：1009-1016.
28. Kinkor Z, Svitakova A, Kodet R, et al：Metaplastic spindle-cell (fibromatosis-like) carcinoma of the breast report of 4 cases. Chesk pathol, 2002, 38：164-168.
29. Rekhi B, Shet TS, Badwe RA, et al. Fibromatosis-like carcinoma-an unusual phenotype of a metaplastic breast tumor associated with a micropailloma. World J Surg Oncol, 2007, 5：24.
30. 丁华野, 皋岚湘, 张建中, 等. 乳腺"纤维瘤病样"梭形细胞癌. 诊断病理学杂志, 2005, 12 (4)：85-87.
31. 张秀珊, 严峻宁, 张玉兰, 等. 乳腺纤维瘤病样梭形细胞癌临床病理分析. 临床与实验病理学杂志, 2005, 21 (5)：559-562.
32. Tse GM, Tan PH, Putti TC, et al. Metaplastic carcinoma of the breast：a clinicopathological review. J Clin Pathol, 2006, 59：1079-1083.

33. William DG, Bryan H, Gildy B, et al. Metaplastic sarcomatoid carcinoma of the breast with absent or minimal overt invasive carcinomatous component: a misnomer. Am J Surg Pathol, 2005, 29 (11): 1456-1463.

34. Lee AHS. Recent developments in the histological diagnosis of spindle cell carcinoma, fibromatosis and phyllodes tumor of the breast. Histopathology, 2008, 52, 45-57.

35. Coffin CM, Watterson J, Priest JR, et al. Extrapumonary inflammatory myofibroblastic tumor (inflammatory pseudotumor): A clinicopathologic and immunohistochemical study of 84 cases. Am J Surg Pathol, 1995, 19: 859-872.

第10章
特殊临床形式的乳腺癌

陈定宝　沈丹华　阙　秀

第一节　Paget 病

Paget 病（Paget's disease）于 1874 年由 Paget 首先描述，故而得名。又因常发生在乳头，乳晕区有湿疹样病变，又称为乳头 Paget 病、Paget 癌、湿疹样癌等。是一种常发生于乳头乳晕区表皮内呈腺细胞分化的癌。

【临床表现】

患者发病年龄为 28～82 岁，平均 54～55 岁。这种癌少见，占所有乳腺癌的 1.0%～3.2%。临床上，在初期表现为一侧乳头瘙痒，变红，继而皮肤增厚，粗糙，出现轻度糜烂，有时表面结痂，呈灰黄色，揭开痂皮可暴露颗粒状肉芽面，伴少量血性渗出物。有些病例，乳头可见血性和浆液性渗出物。病变可持续多年，逐渐累及周围皮肤，甚至形成大片糜烂，累及和破坏乳头。约半数病例可在乳房内扪及肿块。

因初期主要表现为湿疹样病变，病程长，临床常常会漏诊。因此所有累及乳头的糜烂和皮炎样病变均应行活检以除外恶性病变。影像学检查在没有肿物的病变中通常不敏感。大多数没有肿块的 Paget 病下面具有导管原位癌（DCIS）/导管上皮内瘤变 3（DIN3）。

【大体检查】

大体表现如上所述，切面可见肿块，或无肿块形成，有的病例仔细检查才能找到微小癌灶。

【组织学特征】

表皮基底层可见散在或成巢分布的大而圆的透亮细胞，核大，圆形淡染，核仁清楚，核分裂象易见，这种细胞即 Paget 细胞。在乳头下乳管内可见管内癌，其内细胞似 Paget 细胞。表皮下组织和导管周围组织很少

受累及。皮肤的病变可由乳头蔓延至整个乳晕。乳头及深部乳腺导管都可见到导管内癌，可沿着导管扩展，向上累及乳头表皮，向下蔓延至乳腺深部导管，最终可取代导管、小叶小管的上皮细胞，甚至小叶内的细胞。Paget 病的乳腺内病变以各型导管内癌为主，因而属于一种原位癌，之后可发展为浸润性癌，并成为决定该病预后的主要因素。

Paget 病具有三种组织学类型：

（1）经典型：肿瘤细胞单个散在分布于非肿瘤性角化细胞之间，或在表皮内小巢状分布。肿瘤细胞可分布在表皮生发层的任何部位，但最常见的是副基底层。早期，病变不典型，诊断有困难，可用免疫组化帮助诊断。

（2）鲍文样（Bowenoid）：少见。特点是表皮内非典型细胞连续性累及一半至全层，没有混杂的非肿瘤性角化细胞。需要与表皮原位癌鉴别。鲍文样 Paget 病的免疫表型与经典型 Paget 病相同，有助于诊断。

（3）天疱疮样（Pemphigus-like）：少见，特点是表皮增生，肿瘤细胞生长呈延续性，尤其是在表皮的最下层，包括基底层。肿瘤细胞无黏附性，与表皮平行呈裂隙样空腔，具有表皮内大疱的特征。肿瘤细胞可围绕表皮乳头，后者表现为被肿瘤细胞"隔离"。

【免疫组化】

肿瘤细胞 CK7（+），CAM5.2（+），c-erbB-2（+），CEA、EMA、GCDFP-15 可阳性。

（陈定宝　沈丹华）

第二节　炎症性乳腺癌

炎症性乳腺癌又称为急性乳腺癌，此型乳腺癌的特点为全乳房呈急性炎症性表现，临床极易与急性炎症混淆而误诊。临床诊断以炎性乳腺癌的皮肤红肿范围大于乳房 1/3 作为诊断标准。其实此型乳腺癌纯属临床分类，病理形态并无特异性，只是一般类型乳腺癌。

【临床表现】

患者多为中青年，卵巢功能旺盛妇女，常合并妊娠、哺乳等。起病急骤，病变发展迅速，就诊前病程多为 2～3 个月。首发症状常为乳房肿大、发红、变坚实、可伴有疼痛。典型病例乳房呈弥漫性肿大，局部皮肤发红，且有明显水肿。触诊感觉普遍坚实。肿瘤边界多不清楚（图 10-1）。局部皮温增高，有时触痛。腋下淋巴结常受累及。初诊时，查见锁骨上淋巴结或远处转移者可达 30% 左右。病程继续发展，常可累及对侧乳腺。

【病理变化】

此型乳腺癌纯属临床分类，病理形态并无特异性。据文献报告，本型乳腺癌时各种病理类型都可见到，多数是分化差的导管癌、髓样癌等。其他如大汗腺癌、鳞状细胞癌，甚而浸润性小叶癌等都有报告。癌细胞大多分化不良，不形成小管或腺管样结构。在 Haagensen 的 59 例炎症样癌中，癌细胞分化良好者只 1 例，中等分化者 11 例，分化不良者 47 例。尤以未分化大细胞癌多

见，59 例中占 19 例，其细胞大小、形状差异大，胞浆丰富、淡染、核仁明显。

多数认为乳腺及皮肤组织内大量淋巴管癌栓形成是本病病理特点（图 10-2）。亦有人持反对意见。认为炎症性乳腺癌不一定都能查到淋巴管癌栓。Lucas 复习 73 例炎症性乳腺癌，按淋巴管癌栓分成三类：1 类为乳腺炎症体征，又有癌栓；2 类为乳腺炎症表现，但无癌栓；3 类无炎症表现，有癌栓（表 10-1）。

这种类型乳腺癌的形成机制尚不十分明确。以往认为，本癌的炎症样表现是乳腺间质和淋巴管周围的淋巴、浆细胞等炎症细胞浸润的结果。实际上，炎症样癌伴有炎症细胞浸润者并不多见。所以，有人主张，炎症样癌的命名应被废弃，最好称为真皮淋巴管癌病（dermal lymphatic carcinomatosis）。目前一般认为，炎症样癌是与真皮淋巴内的癌细胞栓子有关，皮肤变红可能就是癌细胞引起血管扩张充血的结果。Cracc 认为，

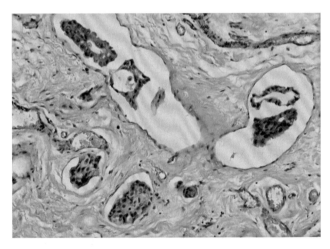

图 10-2　炎症性乳腺癌：乳腺组织内淋巴管癌栓，淋巴管与血管并行，有基底膜及内皮细胞。注意与癌巢收缩区别

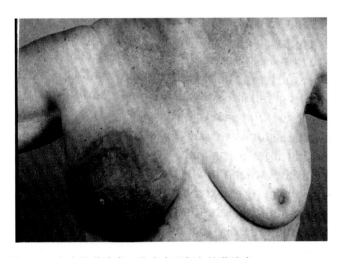

图 10-1　炎症性乳腺癌：临床表现似急性乳腺炎

表 10-1	73 例炎症性乳腺癌淋巴管癌栓频度		
类型	临床炎症体征	病理淋巴管癌栓	例数
1	+	+	39
2	+	−	19
3	−	+	15

本病的炎症反应可能是病人的机体状况对自身肿瘤中某种成分具有敏感性，表现为一种过敏反应。

本病恶性度极高，预后差。病程短促，病人多于1～2年内死亡。既往多采用姑息治疗，近年有些学者采用根治术，术前加放疗或化疗等综合治疗，疗效有所提高。

（本节基本资料依照：阚秀．乳腺癌临床病理学．北京：北京医科大学中国协和医科大学联合出版社，1993：91.）

（陈定宝　沈丹华）

第三节　乳腺隐匿性癌

乳腺隐匿性癌（occult breast cancer）是临床上触不到肿块，乳腺切除后病理检查证实的乳腺癌。

通常，该病首发症状为乳腺癌已转移至腋下淋巴结，有时形成很大的肿块，但乳房的原发灶很小，不能被触知，这种癌称为隐匿性癌。应当记住，腋下淋巴结肿大多为炎症所引起，但一个妇女腋下淋巴结肿大变硬，应考虑到乳腺隐匿性癌的可能。

近年，乳腺检查仪器很是发达，许多临床上触不到的肿块都得到早期诊断。从某种意义上讲，所有的微小乳腺癌都属于隐匿性癌。因为几乎都触不到而依赖X线检查等方法证实。

乳腺隐匿性癌以触诊困难为主要条件，包括因肿物太小、乳房巨大，乳房较硬或由于良性病变掩盖而使癌十分难以发现的情况下，偶然发现的乳腺癌。因此，癌可以发育成不同大小、不同病期，都包括在内。

Haagenson总结6000例乳腺癌，发现有淋巴结转移的隐匿性癌18例，总结如下：

（1）淋巴结大小：平均4.7cm，8例5cm以上。其中5例已经固定（与软组织愈着）。

（2）这类病人摆在外科医师面前的问题是：当一个病人只发现一个孤立的肿大淋巴结时，镜下似为乳腺转移而来，但乳腺触不到肿块，也不能证实其他部位有肿物。处于这种情况，必须决定此病人是否需做乳腺根治术。作者为14/18例做了根治术，其中13例找到了隐匿性癌的所在，1例未找到原发灶。

（3）13例切除的肿块中，肉眼可见者仅8例。直径多在1cm以下，只1例为1.8cm，另5例显微镜下证实为微小癌。病理医师必须做大量切片取材才能发现。

（4）隐匿性癌的位置：12例得到证实的病例中，3例在乳晕区，4例在外上象限，2例在内上象限，其他位于不同部位。乳晕部的小肿物难以被触知是很多医师都有体会的。

（5）最有兴趣的问题是，从发现淋巴结转移至乳腺发现可触及的肿物之间的间隔时间。隐匿性癌可潜延很长时间。许多作者都强调这一点。Haagenson报道的18例中3例未经手术者，间隔5、12、64个月后，乳腺发现肿物。

下面介绍一典型病例。

Haagenson所在医院的一位护士，发现左腋下淋巴结肿大2个月，直径6cm。经3位经验丰富的医师检查，均未发现乳房肿物。淋巴结切除证实淋巴结均为癌组织所占据，疑为乳腺转移而来。但病人拒绝手术，定期检查，5年4个月后，发现左乳肿物，位于乳晕边缘处。行根治术，肿物直径1cm，浸润性导管癌中等分化，19个淋巴结无转移，15年后仍健在。

这一事实说明，隐匿性癌引起的腋下淋巴结转移，可以在5年后癌本身才生长至直径1cm，方可被触及。

张斌等认为对于隐匿性癌患者应当进行完善的术前检查，不仅需要包括标准的双侧乳腺摄影片，还要通过超声和磁共振评估双侧乳腺和腋窝淋巴结，以寻找原发病灶。因复发风险较高，不推荐单纯对乳腺进行观察，乳房局部治疗应包括全乳切除，也可以考虑保留乳房联合全乳放疗。应进行腋窝淋巴结清扫以提高局部控制并完善分期[1]。

（陈定宝　沈丹华）

第四节　双侧原发性乳腺癌

双侧原发性乳腺癌是指双侧乳腺同时或先后发生的原发性癌。组织学类型可相同或不同。在双侧病变中找到原位癌成分，或发现癌前病变与癌有过渡性改变，是最可靠的诊断依据。

早在 1800 年 Nisbel 首先描述了双侧乳腺发生癌的病例。近年许多作者就双侧乳腺癌的发生发展规律、形态特点、预后及处理进行了较为全面的研究，有了较系统的认识。这里仅就几个重要问题叙述如下。

一、双侧乳腺癌的种类

乳腺为成对器官，处于同一内分泌控制之下，可将其视为一个脏器。因此双侧乳腺癌实为乳腺多发癌的一种，分别发生于两侧乳腺。可分为下列三种形式：①两侧乳腺同时发生独立的原发性病灶，称同时性原发性双侧乳腺癌；②两侧乳腺相继发生原发性病灶，时间先后不同，称非同时性（或异时性）原发性双侧乳腺癌；③由一侧原发灶转移至另一侧，同时或非同时性均可，为转移性（继发性）双侧乳腺癌。

通常所指的双侧乳腺癌，仅限于前两种原发性者。对侧转移性乳腺癌，虽亦为双侧乳腺癌，但不属于多发癌的范畴，治疗也不相同，故不在此列。研究证明：双侧乳腺癌中转移癌少见。90% 以上均属原发性，无论同时性或非同时性均如此。我们近年报告的 25 例双侧乳腺癌 [1]，经病理形态学研究证明确属原发性者 23 例，只 2 例为转移癌。Fukami 报告双侧乳腺癌 104 例，原发性双侧乳腺癌 94 例，转移癌 10 例。

转移性双侧乳腺癌少见的原因在于：乳腺癌从一侧转移至另一侧极其困难。有的解剖学家已经证明，两侧乳腺及被覆皮肤均无淋巴路相通，亦无淋巴流通往对侧腋下及乳内淋巴链。Haagensen 认为，只有当一侧乳腺癌向不同方向播散时，正常淋巴路为肿瘤细胞所阻塞，迫使淋巴经过侧支回流，淋巴路播散方可逆行至对侧胸部皮肤，当然也可到达对侧乳腺及腋下。只有此时癌细胞才能转移到对侧。可见此种转移机会极少。

二、原发性双侧乳腺癌的诊断标准

确定双侧乳腺癌系原发，这一问题至关重要，因为

直接关系其治疗方案。但是两侧乳腺位于同一机体，处于同一病因作用下，两侧乳腺虽属各自独立原发，但其组织形态却往往相类似。因此，确定其是否原发还是转移将十分困难。

为了解决这一问题，许多作者提出不少不同的诊断标准。其中具有代表性，并为多数人所采用的是由 Robbins 等所总结的四条标准 [2]。其后许多作者又加以补充完善，归纳如下：

（1）部位：原发性乳腺癌多位于外上象限固有乳腺组织内。而乳腺从一侧转移至另一侧多是通过淋巴路，因此经常位于乳腺周围或近胸正中线处的脂肪组织中，或从腋下逆行扩散至乳腺尾叶脂肪组织中。

（2）生长方式：原发癌经常是单发，呈浸润性发育方式，放射状生长，边缘呈毛刺状。而转移癌常是多发，呈膨胀性发育，周边界限较清楚。

（3）原位性病变：即在乳腺癌组织中可找到导管癌等原位性病变。许多作者都认为这是原发癌的最可靠证据。因为原位癌绝不会由转移而来，而转移癌也绝不会呈现原位癌形态。本文作者对双侧乳腺癌的病理形态研究证明，绝大部分双侧乳腺癌都可找到原位性病变或原位癌延续成浸润癌的状态。

（4）组织学类型：两侧乳腺癌组织学类型完全不同可作为原发的诊断条件。如前述，两侧原发癌类型相同者占多数，致使这一条件难能利用。

（5）有的作者提出，首发双侧乳腺癌根治术后 5 年以上，无其他远隔转移证据者，多属双侧同时性原发性乳腺癌。

三、原发性双侧乳腺癌的发病率

由于各作者所观察的病例数目、选择对象、观察时间长短各不相同，其发生率的报告结果也各异（表 10-2）。

Lois 指出，乳腺癌患者中双侧乳腺癌的发生率为 7.7%。该作者复习文献指出，对侧同时性隐性乳腺癌的发生率为 0.1% ~ 2.0%，中位数为 0.7%，非同时性为 1% ~ 12%。多数欧美作者报告双侧乳腺癌的发病率在 7% 左右。日本及我国报告发生率较低，在 1.8% ~ 2.8% 之间。这可能与东方国家乳腺癌发病率较低有关。

Lewison 研究 100 例乳腺癌尸检材料，发现对侧隐性乳腺癌 13 例，高达 13%。

Robbins 等[2] 观察 1458 例治疗过的乳腺癌病例，随访 20 年。其双侧乳腺癌累积危险性为 7/1000 人年，即乳腺癌患者大约每年有 1% 对侧发生新的乳腺癌。较一般人群妇女发生乳腺癌的危险性高 5 倍。因此，Stowart 在其总结中曾指出："在所有乳腺癌发病危险因素中，最重要的就是一侧乳腺已经患过乳腺癌"。

四、发病间隔时间

双侧乳腺癌分为同时性和非同时性（异时性）两种。由于患者往往不能精确地指出肿物发生的时间，致使确定同时或异时成为非常困难的问题。因此，多数作者主张以治疗时计起，规定第一侧乳腺癌治疗后 6 个月内发生第二侧乳腺癌称为同时性，6 个月以上者称为非同时性。不同作者规定时间长短不一，长者 12 个月，短者 3 个月。如表 10-2 所示，非同时性双侧乳腺癌较多，同时性较少。

那么，在非同时性双侧乳腺癌，第一侧乳腺癌发生后相隔多久发生第二侧乳腺癌？Kilgore 报告最长间隔时间是 19 年，平均 6.3 年。Robbins 报告最长间隔 22 年，平均 7.4 年，并指出多发生于前 6 年，特别是前 2 年。国内报告材料基本一致[3,4,5]。

五、发病危险因素

如果能够明确哪些病人具有发生双侧乳腺癌的倾向，对其预防将非常重要。多数作者的材料分析结果表明，双侧乳腺癌经常具有如下特点：

（1）明显的家族史：Fukami 报告 92 例中，有 13 例有家族史，占 14.1%。Anderson 对乳腺癌的家族史进行了研究，发现具有乳腺癌家族史的患者中，12% 呈双侧乳腺癌。最典型的例子是由 Cody 提供的，他报告一家三姐妹全部患双侧乳腺癌。该作者指出，具有乳腺癌家族史的患者，双侧乳腺癌发生率较无家族史者高 3 倍。

（2）年轻：所有研究者都一致认为，双侧乳腺癌的发病年龄较单侧乳腺癌年轻。半数以上患者第一侧乳腺癌是在停经前发生的。随着年龄的增加，其发病率逐渐减少。Slack 提出 40 岁以下年轻妇女发生的可能性更大。

（3）首发侧乳腺癌的组织学类型具有一定特点：多数人认为小叶原发癌时对侧乳腺癌发生率较高，可高达 54%。另外双侧乳腺癌时，管状腺癌、腺样囊性癌、黏液癌、伴有淋巴细胞浸润的髓样癌、导管内癌等特殊类型乳腺癌多见。换言之，当第一侧乳腺癌组织学类型是小叶原位癌、导管内癌或特殊型乳腺癌时，对侧乳腺应特别注意随访。

（4）第一侧乳腺癌为临床 I 期，特别是直径小于 1cm，淋巴结无转移及预后良好，根治后 2 年无病变复发和转移征象者，第二侧乳腺癌高发。

（5）第二侧乳腺切取活体，证明乳腺上皮呈明显异型性者，该乳腺易癌变。

表 10-2	文献报告双侧乳腺癌的发生率				
作者	发表年份	乳腺癌总例数	同时性（%）	非同时性（%）	合计
Harrinmgten	1946	6559	1.0	3.4	4.4
Mocrtel	1957	3000	0.3	3.5	3.8
Robbins	1964	1458	0.6	6.5	7.1
Shellito	1967	23375	1.02	3.33	4.35
Donegan	1967	704	1.0	2.0	3.0
Haagenson	1971	624	0.6	5.8	6.4
Urban	1970	对侧 422 活体	10.0	5.0	15.0
Fukami	1976	3365	0.68	2.05	2.8
朱慰琪	1963	617	0.2	1.8	2.0
阚秀	1979	1248	0.6	1.2	1.8
董赟	2013	7396	0.7	3.3	4.0

（6）第一侧乳腺为多中心者，对侧易发生癌。

综上所述，可见凡具有显著家族史，首侧乳腺癌为多发或较局限，预后较好的年轻患者，尤其组织学类型属乳腺癌特殊类型或非浸润性乳腺癌，特别是小叶原位癌时，都应视为高危人群，其对侧乳腺应予以特别注意。

Lois（1965）根据以上条件施行了 101 例对侧乳腺预防性切除。于切除乳腺中，发现 17% 含有癌成分，其中 2/3 为非浸润性癌。另外有 18% 的病人乳腺上皮呈癌前表现。可见双侧乳腺癌的实际发生率远较文献报告数字为高，更为常见。

六、病理学特点

我们研究 23 例原发性双侧乳腺癌病例，共 46 个乳腺标本的全部组织切片，并与 625 例单侧乳腺癌标本比较，发现如下特点。

（1）非浸润性原位性病变多见，本组病例 90% 以上可以在癌周癌旁找到非浸润性癌的病变。证明其双侧原发而非转移。

（2）非浸润性癌为主的病例多。特别是小叶原位癌发生率更高。

本组 46 个乳腺标本中有 3 个标本为小叶癌，占 6.5%。而一般单侧乳腺癌标本组 625 例中只有 0.2%，小叶癌发生率超过单侧乳腺癌的数十倍。导管内癌的发生率亦高于单侧乳腺癌达几倍。

（3）特殊型浸润性癌发生率高，其中以腺管癌最明显。本组 46 个乳腺标本中有 2 个乳腺癌以此型为主，与其他类型混存者 4 个。其次是淋巴细胞浸润性髓样癌各 2 个标本。其他如腺样囊性癌、乳头状癌各 1 例。也较一般单侧乳腺癌发生率为高。

以上可见乳腺癌组织学类型多属恶性度较低的类型，或许这是双侧乳腺癌预后较好的原因。

（4）双侧同时性原发乳腺癌者两侧乳腺病变虽属各自独立原发，但其组织学类型及免疫组化表型两侧多一致[4]。这可能与两侧乳腺同处于同一机体同一病因作用有关。

（5）像其他乳腺癌一样，双侧乳腺癌亦常常是多种组织学类型混合存在。

七、早期发现对侧乳腺癌

双侧乳腺癌的早期发现、早期治疗的关键在于对其需有充分的认识而予以足够的重视。

首先，一侧已发现乳腺癌或患过乳腺癌治疗后的患者，其对侧乳腺要给予十分注意。密切随访，可每 3 个月复查一次。

如同一般乳腺一样，临床检查，包括患者自我检查，对于双侧乳腺癌的发现仍十分重要。据 Kessel 报告对侧乳腺癌中有 62% 是病人自己发现的。

近年来，乳腺 X 线摄影的临床应用，为早期发现乳腺癌创造了有利条件。特别是对于临床不能发现的亚临床癌更具有独特作用。Kessel 报告的 35 例双侧乳腺癌，其中 4 例癌就是单凭 X 线检查发现的。在乳腺治疗后定期复查中，X 线显示任何异常或临床发现肿块时，都应当切除活体检查，及早明确诊断，及时治疗。

在双侧乳腺癌的诊断方法中，Urban 再三强调一侧乳腺癌根治术时，对侧乳腺同时切取活体的重要性。该作者把这一方法定为常规，自 1964－1975 年治疗 1204 例乳腺癌。对侧切取活体者 954 例[6]。包括下述三种情况：①术前对侧乳腺发现明显征象；②对侧乳腺发现异常增厚部分或肿块；③物理及 X 线检查无任何特殊异常时，就盲目切取外象限或与对侧肿瘤呈对称镜影部位的乳腺组织。切除量约为全乳腺组织 20%。采用这种方法该作者发现了大量的早期乳腺癌（表 10-3）。同时性双侧乳腺癌的比率明显增高。占取乳腺活体病例的 12.5%，为全组病例的 10%。

八、预后及治疗方针

双侧乳腺癌的一个重要问题是第二侧乳腺癌是否会给病人的生命构成新的威胁，即双侧乳腺癌是否呈加倍的危险性。少数作者认为是这样，但多数作者认为，双侧乳腺癌的存活与第一侧乳腺癌生存率比较没有不同，并不因为第二侧乳腺癌而增加原乳腺癌的危险性。Fenncy 报告[9]50 例双侧乳腺癌，其中 10 例活过 15 年。因此该作者指出："能够较长时间生存是这种癌

表 10-3	**Urban 954 例对侧乳腺活检结果**		
手术例数	癌		良性
	浸润性	非浸润性	
301 盲目	5	18	278
625 异常征	30	44	551
	20	2	6
28 阳性征	55	64	
954	119（88 例非典型增生）		835

的特点"。Hartman 等报道 [8]，相隔 10 年以上发生的异时性双侧性乳腺癌的预后，与单侧乳腺癌相比，无大差别。Verkooijen 等报道都认为 [9,10,11]，双侧性乳腺癌的预后并不比单侧性乳腺癌的预后差。

对于双侧乳腺癌的处理，如前所述，双侧乳腺癌大多数为原发癌而非转移，其预后并不比单侧乳腺癌差。因此在临床工作中，对于双侧乳腺癌应像治疗单侧一样持积极态度。应避免将第二侧误认为转移而轻易地放弃治疗机会。无论同时性或非同时性，均宜早期施行根治术。同时性双侧乳腺癌可分期手术，亦可一起施行。

关于对侧乳腺的预防性切除，自从 Bloodgood（1921）、Pack（1951）提出一侧乳腺癌治疗后行对侧乳腺预防性切除以来，引起了广泛的争论。有人强烈支持这一做法，但多数作者都加以反对，认为无此必要，而且病人难以接受。Slack 指出，即使把预防切除对侧乳腺作为常规，也只不过能使 5 年生存率提高 0.8%。再者第二侧乳腺的发生率也不支持这样做。况且由于目前诊断水平的提高，如果注意随访，早期发现，及时治疗，并不影响病人的生存机会。Leis 等提出折中方案，认为应区别对待。主张具有前述发病危险因素的患者可行预防性切除，一般患者则酌情处理。

Kessel 对于双侧乳腺癌总结出如下处理原则 [12]：

（1）一侧乳腺癌根治术后患者，要求定期复查，每年不少于 3 次，每年一次 X 线摄影检查，至少 6 年之内应当如此。

（2）对侧乳腺如发现任何异常（包括临床检查及X 线检查），都应做切除活检或进行适当治疗。

（3）具有前述危险因素的病人，对侧乳腺发生乳腺癌的概率较高。如果病人同意，可行对侧乳腺切取活检，甚至预防性单纯切除。

（4）一经证实对侧发生新的乳腺癌，应像第一侧同样积极治疗，及时地施行根治术。不可误认为转移而贻误治疗机会。

只要治疗得当，双侧乳腺癌同样是可以治愈的。

（阚　秀　陈定宝）

第五节　副乳腺癌

副乳腺癌是指原发于正常部位乳腺之外的乳腺癌。副乳腺系由胚胎期间乳腺始基消退不全，出生后继续发育而成，亦称多余乳腺。可发生于腋窝至腹股沟乳线上的任何部位。但以腋窝及胸前壁较多见。偶有异位乳腺亦可发生乳腺癌，不属副乳腺癌，特称为异位乳腺癌。如面颊、耳、颈、上肢、肩、肋、髋、臀、股及外阴等处都有文献报告，但非常罕见。作者曾见一例在背部，肿物 2 cm×3cm。病理证实为乳腺癌。

副乳腺可完全具有腺体、乳头及乳晕。亦可仅有其中的一部分。具有腺体的副乳，每于月经期、妊娠及哺乳时出现胀痛甚而泌乳。任何部位的乳腺组织都可发生乳腺癌，但以腋窝、外阴及锁骨下为多见。也可合并其他部位的癌。多见于 40 岁以上妇女。

副乳腺癌少见。据天津人民医院统计 3643 例乳腺癌中，副乳腺癌不足 0.1%。郑磊等报告 26 078 例乳腺癌中有 38 例为副乳腺癌，占 0.15%。其中女性 35 例，男性 3 例，年龄 35 ～ 83 岁，中位年龄 52 岁。最常见的组织学类型为浸润性导管癌（18 例，47.7%）。

临床病理表现：副乳部肿块，质硬，边界不清，或与皮肤粘连，甚而破溃。病理组织学类型与乳腺癌相同。

因为副乳腺癌多见于腋部，其部位于腋前线后部，故常易与乳腺尾叶乳癌或乳腺癌腋下淋巴结转移相混淆。其鉴别诊断可根据以下要点：①临床查见副乳腺；②腋下为独立的乳腺组织，与乳房无关，即非乳腺尾叶；③镜检除乳腺癌组织以外，尚须见到乳腺小叶结构，证明是乳腺而非淋巴结；④查到导管内癌或小叶癌等原位性病变，排除转移癌；⑤乳腺部无癌，或者有并发癌，但与副乳腺癌病理形态不同。

副乳腺癌的预后视情况而定，与一般乳腺癌无大区别。其临床分期标准亦同一般乳腺癌。只是由于部位异常，易被忽视，发现较晚，常常预后欠佳。郑磊等的报告中，5 年总生存率为 35.3%（低于乳腺癌术后 5 年生存率 66.8%），并认为对于无症状及无肿物的副乳不主张预防性切除，有症状的副乳腺肿瘤可行预防性切除，以防恶变。

（陈定宝　阚　秀）

第六节　年轻及老年患者乳腺癌特点

乳腺癌的预后与年龄具有明显关系，一般认为，年轻患者乳腺癌的生物学特性较高龄患者更恶性，进展快，转移早，预后差。这可能与闭经前妇女卵巢激素作用有关。因此，通常将 30 岁以下妇女的乳腺癌称年轻乳腺癌，而将 60 岁以上者老年乳腺癌。当然，年龄的限度是人为的标准，亦有规定为 35 岁以下，65 岁或 70 岁以上为标准划分的报告。

一、年轻人乳腺癌

年轻人乳腺癌的发生率较低，据天津人民医院 2488 例乳腺癌分析，属年轻范围者 47 例，仅占全部乳腺癌病例的 1.9%，远远低于该年龄组所占人口比例。我们 1021 例乳腺癌 30 岁以下占 2.9%。未婚妇女者发病率高 30 ~ 70%。首孕年龄越年轻，乳腺癌发生机会越小。

年轻人乳腺癌预后较差。据天津市人民医院材料，年轻组 5 年存活率 43.9%，而老年组 68.7%。北京肿瘤医院 30 例 30 岁以下乳腺癌 5 年存活率仅为 24.9%。其原因主要是由于年轻患者正值生育年龄，卵巢功能旺盛，常合并于妊娠、哺乳，单纯癌比例高，发展较快，较早地发生腋下淋巴结转移。

病理特点：特殊类型乳腺癌较少，只占 6%，而老年组则占 30% 以上。单纯癌占 80% 以上。淋巴结转移率高，据报告年轻组腋下淋巴结转移率为 79.6%。较老年组 41.5% 为高。

二、老年人乳腺癌

老年人乳腺癌是指 60 岁以上老年人的乳腺癌。中山大学肿瘤医院收治的 1100 例乳腺癌中，60 岁以上者 160 例（占 14.5%），男 4 例，女 156 例。

老年人乳腺癌具有以下特点：

（1）发病率高，大多数国家文献报告乳腺癌的发病率随年龄的增长而增加。如美国 60 岁以上老年人乳腺癌占乳腺癌总例数的 45.5%，明显高于本年龄组所占人口比例。美国等西方国家乳腺癌高发，并以老年发病率更高。东方国家发病高峰年龄在 50 岁左右。北京肿瘤医院 1021 例乳腺癌统计 60 岁以上乳腺癌只占 17.5%。广东这一比例为 14.5%。即使如此，仍高于 60 岁以上人口年龄别中的构成比。

（2）营养状况较差，血红蛋白普遍较低。

（3）伴发病及术后合并症多，术后住院时间长。

（4）病程长，看病时间较晚，多发癌比例高。

（5）术后复发率及远隔转移比 60 岁以下同期乳腺癌患者高。带瘤生存时间较长。腋下淋巴结转移率未见明显变化。

（6）生存率：中山大学肿瘤医院的资料显示，60 岁以上及 60 岁以下两组比较，5 年生存率相似。我们的材料表明，老年人生存率稍差。美国和日本的材料显示老年人乳腺癌生存率较中年人为低。

（7）组织学类型：60 岁以上组与普通年龄组比较，组织学类型未见明显差异。

（本章基本资料依照：阚秀. 乳腺癌临床病理学. 北京：北京医科大学中国协和医科大学联合出版社，1993.）

（陈定宝　沈丹华）

参考文献

1. 阚秀. 乳腺癌临床病理学. 北京：北京医科大学中国协和医科大学联合出版社，1993，92-102.
2. Robbins GF, Berg JW. Bilateral primary breast cancer: a prospective clinicopathological study. Cancer, 1964, 17: 1501-1527.
3. 董赟，吴毓东，熊萍. 双侧原发性乳腺癌 267 例临床分析，实用癌症杂志，2013，28（6）：654.
4. 庄新荣，刘红，王彤. 双侧原发性乳腺癌两癌间隔时间对 ER、PR、HER2 表达一致性及预后的影响. 中国肿瘤临床，2012，39（11）：777.
5. 张涛，张保宁. 双侧原发性乳腺癌临床与预后分析. 中华肿瘤杂志，2004，26（12）：55.
6. Urban JA. Biopsy of the "normal" breast in treating breast cancer. Surg Clin North Am, 1969, 49: 291.

7. Fenncy GGJ. Bilateral breast cancer, clinical and pathological review. Ann Surg, 1972, 175：635.

8. Hartman M, Czene K, Reilly M, et al. Incidence and prognosis of synchronous and metachronous bilateral breast cancer. J. Clin Oncol, 2007, 25（27）：4210.

9. Verkooijen HM，Chatelain V，Fioretta G，et al. Survival after bilateral breast cancer：results from a population-based study. Breast Cancer Res Treat，2007，105（3）：347.

10. Kheirelseid EA，Jumustafa H，Miller N，et al. Bilateral breast cancer：analysis of incidence,outcome，survival and disease characteristics，Breast Cancer Res Treat，2011，126（1）：131-140.

11. Vuoto HD，Garcia AM，CandasGB，et al. Bilateral breast carcinoma clinical characteristics and its impact on survival. Breast J，2010，16（6）：625-632.

12. Kessel HJ. Bilateral primary breast cancer. JAMA，1976，236：278.

第11章
乳腺的乳头状肿瘤

阚　秀　陈定宝

第一节　概　述

乳头状肿瘤的特点是由纤维血管轴心支持的上皮细胞增生,伴有或不伴有肌上皮细胞层。可发生于从乳头至 TDLU 导管系统的任何部位。可为良性(导管内乳头状瘤)、非典型及恶性(导管内乳头状癌)。分类建议避免应用"乳头状瘤病",因为其被用于普通型导管增生以及多发性乳头状瘤,容易引起混淆。根据乳头状瘤所在导管的部位,分为中央型(大导管)和外周型(起源于 TDLU)。此外,还提出非典型乳头状瘤类型,指乳头状瘤出现灶状上皮非典型增生,核呈低级别。

乳腺乳头状肿瘤的诊断和治疗是临床病理面临的最困难问题之一,可概括分类如下:

- 导管内乳头状瘤
  - □ 孤立性导管内乳头状瘤(中央型)
  - □ 多发性导管内乳头状瘤(外周型)
- 导管内乳头状瘤病
- 小导管上皮乳头状增生
- 乳头部的乳头状腺瘤(乳头旺炽型腺瘤)
- 导管内非典型乳头状瘤
- 乳头状癌
  - □ 导管内乳头状癌(DCIS)
  - □ 囊内乳头状癌(包被性乳头状癌)
  - □ 实性乳头状癌
  - □ 浸润性微乳头状癌
  - □ 浸润性乳头状癌

在讨论乳腺乳头状瘤是否为癌前病变及其病理形态时,必须区分乳头状瘤的三种形式:

1. 孤立性导管内乳头状瘤　发生在大导管。经常有乳头血性溢液并可触及肿物,位于乳晕区或附近,体积大,生长缓慢,病变良性,没有明确证据与恶性有关。

2. 多发性导管内乳头状瘤　发生于中小导管,多发,甚或双侧。Haagensen 描述认为该病少见,肿瘤肉眼可见(直径＞3mm)。与癌有关,发展成为癌的可能性较大。

3. 导管内乳头状瘤病　很常见,可能为多发性导管内乳头状瘤的一种。但发生于终末小导管,体积小,以致肉眼不能发现,故又称显微性导管内乳头状瘤。该病较多见,仅能为病理医师发现,外科无法诊断。肉眼观察标本,为乳腺病改变,这些乳头状瘤多是乳腺病的一部分,因而它们的意义与其他乳腺良性上皮增生的意义相同。与癌的发生有一定关系,有作者将其归为癌前病变。

乳头状增生与乳头状瘤区别。前者仅指上皮增生曲折呈乳头状,乳头低,分布广,为导管上皮实性增生的一种,不形成具有真正的纤维血管轴心的乳头状瘤,非肿瘤生长,不产生症状,无特殊临床意义。乳腺的乳头状病变比较见表 11-1。

表 11-1	乳腺的乳头状病变比较				
项目	乳头状癌	孤立性导管内乳头状瘤	多发性导管内乳头状瘤	乳头状瘤病	乳头状增生
发生部位	各部中小导管多	乳晕下大导管	外周中小导管	各部小导管	TDLU
数目	单发或多发	单发	多发或双侧	多发或双侧	多发或双侧
体积	大小不定 可达 3cm 以上	体小 2cm 以下	体小 2cm 以下	体小 显微镜下见	显微镜下见
性质	恶性	良性	癌前	非典型增生？	非肿瘤
平均年龄	54.4 岁	48 岁	39.6 岁		
乳头溢液	约 10%	81%	36%	少	极少
乳头状结构	片状，筛状，不规则	排列规则	排列规则，较小	乳头细小	无纤维血管轴心

（阚　秀　陈定宝）

第二节　良性导管内乳头状肿瘤

一、孤立性导管内乳头状瘤

孤立性导管内乳头状瘤又名中央型乳头状瘤（central papilloma），或囊内乳头状瘤。为乳腺较常见的肿瘤。主要发生于乳腺的输乳管或大导管。为单发孤立性。部位多位于乳头下或乳晕下方的乳腺中央区内。

【临床表现】

多见于经产妇，以 40～45 岁多见。单发孤立性。生长缓慢，体积较小，直径 0.2～2cm，平均 1cm。超过 2cm 者多为恶性。检查时，可在乳晕下或附近摸到一个小结节，界限清楚。其特点是常有自发性乳头溢液或挤压时排出浆液性或血性分泌物。不少病人乳头溢液为该病的首发症状，检查溢液后才发现肿物。由于肿物体积小（多为绿豆大黄豆大），必须仔细触摸才能发现，有时扪压该部位时，虽不能触及肿块，但见溢液从单一孔内流出，此可作为手术切除的指征。

【大体检查】

导管明显扩张，腔内含有淡黄色或血性微混浊液体。沿扩张的导管剪开，剖开管腔，可见从导管内壁表面有带蒂的米粒状或杨梅状新生物，突入腔内。蒂可细长或短粗。乳头的表现不一，乳头内纤维成分多，则乳头较粗，呈灰白色。有的乳头细，而顶端钝圆，呈鲜红色，质脆易脱落；有的乳头细而尖，质很脆，易出血

则有恶性变可能。冰冻切片取材时，要包括蒂和导管连接处，以便观察有无浸润性生长，从而断定其良恶性。有时可见整段扩张扭曲的导管及其分支内，多数有蒂相连的乳头状物。

【病理形态】

导管内乳头状瘤的组织形态学变化很大，但基本形态是导管上皮与间质增生，形成乳头状结构（图 11-1），表面被覆单层立方或柱状上皮。中心有纤维血管轴心。可分为以下几种类型：

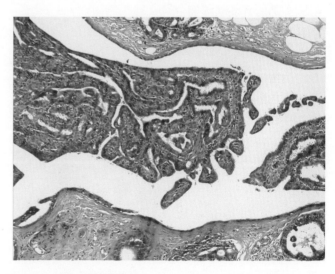

图 11-1　导管内乳头状瘤

（1）纤维型乳头状瘤：较为少见。此型乳头较粗。乳头之纤维组织丰富，表面被覆单层立方或柱状上皮，或为双层细胞，无异型性。较陈旧者，可见上皮萎缩，间质玻璃样变。

（2）腺型乳头状瘤（图 11-2～图 11-4）：乳头分支较细，纤维组织及囊内可见含铁血黄素沉着，并有吞噬细胞反应。肿瘤根部由于反复出血、纤维化，可使腺管夹在间质内，并因受压变形，排列较乱。

（3）移行型乳头状瘤：导管上皮明显增生，乳头反复分支、纤细，互相吻合成腺样间隙，间质较少。或乳头互相融合，形成腺样结构不明显的实性团，与恶性者区别困难。

（4）梗死性乳头状瘤（图 11-5）：乳头状瘤常可见缺血性坏死，可是全部或肿瘤的一部分。梗死与肿瘤坏死不同，应当注意，因为二者牵涉到良恶性鉴别。梗死后仍可见原肿瘤的残影，细胞崩解不明显。

（5）硬化性乳头状瘤（图 11-6）：Haagensen 特别强调是一种特殊形态。易被误认为癌，是最容易见到的诊断错误之一。这种病变是由于反复创伤的结果致使出血纤维化。由于大量纤维结缔组织增生，乳头状结构为纤维组织所包绕，上皮受压形成裂隙状。或呈腺病样，常给人以癌浸润的印象。此时乳头状瘤与癌的鉴别标准，就不能单凭镜下结构，而肿瘤细胞本身将更为重要。一般依赖细胞核的特点，如有核间变，核浓染，染

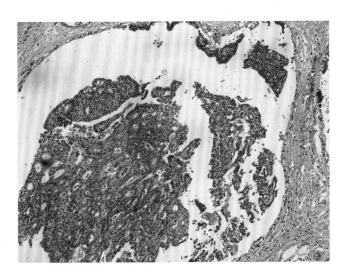

图 11-2　导管内乳头状瘤（腺型）：肿瘤呈腺病形态

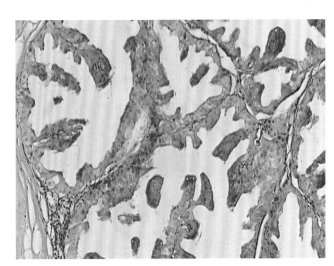

图 11-4　导管内乳头状瘤：大汗腺型

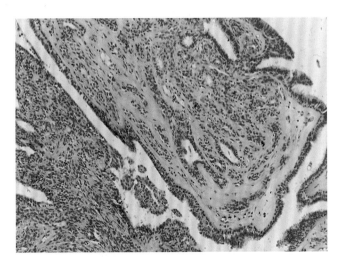

图 11-3　导管内乳头状瘤：腺肌上皮增生，间质内假浸润

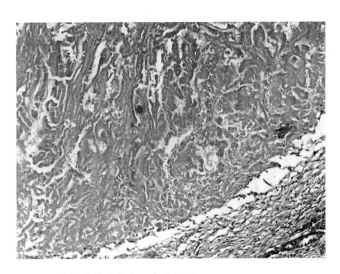

图 11-5　导管内乳头状瘤：完全梗死

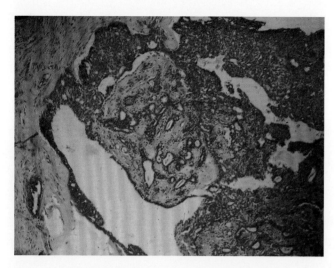

图 11-6 硬化性导管内乳头状瘤，伴上皮非典型增生：腺上皮层次增高，复式腺体，成片的细胞为增生细胞，间质内腺体假浸润

色质集中，大核仁，再有较多的核分裂象等，才可以认为是恶性。

【孤立性导管内乳头状瘤与癌的关系】

这是一个很有意义而且非常重要的问题。据 Haagensen 等研究 160 例患者，观察 10～18 年，结论认为，除少数例外，孤立性导管内乳头状瘤不是癌前病变。它们应当保守治疗，这种病人应当随访至少 20 年，建议间隔 6 个月。

二、多发性导管内乳头状瘤

多发性导管内乳头状瘤又称周围型导管内乳头状瘤（peripheral papilloma）。将多发性导管内乳头状瘤与孤立性导管内乳头状瘤二者分开，是因为其临床与病理都不相同。最重要的是，多发性与癌有关，而孤立性则否。因此，可以这样认为，多发性导管内乳头状瘤是一个独立的疾病，认识它对临床及病理都十分重要。

二者基本区别点：孤立性导管内乳头状瘤为单发性，在大导管内发生，可沿分支伸延，但仍然只是一个，伸延过远处者少见。而多发性则见于乳晕外、多发性可触及的肿物。

多发性导管内乳头状瘤与导管内乳头状瘤病可认为不是同一概念。前者少见，临床上可触及结节，可以发生于乳腺病中。后者为乳腺病时显微镜下所见的多数小导管内乳头状瘤样增生。但是，多数学者认为，二者不易区别，经常混用，不做区分，特别值得临床医生

注意。

【临床表现】

少见，患病年龄较孤立性为年轻，平均年龄为 39.6 岁。发生乳头溢液者较孤立性为少，约为 36%（孤立性约 81%）。肿物常呈小结节状，位于乳晕的边缘部及其他部位，少数为双侧性，切除后大约 70% 复发，间隔时间为 5～16 年。

【病理形态】

乳头状结构可与孤立性乳头状瘤相似。必须注意其三个基本病理图像。

1. 乳头状结构多种多样 有的具有广阔的茎干，被覆小细胞上皮。有的大量导管上皮增生，腺样排列，细胞质有向腔内突起的"微突起"。偶尔乳头呈实性，其他细胞也可梭形细胞化生。有时乳头状瘤肌上皮细胞增生明显，表现为腺肌上皮瘤形态。

2. 腺病 在多发性导管内乳头状瘤的乳腺常见而明显，似为该病的一部分。

3. 大汗腺化生 这种细胞体大，染色浅，胞浆嗜酸，核规则，细胞腔面有微突起。这种大汗腺经常见于扩张的导管。多发性导管内乳头状瘤时大汗腺特别明显。大汗腺增生形式可有很大不同，其中有些似基底细胞，矮立方形核，密集，与癌关系密切。乳头状突起融合，逐渐形成筛状大汗腺乳头。

总之，乳腺导管内乳头状瘤可表现多种形态。有作者称，乳腺腺病的各种形式都可出现在乳腺导管内乳头状瘤。

【多发性导管内乳头状瘤与癌的关系】

Haagensen 共观察 39 例临床可触及的多发性导管内乳头状瘤，其中 15 例同时伴有癌、因此，认为与癌关系密切。15 例全部为特殊类型乳腺癌、导管内大汗腺乳头状癌及筛状癌。2 例为双侧性。6 例是在导管内乳头状瘤切除后发生的，从发现乳头状瘤至诊断癌的间隔时间为 4～9.5 年。

三、非典型导管内乳头状瘤

非典型导管内乳头状瘤（atypical intraductal papilloma, AIP）的特点，是乳头状瘤伴有灶状非典型上皮增生，核呈低级别。这种上皮内增生有时类似于非典型导管增生（ADH）（图 11-7～图 11-9）或小灶状低级别导

管原位癌（DCIS）。可见肌上皮细胞层丢失的层状上皮细胞区域，或呈实性、筛状或微乳头状增生。非典型细胞不足病变的 1/3，有或无肌上皮细胞层。筛状、实性或微乳头状增生的单一细胞占 90% 以下，其余病变为良性乳头状瘤、复杂性乳头状瘤或硬化性乳头状瘤。当 DCIS1/DIN1 病变成分累及不足 30% 时（后修订为90%），应诊断为 AIP；当 DCIS1/DIN1 病变成分累及超过 90% 时，应诊断为乳头状瘤发生的导管内乳头状癌（DCIS）[1]。2012 年版 WHO 乳腺肿瘤分类认为，导管内乳头状瘤非典型增生（ADH）与导管内乳头状癌的鉴别点，应当以非典型性病变的范围（atypical epithelial population）为准，分界点定为 3mm。≤ 3mm 者为 ADH，≥ 3mm 者为 DCIS[2]。WHO 并认为，以

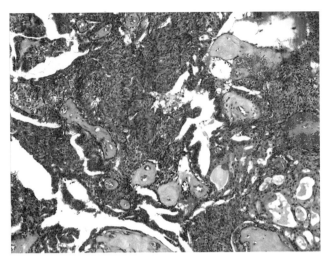

图 11-9　非典型导管内乳头状瘤

大小范围为基础的标准，比百分比的标准更实用，尽管 WHO 专家组也承认目前 3mm 的标准缺乏足够的依据。

　　AIP 发生浸润性癌的风险性与周围乳腺组织的病变有关。乳头状瘤中的非典型性的意义尚不清楚，常常由于周围乳腺组织中的非典型增生而被忽略。如果周围乳腺组织没有增生或非典型增生，非典型增生仅仅局限于乳头状瘤内，则发生浸润性乳腺癌的风险性类似于无非典型增生的乳头状瘤。如果乳头状瘤和周围乳腺组织均存在上皮的非典型增生，则相对危险性呈中度至高度增加[3]，但这并没有反映单纯性非典型乳头状瘤的风险性。

　　一项 199 例伴有非典型区域的中心型乳头状病变（筛状或微乳头状增生，类似于低级别 DCIS/DIN1）的研究表明，进展为癌的比率为 7.5%（浸润性癌为 5%，非浸润性导管癌为 4%），不管非典型占乳头状病变的5% 还是 60%[4]。周围乳腺组织缺乏非典型增生的乳头状病变的风险性与普通型乳头状瘤没有明显不同。因此，伴有任何数量的非典型性直至 90% 均应诊断为非典型乳头状瘤或乳头状瘤伴 DIN1，避免诊断为发生于乳头状瘤的癌。

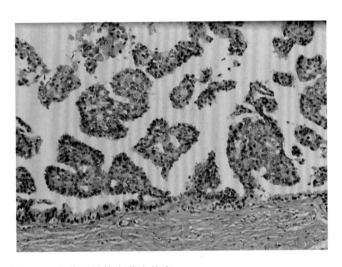

图 11-7　非典型导管内乳头状瘤

四、"导管内乳头状瘤病"及小导管上皮乳头状增生

（一）"导管内乳头状瘤病"

　　研究者都认为应将多发性导管内乳头状瘤与乳头状瘤病（intraductal papillomatosis）区分开。实际上，在

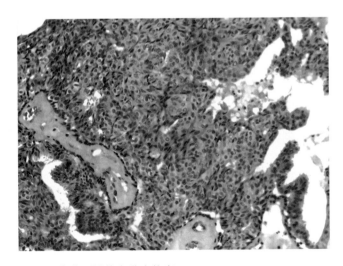

图 11-8　非典型导管内乳头状瘤

多数著作中，二者的区别是含糊不清的。Azzopardi 等认为其区别在于，导管内乳头状瘤病系指显微镜所见的小导管的乳头状瘤，故称显微型乳头状瘤（microscopic papilloma）；而多发性乳头状瘤则是肉眼可见的或临床可触及的多发性乳头状瘤（有人建议肿瘤直径需达 3mm 以上）。Fisher 等认为导管内乳头状瘤病与导管上皮的非典型增生具有同等意义，同样认为与癌有一定关系。

作者认为[5]，导管内乳头状瘤病多是乳腺增生病（乳腺良性增生症）的多种病理变化中的一种表现。数目多，分布广，发生于小叶内、小叶间的终末小导管（TDLU）。导管上皮增生，由管壁向腔内突出，形成乳头很常见（图 11-10）。乳头高矮不一，有的形成多分支，不规则突向管腔，也可互相融合，充满管腔，形成乳头状瘤形态。被覆上皮为单层、立方或柱状，具有两型细胞。乳头结构顶部的细胞常体积小、核深染。具有充分发育的很长的轴心。数目常常较多，一张切片甚或一个低倍视野内可见到数个。除病理切片检查诊断外，临床无法发现其存在。经常发展成非典型增生（图 11-11），以至癌变。有报告癌变率高达 20% 以上。

WHO（2003）认为，最好尽量避免使用"导管内乳头状瘤病"这一名称。意指将多发性导管内乳头状瘤与导管内乳头状瘤病合并一起混用。本文作者意见，既然如此，采用"导管内乳头状瘤病"名称，也许更为妥当。

（二）小导管上皮乳头状增生

本文之所以将"小导管上皮乳头状增生"专门提

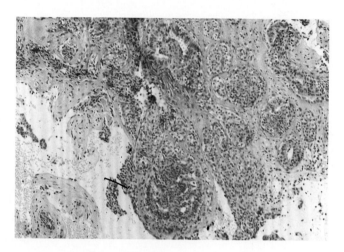

图 11-11　旺炽型乳头状瘤病

出，是因为该类病变较常见，它尚不构成导管内乳头状瘤，需与导管内乳头状瘤病区分开。也不同于导管上皮一般性增生，是一种导管上皮高度增生的表现。

小导管上皮乳头状增生的特点：发生于终末小导管，经常是小叶内导管。上皮增生呈乳头状或卷曲状，似微小乳头状瘤。特点是尚未形成乳头状瘤的中心纤维血管轴，只是小导管上皮的高度增生形成乳头状。

五、乳头的乳头状腺瘤

乳头的乳头状腺瘤（nipple adenoma）又称乳头部乳头状瘤、乳头部旺炽型乳头状瘤（florid papillomatosis）、乳头部旺炽型腺瘤等。此瘤良性，极少见，但极易误诊，特别值得注意。发生自乳头内的导管即乳窦部。多见于 40 ～ 50 岁，发展缓慢。

【临床表现】

主要是乳头的糜烂、溃疡、结痂出血。有的在乳头处可摸到一硬结。因此，容易误诊为 Paget 病。切除的结节质硬，境界清楚，呈灰白色，此结节并不在导管内。

【病理形态】

与典型的导管内乳头状瘤根本不同，而与汗腺瘤十分相似。可分两种类型：

1. 孤立性乳头状腺瘤型　在乳头部扩张的乳窦内，窦壁完整，界限清楚。这一病变可沿乳窦扩延，最后达到表面。而不是由表面发生。此型约占病例的 1/4，病理诊断无困难。

2. 乳头状腺瘤型　此型多见，乳头状上皮增生呈

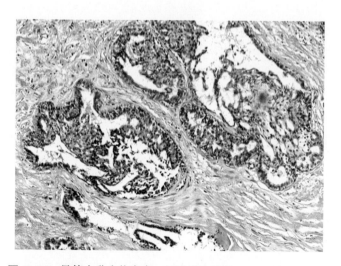

图 11-10　导管内乳头状瘤病：细胞增生活跃

弥漫性腺瘤样。在乳头表面，早期使乳头呈肉芽肿样。3/4 的病例属于此型，乳头排列不整齐，管壁界限不清。当乳头侵蚀感染或纤维化时，失去乳头状排列侵犯乳头间质，此时极易误诊为癌。其实完全为良性。腺瘤型亦发生于乳窦。管周及乳头间质可有少量淋巴细胞、浆细胞浸润。

必须与乳头的慢性炎症及 Paget 病进行鉴别。

（该肿瘤详细内容及图示详见本书第 12 章第一节）。

六、导管内乳头状瘤取材的建议

导管内乳头状瘤体积经常很小，最常见者多在 2 ～ 5mm。手术多做乳段切除。此时病理取材困难，经常是寻找不到肿瘤，切片只见导管扩张。

导管内乳头状瘤的活检：如何查找到肿瘤？需注意以下几点：

- 临床诊断怀疑导管内乳头状瘤的患者，导管内乳头状瘤良恶性鉴别困难，建议尽量不做冰冻切片检查。
- 标本经固定后进行取材。

- 标本切开，采取与导管呈横切面方向（不是最大面）。
- 导管内乳头状瘤：找到扩张囊状导管，充有红褐色血性物，从中再找到肿瘤（图 11-12）。

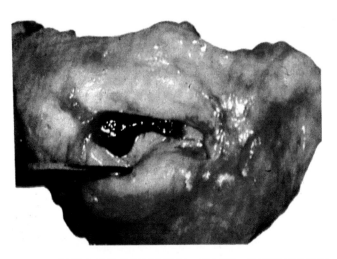

图 11-12　导管内乳头状瘤标本取材：横切面，见囊状扩张导管及米粒大肿瘤，囊内充以红褐色血性物

（阚　秀　陈定宝）

第三节　乳腺的乳头状癌

一、导管内乳头状癌

导管内乳头状癌（intraductal papillary carcinoma）是乳腺癌中少见的一型原位癌（属 DCIS 的一种类型）。发病年龄与一般乳腺原位癌相同，高峰位于 40 ～ 50 岁年龄组。临床起病缓慢，初发症状多是乳房内摸到肿物，逐渐增大，少数病例以乳头溢液为首发症状。此癌恶性程度较低，生长缓慢，可达巨大体积，通常直径 3cm 以上。可形成囊性成囊内乳头状癌。可见于乳腺的各种类型的导管，因此其部位位于乳房中央或外周，可单发或多发，双侧者也不少见。此癌侵袭性弱，淋巴结转移率低，受累淋巴结数目亦少。

导管内乳头状癌可分成两型，即微乳头状癌及长分支型乳头状癌。

（1）微乳头型乳头状癌：腺腔明显扩张，增生的上皮呈低乳头状（图 11-13），厚度为几层细胞，乳头中无纤维血管轴心。有时上皮呈大汗腺样改变的大汗

腺癌。

（2）长分支型乳头状癌：一般发生在较大的腺腔内，癌细胞向腔内突出呈乳头状结构，形成纤维血管轴心。也可形成一些腺管、筛状结构或实性团块。

无论哪一型，其形态特点是：

- 乳头中心的间质很薄而特殊，有时仅有薄壁血管，间质缺少胶原纤维。
- 上皮多层，形成腺样间隙。有时间质极少，上皮细胞搭桥连接或融合成片，形成筛状或车轮状，而乳头结构则易辨认。另一种乳头结构，上皮细胞亦可单层排列，细胞呈柱状或高柱状，细胞核大形状较一致，肌上皮细胞消失（图 11-14）。
- 最明显的特点是核深染（图 11-15），并有异型性，虽然通常不十分严重。不见两型细胞结构，肌上皮细胞消失，而形成单一型表现。细胞透明，层次不清。可见核分裂象。

此外，WHO 乳腺肿瘤分类（2003）中提出了囊内

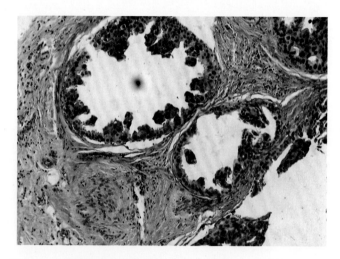

图 11-13 导管内微乳头状癌：乳头矮小

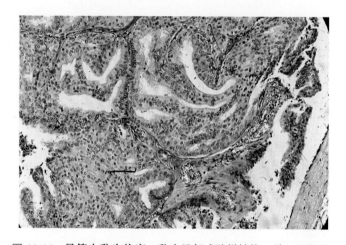

图 11-14 导管内乳头状癌：乳头呈复式腺样结构，单一型细胞

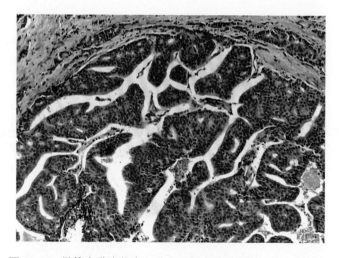

图 11-15 导管内乳头状癌：乳头呈复式腺样结构，单一型细胞

乳头状癌，是导管内乳头状癌的一个亚型[3]，位于大的囊性导管内，特点是纤维血管轴心细，囊壁周缘缺乏肌上皮细胞层，肿瘤细胞具有低级别 DCIS 的组织学特点。

二、"囊内乳头状癌"或"包被性乳头状癌"

囊内乳头状癌（intracystic papillary carcinoma）首先由 Carter[6] 提出，是乳头状癌的一种变型。特点是纤细的纤维血管轴心被覆低或中等级别核的肿瘤性上皮细胞，大部分病例乳头病变结构内或病变周围没有肌上皮细胞层。周围是厚的纤维包膜。

WHO 乳腺肿瘤分类（2012）[7] 将囊内乳头状癌改称为"包被性乳头状癌"，也称包裹性乳头状癌（encapsulated papillary carcinoma，EPC）。之所以不称为导管内乳头状癌，是因为考虑它不一定是完全在导管内，而可能是肿瘤被包裹在纤维囊内，不能完全排除是一种特殊的具有低度恶性的隐性浸润性的癌。目前仍被视为非浸润性癌，ICD-O 编码为 8504/2。如果伴有浸润，则 ICD-O 编码定为 8504/3。如果伴有非特殊性浸润性癌，则其预后取决于非特殊性浸润性癌的分级与分期[7]。

【临床特征】

EPC 在乳腺癌中占 0.5% ~ 2%[8]。好发于老年女性，平均年龄为 65 岁（34 ~ 92 岁）。常常表现为界限清楚的包块，有或没有乳头溢液。临床表现和影像学均不易与良性乳头状病变鉴别，但 EPC 常常体积较大[7]。

【病理学特点】

大体检查，EPC 质脆，位于囊腔内。显微镜下，低倍镜可见明显的厚的纤维包膜。包膜围绕结节，结节由纤细的纤维血管轴心被覆形态单一的肿瘤性上皮细胞组成，上皮细胞核呈低或中等级别，排列呈实性或筛状结构，上皮细胞还可呈梭形（图 11-16）。近年来的研究表明，HE 切片和免疫组化多种肌上皮细胞标记物均可显示，在 EPC 的纤维血管轴心或病变的周围常常缺乏肌上皮细胞（图 11-17），这一点与目前将 EPC 认为是一种原位病变不相符合。有研究认为，EPC 可能是一种微小浸润癌、低级别或惰性浸润性癌；也有人认为 EPC 可能是一种原位癌和浸润性癌之间的"过渡"形式[9,10,11]。Hill 等[11] 的研究表明，肌上皮细胞标记物 calponin、SMM-HC 和 P63 在 EPC 中表达程度不等，多数病例缺乏肌上皮细胞，认为 EPC 是原位癌和浸润

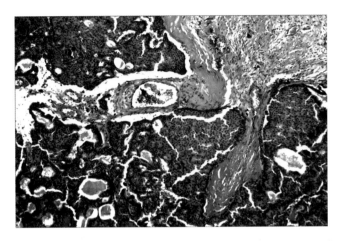

图 11-16 包被性乳头状癌：病变周围可见厚的纤维包膜。包膜围绕结节性病变，结节由纤细的纤维血管轴心被覆形态单一的肿瘤性上皮细胞组成。上皮细胞核呈低或中等级别，排列呈实性或筛状结构

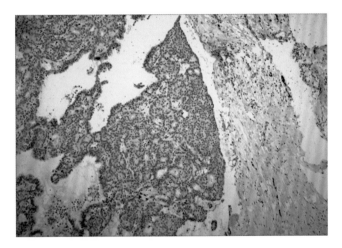

图 11-17 包被性乳头状癌：在病变内和病变的周围与纤维包膜交界处缺乏肌上皮细胞，免疫组化染色 P63 阴性

性癌之间的一个进展谱系，提出这类病变是乳腺癌的一种包被亚型，因此认为用"包被性乳头状癌"替代"囊内乳头状癌"更为合适。

Esposito 等[10] 应用Ⅳ型胶原研究，对 21 例单纯性 EPC 和伴有浸润性导管癌的 6 例 EPC 进行观察。结果显示，Ⅳ型胶原在 EPC 中呈中等至强表达，而在浸润性导管癌中则缺乏表达或减少。得出结论，EPC 存在完整而连续的基底膜，是原位癌，预后良好，采取局部切除治疗。Wynveen 等[12] 的研究表明，Ⅳ型胶原在 EPC 周围的浸润性癌或转移癌中均可表达，认为Ⅳ型胶原在评估 EPC 间质浸润中不可靠，并提出 EPC 是导管内癌和浸润性癌之间的一个病变谱系。有学者认为 EPC 是具有膨胀性生长方式的低级别浸润性癌[13,14]。

Rakha 等[15] 通过对大宗 EPC 病例的总结，认为具有完整肌上皮细胞层围绕的 EPC 应称为"原位 EPC"，应按照相似级别和大小的 DCIS 处理；而对于缺乏肌上皮细胞层围绕的 EPC 应认为是浸润性癌，局部充分切除。EPC 中明确的浸润性癌只有在肿瘤性上皮成分浸润到纤维包膜以外才能做出诊断。真正的浸润还应与肿瘤细胞陷入纤维包膜和活检部位的上皮移位相鉴别，后者常见于乳头状病变的粗针活检后（鉴别诊断最好进行组织学检查，因为免疫组化检查肌上皮细胞对这种情况没有帮助）[16,17]。最近，Rakha 等[18] 通过对 EPC 和 DCIS 及普通型浸润性癌中基质金属蛋白酶（MMP-1、MMP-2、MMP-7 和 MMP-9）、TGFR-β、VEGF 和 E-cadherin 表达的对比研究表明，EPC 是生物学特征介于原位癌和浸润性癌之间的一种惰性浸润性癌。不仅缺乏肌上皮细胞，而且表达某些浸润相关蛋白，支持其浸润的本质。TGF-β_1 在 EPC 的表达比 DCIS 和浸润性癌高，进一步说明 EPC 结节周围纤维包膜的本质是反应性的。浸润相关性蛋白在 EPC 和浸润性癌之间表达不同可能提示 EPC 的惰性本质。

【遗传学特征】

EPC 的遗传学改变涉及 16q 和 1q 的 LOH（杂合性丢失）[7]。最近的一项基于微阵列对比基因组杂交分析显示，EPC 的基因拷贝数异常的方式和 PIK3CA 突变的发生率类似于 ER 和级别相匹配的非特殊类型浸润性癌[19]。

【预后和治疗】

对于周围组织中不伴有 DCIS 或浸润性癌的 EPC，局部充分切除预后良好。刘裔莎等[20] 对 17 例 EPC 进行回顾性分析，在 10 例随访患者中，均无局部复发、远处转移和死亡。极少数病例可见淋巴结乳头状癌转移。杨文涛等[21] 研究的 14 例乳腺囊内乳头状癌中，7 例行乳腺改良根治术，1 例腋窝淋巴结可见癌转移。

周围乳腺组织中伴有 DCIS 提示局部复发的危险性较高。完整切除 EPC 以及对病变和周围乳腺组织广泛取材，对于治疗和评估局部复发的风险性是重要的。EPC 的分期有争议。如果 EPC 伴有普通型浸润性癌的成分，则肿瘤分期应根据浸润性癌的大小进行。如果不伴有浸润性癌，WHO 工作小组建议 EPC 的分期和处理按 Tis 疾病进行[7]。

三、实性乳头状癌

乳腺实性乳头状癌（solid papillary carcinoma）为乳腺乳头状癌的一种特殊形式。2012 年版 WHO 乳腺肿瘤分类已将其列为一种新的类型[7]。其特征是丰富的致密排列的细胞结节，结节内有纤细的非特殊性的纤维血管轴分布，呈实性膨胀性生长方式。可分为浸润性及非浸润性。常具有神经内分泌分化，并常有黏液特征（详见本节第 8 章第一节）。

四、浸润性微乳头状癌

浸润性微乳头状癌（invasive micropapillary carcinoma，IMPC）于 1993 年被提出用来解释一种少见类型的浸润癌。2003 年版 WHO 乳腺肿瘤组织学分类已将其列为独立类型[1]，近年有不少报告。该型特点是在浸润的区域可见微乳头状结构。此微乳头与一般乳头不同，其特点是，由位于透明间质空腔内的小簇状肿瘤细胞组成的癌，类似于扩张的血管腔。（本书第 9 章第二节有专题详述）。

五、浸润性乳头状癌

参见本书第 7 章第五节，专题详述。

（陈定宝　阚　秀）

第四节　导管内乳头状瘤与乳头状癌的鉴别诊断

一、鉴别要点

乳腺的乳头状病变的良恶性形态学表现极其近似，组织学鉴别诊断特别困难，经常出现误诊的情况。Hart 报告 95 例乳头状瘤中，有 10 例误诊为恶性。Haagensen 报告 108 例中有 9 例诊断为癌而施行根治术。因此，特别强调指出，当怀疑乳头状瘤可能为恶性时，这种鉴别诊断不应当建立在冰冻切片的基础上，否则经常会遭遇失败。Kraus 等[22] 报告 33 例导管内乳头状瘤，21 例乳头状癌，随访 7 ～ 14 年，并对二者进行了比较，见表 11-2。

免疫组化对于二者之间的鉴别可提供帮助。肌上皮的标记物 P63、CD10、calponin、SMA 可显示病变中肌上皮的有无，乳头状癌常常缺乏肌上皮（是病变内，而不是导管的肌上皮）。CK5/6 对于鉴别也有帮助，乳头状瘤 CK5/6 的表达呈拼花状或马赛克状，非典型增生则散在，癌则基本消失。ER 在乳头状瘤中染色不一，仅部分上皮细胞（+），非典型增生和癌弥漫（+），染

表 11-2　导管内乳头状病变良恶性鉴别		
项目	导管内乳头状瘤	导管内乳头状癌
两型细胞结构	存在	单一型细胞
细胞排列	可有复式腺体，排列规则	片状，实性或筛状，无极性
细胞核异型性	无或极轻	明显，核浓染
细胞核 / 浆比	不高	经常增高
核分裂象	无	可见
坏死灶	无	可见片状或灶状坏死
纤维结缔组织	丰富，乳头的轴心宽	纤细或缺如
间质内浸润	无（应除外假浸润）	癌性浸润
大汗腺化生	常有	少见
邻近乳腺组织	伴良性增生性病变	常见导管癌
免疫组化染色	P63、CK5/6　阳性	P63、CK5/6　阴性

色强度较一致[23]。

二、诊断错误的主要原因

1. 乳头状瘤过诊断（诊断为癌）

- 复式腺体与筛状癌相似，实性区域或重叠的上皮成分与导管上皮增生症相似，易误认为癌。
- 肿瘤蒂部出血、纤维化、变形、导管上皮长入到间质结缔组织中，看起来极像癌浸润。
- 错误地认为良性时一定要找到大汗腺上皮成分。
- 对两型细胞认识不足，两型细胞的辨认，有时相当困难，并不像书中强调的那样总是比较容易看到。
- 决定乳头状瘤良恶性时，过分依赖冰冻切片。
- 乳突状瘤发生梗死，误认为肿瘤性坏死。

2. 乳头状癌低诊断（诊断为瘤）

- 未能对乳头中的间质结缔组织做出正确评估。错误地认为乳头状癌的结缔组织总是很少或很纤细。其实在少数病例其间质是较广阔的。
- 大汗腺的存在。乳头状癌中亦可出现大汗腺细胞，多是矮立方形核密集的基底细胞型。
- 错误地看成两型细胞的双层结构。
- 腺管腔表面平滑（腔面边缘整齐）被认为是恶性特点。当其表面不平滑时（不是大汗腺表面的"微突起"），并不能排除恶性的可能。
- 单调的低倍镜图像，对于经验不足的病理医师，极易给以良性的假象。

（阚 秀 陈定宝）

第五节 导管内乳头状肿瘤与乳头溢液

乳腺自发性乳头溢液并不多见，却是一个很重要的临床症状。除非妊娠、月经来潮时乳腺增生或服用激素类药物以外，这种症状不容忽视。

病理性自发乳头溢液，最常见的原因是导管内乳头状瘤。乳头溢液大约 70% 为导管内乳头状瘤所引起的，而导管内乳头状瘤的患者大约 80% 发生乳头溢液。由此可见，二者之间存在着密切关系。导管内乳头状瘤如果一时找不到肿物，应当进一步仔细检查或用 X 线造影等，一直到找出病变的位置。

乳腺癌是引起乳头溢液的原因之一，占溢液的10% 左右。可见只是其中一小部分。而乳腺癌产生溢液者不足 5%，其中多数为导管内乳头状瘤伴有癌或乳头状瘤（详见本书第 5 章细胞学第三节）。

一、孤立性导管内乳头状瘤的乳头溢液

乳头溢液常是该肿瘤的主要症状。Haagensen 报告[5]157 乳头溢液患者中，118 例证明是导管内乳头状瘤，占 69%，18 例为癌（11.5%）。而报告的经病理证实的 162 例孤立性导管内乳头状瘤的患者，有乳头溢液者 129 例，占 81%。无其他表现，作为唯一症状者 79 例，占 49%。

乳头溢液的性质，可为血性或浆液性，大约各占病例的 50%。血性乳头溢液并不能作为导管内乳头状瘤与乳头状癌的区别指征。

孤立性导管内乳头状瘤溢液常为间断性。多为红褐色、咖啡色（或铁锈色），偶然黄色。偶尔褐色沾染衣服时被发现。有的间隔时间甚长，似乎痊愈。有的压挤时仍可见，量多少不一。乳头有 15 ~ 20 个乳管开口，因此轻压开口部某一点，溢液从某一点大量流出，说明导管扩张或乳头状瘤位于此处。用此方法可以定位。

二、多发性导管内乳头状瘤的乳头溢液

不像孤立性那样多见。Haagensen 报告 39 例多发性导管内乳头状瘤，只 14 例有乳头溢液，占 36%，其中 8 例为血性，6 例为浆液性。

三、乳头状癌的乳头溢液

Haagensen 报告 130 例乳头状癌，44 例（33.9%）发生乳头溢液，其中 30 例为血性，（或有时是血性），余 14 例为浆液性。乳头状癌的乳头溢液较乳头状瘤少见。

其他类型的乳腺癌产生乳头溢液的很少。

四、无肿块乳癌产生乳头溢液

发生乳头溢液后又能触及肿块或压挤时流出液体，

即能确定位置，此时可以进行外科处理。有时有溢液，但无肿块可触及，可做乳腺导管镜进行检查。有乳头溢液，检查不到肿块及压点（流出液体）的病例虽少但确实存在。Haagensen 报告 39 例具有乳头溢液的乳腺癌患者中，有 5 例触及不到肿块[5]。因此凡是有乳头溢液，特别是血性溢液者，临床上应作多方面详细检查，以免漏诊。

（阚　秀　陈定宝）

参考文献

1. Tavassoli FA，Devilee P. Pathology and genetics of tumors of the breast. WHO，IARC press, Lyon. 2003.
2. Sunil R.Lakhani，Lan O.Ellis，Stuart J. Schnitt. WHO Classification of Tumours of the Breast. IARC Press, Lyon，2012.
3. Pillai MR，Jayaprakash PG，Nair MK. Bcl2 immunoreactivity but not p53 accumulation associated with tumor response to radiotherapy in cervical carcinoma.J Cancer Res Clin Oncol，1999，125：55-60.
4. McCullough GL，Evans AJ，Yeoman L，et al. Radiologic features of papillary carcinoma of breast.Clin Radiol，1997，52：865-868.
5. 阚秀. 乳腺癌临床病理学. 北京：北京医科大学中国协和医科大学联合出版社，1993.
6. Carter D，Orr SL，Merino MJ. Intracystic papillary carcinoma of the breast：after mastectomy，radiotherapy or excisional biopsy alone. Cancer，1983，52：14-19.
7. Lakhani SR，Ellis IO，Schnitt SJ，et al. WHO classification of tumors of the breast. IARC，Lyon，2012.
8. Nulligan AM，O'Malley FP. Papillary lesions of the breast：a review. Adv Anat Pathol，2007，14：108-119.
9. Collins LC，Carlo VP，Hwang H，et al. Intracystic papillary carcinomas of the breast：a reevaluation using a panel of myoepithelial cell markers. Am J Surg Pathol，2006，30：1002-1007.
10. Esposito NN，Dabbs DJ，Bhargava R. Are encapsulated papillary carcinomas of the breast in situ or invasive? A basement membrane study of 27 cases. Am J Clin Pathol，2009，131：228-242.
11. Hill CB，Yeh IT. Myoepithelial cell staining patterns of papillary breast lesions：from intraductal papillomas to invasive papillary carcinomas. Am J Clin Pathol，2005，123：36-44.
12. Wynveen CA，Nehhozina T，Akram M，et al.Intracystic papillary carcinoma of the breast：an in situ or invasive tumor? results of immunohistochemical analysis and clinical follow-up. Am J Surg Pathol，2011，35：1-14.
13. Pal SK，Lau SK，Kruper L，et al. Papillary carcinoma of the breast：an overview. Breast Cancer Res Trest，2010，122：637-645.
14. Ueng SH，Mezzetti T，Tavassoli FA. Papillary neoplasms of the breast：a review. Arch Pathol Lab Med，2009，133：893-907.
15. Rakha EA，Gandhi N，Climent F，et al. Encapsulated papillary carcinoma of the breast：an invasive tumor with excellent prognosis. Am J Surg Pathol，2011，35：1093-1103.
16. Nagi C，Bleiweiss I，Jaffer S. Epithelial displacement in breast lesions：a papillary phenomenon. Arch Pathol Lab Med，2005，129：1465-1469.
17. Youngson BJ，Cranor M，Rosen PP. Epithelial displacement in surgical breast cases and review of the literature. Am J Clin Pathol，1994，18：896-903.
18. Rakha EA，Tun M，Junainah E，et al. Encapsulated papillary carcinoma of the breast：a study of invasion associated markers. J Clin Pathol，2012，65：710-714.
19. Duprez R，Wilkerson PW，Lacroix-Triki M，et al. Immunophenotypic and genomic characterization of papillary carcinomas of the breast. J Pathol，2012，226：427-441.
20. 刘裔莎，魏兵，步宏，等. 乳腺包裹性乳头状癌17例临床病理观察. 临床与实验病理学杂志，2012（7）：726-731.
21. 杨文涛，喻林，陆洪芬，等. 乳腺囊内乳头状癌的临床病理学分析. 中华病理学杂志，2008，37（4）：234-237.
22. Kraus ET.The differential diagnosis of papillary tumors of the breast.Cancer，1962，15：444-445.
23. 杨文涛. 乳腺乳头状病变的诊断与鉴别诊断. 诊断病理学杂志，2008，15（4）：257-260.

第 12 章
乳腺固有特殊肿瘤

丁华野　皋岚湘

第一节　乳头部病变及肿瘤

一、乳头腺瘤（图12-1～图12-4）

【概述】

- 又名：乳头部旺炽型乳头状瘤病、乳头导管腺瘤、乳头状腺瘤、侵袭性腺瘤病等[1,2]。
- 发生于乳头部集合管和（或）周围腺管上皮的增生性病变。
- 多见于 40 ～ 50 岁的妇女，少数发生在男性。
- 临床可见乳头溢液、糜烂、结痂，类似 Paget 癌。

【病理组织学】

- 病变局限，位于乳头集合导管处
- 形态复杂多样，可呈腺病、乳头状瘤病、旺炽性增生改变

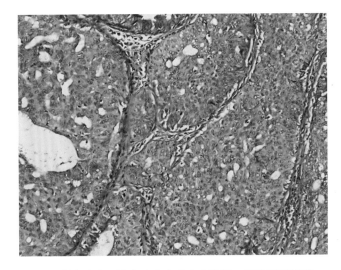

图 12-2　乳头腺瘤：增生上皮中有大小不等、不规则形腔隙

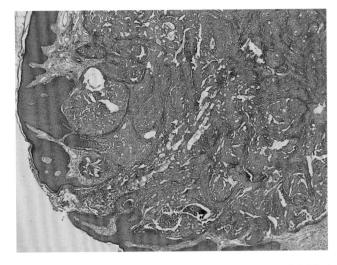

图 12-1　乳头腺瘤：乳头表皮下集合管上皮显著增生，密集排列

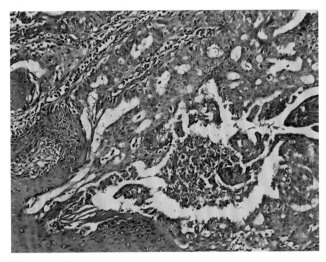

图 12-3　乳头腺瘤：集合管增生上皮中可见坏死，间质有较多炎细胞浸润

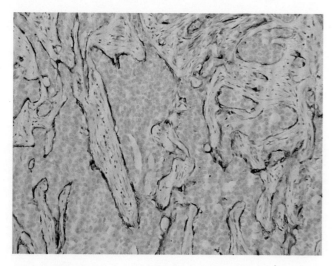

图 12-4　乳头腺瘤：增生上皮周围肌上皮 SMA 阳性，免疫组化

- 增生腺管均具有腺上皮、肌上皮两层细胞
- 可有鳞状上皮化生、大汗腺化生
- 可有混合性炎细胞浸润及肉芽肿形成
- 偶有导管内癌、浸润性导管癌或小叶癌

【组织学亚型】

1．腺病型
- 病变常与表皮有距离，界限通常清楚
- 集合管受压和（或）囊性扩张
- 硬化性腺病、腺管型腺病等图像明显
- 间质呈黏液样，可见粗大胶原束或弹力纤维增生

2．上皮增生型（乳头状瘤病型）
- 腺管上皮呈旺炽性增生，常呈复杂乳头状
- 增生上皮和普通导管增生类似
- 可伴有不典型增生、坏死和出现核分裂增多
- 腺上皮可延伸代替乳头表面鳞状上皮
- 可见有 Toker 细胞增生

3．硬化假浸润型
- 硬化性乳头状瘤和浸润性上皮病的各种图像
- 间质明显硬化
- 腺管挤压，呈假浸润改变（类似于浸润性癌）

【特殊染色和免疫组化】

- 增生上皮 CK5/6 阳性
- 假浸润上皮巢周围有肌上皮（如 p63、SMA 阳性）

【鉴别诊断】

1．乳头汗管瘤样肿瘤
- 缺乏大导管内的乳头状病变及腺病样腺管增生
- 以汗腺样小管或细胞条索浸润性生长为主
- 腺管常呈蝌蚪状或豆点状

2．乳头 Paget 癌
- 乳头表皮内有 Paget 细胞
- Paget 细胞表皮各层均有分布，细胞大、异型性明显
- Paget 细胞 CEA、c-erbB-2 通常阳性
- 常有导管内癌

3．导管内乳头状肿瘤
- 多局限于一个扩张的输乳管或大导管中
- 形成复杂树枝状乳头，有纤维血管轴心
- 周围缺乏增生的小腺管

4．浸润性癌
- 无乳头湿疹样或结痂性改变
- 少发生在乳头大导管开口处
- 可有深部组织浸润
- 无肌上皮，核分裂象多，常有明显坏死

二、乳头汗管瘤样肿瘤（图12-5、图12-6）

【概述】

- 发生在乳头/乳晕区，有汗腺样分化的良性肿瘤
- 又称乳头浸润性汗管瘤样腺瘤[3]、软骨样汗管瘤样腺瘤
- 多发生于 40 岁左右妇女，乳头内或乳晕下触及硬结

【组织病理学】

- 由汗腺样小腺管/小管或实性细胞条索组成
- 局限性浸润性生长，可侵及乳腺实质、平滑肌束和神经
- 小腺管/小管常呈蝌蚪状或拉长的豆点状
- 小腺管可有 2 层或多层细胞，但缺乏肌上皮层
- 瘤细胞温和一致呈基底细胞样
- 核小、一致，核分裂罕见

- 可见广泛鳞状上皮分化及角化性囊肿形成
- 间质富于细胞或呈水肿状，可有黏液样变或透明变
- 表皮可呈假上皮瘤样增生及角化过度

【特殊染色和免疫组化】

- 34βE12、CK5/6 和 CK14 阳性，CK8/18 部分阳性
- p63 特别是外层细胞阳性
- SMA、CD10、calponin 阳性，ER、CEA、c-erbB-2、p53 及 GCDFP-15 阴性

【鉴别诊断】

1. 乳头腺瘤

- 临床常有乳头糜烂和溢液
- 大导管上皮显著增生及乳头状增生
- 腺病样腺管增生，鳞化见于浅表处

2. 低度恶性腺鳞癌

- 在乳腺实质内浸润，罕见有乳头/乳晕区受累

【预后】

- 局部呈浸润性生长，常复发但不转移

三、乳头Paget癌（图12-7～图12-9）

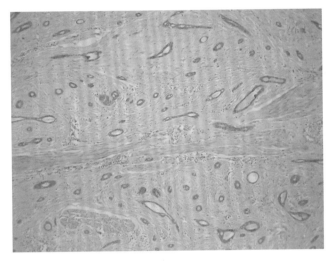

图 12-5　乳头汗管瘤样肿瘤：平滑肌间有大小不等的汗腺样小腺管浸润

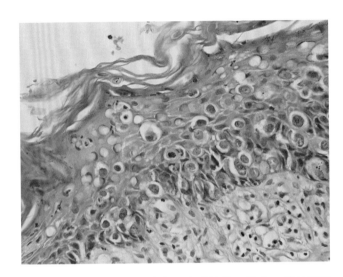

图 12-7　Page 癌：Page 细胞大，胞质淡染，核大，核仁明显，见有核分裂

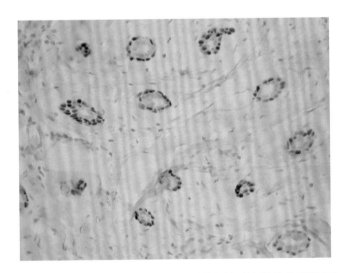

图 12-6　乳头汗管瘤样肿瘤：汗腺样小管（特别是外围细胞）P63 阳性，免疫组化

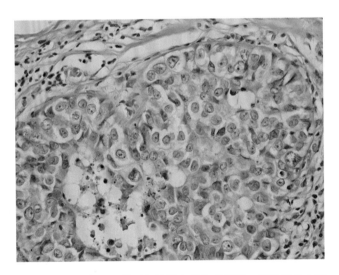

图 12-8　Paget 癌：示其下方导管内癌为高级别，核异型性 3 级

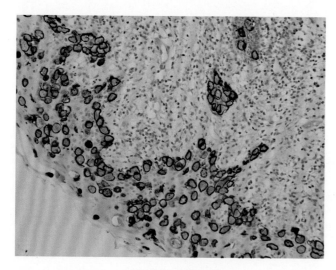

图 12-9　Paget 癌：Page 细胞膜 HER2 强阳性

【概述】

- 又称 Paget 病，乳头 - 乳晕区表皮内的具有腺细胞分化的癌
- 占全部乳腺癌的 1.0% ～ 3.2%
- 大部分病变下方有导管内癌
- 见于 28 ～ 82 岁（平均 54 岁）女性
- 乳头发红、湿疹样，渗出和（或）结痂

【大体病理】

- 乳头糜烂，湿疹样，表面可有痂，亦可有溃疡形成
- 乳晕区及实质内可能触及肿块

【组织病理学】

1．经典型

- Paget 细胞单个散在或成群 / 小巢状
- 分布于表皮各层面，基底部更明显
- 瘤细胞间有正常的表皮细胞
- Paget 细胞体积大，圆或卵圆形，可有多形性，胞界清楚，可有细胞周空晕
- 胞质丰富，淡染或透明，可含有黏液样物质和黑色素
- 核大，圆形，染色质细颗粒状，核仁显著，核分裂易见
- 可见病变深部的导管内癌，部分有浸润性癌
- 表皮下真皮内常有带状淋巴细胞浸润

2．Bowen 样型（Bowenoid）

- 少见类型，病变区 > 1/2 表皮层或累及全层
- Paget 细胞不典型，细胞间没有正常的表皮细胞
- 核大、多形性、不规则，核分裂罕见

3．天疱疮样型（pemphigus-like）

- 罕见类型，特点是裂隙样棘层松解
- 瘤细胞在增生表皮内连续生长
- 主要累及表皮下层（包括基底层）
- 瘤细胞失黏附性，形成平行于表皮的裂隙，类似于表皮内大疱
- 瘤细胞可围绕真皮乳头和周围组织分离

【特殊染色和免疫组化】

- AB、PAS 和糖原染色可能阳性
- 低分子量 CK（CK7/8/18）通常阳性
- CEA、EMA、LCK、c-erbB-2 常阳性
- 部分 ER、GCDFP-15 不同程度阳性
- S-100 通常阴性

【鉴别诊断】

1．表浅浸润性恶性黑色素瘤

- 没有导管内癌和浸润性癌
- HMB45 和 S-100 阳性：CEA、CK、EMA、c-erbB-2 通常阴性

2．Bowen 病

- 基底层细胞连续受累，没有树突状细胞
- 没有导管内癌和浸润性癌
- 低分子量 CK、c-erbB-2 阴性，黏液染色阴性

3．表皮细胞透明变

- 无基底层细胞受累及树突状细胞
- 细胞大、核小，胞质空泡状
- 缺乏表皮下真皮内常见的带状淋巴细胞浸润
- CK7、EMA、c-erbB-2 阴性，黏液染色阴性

4．乳头腺瘤

- 临床相似，病理鉴别不困难
- 乳头腺瘤有 Toker 细胞增生时需鉴别（见乳头腺瘤）

【预后】

- 乳头 Paget 癌本身无预后意义
- 应仔细检查病灶下面是否存在乳腺癌
- 病变非常局限者可选择保乳治疗

四、乳头部其他病变

- 可发生表皮及真皮间叶组织起源的任何病变 /

肿瘤

- 基底细胞癌、黑色素痣及黑色素瘤
- 皮肤附件（汗腺、皮脂腺、毛发）肿瘤
- 平滑肌瘤 / 肉瘤、血管肿瘤等
- 过度角化病、湿疹病等皮肤病

（丁华野　皋岚湘）

第二节　乳腺上皮肌上皮型肿瘤

一、腺瘤（图12-10～图12-12）

【概述】

- 好发于育龄妇女，常为单发性结节状肿物
- 肿块可活动，无痛性，边界清楚
- 泌乳型腺瘤见于妊娠期或哺乳期女性
- 多形性腺瘤主要见于老年女性
- 多为单发性结节状肿物，直径一般＜4 cm
- 质地硬，界限清楚，可有薄层纤维包膜，切面均质，黄色

【组织病理学】

1. 腺管型腺瘤

- 由密集排列、大小较一致的圆 - 椭圆形小腺管组

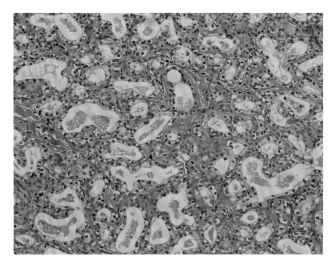

图 12-11　泌乳型腺瘤：由密集增生的腺泡组成，管腔扩大，有多少不等的分泌物

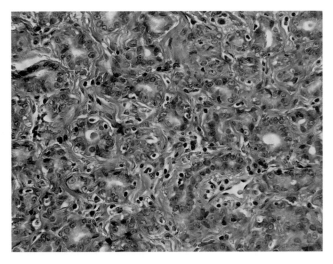

图 12-10　腺管型腺瘤：上皮细胞核呈泡状，无异型性，肌上皮不明显，间质内有少量淋巴细胞浸润

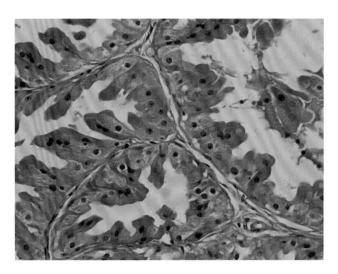

图 12-12　大汗腺型腺瘤：大汗腺样腺上皮胞质丰富、呈嗜酸性颗粒状

成，通常无分支状腺管（导管）

- 管腔开放或闭塞，管腔常呈空虚状或有蛋白分泌物
- 腺管有腺上皮、肌上皮两层细胞及基膜
- 腺上皮细胞核呈泡状，无异型性，肌上皮常不明显，核分裂少见（妊娠早期可增多）
- 间质稀少，常伴少量淋巴细胞浸润
- 可伴有纤维腺瘤

2. 泌乳型腺瘤（结节状泌乳性增生）

- 由密集增生的腺泡组成，呈分叶状
- 腺泡上皮呈不同程度分泌 / 泌乳改变，管腔常扩大，有多少不等的分泌物
- 可伴出血、梗死或坏死

3. 大汗腺型腺瘤

- 广泛性大汗腺化生增生，可呈乳头状及大汗腺囊肿形成
- 腺上皮胞质丰富、嗜酸性颗粒状，有顶浆分泌胞突
- 核大泡状，常有红核仁，缺乏核分裂

【特殊染色和免疫组化】

- CK5/6 通常阳性（大汗腺细胞 CK5/6 一般阴性）
- 腺管周围有肌上皮（p63、SMA、calponin 等阳性）

【鉴别诊断】

1. 腺管状腺病

- 通常无包膜，无小叶结构或小叶结构不清，大小比较一致的腺管弥漫性增生

2. 纤维腺瘤

- 明显的间质增生，腺管大且大小不等，呈拉长和受压状

3. 小管癌

- 小管有锐角，浸润性生长，无肌上皮，有反应性和（或）硬化性间质

【预后】

- 经适当切除不会复发。没有癌变倾向。

二、导管腺瘤（图12-13、图12-14）

【概述】

- 又称导管内腺瘤、非囊性乳头状瘤、高度硬化性导管内乳头状瘤
- 多见于 50 岁左右的女性
- 多位于靠近乳头的部位，或位于乳腺周围区
- 肿瘤大多数为单发，少数可多发，一般较小

【大体病理】

- 肿块多数为单个结节，直径一般小于 3cm，界限清楚

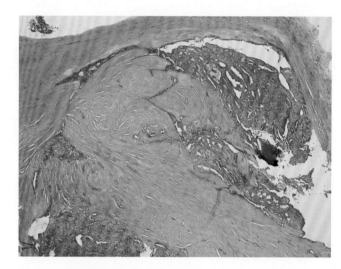

图 12-13 导管腺瘤：病变界限清楚，周围有致密纤维性包膜（类似于导管壁）

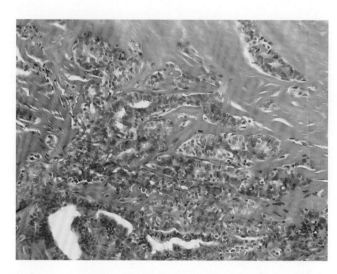

图 12-14 导管腺瘤：硬化性间质内有增生的腺体和上皮巢，呈假浸润图像

- 切面灰白 - 灰黄色，实性或囊实性

【组织病理学】

- 病变呈结节状，界限清楚，周围有致密纤维性包膜（类似于纤维化的导管壁）
- 中央硬化性间质内有腺体和上皮巢
- 可有硬化性腺病、上皮增生、放射状瘢痕、囊肿形成
- 纤维硬化区内的变形上皮呈假浸润图像
- 上皮成分周围有肌上皮（明显或不明显）

【特殊染色和免疫组化】

- CK5/6 增生上皮阳性
- 假浸润腺体有肌上皮（p63、SMA、calponin 等阳性）

【预后】

- 不增加发生癌的危险性，病变切除无复发
- 有报道可能是 Carney 综合征的一个组成部分

三、多形性腺瘤

【概述】

- 又称混合瘤，部分伴有导管内乳头状瘤
- 具有涎腺多形性腺瘤的形态特点
- 目前认为其是腺肌上皮瘤的一种特殊类型
- 肿物界限清楚，活动，一般不超过 4cm

【组织病理学】

- 与涎腺的多形性腺瘤类似，常有包膜
- 由腺上皮、肌上皮细胞和细胞外基质组成
- 有时肌上皮细胞可成为肿瘤的主要成分
- 上皮细胞形成腺管结构，排列成岛状或小梁状，和腺管有移行过渡
- 可有钙化、软骨和骨化生

【特殊染色和免疫组化】

- 免疫组化染色显示有腺上皮细胞和肌上皮细胞两种细胞
- 腺上皮细胞 CK7/8/18、AE1/AE3 及 EMA 阳性
- 肌上皮细胞 calpnoin、SMA、p63 阳性
- 腺上皮细胞和肌上皮细胞均示 34βE12 强（+），desmin、ER 和 PR（−）

【鉴别诊断】

1. 化生性癌
- 缺乏包膜，呈浸润性生长，可有肿瘤性坏死
- 上皮与间叶成分为恶性，细胞有明显异型性

2. 伴软骨形成的其他肿瘤
- 包括纤维腺瘤、错构瘤、导管内乳头状瘤、导管腺瘤、肌纤维母细胞瘤及恶性叶状肿瘤等

【预后】

预后好，少数切除后复发。据文献报道 30% ~ 50% 的病例因误诊为恶性而做了不必要的扩大手术。

四、腺肌上皮瘤（图12-15、图12-16）

【概述】

- 一种腺上皮和肌上皮两种细胞共同增生形成的良性肿瘤
- 患者年龄 22 ~ 92 岁，平均 59 岁
- 肿块多为单侧，位于乳腺外周，偶见于乳晕下或乳腺中央区

【大体病理】

- 肿瘤圆形或卵圆形，界限清楚，平均直径 2.5cm
- 切面多结节或分叶状，灰白、灰黄或粉红色，可有小囊形成
- 偶见出血但无坏死

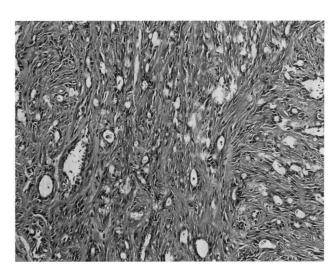

图 12-15 腺肌上皮瘤：肿瘤由增生的肌上皮细胞和腺上皮细胞组成

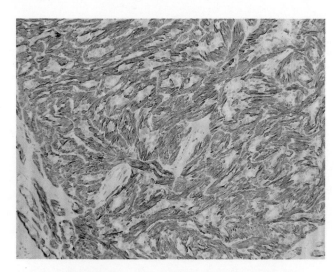

图 12-16　腺肌上皮瘤：肌上皮细胞 SMA 阳性，免疫组化

【组织病理学】

- 多数境界清楚，呈多结节状
- 肿瘤由增生的肌上皮细胞和腺上皮细胞组成
- 多数病例肌上增生为主
- 常有明显的上皮细胞增生、乳头状瘤病和（或）腺病改变
- 腺上皮细胞立方或低柱状
- 肌上皮细胞呈多角形或梭形，界限不清，胞质透明或嗜酸性
- 核分裂、坏死罕见

【组织学类型】

- 梭形细胞型：腺腔少，以肌上皮细胞增生为主，呈巢状或片状分布
- 腺管型：由大小不等增生的腺管组成，内衬腺上皮细胞，外绕肌上皮细胞
- 小叶型：增生的肌上皮细胞呈巢状排列，围绕并挤压腺腔，肿瘤周围纤维组织向瘤内生长，分隔肿瘤呈小叶状

【特殊染色和免疫组化】

- 腺腔呈 PAS 及黏液卡红（mucicarmine）阳性
- 腺上皮细胞 CK、CEA、EMA 阳性；CK5/6、CK14 可阳性
- 肌上皮细胞 SMA、P63、calponin 阳性

【鉴别诊断】

1. 乳腺平滑肌瘤
- 由梭形平滑肌细胞构成
- 无腺管成分，SMA 阳性，CK、EMA 阴性

2. 肌上皮瘤 / 恶性肌上皮瘤
- 全部由肌上皮细胞组成，瘤细胞呈恶性特点。

【预后】

- 切除不完全可局部复发，罕见有转移

五、恶性腺肌上皮瘤（图12-17～图12-19）

恶性腺肌上皮瘤为腺肌上皮瘤的腺上皮和肌上皮分别或同时发生恶变[4]。WHO 乳腺肿瘤分类（2003）将

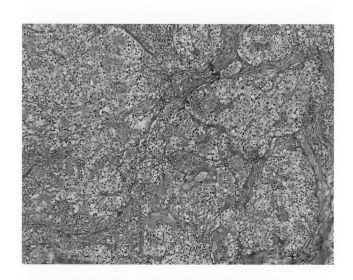

图 12-17　腺肌上皮癌：有腺上皮和肌上皮两种成分

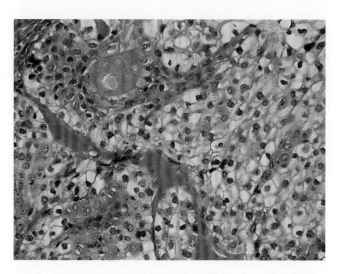

图 12-18　腺肌上皮癌：腺上皮胞质红染，肌上皮胞质透明

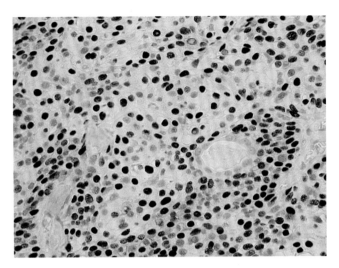

图 12-19　腺肌上皮癌：肌上皮 P63 阳性，腺上皮阴性，免疫组化

其分为以下亚型：①源自腺肌上皮瘤的肌上皮癌；②源自腺肌上皮瘤的腺上皮癌；③具有恶性腺上皮和肌上皮成分；④源自腺肌上皮瘤的肉瘤；⑤源自腺肌上皮瘤的癌肉瘤。

【组织病理学】

- 肿瘤呈浸润性和破坏性生长，可在小叶内或在脂肪组织中浸润
- 由腺上皮和肌上皮细胞组成，腺上皮或（和）肌上皮细胞明显多形性和异型性，细胞核大，不规则，可见核仁，表现为癌细胞的形态特点
- 高核分裂率，核分裂 > 5/10HPF
- 间质常有黏液变性、基膜样 - 玻璃样变物质。可有肿瘤坏死。

【分型】

1. 腺上皮恶变（多见）
- 仍保留腺肌上皮瘤的背景
- 多为浸润性导管癌，可呈乳头状
- 也可出现导管原位癌

2. 肌上皮恶变
- 最常见是梭形"间叶"样细胞，呈复杂交错排列
- 可形成类似肌纤维母细胞病变的结节
- 少数细胞黏附性较强，似有腺样分化的趋势
- 梭形细胞也可呈席纹状和车辐状排列
- 可见实性区，少数可有分化好的管状结构

- 胞质透明或嗜酸性（平滑肌细胞样）
- 部分细胞具有上皮样和浆细胞样特点
- 罕见有肉瘤样化生，如骨源性肉瘤和纤维肉瘤等

3. 腺上皮和肌上皮同时恶变（少见）
- 常呈结节状分布；由恶性的腺上皮和肌上皮细胞构成；中央常有坏死

【特殊染色和免疫组化】

- 肿瘤表达肌上皮和腺上皮标记物阳性
- 梭形细胞可有少许腺型 CK 阳性细胞
- 许多细胞表达 CK5/6、CK34βE12 和 CK14
- 肿瘤细胞 vimentin，CD117 可以出现弱表达

【鉴别诊断】

1. 化生癌
- 可有肌上皮分化但不是主要成分
- 细胞形态及组织结构不同，缺乏良性腺体成分

2. 恶性叶状肿瘤
- 腺管有腺上皮和肌上皮两层细胞
- 有分叶状结构
- 肉瘤样间质，缺乏肌上皮分化
- p63 阴性

【预后】

- 常选用肿瘤彻底切除术
- 侵袭性肿瘤，常出现复发，甚至多次复发，
- 约有 40% 的病例发生远处脏器（肺、骨、肝、脑等）转移
- 淋巴结转移少见

六、恶性肌上皮瘤

【概述】

- 一种完全由肌上皮细胞构成的浸润性肿瘤
- 又称浸润性肌上皮瘤和肌上皮癌
- 均发生在女性，年龄 40 ~ 81 岁（中位年龄 60 岁）
- 乳腺可触及包块

【组织病理学】

- 由梭形肌上皮细胞组成，充满扩张的导管或浸润性

生长

- 排列呈束状、席纹状、漩涡状或栅状
- 梭形细胞较肥硕，有非典型性，亦见多边形细胞
- 胞质嗜酸性，核呈空泡状，核仁明显，核分裂易见
- 细胞间可出现基膜样物质
- 少数为透明细胞组成，胞质内富含糖原（透明细胞亚型）

【特染和免疫组化】

- 通常 CK5/6、CK14、CK17 和 CK34βE12 阳性；CK8/18/19、desmin 阴性
- SMA、p63、CD10、calponin、vimentin 和 S100 阳性
- ER 和 PR 通常阴性

【电镜】

- 胞质中存在胞饮小泡和肌原纤维
- 可见斑片状基膜物质和张力微丝；紧密连接和桥粒偶见

【鉴别诊断】

1. 梭形细胞癌
- 细胞一般比较温和，常有鳞状上皮化生
- 有时可见乳腺癌的典型结构
- SMA 阳性细胞散在或灶状分布。

2. 纤维瘤病
- 通常无结节状病灶，呈束状或交错状排列
- 细胞温和，浸润性生长，周围有正常的小叶结构
- keratin 和 S100 阴性，SMA 少数细胞阳性

- β-catenin 异常表达（核阳性）

3. 肌纤维母细胞瘤
- 常有宽大透明变的胶原束
- 瘤细胞为成纤维细胞样，相对比较温和
- desmin 和 CD34 阳性，SMA 可阳性
- keratin、calponin、SMMHC、p63 和 CD10 阴性

4. 梭形细胞软组织肉瘤
- 主要靠免疫组化，免疫表型不同

5. 梭形细胞无色素性恶性黑色素瘤
- 转移性恶性黑色素瘤常有原发部位或（和）乳房皮肤有关
- 瘤细胞异型性更明显
- keratin 和 SMA 阴性，HMB45 阳性

6. 透明细胞癌
- 主要与透明细胞型肌上皮癌鉴别；可表达 CK，但不表达肌上皮标志物。

【预后】

- 采用彻底切除病变和放射治疗，约 1/3 的病例出现复发
- 约 1/4 的病例发生远处脏器（肺、脑和骨）转移，很少发生腋下淋巴结转移
- 5 年生存率约 55%
- 肿瘤直径大于 2cm 提示预后不佳

（丁华野　皋岚湘）

第三节　乳腺间质上皮双相性肿瘤

一、纤维腺瘤（图12-20～图12-26）

【概述】

- 常见于青春期和年轻女性；多为单发，亦可多发或双侧；界限清楚、活动的肿物。

【大体病理】

- 多数肿瘤直径小于 3cm，肿物圆形 - 卵圆形，界限清楚，典型者有包膜，切面实性灰白色，质地较为硬韧，少数有黏液感。

【组织病理学】

- 由增生的腺管及间质组成；增生的腺管呈拉长、弯

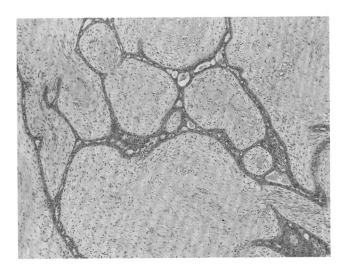

图 12-20　纤维腺瘤（管内型）：间质增生，呈叶状挤压导管

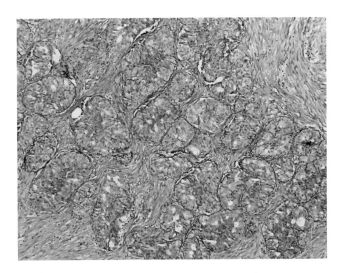

图 12-23　纤维腺瘤（幼年型）：局部导管上皮明显增生，呈实性、筛状

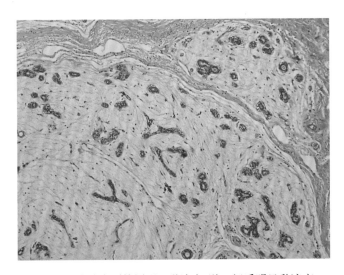

图 12-21　纤维腺瘤（管周型、黏液变型）：间质明显黏液变

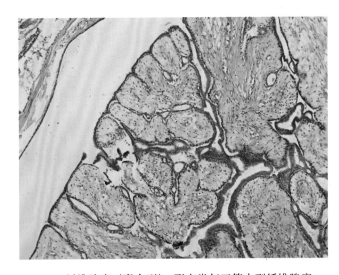

图 12-24　纤维腺瘤（囊内型）：形态类似于管内型纤维腺瘤

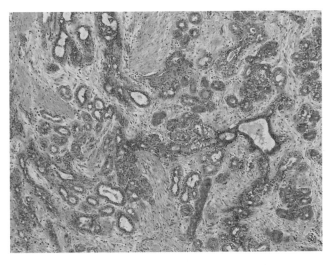

图 12-22　纤维腺瘤（复合型）：示纤维腺瘤内的腺病区

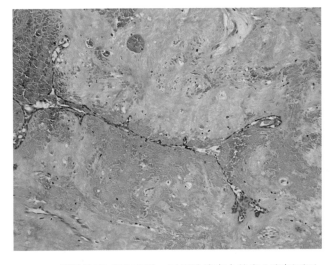

图 12-25　纤维腺瘤（梗死型）：示纤维腺瘤内的出血和梗死区

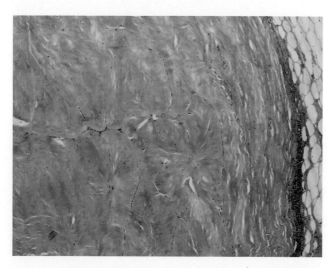

图 12-26　纤维腺瘤（硬化型）：间质明显透明变，周边有炎细胞浸润

曲的裂隙状。

- 管内型，间质增生呈叶状压迫导管。管周型，间质增生围绕导管。
- 腺上皮立方 - 柱状，可有不同程度的增生，有肌上皮层。
- 可伴有鳞化、大汗腺化生或呈假分泌增生改变。
- 间质可有不同程度的黏液样变、透明变或假血管瘤样间质增生。
- 偶有间质巨细胞，软骨、骨、脂肪、平滑肌化生。
- 罕见有小叶性肿瘤或导管原位癌。

【组织学亚型】

1．复合型纤维腺瘤
- 纤维腺瘤内有乳腺增生病改变。可见硬化性腺病、上皮增生 / 乳头状增生、大汗腺化等，可有钙化

2．幼年型（细胞性）纤维腺瘤
- 多发于 20 岁以下的女性，特别是青春期少女
- 肿瘤生长快，肿瘤体积常较大，局部间质更富于细胞
- 腺上皮和（或）肌上皮增生更显著，呈实性、筛状及乳头状等
- 核分裂可增多，偶见有坏死

3．囊内型纤维腺瘤
- 纤维腺瘤位于高度囊状扩张的导管内

4．分叶型纤维腺瘤
- 肿瘤体积较大，有叶状结构，与良性叶状肿瘤不好区分

5．黏液变型纤维腺瘤
- 间质有广泛显著黏液变性

6．梗死型纤维腺瘤
- 通常在妊娠或哺乳的女性，伴出血和梗死性坏死，可有不同程度机化

【纤维腺瘤恶变】

1．纤维腺瘤癌变
- 非常少见，多为原位癌，以小叶原位癌多见。
- 也可有浸润癌

2．纤维腺瘤间质肉瘤变
- 极为少见，在纤维腺瘤基础上，间质细胞出现明显多形性异型性
- 核分裂多

3．纤维腺瘤上皮和间质均恶变
- 极为罕见，是真正的癌肉瘤

【特殊染色和免疫组化】

- 上皮通常表达 ER-α，间质细胞表达 ER-β
- 上皮及间质细胞均表达 PR；间质细胞 p63 阴性

【鉴别诊断】

1．叶状肿瘤
- 老年人多见，年轻人少有发生
- 间质过增生，有更明显的叶状结构
- 细胞有不同程度的异型性和多形性
- 核分裂不同程度的增加
- 可有浸润性边缘和肿瘤性坏死
- 有广泛鳞化时应考虑此病

2．管状腺瘤
- 由形状、大小比较一致的小腺管组成
- 缺乏丰富的间质，形态学可互相重叠，经常合并出现

3．腺病瘤
- 乳腺增生病的各种改变，可有小叶轮廓

- 缺乏纤维腺瘤那种上皮和间质的关系

4．黏液癌

- 黏液癌呈浸润性生长，无肌上皮
- 特别是在冷冻切片区别两者有一定困难

【预后】

- 发生癌的危险性低，完全切除后一般不复发
- 复杂性纤维腺瘤发生癌的危险性增加

二、叶状肿瘤（图12-27～图12-32）

【概述】

- 占所有乳腺原发肿瘤的 0.3% ～ 1%，纤维上皮肿瘤的 2.5%
- 好发于 40 ～ 50 岁女性，儿童少见
- 触及肿块，多为单个，肿块短期内可迅速生长

【大体病理】

- 肿瘤常比较大，边界清楚，无明确包膜
- 切面实性分叶状，常见弯曲裂隙及囊腔
- 可有出血、坏死或出血性梗死

【组织病理学】

- 由良性变形腺体及过度增生的间质组成
- 腺腔被覆两层上皮，腺腔扩大、拉长或呈裂隙状
- 上皮可有乳头状、筛状、不典型增生或原位癌

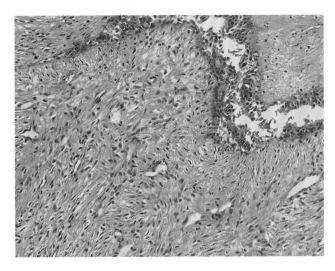

图 12-28　交界性叶状肿瘤：间质富于细胞，细胞有轻 - 中度多形性和异型性

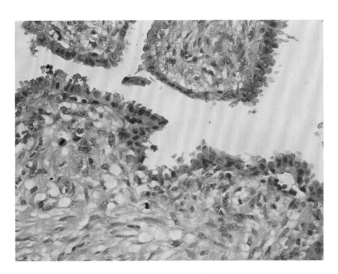

图 12-29　恶性叶状肿瘤（低级别）：示腺管周围间质细胞有中度异型性，1 个高倍视野可见 3 ～ 4 个核分裂

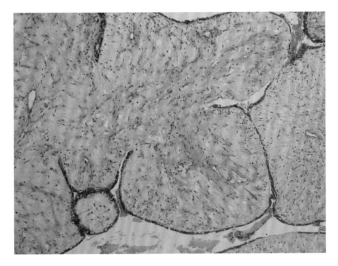

图 12-27　良性叶状肿瘤：细胞分布稀疏，无明显多形性和异型性

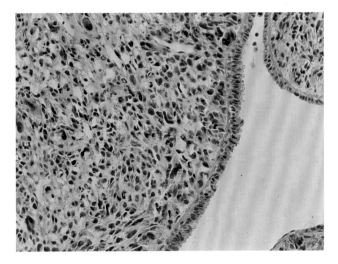

图 12-30　恶性叶状肿瘤（高级别）：导管上皮显著增生，间质细胞多形性、异型性明显，呈癌肉瘤样

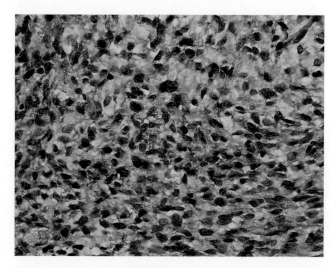

图 12-31　恶性叶状肿瘤（高级别）：间质细胞核分裂多（3～4/10HPF），间质肉瘤形态

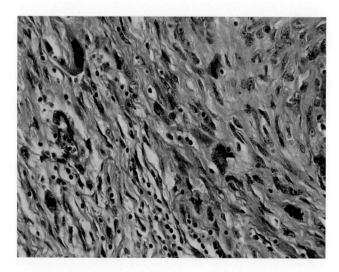

图 12-32　恶性叶状肿瘤（高级别）：间质肉瘤呈恶性纤维组织细胞瘤样，局部有炎细胞浸润

- 间质细胞过度增生（至少 1 个 4 倍视野内没有上皮成分）
- 过度增生的间质呈叶状突入腺管腔，可伴鳞化、大汗腺化生
- 间质细胞有不同程度的多形性及异型性，核分裂多少不等
- 腺管及裂隙样腔隙周围更富于细胞，核分裂更易找到
- 可有软骨 - 骨肉瘤、脂肪或肌源性肉瘤等异源性肉瘤成分
- 不同程度的浸润性生长；间质可出现出血、坏死

【组织学分级分型】

- 肿瘤最大直径至少每 1cm 切 1 个组织块，以间质增殖活性最活跃区为准。

1. 良性叶状肿瘤（图 12-27）
- 通常膨胀 / 推挤性生长，界限清楚，间质轻 - 中度增生，较纤维腺瘤富于细胞
- 细胞分布均匀，无明显多形性和异型性
- 核分裂象少（< 1 ～ 4/10HPF）
- 一般无复发和转移

2. 交界性叶状肿瘤（图 12-28）
- 常有局部浸润性边缘，间质中度增生，富于细胞
- 细胞有中度多形性和异型性
- 核分裂象较多（5 ～ 9/10HPF）
- 可复发，一般无转移

3. 恶性叶状肿瘤（图 12-29、图 12-32）
- 明显浸润性生长，间质明显过生长，高度富于细胞
- 细胞多形性和异型显著，出血、坏死明显
- 核分裂象多（> 10/10HPF）
- 可有软骨 - 骨肉瘤、脂肪肉瘤、肌源性肉瘤等异源性成分
- 常复发，可转移

【特殊染色和免疫组化】

- 间叶成分 p63、S100、CK 阴性
- 恶性 CD117 阳性（阳性者复发率高）
- CD10 阳性细胞随分级增高而增加

【鉴别诊断】

1. 细胞性纤维腺瘤
- 患者较叶状肿瘤年龄小，与良性叶状肿瘤难以区别
- 间质无过度增生，缺乏管内生长模式（叶状结构）
- 细胞缺乏多形性和异型性，核分裂罕见
- 无浸润性边缘

2. 化生性癌（特别是梭型细胞癌）
- 常有癌成分，缺乏良性上皮；无叶状特点；CK 阳性，p63 常阳性。

3．真正癌肉瘤
- 极少见，有明确的恶性上皮和间叶成分

【预后】

需扩大切除，易复发，少数可发生血道转移。

三、癌肉瘤

【概述】

- 乳腺真正的癌肉瘤（分别起源于上皮和间叶）极罕见
- 日常诊断的癌肉瘤大多数本质上是肉瘤样癌
- WHO 乳腺肿瘤分类（2003）将间叶成分明显恶性的化生性癌称为癌肉瘤

【组织病理学】

- 由癌及肉瘤二种成分构成，两者有明确的界线，无移行过渡
- 癌成分最常见的是浸润性导管癌
- 肉瘤的成分以纤维肉瘤、恶性纤维组织细胞瘤多见

- 可有软骨、骨化生及其他异源性成分
- 可见叶状肿瘤或纤维腺瘤的形态

【特殊染色和免疫组化】

- 上皮成分 CK 阳性、间叶成分阴性
- p63 间叶成分通常阴性

【鉴别诊断】

1．恶性叶状肿瘤上皮增生和不典型增生
- 上皮达不到诊断癌的标准
- 没有明确的浸润性癌

2．原发或转移性肉瘤
- 没有恶性上皮成分

3．纤维腺瘤伴上皮和间质显著增生
- 纤维腺瘤的背景
- 增生的上皮和间质达不到诊断癌和肉瘤的标准

（丁华野　皋岚湘）

第四节　乳腺特殊间质肿瘤

一、恶性导管周间质肉瘤

【概述】

- 极为罕见，起源于导管周间质并具有特殊双相形态表现的恶性肿瘤[5,6]
- 可能是恶性叶状肿瘤的早期病变，亦可能是一种独立类型
- 常发生在绝经前后的妇女，平均年龄 53 岁

【大体病理】

- 结节或多结节状肿物块，界限清楚；肿瘤直径 0.6 ～ 6cm
- 切面一般实性，灰白或粉红色，偶见散在小囊
- 部分可无明确肿块，见有多发性薄壁小囊

【组织病理学】

- 呈大小不等多结节状，部分为融合结节状

- 结节由开放性导管和周围多层梭形或上皮样细胞构成
- 呈"袖套"状增生或花冠状及菊形团状排列
- 亦可包绕乳腺小叶或在小叶内生长，无明显结构破坏
- 常浸润周围纤维脂肪组织

【特殊染色和免疫组化】

- 大部分导管周围梭形细胞 CD34 及 vimentin 弥漫强阳性，部分 CD117 弱阳性
- 上皮样细胞 vimentin、CD99、CD117 阳性，EMA 灶性阳性

【鉴别诊断】

1．导管周间质增生
- 病变呈结节状，缺乏融合病变；腺管周围细胞增生程度轻

2．叶状肿瘤

● 通常缺乏多结节"袖套"状图像；有典型的长裂隙样管腔和特殊的"叶状"结构；

● 可有异源性间叶成分

3．间质肉瘤

● 指发生在小叶内间质的肉瘤，局限于小叶内，破坏小叶结构

4．乳腺软组织肉瘤

● 缺乏导管周结节状"袖套"样改变，有其特殊的形态和免疫表型

【预后】

可复发。

二、错构瘤

【概述】

● 成熟细胞和组织异常堆积形成的肿物，最常见者是乳腺小叶脂肪瘤。

● 可发生在任何年龄，多见于性成熟期妇女

● 乳腺可触及肿物，大小 2 ～ 8 cm，质软，界限清楚，可推动

● 临床容易误诊为纤维腺瘤和乳腺囊性增生病

【大体病理】

● 肿瘤圆形或椭圆形，多为孤立性，有薄而完整的包膜，质地较软

● 切面根据纤维和脂肪组织的多少，呈灰白到黄色

【组织病理学】

● 肿瘤为异源性生长类型

● 主要由导管小叶、纤维组织及脂肪组织紊乱排列

● 有时可以出现透明软骨、平滑肌等组织

● 少数病例腺体成分少或缺如

● 偶有纤维囊性变、硬化性腺病，大汗腺化生、假血管瘤样间质增生

● 极少数可发生导管上皮内肿瘤 / 导管原位癌

【组织学亚型】

1．腺脂肪瘤（图 12-33）

● 脂肪组织占绝大部分

2．软骨脂肪瘤（图 12-34）

● 脂肪组织内有岛状透明软骨

● 腺体成分少

3．肌样错构瘤（图 12-35）

● 有明显的平滑肌成分

【鉴别诊断】

1．正常青春期乳腺

● 有正常乳腺结构和成分

2．纤维腺瘤

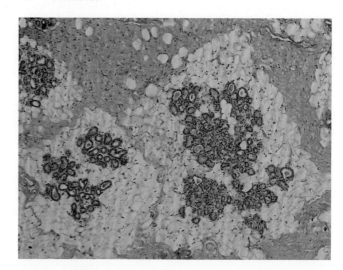

图 12-33　腺脂肪瘤：腺管呈乳腺小叶样，脂肪及纤维组织分化良好

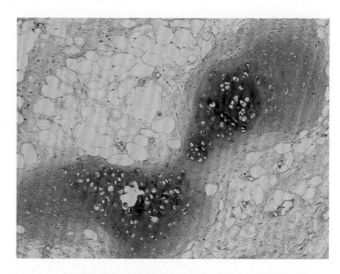

图 12-34　软骨脂肪瘤：软骨及脂肪组织成熟，软骨呈岛状

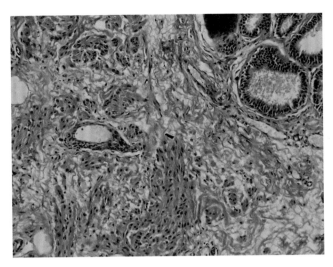

图 12-35　肌样错构瘤：肌样组织呈成熟平滑样，片状、条索状排列，腺管上皮呈柱状

- 通常无脂肪组织，无小叶结构
- 增生间质压迫腺管呈裂隙状

3．青春期乳腺肥大
- 无包膜，上皮和间质都增生

4．男性乳腺发育
- 无包膜，管周有黏液水肿带

5．腺病
- 一般没有包膜及大量脂肪组织
- 软骨化生亦少见

【预后】

- 少数病例因多灶病变切除不净可复发

（丁华野　皋岚湘）

参考文献

1. 杨光之，李静，丁华野. 乳头部腺瘤的临床病理观察. 中华病理学杂志，2009，38（9）：614-616.
2. 丁华野，杨光之. 乳头腺瘤的诊断及鉴别诊断. 临床与实验病理学杂志，2010，26（1）：1-4.
3. 黄曙光，严晓昱，欧阳俊，等. 乳头浸润性汗管瘤样腺瘤临床病理观察. 诊断病理学杂志，2008，15（1）：19-22.
4. 杨光之，李静，丁华野. 乳腺恶性腺肌上皮瘤. 诊断病理学杂志，2009，16（3）：177-180.
5. Burga AM，Tavassoli FA.Periductal stromal tumor：A rare lesion with low-grade sarcomatous behavior. Am J Surg Pathol，2003，27（3）：343-348.
6. 龚西騟，孟刚，杨枫. 乳腺上皮样型管周间质肉瘤病理特征及与叶状肿瘤比较观察. 临床与实验病理学杂志，2003，19：229-235.

第 13 章
乳腺软组织及其他肿瘤

鲍冬梅　高松源　薛宁　陈定宝　杜晓媛

第一节　乳腺软组织良性肿瘤

一、脂肪瘤

乳腺的脂肪瘤是女性乳腺最常见的软组织肿瘤。男性乳腺也较常见。是由成熟脂肪细胞组成的良性肿瘤。大部分位于皮下，部分位于深部乳腺实质或者胸部肌肉中。

【流行病学】

乳腺脂肪瘤可发生于任何年龄，但常见于中、老年女性（40 ~ 60 岁）。

【临床特征】

通常表现为生长缓慢的单发性肿瘤，偶见多发，多位于皮下，活动度好，质地柔软，与周围组织无粘连。

【大体特征】

乳腺脂肪瘤一般为 3 ~ 5cm，大至 10cm 左右，呈圆形或者分叶状。切面与正常脂肪组织非常相似，有非常薄的纤维包膜。

【组织学特征】

乳腺脂肪瘤常见者有两种：一种是完全由脂肪组织形成的单纯脂肪瘤；另一种是以乳腺组织和脂肪共同形成的腺脂肪瘤。腺脂肪瘤为乳腺独特的脂肪瘤，表现为脂肪组织中可见乳腺小叶成分，小叶成分相对正常，可没有明显增生的表现，此种实际属于错构瘤。还有在乳腺腺体和脂肪组织中出现明显的平滑肌成分的病例报告，文献中称为"肌性错构瘤"。

另外，在皮下发生的其他脂肪瘤的变型在乳腺都可发生，比如血管脂肪瘤、肌脂肪瘤、多形性脂肪瘤等。

二、平滑肌瘤

在乳腺完全由成熟平滑肌组织构成的良性肿瘤。

【流行病学】

乳腺平滑肌瘤很少见，多发生在乳头 - 乳晕结合区。通常考虑来源于立乳肌，乳腺实质内偶尔也可发生平滑肌瘤 [1]。

【临床特征】

通常表现为乳晕区生长缓慢的包块，有移动性，有的可伴有疼痛，或者乳晕皮肤皱缩。

【大体特征】

肿瘤界限尚清，直径从 0.5cm 到 1.5cm 不等，切面质韧。

【组织学特征】

镜下与其他部位发生的平滑肌瘤一样，梭形的肿瘤细胞呈相互交错的束状排列，细胞核两端钝圆，胞浆丰富嗜酸性，通常可以看见混有周围乳腺间质及导管成分。肿瘤细胞可以出现多形性（常常可以看到不规则的细胞核），但是核分裂象罕见（＜ 1/10HPF）。免疫组化，肿瘤细胞 SMA：Actin 阳性表达。

三、血管瘤

血管瘤是由成熟血管构成的良性肿瘤，可能来源于皮肤、乳腺周围组织及乳腺组织中。

【流行病学】

大多数血管瘤发生于女性，偶见于男性，临床或者 X 线发现的大体可见血管瘤是很罕见的病变，大多数发生在乳腺组织的血管瘤是镜下偶然发现，通常为直径 2mm 到 2.0cm 的小肿瘤；最大者直径可达 6cm[2]。病变常常双侧，病人年龄范围广，从 29 岁到 82 岁（平均 51.5 岁）。

【临床特征】

良性血管瘤生长缓慢，可有血肿形成，肿瘤迅速增大为恶变表现。

【大体特征】

大体可见血管瘤呈圆形，有时呈分叶状，边缘不清，可伴有灶状钙化或骨化。血管瘤有时可有包膜，与其他乳腺良性肿瘤难于鉴别。临床上，乳腺局部皮肤色泽偏红，可考虑为血管瘤。多数良性血管瘤为镜下偶然发现。

【组织学特征】

镜下血管瘤是指微小的血管瘤，可以发生在乳腺间质的任何部位，包括小叶间和导管周特异性间质。最常见的为小叶周血管瘤，其特点是小叶周围有许多扩张的毛细血管，互不吻合，无细胞异型性。镜下血管瘤常常仅有一个高倍视野的区域，其间间质成分很少，大多数管腔内充满红细胞。

大体可见的真正良性血管瘤在乳腺很罕见，一定要仔细检查，与血管肉瘤相鉴别。毛细血管瘤较多见，也可发生蔓状血管瘤和上皮样血管瘤，要完全切除，进行全面的检查，除外恶性。

许多文章常常提到，几乎所有的乳腺血管性肿瘤都是恶性的，某些血管肉瘤可以表现为温和的组织学形态。但这一点不能过分强调，即这一区域确可发生许多良性血管性肿瘤。

【血管瘤病】

一些成型的血管呈弥漫性生长，称为血管瘤病，与软组织的淋巴管内皮瘤组织学表现一致[3]。文献报告[4]乳腺血管瘤病的患者发病年龄从 17 岁到 73 岁（平均 40 岁）。病变常常为巨大的肿块，直径 9 ~ 20cm，偶有直径小于 3cm 的病变。组织学表现为相互吻合的不

规则管腔，管腔内很少有红细胞，通常内皮细胞扁平，没有明显的非典型性。

乳腺的淋巴管 / 血管内皮瘤与高分化血管肉瘤有时很难鉴别[5,6]。临床上淋巴管内皮瘤是病程长、生长缓慢的病变，管腔内缺乏红细胞，而高分化血管肉瘤的管腔中有红细胞，而且细胞核常常深染，这在淋巴管内皮瘤中是不应该存在的。考虑到一些病例很难明确诊断，所以对于肿物应予以充分的切除，带有尽量宽的无瘤的切缘。

【预后】

良性血管瘤的病人没有局部复发或者转移的报道。对儿童的乳腺血管瘤的治疗方式一直有争议，因为手术和放疗都有可能导致乳腺发育不良。

四、良性外周神经鞘瘤

良性外周神经鞘瘤包括三种发生在外周神经或者软组织的不同病变，即由分化的施万细胞组成的神经鞘瘤；由施万细胞、神经束膜样细胞和成纤维细胞混合构成的神经纤维瘤[7]；由神经束膜组成的神经束膜瘤。

【流行病学】

原发于乳腺的良性外周神经鞘瘤极为少见。仅有少数文献关于乳腺的神经纤维瘤和神经鞘瘤的报道。

【临床特征】

肿瘤一般表现为无痛性结节。神经鞘瘤可出现在任何年龄（20 ~ 90 岁），但多见于 20 ~ 50 岁的中年人，男女发病率大致相等。肿瘤通常表现为界限清晰的结节（最大径 0.6 ~ 4.0cm）[8]。神经纤维瘤病人发病年龄广（17 ~ 77 岁，平均 38 岁），肿瘤大小由 0.4cm 到 10cm 不等[9]。

【大体特征】

神经鞘瘤多为单发的卵圆形、质中、表面光滑的肿块，常常伴有出血、黏液变性或囊性变。神经纤维瘤肿瘤界限相对清楚，切面质地略韧或黏液样。

【组织学特征】

神经鞘瘤组织学特征与其他部位的同类肿瘤表现一致。细胞可以非常丰富，但是无明显异型性，核分裂象罕见，不会出现病理核分裂象。神经纤维瘤由梭形细胞

构成，细胞核呈波浪状或弯曲形。免疫组化，S-100 蛋白阳性。

【预后】

神经纤维瘤患者通常长期无病生存。少数患者是 I 型神经纤维瘤病在乳腺的局部表现，具有恶性潜能，术后应该长期随访。

五、颗粒细胞瘤

颗粒细胞瘤是一种公认的起源于 Schwann 细胞、由含有嗜酸性颗粒性细胞质的细胞组成的肿瘤。

【流行病学】

颗粒细胞瘤可以发生在身体任何部位。乳腺也有发生。主要发生于中年女性，男性也有发生[10]。

【临床特征】

和其他部位一样，颗粒细胞瘤可以发生在乳腺皮肤，也可以发生在深部乳腺实质。病变常常位于乳腺内侧，很少发生在外下象限，这可能与锁骨上神经分布有关。病变较表浅时可能引起皮肤酒窝征或者乳头收缩，病变位置较深时，常常表现为实性结节，累及胸壁筋膜。病变通常单发。一些病例影像学检查常常显示边缘不清的致密肿块，高度可疑为恶性[11]。

【大体特征】

颗粒细胞瘤通常为 2 ~ 3cm，边界清楚或者呈浸润性，切面质硬，灰白或者黄褐色，常常与恶性肿瘤十分相似。

【组织学特征】

颗粒细胞瘤是由成片的、呈巢或者条索状肿瘤细胞构成，与周围组织界限不清。肿瘤细胞大呈多角形，含有丰富的嗜酸性颗粒状胞浆（图 13-1）。细胞核小而一致，圆形或卵圆形，深染或者透明，可见核仁，偶尔有胞浆内的假包涵体。没有核分裂象和坏死。有时间质伴有纤维化。肿瘤间可见神经束形成，也可见乳腺腺体。病变边缘可以有孤立的肿瘤细胞巢浸润周围脂肪组织。

【免疫组化】

免疫组化染色 S-100 蛋白胞浆阳性对于颗粒细胞瘤很重要，有时染色可能很弱。另外，胞浆颗粒 PAS 阳

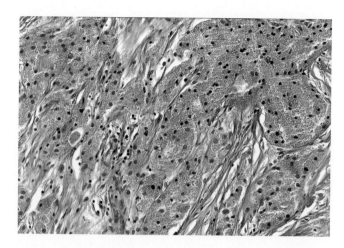

图 13-1　乳腺颗粒细胞瘤：瘤细胞体大，胞浆宽，细胞颗粒状，染色浅，核小圆形

性（淀粉酶消化后）、CK 阴性可以除外乳腺癌。

【鉴别诊断】

颗粒细胞瘤与组织细胞样浸润性乳腺癌相鉴别，颗粒细胞瘤，但是 CK 免疫组化染色阴性，可以帮助明确诊断[12]。

【预后】

颗粒细胞瘤为良性临床表现。切除后很少复发。应当注意切除干净，如有浸润性边缘，切除不全容易复发。

恶性的颗粒细胞瘤极为罕见，临床上生长快，易复发，肿瘤细胞表现为异型明显，核分裂象多见（> 5/10HPF），并可见坏死[13]。

六、结节性筋膜炎

结节性筋膜炎是一种肌纤维母细胞增生性病变。常常发生于皮下组织，发生在乳腺实质中极为少见。

【流行病学】

结节性筋膜炎易发生在四肢，乳腺发生的结节性筋膜炎十分罕见。可发生于任何年龄段，青年多见。

【临床特征】

结节性筋膜炎的最典型的症状和其他部位一样，是病程很短的触痛。当病变位置较深，在乳腺实质中时，表现为结节状，平均直径 4cm，活动度差，临床上常常会误诊为恶性肿瘤[7]。

【大体特征】

表现为结节性肿物，质地中等，边界不清，与恶性肿瘤十分相似[14]

【组织学特征】

结节性筋膜炎由不成熟的成纤维细胞组成。界限相对清楚，病变较大时，中心区域细胞较少，有轻度玻璃样变性，周边区域细胞较丰富，可能伴有明显黏液变性及水肿；梭形细胞可以散乱分布，可能呈席纹状或束状排列；细胞大小相对一致。有时细胞核分裂象易见，可以有空泡状核及核仁。其间可见红细胞外渗以及炎细胞浸润[14,15]。

【免疫组化】

免疫组化染色 SMA 弥漫阳性。

【鉴别诊断】

包括纤维瘤病、纤维肉瘤。纤维瘤病组织学表现为细胞温和，胶原纤维丰富，浸润性边缘，而结节性筋膜炎细胞增生活跃，常常具有核仁，可见核分裂象，而病变界限较清；纤维肉瘤细胞丰富，细胞核深染，浆比例高，肿瘤细胞分布一致，而没有结节性筋膜炎细胞分区分布的特征，而且没有红细胞外渗以及炎细胞浸润的表现。

（鲍冬梅）

第二节　乳腺间质交界性肿瘤

一、炎性肌纤维母细胞瘤

炎性肌纤维母细胞瘤（inflammatory myofibroblastic tumor，IMT）是一种由分化的肌纤维母细胞性梭形细胞构成的肿瘤，伴有大量的炎性细胞。属于交界性肿瘤。有人认为炎性肌纤维母细胞瘤属于低度恶性肉瘤[16]。WHO 将其定性为交界性肿瘤（ICD-O 编码：8825/1）。

【临床特征】

乳腺炎性肌纤维母细胞瘤少见，临床表现为可触及的、分界清楚的、质硬的包块。

【大体检查】

大体检查常为分界清楚的、质硬的灰白色包块。

【光镜观察】

IMT 由增生的梭形细胞组成，梭形细胞组织形态学和免疫表型具有肌纤维母细胞特点[17]。细胞呈相互交错的束状或杂乱分布，肿瘤中混有不定量的炎性细胞，成分包括淋巴细胞、浆细胞和组织细胞。另外可见平滑肌细胞、脂肪细胞等其他成分混杂。

【免疫组化】

梭形细胞除 Vimentin、CD34、α-SMA、CD10 阳

性外，其特点为 desmin 和 S100 阳性。

【鉴别诊断】

IMT 应与其他发生在乳腺的良、恶性梭形细胞病变鉴别。显著的炎性细胞及其他成分的存在是 ITM 有别于其他病变的重要特征。

【预后】

依据组织学特征不能判定 IMT 的临床行为。文献中有一例双侧乳腺病变术后 5 个月复发的报道，大多数乳腺 IMT 完全切除后为良性的临床过程。但还需要对更多病例的长期随访判定其准确的生物学行为。

二、纤维瘤病

纤维瘤病（fibromatosis）是一种成纤维细胞 / 肌纤维母细胞增生性的疾病，这些细胞源自乳腺实质中成纤维细胞和肌纤维母细胞，此病为局部浸润性但不转移的交界性肿瘤，容易复发[18,19]。WHO 将其定性为交界性肿瘤（ICD-O 编码：8821/1）。

【临床特征】

乳腺发生的纤维瘤病起源于胸肌腱膜或筋膜上覆盖的结缔组织。散在病例见于外伤后或隆乳术后。也有家族性的病例常伴有加德纳综合征（Gardner's Syndrome）

或遗传性硬纤维瘤病。乳腺纤维瘤病与腹部硬纤维瘤病不同，乳腺的纤维瘤病与妊娠无关，也可见于未生育过的女性，以及男性乳腺。年龄从 13 岁到 80 岁，多数出现在 30 ～ 50 岁之间。

原发性乳腺纤维瘤病是一种少见的疾病。在乳腺全部的原发性病变中其发病率低于 0.2%。6% 的病人为多发，但大部分病变为单发。在乳腺中可触及活动的结节。少数病变可与胸壁固定。乳腺实质中的小病变在 X 线片中似浸润性癌。位于乳腺表浅部位的病变，皮肤可出现皱缩。

【大体检查】

大体形态多为境界不清的肿块，部分为境界清楚的实性结节。肿瘤大小从 0.7 ～ 10cm，平均 2.5cm；切面质韧、灰白色。

【光镜观察】

肿瘤的组织学特征与其他部位的纤维瘤病组织形态学完全一致。原发于乳腺的病变可见残存被挤压的腺体，这些腺上皮多位于病变的周边区，上皮由萎缩的导管及小叶构成（小叶由特殊的间质包绕，而不是浸润）。肿瘤细胞呈椭圆形和梭形，形状较一致。细胞被丰富的胶原纤维分割或呈内陷状。核呈圆形至椭圆形，可有 1 ～ 3 个核仁，无核分裂及坏死。多形核和多核巨细胞的出现可能导致误诊。梭形细胞胞浆染色较淡，呈"指状"或束状排列。病变间质中的胶原纤维及细胞数量变化较大。许多病变显示透明样变区，内有稀疏的细胞成分，边缘显示大量细胞及被挤压的腺体（边缘带现象）。常见黏液样筋膜炎样改变。50% 的患者病变周边部可见淋巴细胞浸润。有报道在光镜及超微结构显微镜下可见胞浆内圆形包涵体。

细针穿刺活检以孤立的梭形细胞、小群的粘连在一起的良性细胞成分及无定形背景上的散在的淋巴细胞构成。这些特征往往不除外恶性，无法明确诊断。

【免疫组化】

增生的细胞 Vim、SMA（+）；此外一些细胞 S100、Desmin 阳性。CD34 阴性。免疫组化无法将病变与婴儿指状纤维瘤病和乳腺的"纤维上皮性肿瘤"区别。

【鉴别诊断】

纤维瘤病必须与良性肿瘤（结节状筋膜炎及肌纤维母细胞瘤）及恶性梭形细胞肿瘤相鉴别。

1. 结节性筋膜炎　病程短，疾病有自愈性。病变位置表浅，边界清楚，梭形细胞常呈"S"样构型，不含有拉长的梭形细胞束。

2. 肌纤维母细胞瘤　包膜完整，病变中无上皮成分，细胞密集的部位排列成巢状，细胞间无胶原分割。肿瘤细胞 CD34 阳性，而在纤维瘤病的肿瘤细胞 CD34 阴性。

3. 纤维瘤病样梭形细胞癌　与纤维瘤病的鉴别非常重要。前者好发于老年女性，肿瘤由片状不规则排列的梭形细胞组成，核轻至中度异型，核分裂象少见。梭形细胞浸润性生长，可侵犯乳腺小叶。常有周围性乳头状瘤或微小的透明细胞腺肌上皮瘤分化。肿瘤中可见梭形细胞和上皮成分两者间的移行，或梭形细胞中内陷的上皮细胞，无纤维瘤病表现的推挤上皮形成的边缘区现象。在间变型纤维腺瘤样癌中，角蛋白阳性细胞占85%，而在纤维瘤病的细胞角蛋白阴性。

【预后】

与乳腺外纤维瘤病的 57% 复发率相比，乳腺纤维瘤病局部复发率较低，约为 25%，复发多发生在初次术后 2 ～ 3 年内，亦有术后 6 年复发的报道。

三、血管周细胞瘤

血管周细胞瘤（hemangiopericytoma）由温和的卵圆到梭形细胞围绕分支状和"鹿角"状血管增生，形成一种边界清楚的肿瘤。发生在乳腺者通常为良性，但极少数可为交界性或恶性[20]，WHO 将其定性为交界性肿瘤（ICD-O 编码：9150 /1，也包括 9150/0，9150/3）。

【临床特征】

发生在乳腺的血管周细胞瘤极少见，文献中仅有 20 例报道。发病年龄为 22 ～ 67 岁，多见于女性，2 例报道发生于儿童（5 岁及 7 岁），可见于男性。临床表现为逐渐增大的无痛性肿块，影像学表现为境界清楚的密度影。

【大体检查】

多为境界清楚的、有假包膜的结节。直径为 1 ～ 19cm，质地韧或硬，黄褐色到灰白色，可见充满液体的小囊腔及黏液样区域，较大的肿瘤中可伴出血和坏死。

【镜下观察】

乳腺血管周细胞瘤的组织学特征与免疫表型和发生在身体其他部位的血管周细胞瘤类似。增生的肿瘤细胞为卵圆形、圆形或梭形，核分裂罕见，看不到在高级别肉瘤中出现的间变细胞及多形性细胞。肿瘤细胞围绕血管生长。血管管腔大小不一，多为薄壁血管，形成分支状或"鹿角状"排列（图 13-2）。肿瘤中无坏死，可见脂肪细胞成分。肿物的外周区域常可见被推挤的萎缩的乳腺的腺体结构，多为局灶性，可形成假包膜。

【免疫组化】

肿瘤细胞 CD34 阳性，Vimentin 阳性，个别 SMA 可阳性。

【预后】

由于这类肿瘤组织学和免疫组织化学特征与孤立性纤维瘤（Solitary Fibrous Tumor，SFT）相似，因此将其归入 SFT 肿瘤中[21]。乳腺的血管周细胞瘤为良性肿瘤，无复发报道，治疗方法为单纯肿物切除。

四、隆突性皮肤纤维肉瘤

隆突性皮肤纤维肉瘤（Dermatofibrosarcoma Protuberans，DFSP），是一种以梭形细胞分化为主的低度恶性或交界性肿瘤，WHO 将其定性为低度恶性肿瘤（ICD-O 编码：8832/3）。可发生于乳腺，可侵犯真皮及皮下组织，亦可见于深部软组织中[22,23]。

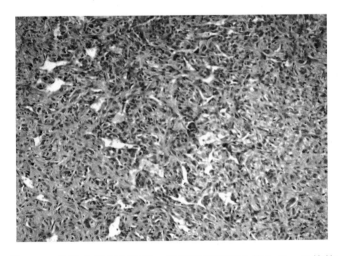

图 13-2　乳腺血管周细胞瘤：肿瘤细胞围绕血管生长。血管管腔大小不一，多为薄壁血管，形成分支状或"鹿角状"排列

【临床特征】

多发生于成人，主要分布在 20 ~ 50 岁之间，病变常始于儿童期。病变持续时间常常超过 5 年。多数病变发生于躯干、腹股沟或下肢，乳腺皮肤亦可受累。病变表现各异，从斑块到小孤立性肿物，到多发的结节隆起。直径从几厘米到 20cm；极少数可见破溃。

【大体检查】

肿物位于皮下，单结节或多结节，边界不清，灰白色、质韧、硬。

【镜下特点】

肿瘤位于真皮层，无包膜，明显隆突于表皮水平以上；病变境界不清，形态一致的梭形细胞团排列成单种形态的席纹状结构，并向皮下组织扩展，常常呈花边和（或）线状浸润或围绕脂肪组织小叶；肿瘤组织包围但不破坏皮肤附属器；肿瘤细胞丰富，主要由椭圆及梭形细胞构成，大小较一致，细胞核较肥胖，可出现轻度细胞多形性或细胞核深染，核分裂指数常较低，≤ 5/10HPF，常无较粗大的胶原纤维；常无炎症细胞、多核巨细胞及组织细胞。

【免疫组化】

CD34 50% ~ 100% 肿瘤细胞阳性。Vimentin 阳性，SMA、S100 可局灶或少数细胞阳性。细胞遗传学分析发现所有的隆突性皮肤纤维肉瘤都有 17 号和 22 号染色体易位。

【预后】

1/3 的 DFSP 局部切除后复发，少数可发生局部淋巴结或其他器官转移。DFSP 可以发展为恶性纤维组织细胞瘤或纤维肉瘤。

五、导管周间质肉瘤

导管周间质肉瘤（Periductal Stromal Sarcoma，PSS）是以梭形肉瘤样细胞围绕着圆形或稍不规则的导管增生为特征的肿瘤。肿瘤无分叶状结构，常伴有扩张的小管。该肿瘤较容易复发，呈交界性或低度恶性[24]。WHO 将其定性为低度恶性肿瘤（ICD-O 编码：9020/3）。

【临床特征】

患者均为女性，常发生于 40 岁以上的女性，平均年龄 53 岁。

【大体检查】

导管周间质肉瘤具有一个或多个结节状肿块，境界清楚，直径 0.6 ~ 6cm，实性，灰白色或粉红色，有时可见散在的小囊，内可充满清亮液体。也可见仅由多发性小囊形成的肿瘤。

【镜下特点】

本病特征为由开放性腺管和导管周围的梭形细胞形成的多层瘤细胞组成肿瘤结节。梭形细胞可呈"袖套"样结构或花冠样及菊形团状排列（图 13-3）；肿瘤细胞也可包绕乳腺小叶或在小叶内生长，缺乏典型的叶状结构，亦不破坏导管及小叶结构。梭形细胞数量多少不等，伴有不典型性（图 13-4），核分裂象平均为 3 ~ 5/10HPF。肿瘤细胞可浸润周围的纤维组织和脂肪组织，形成孤立肉瘤性"袖套"样结构或结节。

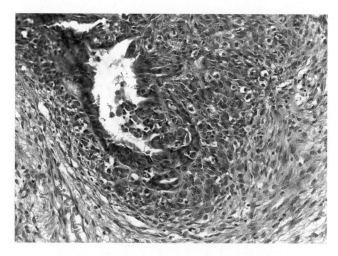

图 13-4　导管周间质肉瘤：导管周围肿瘤细胞明显异型性

【免疫组化】

大多数肉瘤样成分 CD34 阳性，vimantin 弥漫强阳性。导管上皮 ER、PR 均阳性[25]。

【鉴别诊断】

1. 导管周间质增生病变　亦呈结节状，腺管和导管周围梭形细胞轻度增生，排列呈"袖套"状。但增生的间质细胞缺乏有诊断意义的非典型性和核分裂象。

2. 恶性叶状肿瘤　具有典型的"裂隙"样管腔及叶状结构，无多结节"袖套"样结构。间质可见骨化生及肌源性肉瘤、骨肉瘤等异源性间叶成分。但对叶状肿瘤与导管周间质肉瘤的关系仍存争议，有待进一步研究。

3. 乳腺的软组织肉瘤　肿瘤的组织形态特征与免疫表型可与其他不同的软组织肉瘤相鉴别。

【预后】

PSS 为低度恶性，应扩大手术切除。文献中有 2 例复发的报道。

（薛　宁）

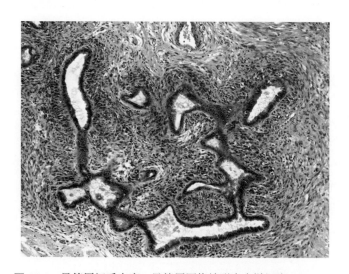

图 13-3　导管周间质肉瘤：导管周围绕梭形肉瘤样细胞

第三节　乳腺软组织恶性肿瘤

乳腺肉瘤是发生于乳腺间叶组织的恶性肿瘤，临床较少见，约占乳腺恶性肿瘤的 1%，多发生于女性，男性罕见。发病年龄比乳腺癌早，多在 30 ～ 40 岁之间。患者多以无痛性包块就诊，转移途径以血行播散为主，最常见的转移部位为肺，其次为脑、骨及卵巢，少有淋巴结转移，局部易复发。乳腺肉瘤种类繁多，生物学行为各异，临床表现及特点差异较大。

一、乳腺脂肪肉瘤

乳腺脂肪肉瘤（liposarcoma）是具有脂肪细胞特征的、同时至少有少量脂肪母细胞存在的恶性肿瘤。发病年龄 19 ～ 76 岁，平均 47 岁。脂肪肉瘤多为境界清楚的无痛性包块。一般不出现皮肤改变和腋窝淋巴结肿大。

【大体检查】

肿瘤直径 2 ～ 40cm，平均 8cm。部分为境界清楚或有包膜，部分呈多结节状或有浸润性边界。切面灰黄，可出现胶样区、坏死及出血区。

【镜下特点】

乳腺脂肪肉瘤与其他部位脂肪肉瘤形态学特征上一致。形态学上共同的特点为具有脂肪母细胞，表现为形态不同的细胞胞质内出现一个或多个含脂质的空泡。根据脂肪母细胞分化程度、黏液含量及瘤细胞的密度和多形性，可将其分为高分化型、黏液 / 圆形细胞型、多形型及去分化型，各型软组织脂肪肉瘤均可发生在乳腺。

【鉴别诊断】

原发于乳腺的脂肪肉瘤应与叶状肿瘤伴有脂肪肉瘤分化进行区分。

【预后】

乳腺脂肪肉瘤可复发、转移，未见腋窝淋巴结转移的报道。有文献研究报道 24% 死亡，6% 复发，70% 无复发。

二、乳腺平滑肌肉瘤

乳腺平滑肌肉瘤（leiomyosarcoma）是由具有平滑肌细胞特征的肿瘤细胞构成的恶性肿瘤。原发于乳腺的平滑肌肉瘤少见，通常发生于女性，亦有发生于男性乳腺的报道。发病年龄为 24 ～ 86 岁。平滑肌肉瘤主要源于乳腺内。乳腺图像上表现为致密、分叶状、边缘清楚的影像学改变。

【肉眼检查】

肿块境界清楚，切面鱼肉样，部分呈多结节状。

【镜下特点】

原发于乳腺的平滑肌肉瘤的组织形态学与原发于身体其他部位的平滑肌肉瘤基本一致。分化好的主要由梭形细胞构成，类似富脂细胞平滑肌瘤，但细胞有不同程度的异型性及核分裂象增多，部分区域瘤细胞核排列成栅栏状；分化差者肿瘤组织呈现出明显的多形性、显著的异型性和活跃性。肿瘤细胞大小不等，形态各异，可为圆形、卵圆形、梭形、多边形及单核或多核瘤巨细胞，肿瘤细胞核大、深染、细胞质粗、核仁大、核分裂象易见。瘤细胞排列紊乱，部分区域圆形或多边形肿瘤细胞排列成条索或实性团块状，类似低分化癌；若肿瘤坏死明显，残存的瘤细胞近血管排列成血管外皮瘤样；分化极差者可呈恶性纤维组织细胞瘤样或多形性横纹肌肉瘤样改变。间质可出现纤维化、玻璃样变性及钙化等。在肿瘤的边缘可出现导管或小叶的增生性改变，类似于化生性癌或叶状肿瘤。

【免疫组化】

通常至少有局灶性 Des、SMA 和 Vimentin 阳性，有时出现 CK、S100 蛋白和 EMA 灶性弱阳性。

【鉴别诊断】

原发于乳腺的平滑肌肉瘤需与梭形细胞肌上皮瘤、肉瘤样癌及恶性叶状肿瘤进行区分。

【预后】

乳腺平滑肌肉瘤可局部复发和转移。未见腋窝淋巴结转移的报道，约 25% 的患者死于肿瘤转移。

三、乳腺恶性纤维组织细胞瘤

恶性纤维组织细胞瘤（malignant fibrous histiocytoma）在乳腺发病较少，多发生于较年轻患者，中位年龄 42 岁，临床主要表现为无痛性肿块，肿瘤生长较快，体积较大，但多不侵犯皮肤。

【大体检查】

肿块常呈多叶状，灰 - 白色，有时肿块中可见黄色或黄褐色颗粒（脂质、含铁血黄素），特别在黏液变时有胶状区域。在血管瘤样的类型中出血病变区居优势，并伴发充满血液的大腔隙。在炎症病变中，黄色尤为明显。有时出血和坏死较广泛，以致整个肿瘤的肿块均变为含有液体的囊而类似于囊性血肿。有时肿瘤外观似有完整包膜，但实际上，病变已浸润至其周围的组织。

【镜下观察】

此瘤由发生间变的组织细胞和成纤维细胞所构成，可见有良恶性多核巨细胞和炎症细胞（图 13-5）。无钙化灶，组织细胞呈圆形或近圆形，核为圆形或肾状，有明显的异型性，富于胞浆，并有吞噬现象。泡沫细胞中含细胞碎屑和含铁血黄素等。成纤维细胞疏密不一，细胞呈漩涡状或车辐状排列，细胞体积较大，卵圆

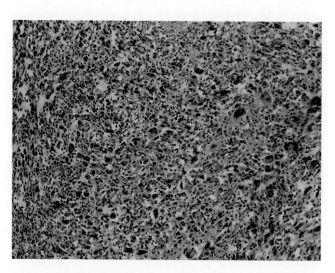

图 13-5　恶性纤维组织细胞瘤：组织细胞和成纤维细胞所构成，可见有良恶性多核巨细胞和炎症细胞

形，核明显异型性。多核巨细胞有良恶性之分，前者很像破骨细胞，称为杜顿（Touton）巨细胞，恶性者为瘤巨细胞。典型形态为成纤维细胞排列成车辐状或漩涡状，其间散在组织细胞和其他多种细胞成分，核分裂象易见。

【治疗】

首选手术治疗，以单纯乳房切除为主，广泛切除或根治性切除，对局部控制和清除肿瘤病变有一定效果，但不能避免转移。转移一般出现较早，且大部分为肺转移（80%），其次为淋巴结（10%）及肝和骨转移。复发性肿瘤应争取再次手术，单纯放化疗均不敏感。

四、乳腺血管肉瘤

乳腺血管肉瘤（angiosarcoma）是由血管内皮细胞或向血管内皮细胞分化的间叶细胞发生的恶性肿瘤。是高度恶性和罕见的肿瘤。占乳腺原发性恶性肿瘤的比例不到 0.05%，曾有许多其他名称，如血管内皮瘤、血管网状细胞瘤、良性转移性血管瘤等。发生于乳腺的血管肉瘤分为原发性和继发性两种。原发性乳腺血管肉瘤是一种来源于乳腺小叶或其周围毛细血管的高度恶性肿瘤，也称恶性血管内皮瘤。由于该病临床少见，病理形态易于混淆，术前常规检查无特异性，常造成诊断和治疗延误。继发性乳腺血管肉瘤系指乳腺癌保乳手术放疗后于局部发生的血管肉瘤。

【临床表现】

好发于 20 ～ 40 岁的妇女。病人无明显肿块，仅为乳腺弥漫性肿大或持续性的皮下出血，病变处表面皮肤呈红色或蓝色，常易误诊。钼靶片表现为边界不清的分叶状肿块。超声波检查可见分叶状、界限清楚的肿块。

【大体检查】

肿瘤体积 1 ～ 20cm 或更大，平均 5cm，少数血管瘤小于 2cm。质脆、硬或海绵状，呈暗红色、灰红色。高度恶性者可见出血、坏死形成的囊腔。肿瘤可浸润至皮肤，但累及胸筋膜十分罕见。

【镜下观察】

肿瘤由不规则的、吻合的血管管腔组成，内衬一层或多层内皮细胞，也可增生呈乳头状或表现为梭形细胞组成的实质区。肿瘤性内皮细胞体积增大，异型明显、

核大、深染、核分裂象多见。肿瘤可向小叶内浸润，破坏小叶结构，也可向周围脂肪组织浸润。在血管肉瘤内也可见到呈良性血管瘤表现的瘤变区。网状纤维染色见肿瘤细胞被网状纤维包围。

【免疫组化】

高分化区常有Ⅷ因子、CD31、CD34 阳性，而低分化区Ⅷ因子、CD31、CD34 弱阳性或阴性。部分病例瘤细胞 ER 阳性。

【鉴别诊断】

由于在血管肉瘤内存在着灶性的良性血管瘤区，故要注意与良性血管瘤鉴别。当形态学考虑良性血管瘤时，一定要广泛取材，找到肉瘤区域（图 13-6）。因为在乳腺良性血管瘤少见。

【治疗】

治疗以手术为主，手术方式以肿块广泛切除和单纯乳房切除为宜，可辅以放射治疗和化疗。

【预后】

肿瘤有高度侵袭性。90% 的病人于 2 年内死亡。肿瘤短期内发生转移，多见的是转移到肺、骨和肝。也可因转移结节破裂，大量出血使病人突然死亡。

五、乳腺癌根治术后上臂血管肉瘤

乳腺癌根治术后上臂血管肉瘤是淋巴水肿性血管肉瘤，通常生长在慢性淋巴水肿部，Stwart 和 Treves 在

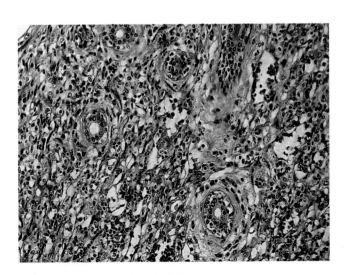

图 13-6　乳腺恶性血管瘤，高分化

1949 年对这种情况给予了明确描述，后来命名为 S-T 综合征。他们报道的 6 例病人有以下特点：

（1）乳腺癌切除伴腋窝淋巴结清扫；

（2）患侧上肢发生"直接性乳腺癌术后水肿"；

（3）乳腺和腋窝区域进行了放疗；

（4）发生水肿开始于上肢并蔓延至前臂，最后扩张到手背及手指。

患者年龄为 37 ～ 60 岁，一般发生于手术后 11 ～ 12 年，估计约 0.45% 的患者发病。皮损为水肿部位出现一个或多个瘀斑，迅速发展为淡蓝色至紫红色结节，易形成溃疡并向肢体近侧或远侧端扩散。预后一般不良，5 年存活率为 6% ～ 14%，平均存活 19 ～ 31 个月。肺转移为常见的死因。

六、乳腺骨肉瘤

乳腺骨肉瘤（osteogenic sarcoma）是一种由产生肿瘤性骨样组织和（或）骨组织的肿瘤细胞构成的恶性肿瘤。

【临床表现】

乳腺骨肉瘤罕见，由于有些文献报道的病例没有严格区别化生性癌及叶状肿瘤，故难以确切估计其发病率。临床上多数为境界清楚的可移动的肿块，少数为不规则或多结节状肿块。病变主要发生在老年妇女，发病年龄 27 ～ 89 岁，平均年龄 64.5 岁。部分患者有放疗或创伤史。临床上表现为质硬的境界清楚的包块，可伴有疼痛。部分患有乳头血性溢液或乳头内陷。影像学检查为界限清楚伴有局灶或显著钙化的肿块。

【大体检查】

切除的肿瘤直径为 1.4 ～ 25cm，平均为 5cm，多数病例肿瘤边缘清楚。

【镜下观察】

乳腺骨肉瘤与身体其他部位骨外骨肿瘤的组织学形态一致。肿瘤细胞形态可表现为梭形细胞样、上皮样、小圆细胞、透明细胞、单核或多核巨细胞，并见有肿瘤细胞成骨现象（图 13-7）。

【免疫组化】

破骨巨细胞表达巨噬细胞的标志物 CD68，而梭形细胞不表达 ER、PR 及上皮标志物。

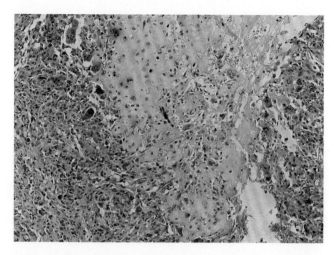

图 13-7 乳腺成骨肉瘤：成骨肿瘤细胞，骨样组织，软骨细胞，骨巨细胞

【鉴别诊断】

单纯性骨肉瘤必须与叶状肿瘤或癌肉瘤中骨肉瘤分化的异源性成分进行区分。诊断乳腺原发性骨肉瘤必须通过影像学检查证实病灶与骨组织无关联。

【预后】

骨肉瘤常转移到肺，未见腋窝淋巴结转移的报道。文献报道，5 年生存率 38%，局部切除后超过 2/3 的病例复发，乳腺全切除后 11% 复发。伴发转移的部分病例在诊断后 2 年内死亡。肿瘤体积大、边界浸润明显和坏死与侵袭性行为相关。

（高松源）

第四节　乳腺淋巴造血系统肿瘤

恶性淋巴瘤既可以是乳腺原发性肿瘤，也可以是系统性淋巴瘤侵及乳腺。乳腺原发性淋巴造血系统肿瘤不多见，占乳腺肿瘤的 0.5% 以下。

原发性乳腺淋巴瘤的诊断标准如下：

（1）采集的肿瘤标本要足量，淋巴瘤组织与乳腺组织并存；

（2）镜下显示瘤细胞对乳腺小叶及导管的浸润，乳腺上皮无恶性证据；

（3）以前无乳腺外的恶性淋巴瘤病史。临床检查，包括 X 线检查、CT、MRI，没有发现伴有广泛侵袭性淋巴组织病变；

（4）首发部位在乳腺以内，可以有同侧腋淋巴结转移。

好发年龄为 50 ~ 60 岁，临床上表现为无痛性肿块，最常位于乳腺外上象限，肿瘤大小 1 ~ 12cm，平均约 3cm，可呈多结节性，约 10% 的病例为双侧[26]。

乳腺淋巴瘤常常界限清楚，大小不等，肿瘤切面类似于其他部位的淋巴瘤，呈灰白色，恶性度较高的肿瘤偶见出血或坏死灶。显微镜下，肿瘤具有侵袭性边缘，围绕小叶或导管浸润。有时可呈单排排列，酷似乳腺浸润性小叶癌。大部分原发性淋巴瘤是弥漫性大 B 细胞淋巴瘤，其他主要包括结外边缘区黏膜相关淋巴组织淋巴瘤和滤泡型淋巴瘤，Burkitt 淋巴瘤、B 细胞或 T 细胞淋巴母细胞淋巴瘤和外周 T 细胞淋巴瘤少见，T 细胞淋巴瘤还包括与乳腺植入物有关的 ALK 阴性的间变大细胞淋巴瘤[26]。

乳腺原发性淋巴病变仅局限在乳腺或同侧腋下淋巴结，以前主张行乳腺切除术，而对有系统累及的淋巴瘤，不作乳腺的切除或作延期的乳腺切除手术。目前认为仅作肿块局部切除加上放化疗，就可以使肿瘤得到良好的治疗，而乳腺切除只在一些特殊的情况下进行，如病变范围巨大、伴有炎症或局部皮肤溃疡形成等。

乳腺淋巴瘤的预后与淋巴瘤的类型和分期密切相关。在一组 205 例的各期乳腺原发性淋巴瘤的病例分析中，5 年未复发者占 3.4%，10 年未复发者仅占 2%；另一些文献报道，预后比较好的病例主要是一些 I 期或 II 期的患者。王晓卿等[27]报道了 21 例乳腺弥漫性大 B 细胞淋巴瘤，20 例为 I ~ II 期，1 例为 IV 期，其中 13 例获得随访资料，4 例死亡。杨华等[28]报告的原发乳腺淋巴瘤中，弥漫性大 B 细胞淋巴瘤最多见（27/40），以非生发中心亚型为主，LDH 水平、肿块数目、IPI 指数是影响预后的独立因素。

一、弥漫性大 B 细胞淋巴瘤

非特殊类型的弥漫性大 B 细胞淋巴瘤（diffuse large B-cell lymphoma，DLBCL）在乳腺淋巴瘤中最常见，占 50% ~ 65%[29,30]。组织学特点为大的淋巴瘤细胞弥漫性浸润乳腺组织，肿瘤细胞可从相当一致性到多形性。细胞可类似于中心母细胞或免疫母细胞，可见 1 个或多个明显核仁（图 13-8、图 13-9）。肿瘤细胞常累及小叶结构，形成结节或假滤泡结构。周围乳腺组织可呈淋巴细胞性浆细胞乳腺炎表现。冰冻切片中与髓样癌可能难以鉴别。

免疫组化，肿瘤细胞表达 CD20（图 13-10）、CD79a 和 PAX5，不表达 CD3（图 13-11）和 CD45RO。多呈活化的 B 细胞表型。CK 染色阴性可与癌相鉴别。

二、Burkitt 淋巴瘤

乳腺 Burkitt 淋巴瘤（Burkitt lymphoma）的形态学特征与其他器官和组织的同类型淋巴瘤相同：肿瘤细胞呈片状浸润，细胞一致，中等大小，核圆，可见核仁，核膜较厚。瘤细胞将邻近细胞的胞质挤成方形。核分裂象非常多见。含可染小体的巨细胞在瘤细胞中均匀分布，形成特征性"星天"现象。

患者常为妊娠或哺乳期妇女，多呈地方病，少数为散发性。肿瘤典型地表现为双侧乳腺巨大肿物。

免疫组化表达 CD20、CD79a、PAX5、CD10 和 Bcl-6，不表达 Bcl-2 和 TdT。Ki67 增殖指数一般为 100%。原位杂交 EBER 可检测出 EBV 的存在。

三、结外边缘区黏膜相关淋巴组织淋巴瘤

典型的结外边缘区黏膜相关淋巴组织淋巴瘤

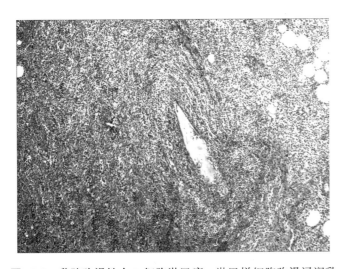

图 13-8　乳腺弥漫性大 B 细胞淋巴瘤：淋巴样细胞弥漫浸润乳腺组织，可见乳腺导管残留

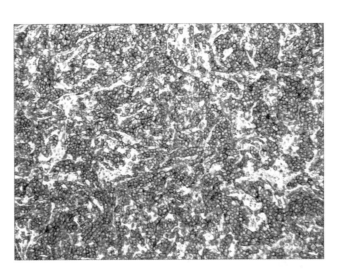

图 13-10　乳腺弥漫性大 B 细胞淋巴瘤：免疫组化染色，淋巴样细胞 CD20 胞膜阳性

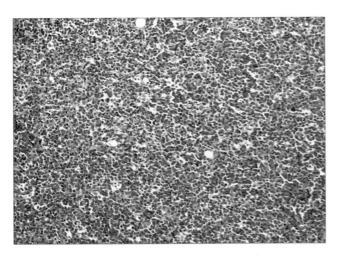

图 13-9　乳腺弥漫性大 B 细胞淋巴瘤：淋巴样细胞中等偏大，可见核仁

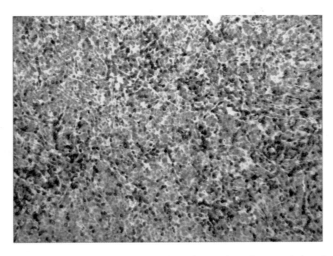

图 13-11　乳腺弥漫性大 B 细胞淋巴瘤：肿瘤细胞 CD3（-），背景反应性细胞 CD3（+）

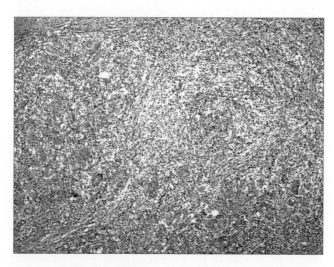

图 13-12 乳腺 MALT 淋巴瘤：乳腺小叶腺泡间可见弥漫浸润的淋巴瘤样细胞，细胞小至中等大小，核仁不清楚，部分细胞胞浆透明，呈单核样 B 细胞外观

（extranodal marginal-zone lymphoma of MALT type, MALT 淋巴瘤）由小至中等大的细胞组成，呈中心细胞样或单核细胞样，其间散布较大的母细胞（图 13-12）。可见数量不等的浆样分化细胞。肿瘤细胞弥漫浸润，可见反应性淋巴滤泡及肿瘤细胞植入，可见淋巴上皮病变，即肿瘤细胞侵入腺上皮内（图 13-13）。

有时淋巴组织反应性增生性病变与 MALT 淋巴瘤不易鉴别。前者成分复杂，Kappa、Lambda 染色呈多克隆性，淋巴滤泡常明显，常形成生发中心，尤其是在周边，浆细胞、组织细胞多见。偶尔伴有脂肪坏死和纤维化。导管和小叶上皮多不受累，但可被包绕其内。这种病变以前被称为"假性淋巴瘤"，是一种界限不清的反应性病变。大多数病例有创伤史。肿物切除可治愈。

MALT 淋巴瘤免疫组化表达 CD20（图 13-14）和 CD79a，通常表达 Bcl-2，不同程度表达 CD43，但不表达 CD3（图 13-15）、CD10、CD5 和 CD23。CK 可显示腺上皮细胞（图 13-16）。

临床上，乳腺 MALT 淋巴瘤呈惰性，5 年总体生存率 > 90%。大多数病例对局部切除或放疗有反应[26]。

四、滤泡性淋巴瘤

滤泡性淋巴瘤（follicular lymphoma）的特点为由不同比例的中心细胞和中心母细胞组成的肿瘤性滤泡。

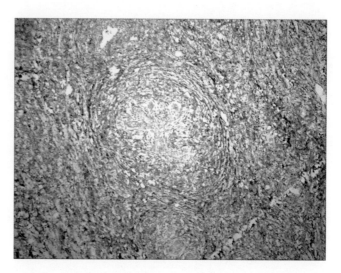

图 13-14 乳腺 MALT 淋巴瘤：免疫组化染色，肿瘤细胞 CD20 胞膜阳性

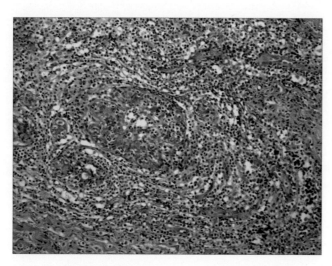

图 13-13 乳腺 MALT 淋巴瘤：可见灶状肿瘤细胞侵犯腺体，形成淋巴上皮病变

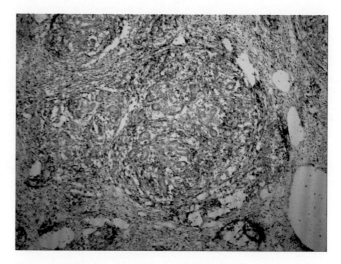

图 13-15 乳腺 MALT 淋巴瘤：免疫组化染色，背景反应性 T 细胞 CD3 胞浆阳性

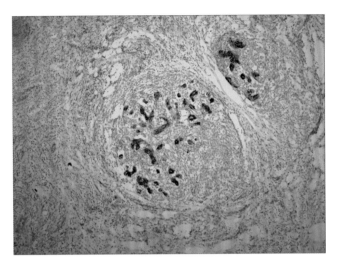

图 13-16 乳腺 MALT 淋巴瘤：免疫组化染色，CK 显示腺上皮细胞阳性

根据肿瘤性滤泡中的中心母细胞的数量，将滤泡性淋巴瘤分为 1、2、3A 和 3B 级。

免疫组化，肿瘤细胞表达 CD20、CD79a、PAX5、CD10 和 Bcl-2，但不表达 CD5 和 CD23。呈致密簇状排列的滤泡树突细胞表达 CD21，可显示肿瘤性滤泡的轮廓。

五、T细胞淋巴瘤

T 细胞淋巴瘤（T cell lymphoma）很少以乳腺为原发部位，但可作为播散性疾病的一部分继发性累及乳腺。最常见的是间变大细胞淋巴瘤，ALK（+）或 ALK（−），外周 T 细胞淋巴瘤，非特指和 T 淋巴母细胞淋巴瘤 / 白血病 [26]。

文献报道，因美容或癌术后重建而放置乳腺植入物后可发生 ALK-ALCL，已有约 50 例病例报告 [31,32,33]。从放置植入物到发生 ALCL 的中位时间为 8 年。植入物可为硅或盐水。在伴有血清积液的 ALCL，肿瘤细胞局限于纤维包膜内，许多病例的肿瘤细胞主要位于血清积液腔内，少数病例可蔓延至周围乳腺组织。肿瘤细胞大，多形性，胞浆嗜碱性，可见于血清积液的细胞学标本中。在组织学切片，肿瘤细胞一般与纤维包膜粘连，缺乏炎症背景。免疫组化表达 CD30、EMA，不表达 CD15、CD20。EBER 原位杂交呈阴性。这种淋巴瘤预后好，尚没有理想的治疗方法，有些病例对局部治疗反应好，包括去除植入物并观察 [33]。

六、髓细胞肉瘤

乳腺髓细胞肉瘤（myeloid sarcoma）罕见，可伴有急性或慢性髓细胞白血病。显微镜下易与淋巴瘤和乳腺癌混淆，重要的线索是伴有嗜酸性粒细胞。一般情况下，当一个乳腺恶性肿瘤类似于大细胞淋巴瘤，但缺乏 B、T 标记物表达的时候，应考虑髓细胞肉瘤。免疫组化可表达 MPO、CD117、CD34、CD68、lysozyme[34]。

（高松源　陈定宝）

第五节　乳腺转移性肿瘤

绝大部分的乳腺恶性肿瘤，特别是乳腺癌，都是原发性，很少是继发性或转移性 [35]。Akcay 复习文献指出 [36]，乳腺转移瘤发生率占所有恶性乳腺肿瘤的 0.5% ~ 1.3%，在尸检中其转移率相对高些，可达 1.7% ~ 6.6%。这种差异一方面是因尸检可以发现临床难以检出的乳腺转移，另一方面则因临床已确诊的播散性癌很少去活检或切除证实而未知。

任何恶性肿瘤都可通过血道或淋巴道转移至乳腺。最常见的转移瘤类型，是来自对侧的乳腺癌，在 Georgiannos 等 [37] 描述的 450 例乳腺继发性肿瘤中有高达 390 例（86.7%）原发于对侧乳腺，其他常见类型依次为恶性黑色素瘤、淋巴瘤、肺癌、卵巢癌、软组织肉瘤、胃肠道癌及泌尿生殖系统的肿瘤。个别报道有骨肉瘤、甲状腺肿瘤、中枢神经系统肿瘤等。

乳腺转移性肿瘤常见于女性，这可能与乳腺在体积大小、血管分布密度、受激素影响的内皮细胞黏附分子、血管生成因子等方面存在性别差异有关。女性与男性发生的比率为（6 ~ 10）：1。由于转移肿瘤的组织学类型不同，发生的年龄跨度较大，已有的文献中最小的 11 岁，最大的 84 岁。

乳腺转移性瘤常呈爆发性经过，其治疗和预后多取决于原发肿瘤组织学类型和临床分期，因此正确判断乳腺肿瘤是原发性还是转移性，是个十分重要的问题。

目前尚无特异性的标准明确区分乳腺原发与转移

瘤，对于能提供完整临床病史、进行详尽影像学及其他辅助检查、全面分析病理形态学特点、充分利用免疫组化甚至电镜及分子生物学手段，可以做出更准确地判断，从而有效指导临床治疗。

【临床特点】

由于乳腺组织中纤维组织分布广泛，血供相对较差，是恶性转移的非适合器官，因此乳腺转移瘤往往是全身转移性瘤的一部分。患者大多有原发恶性肿瘤的病史，少数原发恶性肿瘤隐匿未知，首发为乳腺肿块。转移性肿瘤的特征往往表现为多发或累及双侧。

Wood 等[40]报道了 32 例经细针穿刺活检诊断（FNB）的乳腺转移瘤。其中有 26 例（81%）在诊断时有乳腺外原发瘤病史，余 6 例（19%）原发瘤隐匿而以乳腺肿物为首发表现。但后者中 4 例有广泛系统转移证据，1 例呈乳腺多发肿物表现，这些对诊断乳腺转移性瘤均有提示作用。但值得注意的是，其中只有 16 例（50%）形态学特点与原发乳腺癌相似，在无临床病史的情况下易误诊为原发乳腺癌。

乳腺转移瘤常呈结节状，可单发或多发，外上象限常见，可伴同侧腋窝淋巴结转移。瘤体多位于皮下而非乳腺实质内、易触及，患者可有患处不适、疼痛、压痛，一般都无乳头回缩和溢液现象。少数情况下，部分造血系统肿瘤、卵巢癌、胃印戒细胞癌、恶性黑色素瘤、胰腺癌等的转移瘤可不形成明显肿块，乳腺弥漫性肿大、皮肤发红、水肿明显、有疼痛感、质硬，呈橘皮样改变，很像原发的炎性乳癌[41]。

原发瘤与乳腺转移瘤之间的发病间隔平均约 2.5 年，较长的间隔时间可达 10 年以上。Kanthan（2003）[42]报告 1 例伴淋巴结和网膜转移的回肠类癌，行右半结肠切除术后 10 年发生乳腺转移。McLauglin（2006）[43]报告 1 例肾细胞癌根治切除 12 年后转移至乳腺。

【影像学特点】

原发乳腺癌的 X 线检查常表现为单发、深在于乳腺实质内的高密度病灶影，其边界常不清或呈毛刺状，病灶内多见微钙化。

而转移瘤常表现出良性与恶性双重特点，Noguera（2007）[44]回顾复习 20 年里 33 例乳腺转移瘤，其中 29 例做乳腺 X 线常规轴位和侧斜位摄片，另 4 例做胸部 CT 扫描；18 例进行辅助超声检查，总结临床影像学特点如下：

（1）转移瘤灶表现出多发性或双侧性：13 例（39.4%）为乳腺多发病灶，12 例（36.4%）累及双侧乳腺。

（2）转移瘤内很少见微钙化灶：33 例中无 1 例有微钙化影像。在以往的文献中有报告少数转移瘤存在微钙化灶，多发生在部分含沙砾体的卵巢癌、淋巴瘤、甲状腺髓样癌中。

（3）转移瘤可表现出 5 种影像形式：

a）边界清晰团块影（13 例）：此种表现也可见于乳腺原发的良性病变如囊肿、纤维腺瘤；恶性病变如胶样癌、髓样癌等；

b）边界不清团块影（7 例）：易误诊为乳腺原发恶性肿瘤；

c）炎症样改变影（6 例）：表现为弥漫致密的浸润影、皮肤增厚、间质密度增高，可能与淋巴管浸润有关，很难与炎性乳腺癌鉴别；

d）乳腺密度不对称影（1 例）；

e）正常乳腺密度影（6 例）：4 例淋巴瘤、2 例恶性黑色素瘤的转移瘤未破坏原有乳腺的结构特点，显示转移瘤灶分布的表浅性。

（4）转移瘤的超声声像图多显示为低回声团：15 例呈境界清晰的低回声团类似乳腺良性表现，2 例等回声和 1 例高回声团易误认为乳腺纤维脂肪组织。

【病理学特点】

虽然乳腺转移瘤有一定的临床、影像学特征，但仍需通过细针、粗针穿刺或肿块切开活检进行病理检查才能做出明确诊断，对转移瘤有提示作用的一般组织学特点如下：

（1）数目：多发或双侧；原发癌多单发。

（2）部位：多发生在乳腺实质外的脂肪，或分布于乳腺导管和小叶的周围；而原发癌多在乳腺实质，常见于外上象限。

（3）生长方式：多为膨胀性，瘤细胞巢形成边界清晰的圆形、类圆形、分叶状结节；原发癌多呈浸润性生长形成星芒或毛刺状外观。

（4）缺少导管原位癌（DCIS）或导管上皮异型增生（DIN）现象：乳腺原发癌多发生于终末导管小叶单元（TDLU），癌组织内常可见 DCIS 或 DIN 的过渡表现，现认为其是判断原发性乳腺癌的可靠依据；而转移瘤的发生与 TDLU 无关，故缺少上述表现。

（5）缺少弹力纤维：一般弹力纤维分布在乳腺内大导管周围，转移瘤因无导管病变而缺少弹力纤维的反应。

（6）缺少微钙化灶；而原发乳腺癌则常见。

（7）部分有丰富、明显的脉管癌栓。

（8）组织学类型：转移瘤具有原发瘤的形态学特点，部分具有原发器官或组织的特异性标记；对于乳腺原发肿瘤可选择性常规应用 ER+、PR+、GCDFP-15（近 70% 乳腺癌阳性）的表达进行鉴别，CA-15-3、BCA225、乳脂球蛋白、乳白蛋白等有用，其他原发肿瘤标记物也有帮助。

有时单从病理学角度上鉴别原发乳腺癌与乳腺转移瘤困难；判断转移瘤的原发部位更加困难。这一方面是由于乳腺原发肿瘤的组织学类型涵盖较广，部分形态学特点与转移瘤相重叠，甚至在免疫组化中有相互交叉的表达。另一方面某些乳腺转移瘤的原发瘤隐匿，有的需随访 1 年以上、甚至在尸检时才被发现。

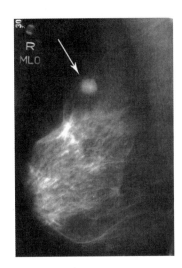

图 13-17　黑色素瘤乳腺转移：乳腺 X 线摄片示单发皮下圆形、边界清晰致密影，位于乳腺实质外

【鉴别诊断】

下面列举一些常见的乳腺转移瘤的原发瘤的特点，供鉴别诊断用 [45,46]：

1. 黑色素瘤　乳腺实质内不存在黑色素细胞，所以无原发的黑色素瘤。当镜下瘤细胞浆内黑色素颗粒存在时，可轻易判断为转移瘤；部分转移的黑色素瘤镜下可不见色素颗粒，并可累及乳腺导管或小叶，似乳腺上皮内病变，但 CK（-）、S100（+）、HMB45（+）（图 13-17、图 13-18）可兹鉴别。

2. 淋巴瘤　必须全面排除系统性淋巴瘤或髓性白血病累及乳腺，只有不到 0.5% 的非霍奇金淋巴瘤原发于乳腺，其诊断限于瘤组织仅累及乳腺或同侧淋巴结；部分病例瘤细胞呈线性排列，或呈形成扩张的脉管瘤栓伴坏死，似原发乳腺癌，但 CK 阴性，相关的淋巴瘤标记阳性。

3. 肺癌　常见转移的腺癌、鳞癌、小细胞癌等。对于原发乳腺的纯鳞癌非常罕见，提供以往的肺癌病史很重要；肺腺癌、肺小细胞癌、甲状腺癌经常表达 TTF-1，结合 TG- 排除甲状腺来源的可能；有文献报道有 20% 原发乳腺的小细胞癌可表达 TTF-1，但同时超过 50% 表达 ER、PR，而不表达 HER2[47,48]。

4. 卵巢癌　最常见的转移癌为浆液性癌，其常常表现出的微乳头状结构、似微钙化灶的沙砾体、甚至伴有同侧腋窝淋巴结的转移，极易被误诊为乳腺浸润性微乳头状癌，但其不表达 GCDFP-15，而表达 CA125（约 60% 卵巢癌）、WT-1，后两者在乳腺癌中不表达（图

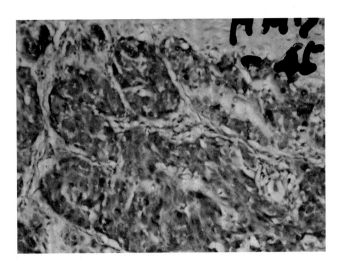

图 13-18　乳腺转移性恶性黑色素瘤：免疫组化染色 HMB45 阳性

13-19、图 13-20）。

5. 胃肠道癌　常见转移的腺癌（包括印戒细胞癌）、类癌。一方面二者镜下均可表现出类似乳腺浸润性小叶癌的特征，但胃肠腺癌常表达为 CK7（-）、CK20（+），而来自乳腺的多 CK7（+）、CK20（-）；由于胃癌组织中也可能表达 ER，所以 ER 不能作为鉴别二者的标记物。另一方面胃肠道的类癌有文献认为好转移至乳腺，且很难与乳腺原发类癌鉴别，目前认为乳腺原发的类癌是指全部由内分泌细胞构成的肿瘤，非常罕见，而更多见的是由内分泌细胞和外分泌细胞（腺上皮）混合发生构成的神经内分泌癌，因此常表达 CK、

CK7，而转移来的类癌常不表达。

6. 前列腺癌　男性乳腺转移瘤最多来自前列腺癌，因此对于男性乳腺肿物均需经 PSA 排查前列腺来源；部分前列腺癌可累及乳腺导管，似乳腺上皮内病变（原位癌或 DIN1～3），而某些原发乳腺癌也可表达 PSA，所以需结合排除标记乳腺的 GCDFP-15、ER、PR 进行鉴别。

7. 肾透明细胞癌　非常具有欺骗性，最常误诊为透明细胞型乳腺癌，但转移癌多表达 Vimentin、CD10，而不表达 GCDFP-15、ER、PR。

8. 横纹肌肉瘤　有文献报道儿童的横纹肌肉瘤可以乳腺转移瘤为首发，常见为腺泡状横纹肌肉瘤，其形态与乳腺浸润性小叶癌的腺泡结构相似，且部分表达

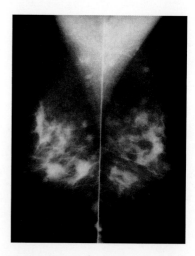

图 13-19　卵巢浆液性癌乳腺多发转移：乳腺 X 线摄片示多发圆形、边界欠清晰致密影

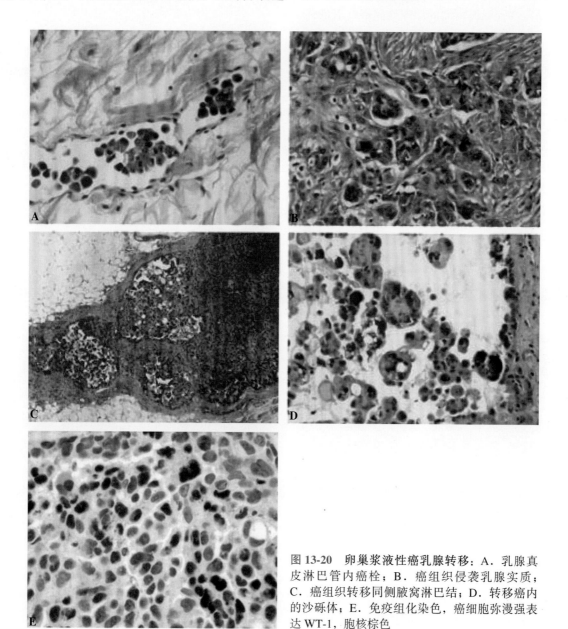

图 13-20　卵巢浆液性癌乳腺转移：A. 乳腺真皮淋巴管内癌栓；B. 癌组织侵袭乳腺实质；C. 癌组织转移同侧腋窝淋巴结；D. 转移癌内的沙砾体；E. 免疫组化染色，癌细胞弥漫强表达 WT-1，胞核棕色

CK，很易误诊。但转移性横纹肌肉瘤患者多发生于儿童，或小于40岁的女性，较年轻，不表达ER，而表达MyoD1、Myogen等横纹肌标记；另一方面乳腺原发横纹肌肉瘤较罕见，且年龄多为40以上的女性。

【治疗与预后】

乳腺转移瘤就诊时往往患者已有多器官转移，尤其是肺、脑、肝等，预后不好。一旦确诊应避免行根治性乳腺切除术，而应采取诊断性的肿块局部切除或广泛切除、姑息性的病灶放疗，充分控制局部病灶，术后应对原发恶性肿瘤进行专门治疗，辅以放疗或化疗，而无需

长期服用抗雌激素药物。少数原发肿瘤隐匿的病例需结合组织学特点与免疫组化等随访观察可疑的原发部位，及早发现，及时治疗。

尽管进行全面系统治疗，仍有83%的患者在1年内死亡。个别病例存活时间较长，Karbasian-Esfahani（2008）[49]发表的2例急淋乳腺转移的患者中，1例在乳腺转移瘤发生后通过局灶放疗，病情得到缓解，并存活了30年。

（杜晓媛）

参考文献

1. Jones MW, Norris HJ, Wargotz ES. Smooth muscle and nerve sheath tumors of the breast: A clinicopathologic study of 45 cases. Int J Surg Pathol, 1994, 2: 85-92.
2. Kondi-Pafitis A, Kairi-Vassilatou E, Grapsa D, et al. A large benign vascular neoplasm of the male breast. A case report and review of the literature. Eur J Gynaecol Oncol, 2005, 26 (4): 454-456.
3. Guillou L, Fletcher CD. Benign lymphangioendothelioma (acquired progressive lymphangioma): a lesion not to be confused with well-differentiated angiosarcoma and patch stage Kaposi's sarcoma: clinicopathologic analysis of a series. Am J Surg Pathol, 2000, 24 (8): 1047-1057.
4. Tavassoli FA. Pathology of the Breast, 2ed. Stamford, CT: Appleton-Lange/McGraw Hill, 1999.
5. Arias-Stella J Jr, Rosen PP. Hemangiopericytoma of the breast. Mod Pathol, 1988, 1 (2): 98-103.
6. Branton PA, Lininger R, Tavassoli FA. Papillary endothelial hyperplasia of the breast: the great impostor for angiosarcoma: a clinicopathologic review of 17 cases. Int J Surg Pathol, 2003, 11 (2): 83-87.
7. McMenamin ME, DeSchryver K, Fletcher CD. Fibrous Lesions of the Breast: A Review. Int J Surg Pathol, 2000, 8 (2): 99-108.
8. Dunne B, Lee AH, Pinder SE, et al. An immunohistochemical study of metaplastic spindle cell carcinoma, phyllodes tumor and fibromatosis of the breast. Hum Pathol, 2003, 10 (34): 1009-1015.
9. 文国英，郭坚. 乳腺纤维瘤病临床病理观察，诊断病理学杂志，2007, 14 (4), 288-290.
10. Lauwers K, Bestman TJ, Bergmans G, Molderez C. Granular cell tumour of the male breast. Acta Chir Belg, 2008 Jan-Feb, 108 (1): 112-114.
11. Brown AC, Audisio RA, Regitnig P. Granular cell tumor of the breast. Surg Oncol, 2011, 20 (2): 97-105.
12. 刘旭伟 焦惠贤，乳腺浸润性组织细胞样癌1例，临床与实验病理学杂志，2001, 17 (1): 89.
13. 王坚，朱雄增，张仁元. 恶性颗粒细胞瘤10例临床病理分析及文献复习. 中华病理学杂志，2004, 33 (6) 497-502.
14. 唐峰，包芸，王虹，等. 乳腺结节性筋膜炎1例及文献复习. 临床与实验病理学杂志，2006, 22 (5): 537-540.
15. Iwatani T, Kawabata H, Miura D, Inoshita N, Ohta Y. Nodular fasciitis of the breast. Breast Cancer, 2012, 19 (2): 180.
16. Gleason BC, Hornick JL. Inflammatory myofibroblastic tumors: where are we now? J Clin Pathol, 2008, 61: 428-437.
17. Khanafshar E, Phillipson J, Schammel DP, et al. Inflammatory myofibroblastic tumor of the breast. Ann Diagn Pathol, 2005, 9: 123-129.
18. Neuman HB, Brogi E, Ebrahim A, et al. Desmoid tumors (fibromateses) of the breast: a 25 year experience. Ann Surg Oncol, 2008, 15: 274-280.
19. Abraham SC, Horn RC, Fine G. Fibromatosis of the breast and mutations involving the APC/beta-catenin pathway. Hum Pathol, 2002, 33: 39-46.
20. Arias-Stella J, Rosen PP. Hemangiopericytoma of the breast. Mod Pathol, 1988, 1: 98-103.
21. Tang Q, Wang Z, Xu H. Hemangiopericytoma of the breast: a case report. Breast Care (Basel), 2008, 3 (6): 431-433.
22. Yeniay L, Unolp O, Sezak M, et al. Dermatofibrosarcoma protuberans of the breast. Breast J, 2012, 18 (5): 493-494.
23. Kin T, Choi YL, Park HY, et al. Dermatofibrosarcoma protuberans of the breast skin. Pathol Int, 2010, 60 (12): 784-786.
24. Burga AM, Tavassoli FA. Periductal stromal tumor: a rare lesion with low grade sarcomatous behavior. Am J Surg Pathol, 2003, 27: 343-348.
25. Tomas D, Jankovic D, Marusic Z, et al. Low grade periductal stromal sarcoma of the breast with myxoid features: immunohistochemistry. Pathol Int, 2009, 59 (8): 588-591.
26. Lakhani SR, Ellis IO, Schnitt SJ, et al. WHO classification of tumors of the breast. IARC: Lyon, 2012.
27. 王晓卿，张乐星，毕成峰，等. 原发乳腺淋巴瘤的临床病

理、免疫表型及预后分析. 中华病理学杂志, 2010, 39 (5): 302-307.

28. 杨华, 郎荣刚, 刘芳芳, 等. 原发乳腺淋巴瘤的临床病理学特征与预后关系的分析. 中华病理学杂志, 2011, 40 (2): 79-84.

29. Ganjoo K, Advani R, Mariappan MR, et al. Non-Hodgkin lymphoma of the breast. Cancer, 2007, 110: 25-30.

30. Talwalkar SS, Miranda RN, Valbuena JR, et al. Lymphomas involving the breast: a study of 106 cases comparing localized and disseminated neoplasma. Am J Surg Pathol, 2008, 32: 1299-1309.

31. Roden AC, Macon WR, Keeney GL, et al. Seroma-associated primary anaplastic large cell lymphoma adjacent to breast implants: an indolent T-cell lymphoproliferative disorder. Mod Pathol, 2008, 21: 455-463.

32. Thompson PA, Lade S, Webster H, et al. Effusion-associated anaplastic large cell lymphoma of the breast: time for it to be defined as a distinct clinicopathological entity. Haematologica, 2010, 95 (11): 1977-1979.

33. Wong AK, Lopategul J, Clancy S, et al. Anaplastic large cell lymphoma associated with a breast implant capsule: a case report and review of the literature. Am J Surg Pathol, 2008, 32: 1265-1268.

34. Tavassoli FA, Eusebi V. Tumors of the mammary gland. AFIP, Washington, 2009: 367.

35. 阚秀. 乳腺癌临床病理学. 北京: 北京医科大学中国协和医科大学联合出版社, 1993.

36. Akcay MN. Metastatic disease in the breast. Breast, 2002, 11 (6): 526-528.

37. Georgiannos SN, Aleong JC, Goode AW, et al. Secondary neoplasms of the breast. Cancer, 2001, 92: 2259-2266.

38. Silverman JF, Feldman PS, Covell JL, et al. Fine needle aspiration cytology of neoplasms metastatic to the breast. Acta Cytol, 1987, 31 (3): 291-300.

39. Loffeld A, Marsden JR. Management of melanoma metastasis to the breast: case series and review of the literature. British Journal of Dermatology, 2005, 152: 1206-1210.

40. Wood B, Sterrett G, Frost F, et al. Diagnosis of extramammary malignancy metastatic to the breast by fine needle biopsy. Pathology, 2008, 40 (4): 345-351.

41. Papakonstantinou K, Antoniou A, Palialexis K, et al. Fallopian tube cancer presenting as inflammatory breast carcinoma: report of a case and review of the literature. Eur J Gynaecol Oncol, 2009, 30 (5): 568-571.

42. Kanthan R, Negreiros F, Kanthan SC. Colonic carcinoid metastatic to the breast. Arch Pathol Lab Med, 2003, 127 (10): 1373-1375.

43. McLauglin SA, Thiel DD, Smith SL, et al. Solitary breast mass as initial presentation of clinically silent metastatic renal cell carcinoma. Breast, 2006, 15 (3): 427-429.

44. Noguera JJ, Martínez-Miravete P, Idoate F, et al. Metastases to the breast: a review of 33 cases. Australas Radiol. 2007, 51 (2): 133-138.

45. Tavassoli FA, Eusebi V. Tumors of the Mammary Gland, AFIP, Atlas of Tumors Pathology, Published by the Amarican Registry of Pathology, Washington D.C., 2009.

46. Rosen PP. Rosen's Breast Pathology, 3 edition, Lippincott Williams & Wilkins, 2009.

47. Shin SJ, Delellis RA, Ying L, et al. Small cell carcinoma of the breast: A clinicopathologic and immunohistochemical study of nine patients. Am J Surg Pathol, 2000, 24: 1231-1238.

48. Shin SJ, Delellis RA, Rosen PP. Small cell carcinoma of the breast additional immunohistochemical studies. Am J Surg Pathol, 2001, 25: 831-832.

49. Karbasian-Esfahani M, Wiernik PH, Yeddu M, Leukemic infiltration of the breast in acute lymphocytic leukemia (ALL). Hematology, 2008, 13 (2): 101-106.

第 14 章
男性乳腺发育及乳腺癌

李新功

由于缺乏雌激素和孕激素的作用，男性乳腺始终停留在胎儿晚期的发育状态，不形成典型的终末导管小叶单位。乳腺只有导管和其周围的纤维组织、脂肪组织，没有小叶结构，也不见腺泡。乳头较小，乳晕范围也较小。乳腺导管分布的范围一般不超出乳晕。男性乳腺最常见的病变是男性乳腺发育。但几乎所有发生在女性的乳腺肿瘤都有在男性乳腺发生的报道，也可以发生原发性癌和转移性癌。然而，不管是良性还是恶性肿瘤，在男性乳腺都相对少见。

第一节 男性乳腺发育

一、概述

男性乳腺发育（gynecomastia）也称男性乳腺肥大，是男性乳腺最多见的一种非肿瘤性、以乳腺上皮成分和间质成分增生为特征的病变，一般是可逆性的，其本质与女性乳腺增生症相同。

【流行病学】

男性乳腺发育几乎可以发生在任何年龄。男性乳腺发育通常存在三个发生年龄高峰，即新生儿期、青少年期和所谓男性更年期（50 ~ 70 岁），显示明确的激素依赖性。在这些年龄段，体内的雌激素水平呈生理性变化。新生儿由于乳腺受胎盘高雌激素水平的影响，这种情况可持续几个月，然后逐渐消失。青春期男性乳腺发育起因为青春期内源性激素不平衡，多发生在 12 ~ 17 岁的男孩，也可发生在 20 岁左右到 30 岁的青年，乳腺发育程度一般较轻，常在数日至数月内自然消退，个别持续时间较长。老年人发生乳腺发育主要是由于睾丸退化导致雌 / 雄激素比值升高，以及睾丸间质细胞对促性腺激素反应性降低等原因。

男性乳腺发育多见于新生儿、青春期或老年男性，文献报道约 57% 的患者年龄超过 44 岁。其实际发生率可能比一般的认识为高。60% ~ 90% 的男性新生儿会有不同程度的乳腺发育。在几组研究中，32% ~ 36% 的成年男性发现乳腺发育。但在男性尸检材料中 55% 存在乳腺发育的报道也可能是一个特殊例子。

【病因】

男性乳腺发育的病因与雌激素、孕激素或其前体水平的增高，雄性激素水平的降低有关[1]。这种增高或降低可以是绝对的，也可以是相对的，其原因也可以多样[2]。服用某些药物可能导致药物性男性乳腺发育[3]。这些主要是具有直接或间接地提高体内雌激素水平和作用的药物，如前列腺癌治疗中使用的雌激素，具有类雌激素效应和作用的还有洋地黄、海洛因等药物。有些药物，如抗真菌药酮康唑，细胞毒类肿瘤化疗药物白消安、长春新碱等，是通过降低雄激素效应而相对提高雌激素活性导致男性乳腺发育的。在原发性睾丸退化和因丘脑 - 垂体轴调节功能降低引起继发性功能不全的病例，由于雄激素分泌不足或睾丸退化致血清孕激素升高，雌激素分泌增加，使雌 / 雄激素比值受到影响，雌激素水平相对增高，也可以引起男性乳腺肥大。隐睾症、睾丸外伤、辐射损伤、炎症、萎缩等都可以成为其原因。发生某些肿瘤时，可能会有男性乳腺发育。可引起男性乳腺发育的肿瘤包括能分泌雌激素或其前体的睾丸间质细胞肿瘤和肾上腺肿瘤等，还包括绒毛膜癌及其他生殖细胞肿瘤，部分肺癌及肝癌、胃肠道恶性肿瘤等[4]。许多全身性疾病患者[5]，如慢性肝疾病、慢性迁延性消耗性疾病以及长期使用蛋白酶抑制剂的 HIV 感染者[6] 等，也可以发生男性乳腺发育。

尽管已知的诱发男性乳腺发育的原因很多，但仍有许多病例被视为特发性，临床大多数病例无法找到有说服力的诱因。

【临床表现】

男性乳腺肥大可为单侧或双侧乳腺受累，绝大多数为双侧性[7]。单侧发生者左侧较右侧常见。也可先为单侧发生，继而表现为双侧乳腺发育。双侧性者可为同时发生或相继发生。有文献称，青春期及激素诱发的男性乳腺发育多为双侧性[8]，而特发性及非激素类药物诱发者则常为单侧性。乳腺发育增生的程度一般较轻。常在乳头乳晕下及其周围形成 3 ~ 4cm 盘状肿块，偶尔能超过 10cm，边界清楚，能推移，质地较韧且有弹性。临床可无自觉症状，也可出现乳腺轻度胀痛或压痛，但乳头溢液或回缩罕见。当乳腺发育为弥漫性时，外观可呈青春期女性乳房样。病变可在短时间至数月内自然消退，偶有持续较长时间者。少数病例在乳腺发育消退后留有小的质韧结节。

【乳腺 X 线摄影检查】

在病程较长的病例显示乳晕下密度增高的树枝状结构，延伸到周围组织，而病程较短的病例则显示为三角形结节，不向周围组织延伸[9]。根据病变分布特点可分为结节型、枝状型和弥漫型，结节型大约占 34%，枝状型占 35%，弥漫型占 31%。

二、病理学特点

【大体检查】

病变可呈局限型或弥漫型。局限型仅局部乳腺组织发育增生，形成圆形、卵圆形或盘状肿块，质地韧，有弹性，界限清楚，边缘整齐，但无包膜；弥漫型者乳腺组织弥漫性发育增生，与周围组织融合，边界不清，质地稍软，无明确肿块。

【显微镜检查】

特点为导管数量增加、管腔扩张，导管上皮细胞、肌上皮细胞不同程度的增生。一般不显示终末导管小叶单位结构，无腺泡形成，与女性乳腺增生不同（图 14-1）。组织学形态随病程而异，病程短者以导管上皮增生和间质水肿为特点，病程长者则显示明显的间质纤维化[10]。

病程短者，表现为乳腺导管分枝数量增多，具有明显腺上皮和肌上皮双层结构，腺管上皮显著增生，可见微乳头状或筛状结构（图 14-2），可见鳞状化生，有时可相当广泛。管腔内可见脱落上皮细胞及粉染的蛋白性无结构物质，腺管周围组织疏松呈黏液水肿状，形成管

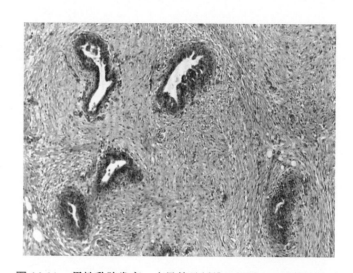

图 14-1A　男性乳腺发育：小导管及纤维组织增生，无小叶形成

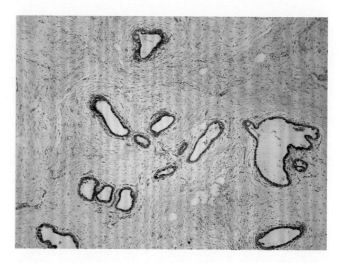

图 14-1B　男性乳腺发育：见导管数量增加，无终末导管小叶单位结构

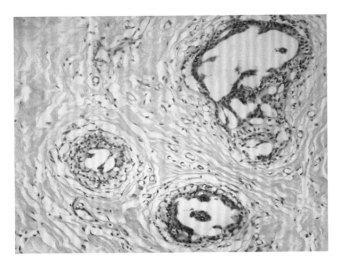

图 14-2　男性乳腺发育：可见导管上皮呈乳头状、筛状增生

周空晕（图 14-3）。这种间质含有大量酸性黏多糖（主要是透明质酸），与在女性乳腺纤维腺瘤所见的间质相似，混杂有脂肪。由于纤维细胞明显增生，间质显得富于细胞，同时可见有小血管增生和淋巴细胞、浆细胞等炎细胞浸润，此期被称为旺炽增生期。

病程长者，病变区显示胶原化，出现大量胶原纤维并有透明变性，其内有数量不等的扩张的导管，导管上皮有程度不同的增生，但较旺炽增生期为轻，管周水肿消退，间质内的脂肪减少或消失，此期被称硬化期。

在旺炽增生期和硬化期之间，表现为逐渐过渡的形态特点，上皮细胞及间质成纤维细胞的增生程度逐渐减轻，而间质纤维化程度却逐渐加重。此外，有的病例可以见到导管扩张、局灶性鳞状上皮化生和乳腺小叶的形成。小叶形成现象曾被认为是外源性激素效应，但实际

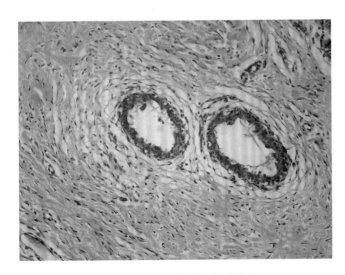

图 14-3　男性乳腺发育：增生导管周围间质水肿

上并不一定如此。在这些不同时期，顶泌汗腺化生和假血管瘤样间质增生都可能存在。

单纯性乳腺脂肪组织增生被称为脂肪瘤样假男性乳腺发育（lipomatous pseudogynecomastia）。少数旺炽增生期病例导管上皮增生可十分显著，且出现不同程度的非典型性或核染色加深，和导管原位癌的鉴别有一定困难，间质过度富于细胞和核分裂较多时，也需要和肉瘤变区别。

【免疫组化】

几乎 90% 的男性乳腺发育病例显示 ER 阳性，PR、AR 也可阳性。个别病例可见成群的透明细胞或球状细胞 GCDFP-15 阳性。28% 的病例前列腺特异性抗原（PSA）阳性，可能使人考虑转移性前列腺癌，但前列腺酸性磷酸酶（PSAP）阴性。

【分子病理学】

仅有个别病例进行过分子水平的研究。比较基因组杂交显示 8q 过表达，（1）（q41）缺失，以及 1p34.3、11p14-q12 和 17p11.2-qter 扩增，1q41-qter 和 4q33-qter 缺失。被研究的病例中没有 Klinefelter 综合征患者，也没有具有乳腺癌家族史的患者。细胞遗传学显示 12p 缺失和 9、17、19 和 20 号染色体单体。

三、鉴别诊断

男性乳腺发育主要与乳腺导管内癌鉴别。男性乳腺发育以乳头乳晕为中心，呈盘状，而乳腺癌则常为非中心性的不规则结节[11]。男性乳腺发育可有显著导管上皮增生，可有一定程度的非典型性，存在肌上皮细胞，而乳腺导管内癌肌上皮细胞丧失，低级别者常显示以细胞一致性为表现的非典型性，高级别者具有显著的以细胞异型性和排列紊乱为表现的非典型性，可见坏死、钙化等。

四、治疗和预后

多数情况下，男性乳腺发育并不需要治疗，经一段时间后病变可能消退。考虑为药物诱发病变者应停止服药。怀疑由其他疾病诱发者应仔细检查，发现原发疾病并针对原发疾病进行治疗。对 ER 阳性患者使用他莫昔芬治疗有效。甲睾酮可用于缓解疼痛症状。当药物治疗效果不佳或患者不适感较重，可考虑手术治疗[12]。

男性乳腺发育有复发可能，少数病例可能发生非典

型导管增生（ADH），也可能发生导管原位癌（DCIS）[13]。

五、与乳腺癌的关系

男性乳腺发育与癌的关系是一个让人关注的重要问题[14]。文献报道，40% 的男性乳腺癌患者镜下可见乳腺发育的改变，用雌激素治疗的前列腺癌患者可发生原发性乳腺癌，男性乳腺发育发生率高的国家中男性乳腺癌发生率也显示较高。所有这些资料似乎提示男性乳腺发育与癌存在病因学联系。但是，并没有男性乳腺发育是癌前病变的确切证据。许多研究者认为男性乳腺发育并不增加癌的危险性[15]。当临床难以确定病变性质时，进行病理活检是必要的。

（李新功）

第二节　男性乳腺癌

一、概　述

男性乳腺癌是罕见的恶性上皮性肿瘤，组织学形态与发生在女性乳腺者相同，可以为原位癌或浸润性癌，浸润癌中大多为浸润性导管癌，多有不同程度的腺管形成。偶见原位癌，原位癌与浸润性癌的发生比例大约为1 : 25。浸润性小叶癌和原位的小叶肿瘤极其罕见。

【流行病学】

男性乳癌不常见，在全部乳腺癌中所占比例不足1%，在全部男性癌症死亡人口中所占比例少于 0.1%，占所有男性恶性肿瘤的 0.3% ~ 1.5%。我国的资料中，男性乳腺癌占全部乳腺癌的 0.71% ~ 1.29%。最新资料表明，2008 年美国新增男性乳腺癌病例约 1990 余例，因男性乳腺癌死亡 450 例[16]。欧美的一些资料显示，近 40 年男性乳腺癌发病率相对稳定[17]。许多国家男性乳腺癌死亡率自 20 世纪 80 年代末和 90 年代开始趋于下降，这也可能是因为诊治方法的进步使预后有明显改善的结果，并不能反映发病情况的变化。

【病因】

和女性乳腺癌类似，男性乳腺癌的发病危险与激素影响相关，特别是与雌激素、孕激素失衡关系密切，患者血清和尿中雌激素水平高于对照人群。估计大约 5%的患者有家族史，一级亲属中无论是男性还是女性的乳癌家族史都与男性乳腺癌发病危险度有关，但在群体水平的相对、绝对危险度尚未得到确定。4% ~ 20% 的男性乳腺癌发生在 Klinefeleter 综合征患者，Klinefeleter综合征患者核型为 47,XXY，精曲小管发育不良，精子缺乏，可有男性乳房发育等表现，具有异常的雄激素和雌激素水平。Klinefeleter 综合征的发病率在一般人群仅为 0.1%，但其患者发生乳腺癌的危险度较一般人群增高了 50 倍[18]。

乳腺和睾丸疾病，如男性乳腺发育、隐睾、睾丸切除、睾丸炎、睾丸损伤、睾丸发育迟缓、男性不育等可能与男性乳腺癌的发生有关。40% 的男性乳腺癌患者镜下可见乳腺发育的改变，用雌激素治疗的前列腺癌患者可发生原发性乳腺癌，男性乳腺发育发生率高的国家中男性乳腺癌发生率也显示较高。所有这些资料似乎提示男性乳腺发育与癌存在病因学联系。但是，并没有男性乳腺发育是癌前病变的确切证据，许多研究者认为男性乳腺发育并不增加癌的危险性[19]。糖尿病患者发生男性乳腺癌的危险度也会增加，胰岛素是人类乳腺癌细胞的生长因子。与女性一样，体质指数（body mass index，BMI）与乳腺癌发生的危险度有关。研究认为BMI 呈最高值（四分位数）的肥胖者相对危险度可达2.3。在需要长期服用雌激素的变性者发生乳腺癌，可以作为激素作用影响男性乳腺癌发生的证据。

辐射与男性乳腺癌的关系也引人关注，曾有胸部放射治疗后发生乳腺癌的报道。许多接触放射线较多的人群和高温岗位工作人群被认为风险增大，但美国放射咨询小组认为这种观点缺乏证据。

与女性乳腺癌一样，高社会 - 经济阶层人群被认为发病危险增高，这可能与生活方式、饮食等因素有关，但也有研究指出未发现饮食会使发病危险性增加，这些因素可能仅是中度相关。

有报道男性未婚者、犹太人有较高风险。

遗传易感性是引人关注的问题。BRCA1 和 BRCA2胚系的突变显示发生乳腺癌的极高风险。携带 BRCA1基因突变的乳腺癌患者发病年龄较轻，常 <40 岁，往

往直接进展为浸润性癌，而不经过导管内癌阶段。BRCA1 蛋白免疫组化标记显示，在所有男性乳腺癌患者表达均低于正常上皮，BRCA1 蛋白活性缺失与细胞增殖能力增强有关 [20]。BRCA1 基因突变携带者发生男性乳腺癌的累计风险在 70 岁男性是 1.2%，而 BRCA2 基因突变为 6.8% [21]，BRCA2 突变携带者的相对风险和累积风险都高于 BRCA1 基因突变携带者。在有一个或更多男性乳腺癌患者的家族，60% ～ 76% 的成员存在 BRCA2 基因突变。一些研究发现，具有 BRCA1 突变的乳腺癌组织学分级较散发性病例高。BRCA2 基因与 BRCA1 基因的主要区别在于 BRCA2 基因突变能增加男性乳腺癌的危险性。

已观察到的与男性乳腺癌有关的其他高风险遗传突变还包括雄激素受体（AR）基因突变、CYP17 多态性、Cowden 综合征、CHEK2 和与遗传性家族性非息肉病性结肠癌（Lynch 综合征）相关的错配修复基因突变等 [22]。

【临床特点】

男性乳腺癌患者发病年龄分布广泛，从 5 岁至 95 岁均有报道，其好发年龄在整体上大于女性乳腺癌，大多数发生在老年人，年龄特异性发病率在 70 ～ 75 岁组和 85 岁及以上组最高，分别为 7.9/100 000 和 12.5/100 000。无家族史者平均确诊年龄约 61 岁，具有家族史者为 58 岁。肿瘤通常为单侧性，以左侧发生为多。< 3% 为同时性双侧发生。肿块大多在 2 ～ 2.5cm 大小，分散的多发结节或侵犯整个乳腺的情况罕见。局部皮肤受累、肿块与皮肤粘连以及 Paget 病改变较女性乳腺癌更常见。导管内癌可出现乳头浆液性或血性溢液。约 35% 的患者就诊时为 1 期，11% 为 Ⅱ 期，42% 为 Ⅲ 期，12% 为 Ⅳ 期，1.1% ～ 17% 为单纯的导管原位癌。

【影像学特点】

男性乳腺癌 X 线检查一般表现为具有浸润性边缘的明确肿块，与周围脂肪组织对比鲜明。7% ～ 30% 具有微钙化。也可在男性乳腺发育的树枝状背景上显示粗颗粒状钙化点。囊性乳头状癌表现为孤立性圆形结节，其内可有钙化。

超声检查可见增厚的腺体，结构不清晰，类似男性乳腺发育。乳头、乳晕深部可见边界不清的肿块，形态不规则，边缘呈蟹足样改变，内部多为弱回声，不均匀，部分病例后方回声衰减。彩色多普勒血流显像见走行不规则的滋养血管，血管数量增多，动脉频谱呈高速高阻型。

乳腺 X 线摄影、超声检查等相结合有助于提高诊断准确率。

二、病理学特点

【大体检查】

肿瘤形态与发生于女性的乳腺癌一致，边界不清楚，无包膜，大多数肿瘤大小为 2 ～ 2.5cm，> 5cm 者不足 5%，切面灰白色及灰黄色。囊性乳头状癌可见界限相对较清楚的囊腔结构。导管内癌切面可见灰白色、灰黄色颗粒状或条纹状结构。

【显微镜检查】

男性乳腺癌与女性乳腺癌显微镜下的表现并没有很大区别，病变包括原位的导管内癌和浸润性癌，其组织学分类、分级的方法和标准与女性乳腺癌相同。男性乳腺癌的分化也同样存在低级别或高级别，只是高级别肿瘤所占比例较高，组织学分级 Ⅰ 级（高分化）者占 12% ～ 20%，Ⅱ 级（中分化）占 45% ～ 58%，Ⅲ 级（低分化）占 17% ～ 33% [23]。男性乳腺癌中 90% 为浸润性癌，女性乳腺癌的所有组织学类型在男性都可见到，但多数（85% ～ 92%）为非特殊类型的浸润性导管癌，乳腺癌的特殊类型，如黏液腺癌、髓样癌、筛状癌、乳头状癌、小管癌、大汗腺癌、分泌性癌、腺样囊性癌、鳞状细胞癌、梭形细胞癌、小细胞癌等也可见于男性 [24,25]，45% 男性乳腺癌有神经内分泌分化。因为正常男性乳腺中缺乏小叶结构，所以肯定的小叶癌，无论是浸润性小叶癌还是原位的小叶肿瘤，都很少见，小叶癌在浸润性癌中不足 1%，只有证实 E-Cadherin 表达缺失，才能诊断为小叶癌 [26]。小叶癌常在因内源性或外源性激素影响引起乳腺发育的患者发生。

与女性比较，男性的 Paget 病相对常见，发生者大约占 12%，可能与男性乳腺导管系统较短有关。病变深部可以是浸润性癌，也可以是导管内原位癌。有作者观察到男性乳腺癌累及乳头具有很高的发生率，但多是癌组织沿导管上皮向乳头蔓延，而不是显示癌的嗜表皮性，不是真正典型的 Paget 病。具有色素的 Paget 病罕见，无论临床大体形态还是在显微镜下组织学表现都非常类似恶性黑色素瘤，这是因为 Paget 细胞具有吞噬色素的能力。

与女性乳腺癌比较略有差别的是 35% ～ 50% 的

男性浸润性导管癌中可见导管内癌成分，而在女性为70%，甚至80%以上。与浸润性导管癌并发的所占成分＞25%、并累及周围乳腺的广泛性导管内癌，在男性也不多见。

【免疫组化】

与女性比，男性乳腺癌的 ER 表达稍高，为 60%～95%，PR 阳性率为 45%～85%，AR 阳性率为 34%～39%，与患者年龄、肿瘤分期无关，与绝经后妇女相同。HER2/neu 表达低于女性乳腺癌[27,28]，25%～30%表达强度为＋＋～＋＋＋。67%～80%的肿瘤，特别是小肿瘤，表达 Bcl-2。大约 14% 男性乳腺癌表达基底样细胞表型的 CK5/6 和 CK14。p53 蛋白的表达率类似于女性乳腺癌。男性乳腺癌一般表达 p27 和 p21，p27^{KIP1}和 p21^{WAF1} 表达高于女性乳腺癌[29]。

【细胞学检查】

男性乳腺癌可以通过细针穿刺吸取细胞学诊断，应用这一检查技术最重要的价值是与良性男性乳腺发育区别，减少不必要的手术。细针穿刺吸取细胞学检查对于男性乳腺癌的特异性和敏感性都非常高，文献介绍达到100%。如果包括需要鉴别的可疑病例，敏感性为 67%，特异性为 100%[30]。

三、鉴别诊断

男性原发性乳腺癌主要应注意与乳腺转移性癌鉴别。男性乳腺的原发性癌与转移性癌的比例大约为25：1，转移癌最常见为前列腺癌、结肠癌、膀胱癌，另外恶性黑色素瘤、恶性淋巴瘤也常见到。

约 6% 的患者同时有异时性前列腺癌[31]，罕见的同步前列腺癌/乳腺癌也有报告。前列腺癌好发生乳腺转移。原发性乳腺癌和前列腺来源的转移癌鉴别可能发生困难。前列腺癌弥漫表达前列腺酸性磷酸酶（PSAP）和前列腺特异性抗原（PSA）是鉴别诊断可以依据的特点。少数男性原发性乳腺癌 PSA 可局部表达阳性[32]，在鉴别诊断中应特别谨慎。

恶性黑色素瘤有许多类型，组织学形态也多种多样，当肿瘤在皮肤表浅浸润并侵及表皮时需要与乳腺Paget 病鉴别，特别是与含色素的 Paget 病鉴别。侵及表皮的恶性黑色素瘤瘤细胞可单个或呈簇状散布，胞质丰富或透明，胞质内可有或无黑色素颗粒，免疫组化标记 S-100 蛋白、HMB-45、Melan A 标记阳性，而 Paget

细胞阴性，且表达低分子量 CK。

恶性淋巴瘤多为弥漫性小细胞肿瘤，难于与上皮肿瘤鉴别的包括大细胞间变性淋巴瘤等，常需要不同的免疫组化标记进行鉴别。

偶尔需要与男性乳腺发育鉴别，粉刺型坏死和上皮透明细胞是导管内癌的相关特征，较少出现在男性乳腺发育。

四、治疗和预后

乳腺癌的治疗技术在不断发展。确诊为癌以后，应进一步进行胸部 X 线、骨扫描、CT 等详细检查，判明癌肿有无扩散转移。并进行必要的激素受体检查，以帮助决定治疗方案。对弥漫扩散的乳腺癌，激素受体阴性者应采取化疗，激素受体阳性者采用三苯氧胺激素治疗。对未扩散的局限性乳腺癌，乳房切除手术是首选的治疗手段。对具有复发危险者应辅助放疗[33,34]。癌肿＜1cm，没有淋巴结转移的病例可行辅助化疗或激素治疗。

男性乳腺癌总的生存率较女性乳腺癌为低，5 年生存率＜50%，但临床分期相同的病例之间比较无显著差异。和女性一样，预后主要受癌的组织学分级和临床分期的影响，与肿瘤大小、淋巴结转移、淋巴管侵入等情况密切相关，出现淋巴管癌栓与预后呈负相关。另外与核分裂活性、DNA 倍体及 p53 表达也有关系。在肿瘤大小、恶性程度和腋窝淋巴结转移的数量大致相同的情况下，男、女性乳腺癌预后也近似。也有人认为男性乳腺癌的预后特征与绝经后女性乳腺癌更相似[35]。ER、PE、HER2/neu、p53、Ki-67 表达情况有助于对预后的判断。双侧、多发性的病例易发生转移，转移好发于肺、骨、脑、肝、淋巴结和皮肤[36,37]。与女性一样，在放化疗后继发癌[38] 及放疗后继发肉瘤[39] 的情况已有报道，继发肿瘤在放疗后发生的时间平均为 15.5 年[40]。据报道，不同人种患者的 5 年生存率有一定差别。

腋窝淋巴结情况是重要的预后因素，腋窝淋巴结无转移者 5 年生存率为 57%～100%，10 年生存率为 43%～84%，而有腋窝淋巴结转移者分别为31%～60% 和 11%～35%。有研究提示发生转移的淋巴结数量与预后相关，仅有 1～3 个淋巴结转移者5 年、10 年生存率为 73% 和 44%，有 4 个以上淋巴结转移者分别为 55% 和 14%[41]。

（李新功）

第三节　男性乳腺癌与女性乳腺癌的比较

男性乳腺癌具有一定的特殊性，与女性乳腺癌比较有许多不同。有人认为男性乳腺癌的许多特征，如 ER、HER2 的表达及临床预后情况等，与绝经后女性乳腺癌有相似性。

1. 发病率　男性乳癌较女性乳腺癌少见，在全部乳癌中所占比例不足 1%，占所有男性恶性肿瘤的 0.3% ～ 1.5%。而女性乳腺癌占女性恶性肿瘤的 22%。多数国家报道男性乳腺癌发病率低于男性人口的 1/100 000，而女性乳腺癌标化人口发病率为 35.66/100 000。

2. 发病年龄　男性乳腺癌的好发年龄在整体上大于女性乳腺癌，大多数发生在老年人，其发病率有随年龄增大而增长的趋势，发病率显示为一条持续上升的斜线；女性乳腺癌发病率也随年龄持续升高，但到绝经期后上升缓慢或不再升高，发病率曲线在 50 岁以后渐趋平缓。

3. 遗传因素　男性乳腺癌的发生能传递较强的家族风险。具有女性亲属乳腺癌家族史者发生男性乳腺癌的概率为 3.98，男性乳腺癌患者的女性亲属中患癌的危险度升高 2 ～ 3 倍。女性乳腺癌患者直系亲属患乳腺癌的风险是对照组的 2.1 倍。

4. 致病基因和细胞遗传学　已经了解，BRCA2 基因与 BRCA1 基因在乳腺癌发生过程起作用。能增加男性乳腺癌危险性的主要是 BRCA2 基因突变。细胞遗传学研究发现，除了男女性共有的染色体改变外，男性乳腺癌存在 Y 染色体丢失和 X 染色体、5 号染色体的获得。

5. 肿瘤部位　男性乳腺癌的肿块多数位于乳晕后。而女性乳腺癌 40% ～ 50% 发生在外上象限，其次为中央区、内上象限、外下象限、内下象限。这种差异可能是因为男性乳腺较少发育，体积较女性显著为小造成的。

6. 乳头病变　由于男性乳腺导管较短，男性乳腺癌乳头异常改变多于女性，10% ～ 50% 可有乳头回缩，15% ～ 30% 可有乳头溃疡或血性溢液，25% ～ 50% 表现为整个乳头溃疡和乳头固定。女性乳腺癌发生乳头异常者仅 7% ～ 9%。局部皮肤受累、肿块与皮肤粘连在男性乳腺癌较女性乳腺癌更常见。

7. 组织学特点　在组织学类型上，男性小叶癌在浸润性癌中不足 1%，原位小叶肿瘤也很少见，而小叶癌在女性乳腺癌中占 5% ～ 15%。男性浸润性导管癌中 35% ～ 50% 可见导管内癌成分，而在女性乳腺癌中可见导管内癌成分者占 70% ～ 80% 以上。有文献报道，男性乳腺癌中高级别肿瘤所占比例较高，但在其他文献中这种差别不显著。

8. Paget 病改变　男性的 Paget 病相对常见，发生者大约占 12%。女性乳腺癌中 Paget 病发生率为 1% ～ 4.3%。

9. 免疫表型　与女性比，男性乳腺癌的 ER 表达稍高，为 60% ～ 95%，HER2/neu 表达较低，为 15.1%，而女性乳腺癌分别为 60% ～ 70% 和 20% ～ 30%。男性乳腺癌 $p27^{KIP1}$ 和 $p21^{WAFI}$ 表达分别为 96.2% 和 70.3%，高于女性乳腺癌的 39.3% 和 29%。

10. 生存率　男性乳腺癌总的生存率较女性乳腺癌为低，5 年生存率 < 50%，女性乳腺癌 5 年生存率为 57% ～ 85%。但临床分期相同的病例之间比较无显著差异。

（李新功）

参考文献

1. Johnson RE, Murad MH. Gynecomastia: pathophysiology, evaluation, and management. Mayo Clin Proc, 2009, 84 (11): 1010-1015.

2. Devalia HL, Layer GT. Current concepts in gynecomastia. Surgeon, 2009, 7 (2): 114-119.

3. Eckman A, Dobs A. Drug-induced gynecomastia. Expert Opin Drug Saf, 2008, 7 (6): 691-702.

4. Damiani S, Eusebi V. Gynecomastia in type-1 neurofibromatosis with features of pseudoangiomatous stromal hyperplasia with giant cells. Report of two cases. Virchows Arch, 2001, 438 (5): 513-516.

5. Li HT, Wang ST, Qiu MC. Gynecomastia, obesity and

underdeveloped testis and penis：suspected hypophysitis successfully cured with low dose of cyclosporine A.Chin Med J (Engl)，2009，122（22）：2791-2793

6. Evans DL，Pantanowitz L，Dezube BJ，et al. Breast enlargement in 13 men who were seropositive for human immunodeficiency virus. Clin Infect Dis，2002，35（9）：1113-1119.

7. Braunstein GD. Clinical practice，Gynecomastia. N Engl J Med，2007，357（12）：1229-1237.

8. Ma NS，Geffner ME. Gynecomastia in prepubertal and pubertal men. Curr Opin Pediatr，2008，20（4）：465-470.

9. Chung EM，Cube R，Hall GJ，et al. From the archives of the AFIP：breast masses in children and adolescents：radiologic-pathologic correlation. Radiographics，2009，29（3）：907-931.

10. Tavassoli FA，Eusebi V.Tumors of the Mammary Gland，AFIP，Atlas of Tumors Pathology，Pubisheed by the Amarican Registry of Pathology：Washington D.C. 2009：371-374.

11. 阚秀. 乳腺肿瘤. 见：廖松林主编. 肿瘤病理诊断及鉴别诊断学. 福州：福建科学技术出版社，2006.

12. Hammond DC. Surgical correction of gynecomastia. Plast Reconstr Surg. 2009，124（1 Suppl）：61e-68e.

13. Corroppolo M，Erculiani E，Zampieri N，et al.Ductal carcinoma in situ in a 15-year-old boy with gynaecomastia：a case report. Pediatr Surg Int，2008，24（8）：943-945.

14. Niewoehner CB，Schorer AE. Gynaecomastia and breast cancer in men. BMJ，2008，336（7646）：709-713.

15. 付丽，傅西林. 乳腺肿瘤病理学. 北京：人民卫生出版社，2008：234-235.

16. Jemal A，Siegel R，Ward E，ET AL. Cancer statistics，2008. CA Cancer J Clin，2008，58（2）：71-96.

17. Hodgson NC，Button JH，Franceschi D，et al. Male breast cancer：is the incidence increasing? Ann Surg Oncol，2004，11（8）：751-755.

18. Tavassoli FA，Eusebi V.Tumors of the Mammary Gland，AFIP，Atlas of Tumors Pathology，Pubisheed by the Amarican Registry of Pathology：Washington D.C. 2009：374-375.

19. 付丽，傅西林. 乳腺肿瘤病理学. 北京：人民卫生出版社，2008：234-235.

20. Sun X，Gong Y，Rao MS，et al. Loss of BRCA1 expression in sporadic male breast carcinoma. Breast Cancer Res Treat，2002，71（1）：1-7.

21. Tai YC，Domchek S，Parmigiani G，et al. Breast cancer risk among male BRCA1 and BRCA2 mutation carriers. J Natl Cancer Inst，2007，99（23）：1811-1814.

22. Fackenthal JD，Marsh DJ，Richardson AL，et al. Male breast cancer in Cowden syndrome patients with germline PTEN mutations. J Med Genet，2001，38（3）：159-164.

23. 薛妍，郭晓彤，刘文超. 男性乳腺癌的临床研究进展. 癌症，2007，21（10）：148-152.

24. Arora R，Gupta R，Sharma A，et al. Invasive papillary carcinoma of male breast.Indian J Pathol Microbiol，2010，53（1）：135-137.

25. Iglesias B，Monteagudo B，Rouco JS，et al. Secretory breast carcinoma in a 63-year-old man.J Cutan Pathol，2009，36（Suppl 1）：86-88.

26. Acs G，Lawton TJ，Rebbeck TR，et al. Differential expression of E-cadherin in lobular and ductal neoplasms of the breast and its biologic and diagnostic implications. Am J Clin Pathol，2001，115（1）：85-98.

27. Rudlowski C，Friedrichs N，Faridi A，et al. HER2/neu gene amplification and protein expression in primary male breast cancer. Breast Cancer Res Treat，2004，84（3）：215-223.

28. Shah P，Robbani I，Shah O. Clinicopathological study of male breast carcinoma：24 years of experience. Ann Saudi Med，2009，29（4）：288-293.

29. Curigliano G，Colleoni M，Renne G，et al. Recognizing features that are dissimilar in male and female breast cancer：expression of p21Waf1 and p27Kip1 using an immunohistochemical assay. Ann Oncol，2002，13（6）：895-902.

30. Rosen DG，Laucirica R，Verstovsek G. Fine needle aspiration of male breast lesions.Acta Cytol，2009，53（4）：369-374.

31. Leibowitz SB，Garber JE，Fox EA，et al. Male patients with diagnoses of both breast cancer and prostate cancer. Breast J，2003，9（3）：208-212.

32. Carder PJ，Speirs V，Ramsdale J，et al. Expression of prostate specific antigen in male breast cancer. J Clin Pathol，2005，58（1）：69-71.

33. Czene K，Bergqvist J，Hall P，et al. How to treat male breast cancer.Breast，2007，16（Suppl 2）：S147-S154.

34. Giordano SH，Hortobagyi GN. Leuprolide acetate plus aromatase inhibition for male breast cancer. J Clin Oncol，2006，24（21）：e42-e43.

35. Anderson WF，Althuis MD，Brinton LA，et al. Is male breast cancer similar or different than female breast cancer? Breast Cancer Res Treat，2004，83（1）：77-86.

36. López-O'Rourke VJ，Orient-López F，Fontg-Manzano F，et al. Pathological vertebral compression fracture of C3 due to a breast cancer metastasis in a male patient. Spine，2009，34（16）：E586-E590.

37. Campbell LB，Mowad CM. Breast carcinomas in males：a case report and brief review of the literature.Cutis，2009，83（2）：79-82.

38. Cutuli B，Borel C，Dhermain F，et al. Breast cancer occurred after treatment for Hodgkin's disease：analysis of 133 cases. Radiother Oncol，2001，59（3）：247-255.

39. Holt GE，Thomson AB，Griffin AM，et al.Multifocality and multifocal postradiation sarcomas.Clin Orthop Relat Res，2006，450（1）：67-75.

40. Sheppard DG，Libshitz HI. Post-radiation sarcomas：a review of the clinical and imaging features in 63 cases.Clin Radiol，2001，56（1）：22-29.

41. Giordano SH，Buzdar AU，Hortobagyi GN. Breast cancer in men. Ann Intern Med，2002，137（8）：678-687.

第 15 章
儿童乳腺肿瘤

陈定宝

第一节　幼年性乳头状瘤病（瑞士干酪病）

幼年性乳头状瘤病（Juvenile papillomatosis，JP）亦称瑞士干酪病（Swiss cheese disease）。通常发生于青少年女性，多在 30 岁以下，2/3 的患者小于 25 岁。典型的临床表现为孤立性质硬肿物，多被误诊为纤维腺瘤。可以是双侧的。相当一部分患者具有乳腺癌的家族史[1]。

【大体检查】

最明显的大体所见为成簇的大小不等的囊肿，囊肿直径 1 ~ 2mm。切面似瑞士干酪样，故得名。其间的组织常常具有白色或黄色的斑点，类似于粉刺样坏死。肿物亦可质硬，组织界限较清楚，但不像纤维腺瘤那样明显。大小直径 1 ~ 8cm，平均 4cm。

【组织病理学】

组织学检查可见多种良性增生性改变。囊肿和导管增生最常见，高度扩张的腺腔形成囊状，大小不等，形状圆形或不规则状（图 15-1、图 15-2）。上皮增生活跃，可见不同程度的不典型增生，以及导管内坏死。常见大汗腺化生及导管内分泌物潴留。可见硬化性腺病、小叶增生和纤维腺瘤样增生。

大多数病例的导管增生性改变为普通型增生。有时导管上皮增生伴硬化可形成放射状瘢痕结构。导管上皮不典型增生包括筛状或微乳头状生长结构。

幼年性乳头状瘤病的诊断，不应用于仅仅由囊肿、囊内乳头状瘤或乳头状瘤组成的病变。仅仅由孤立性乳头状瘤、多发性散在的乳头状瘤和硬化性乳头状瘤伴有放射状瘢痕结构者，应归入导管乳头状增生性病变，而不包括在该病中。

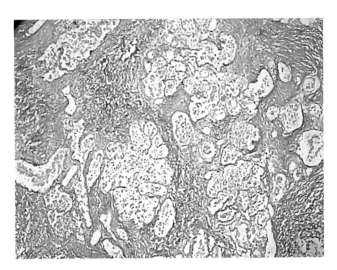

图 15-1　瑞士干酪病：高度扩张的腺腔，形成囊状，大小不等，形状圆形或不规则状

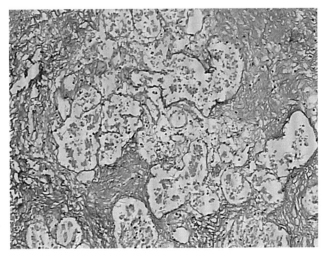

图 15-2　瑞士干酪病：高度扩张的腺腔，形成囊状，大小不等

【治疗和预后】

这些患者常常有乳腺癌的家族史。10% ～ 15% 的幼年性乳头状瘤病患者可伴有乳腺癌或后来发展成为乳腺癌。乳腺癌包括导管内癌、浸润性小叶癌、小叶原位癌、浸润性导管癌和分泌性（幼年性）癌。大多数患者

在诊断时同时可见 JP 和癌[2,3]。

幼年性乳头状瘤病在术前很少被诊断，切除不完全常常容易复发，对于不伴有癌的患者，完整切除后不需要其他治疗，但应进行随访，同时注意对侧乳腺有无病变。

第二节　儿童和年轻女性的乳头状瘤和导管上皮乳头状增生

儿童和年轻女性乳腺的乳头状瘤和导管上皮乳头状增生在 30 岁以下的年轻患者中少见。好发年龄为 15 ～ 25 岁，中位年龄为 17 岁[1]。

最常表现为肿物。可见血性或透明的乳头溢液。最常见的部位是乳晕周围或乳晕下。可见微小钙化。

【大体检查】

病变可达 5cm，肿物界限清楚或不清楚。在乳头状瘤病中可见多量 1 ～ 3mm 的囊，其内含有乳头状新生物。

【组织病理学】

组织学可见三种生长结构：硬化性乳头状瘤、乳头状瘤和乳头状瘤病。

硬化性乳头状瘤约见于 50% 的病例。乳头状瘤呈放射状瘢痕样病变，肌上皮和间质细胞纤维组织增生，使乳头状瘤变形（图 15-3 ～ 图 15-5）。小灶状上皮细

胞和小叶出现在增生的间质中可被误诊为浸润癌。

大约 1/3 的乳头状瘤纤维化不明显，局限于单个病

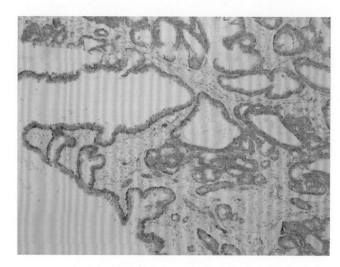

图 15-4　幼年导管内（囊内）乳头状瘤：图 15-3 免疫组化 SMA 染色，肌上皮细胞阳性

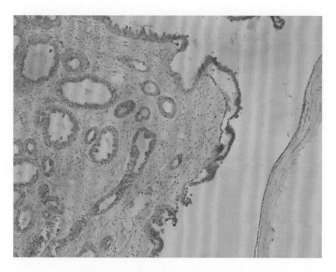

图 15-3　幼年导管内（囊内）乳头状瘤：患者，女，14 岁，乳头状增生上皮似幼年性纤维腺瘤

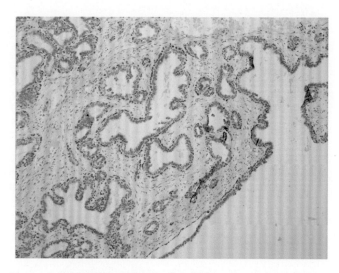

图 15-5　幼年导管内（囊内）乳头状瘤：图 15-3 免疫组化 P63 染色，肌上皮细胞核阳性

灶。乳头状瘤由一个或多个相连的扩张的导管组成，含有乳头状增生的单层或多层上皮细胞，具有纤维血管轴心。可见少数核分裂。肌上皮细胞增生的程度多样。

乳头状瘤病是累及多个导管的乳头状增生，见于25%的病例。有些病灶可见纤维血管轴心，但增生常常呈实性或微乳头状结构，缺乏间质。在微乳头状区域，增生上皮细胞的核常常较小，在个别乳头的顶部染色较深。可见肌上皮细胞增生。有些病变可见重度非典型增生。

【治疗和预后】

大多数患者行切除活检处理，大的病变需要行象限切除。少部分病例复发，硬化性乳头状瘤和孤立性乳头状瘤比乳头状瘤病容易复发。

第三节　幼年性导管上皮非典型增生

这种发生于年轻女性的显微镜下导管上皮增生性病变，最初在1992年报告[4]。包括9例女性病例，18～26岁，平均年龄21岁。表现为乳腺"增厚"或"肥大"。有的病例有乳腺癌家族史。

病变的大体表现无特异性。常常表现为纤维组织伴有数量不等的脂肪组织，病变不明显。

组织学检查，可见分隔宽的孤立性导管，伴有上皮增生，具有微乳头或筛状结构。典型的病例，增生导管之间是致密的胶原间质，其间还可见不伴有增生的散布的小叶和间隔宽的导管。

第四节　幼年型纤维腺瘤

纤维腺瘤至少占年幼人群乳腺肿瘤的75%。组织学上，大多数这种纤维腺瘤与年轻成人女性的纤维腺瘤类似。可见管周和管内生长方式，灶状间质玻璃样变以及上皮增生。5%～10%的青春期女孩的纤维腺瘤很大，直径达10cm以上，称为巨大纤维腺瘤（图15-6）。尽管生长迅速，有时间质细胞丰富，但核分裂象罕见，预后良好。

大体上，伴有多发性囊肿的儿童纤维腺瘤可能提示幼年性乳头状瘤病（JP）。有些病例的组织学提示JP的复杂性增生结构。二者之间的确切关系尚不清楚。只含有被覆扁平或立方上皮的囊肿的纤维腺瘤，不是JP的一部分。

镜下上皮和间质成分均增生，上皮增生常常呈簇状突起，间质细胞丰富，大都呈管周型生长方式，类似于男性乳腺发育或少女乳腺肥大增生的特征（图15-7、图15-8）。

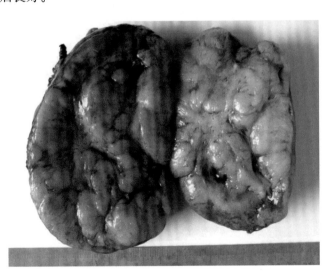

图 15-6　乳腺幼年型纤维腺瘤：患者，女，11岁，肿瘤大小13cm×7cm×7cm

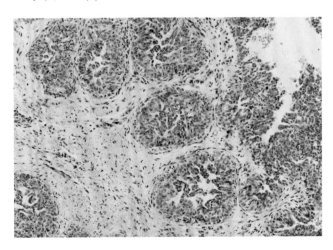

图 15-7　幼年型纤维腺瘤（12岁）

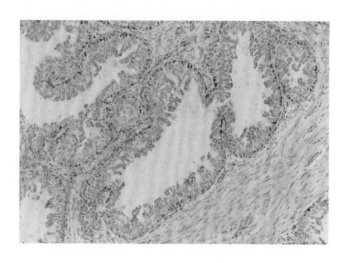

图 15-8　幼年型纤维腺瘤（12 岁），免疫组化 SMA 染色

第五节　叶状肿瘤

儿童的真性叶状肿瘤少见，多是分叶状的巨大纤维腺瘤。组织学形态与成人的相似。个别病例可见与纤维腺瘤不同的特征：间质相对于上皮过生长，在上皮下间质内细胞常常最丰富，可见间质核分裂（尤其是在上皮下区域）和侵袭性边缘（图 15-9、图 15-10）。少见的间质分化包括脂肪、平滑肌瘤和横纹肌样成分，以及肌纤维母细胞增生，类似于肌纤维母细胞瘤。囊性乳头状叶状肿瘤，可以是良性或恶性，可发生于儿童。

大多数儿童叶状肿瘤切除后临床过程呈良性，少数病例局部复发。恶性肿瘤可有系统性转移。

儿童纤维上皮性肿瘤和巨乳症的间质内，有时可见假血管瘤样增生。

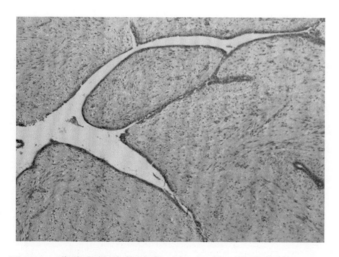

图 15-9　乳腺良性叶状肿瘤：女，17 岁，肿瘤大小 2.5cm×1.5cm，明显分叶状

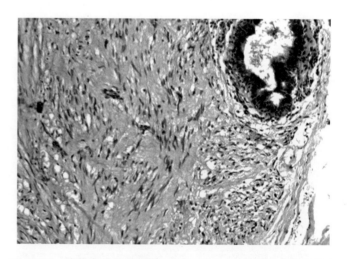

图 15-10　乳腺良性叶状肿瘤：女，14 岁，肿瘤间质细胞增生活跃

第六节　乳腺发育

乳腺发育是男孩和女孩在产后青春期时的一过性现象。这种形式的乳腺发育常常形成界限不清的硬结或增厚。少数情况下，形成肿物，可提示肿瘤，可能被错误地切除。

乳腺肥大，可单侧或双侧，有的为可逆性，有的不可逆。可分为新生儿乳腺肥大和青春期乳腺肥大。只有早熟性乳腺肥大症和真性弥漫性乳腺肥大症才属于病理性肥大，应与新生儿及青春期的生理性乳腺发育性乳腺肥大相区别。

一、早熟性乳腺肥大症

发生于 8 岁以前，甚至于不足 3 岁的小女孩。双侧乳腺进行性肥大。早熟性乳腺肥大症与新生儿的生理性乳腺发育性肥大不同，常具有全身性早熟表现，其原因多与患儿患有内分泌器官的肿瘤有关。

二、真性弥漫性乳腺肥大症

多见于青春期，一侧或双侧乳腺异常的持续性肥大性疾病。与雌激素过度分泌有关。为可逆性真性肥大，可停止生长。重者可形成巨大乳腺。增生主要成分为纤维及脂肪组织，乳腺导管也可不同程度增生。

第七节　儿童和青少年乳腺癌

儿童和青少年乳腺癌极其少见。1977 年发表的综述性文献，报告了 1888－1972 年间的 74 例病例[5]。患者常常具有因其他肿瘤而进行放疗的病史。

大多数病例为女性，平均年龄 13 岁。主要症状表现为乳腺肿块。乳头溢液和乳腺弥漫性增大少见。癌大小为 1 ~ 9cm。

组织学上，大量的肿瘤均为分泌型（幼年性）。常发生于成人的其他类型的癌也有报告。儿童乳腺小细胞癌呈高度恶性，与淋巴瘤和胚胎性横纹肌肉瘤难以鉴别。可能见不到原位癌，肿瘤细胞不具有典型的浸润性小叶癌的细胞学特征，如分泌黏液。免疫组化通常可见 CK 阳性。极少数女孩可发生囊内乳头状癌。男孩乳腺癌通常为分泌型，其他类型少见。

（陈定宝）

参考文献

1. Rosen PP. Rosen's Breast Pathology. 3rd edition. Philadelphia：Lippincott Williams & Wilkins，2009：230-263.
2. Bazzocchi F，Santini D，Martinelli G，et al.Juvenile papillomatosis（epitheliosis）of the breast. Am J Clin Pathol，1986，86：745-748.
3. Rosen PP，Kimmel M. Juvenile papillomatosis of the breast：a follow-up study of 41 patients having biopsies before 1979. Am J Clin Pathol，1990，93：599-603.
4. Eliasen CA，Cranor ML，Rosen PP. Atypical duct hyperplasia of the breast in young females. Am J Surg Pathol，1992，16：246-251.
5. Ashikari H，Jun MY，Farrow JH，Rosen PP，Johnston SF. Breast carcinoma in children and adolescents. Clin Bull，1977，7：55-62.

第16章
乳腺肿瘤交界性病变与癌前病变

陈定宝　柳剑英　阚　秀

第一节　导管上皮增生性病变与导管上皮内瘤变

2003 年 WHO 乳腺肿瘤组织学分类中[1]，将乳腺良性增生性病变中的导管上皮增生性病变单列出一大类，称为导管上皮增生性病变（ductal epithelial hyperplasia）。导管上皮增生性病变又被分成为两类，即导管普通型增生（良性病变）和导管上皮内瘤变（交界性病变）。

一、普通型导管上皮增生

普通型导管上皮增生（Usual Ductal Hyperplasia, UDH）是一种良性的导管增生性病变，特点是出现次级腺腔，中心增生的细胞排列呈水流样结构。发生浸润癌的危险性轻度增高[1]。同义语有：导管内增生、普通型增生、上皮增生、普通型导管内增生。

【组织病理学】

次级腺腔的形状和大小不规则，常常分布在外周，中心增生的细胞团呈水流样结构。上皮细胞桥纤细而伸展；核分布不均匀。在有些病例，增生结构呈实性，次级腺腔不明显。细胞边界不清楚，胞浆色泽、核的形状、核大小不等。常见上皮与肌上皮混合或大汗腺化生。有无微小钙化或坏死不影响诊断（表 16-1）。UDH 伴有坏死少见，可误诊为 DCIS；诊断应根据细胞学特征，而不是坏死碎片。CK5/6 或 34βE12 染色阳性细胞一般呈弥漫性或马赛克状结构，E-cadherin 也可阳性。与正常乳腺相比，UDH 的 ER 阳性细胞百分数略增高[2]。

二、扁平上皮非典型性

扁平上皮非典型性（Flat Epithelial Atypia，FEA）

表 16-1	普通型增生

结构特征
1. 不规则开窗
2. 外周开窗
3. 上皮细胞桥伸长或扭曲
4. 水流状结构
5. 核分布不均匀、重叠

细胞特征
1. 细胞类型多样
2. 上皮细胞表现多样
3. 细胞边界不清楚，细胞轮廓不圆
4. 核形状多样
   UDH 最重要的提示之一是存在 2 种或 2 种以上类型细胞的混合（上皮细胞、肌上皮细胞和 / 或大汗腺化生细胞）

可能是一种导管内肿瘤性病变，特点是固有的上皮细胞被单层或 3～5 层轻度非典型细胞替代[1]。同义语有：导管上皮内瘤变 1A（DIN1A）、单一形附壁性癌、非典型囊性小叶、A 型非典型小叶、非典型柱状细胞变。

【组织病理学】

一种扁平类型的上皮非典型性，这种改变的特点是固有上皮细胞被单层轻度非典型细胞所取代，常常伴有顶浆突起，或单形性非典型细胞增生，呈一致的复层结构，立方至柱状细胞一般多达 3～5 层，偶尔呈丘状（图 16-1）。缺乏拱状或微乳头结构，或很少见。受累的 TDLU 不同程度地扩张，可含有分泌物或絮状物，常常含有微小钙化。

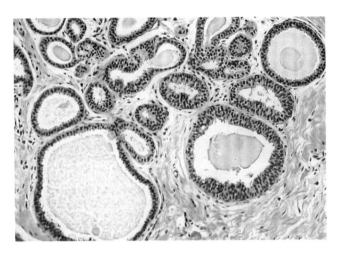

图 16-1　扁平上皮非典型性：TDLU 小导管及腺泡增生扩张，上皮细胞单层或多层，细胞一致深染，腔内含分泌物（引自：Tavassli，2003）

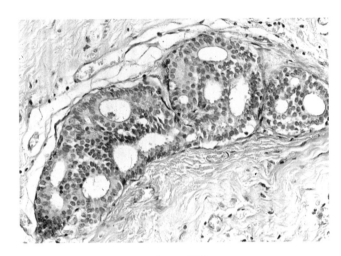

图 16-3　小导管轻度非典型增生：筛状型

三、导管非典型增生

导管非典型增生（Atypical Ductal Hyperplasia，ADH）是一种导管内肿瘤性病变，特点是增生的细胞分布均匀、形态单一，进展为浸润性乳腺癌的危险性中等增高[1]。同义语有：DIN1B、导管内非典型增生。

【组织病理学】

这种病变最独特的特征是增生的细胞分布均匀，形态单一，核卵圆形至圆形。细胞生长呈微乳头状、簇状、叶状、拱状、僵硬的桥、实性和筛状结构（图 16-2 ～图 16-8）。细胞学上，ADH 对应于低级别 DCIS。

如特征性的细胞同时伴有 UDH 结构和 / 或 TDLU

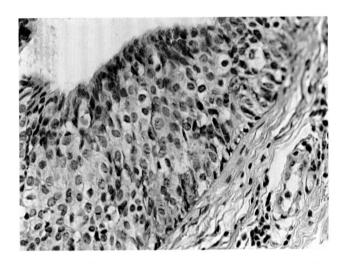

图 16-4　乳腺导管上皮非典型增生：可见 3 种细胞增生，表面上皮细胞、肌上皮细胞、中间增生亮细胞

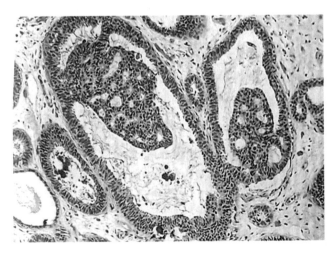

图 16-2　乳腺导管上皮非典型增生：TDLU 小导管及腺泡增生扩张，上皮非典型性（引自：Tavassli，2003）

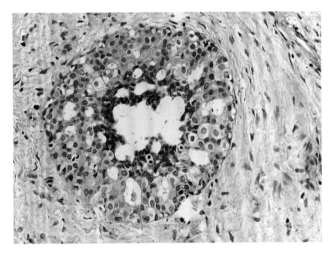

图 16-5　乳腺导管上皮非典型性增生：可见 3 种细胞增生，表面上皮细胞（固缩）、肌上皮细胞、中间增生亮细胞

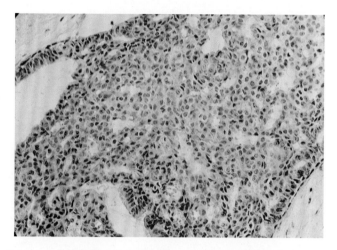

图 16-6 乳腺导管上皮非典型增生：周边次级腺腔形成

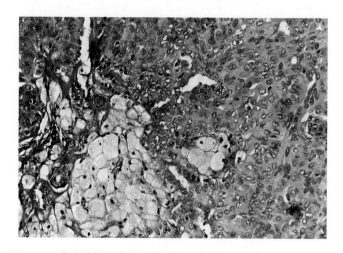

图 16-7 乳腺导管上皮非典型增生：大量泡沫细胞

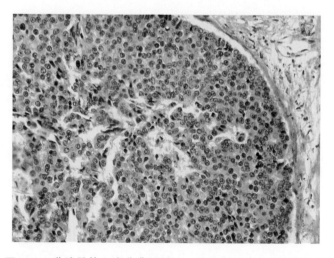

图 16-8 乳腺导管上皮非典型增生，乳头状型：本例与乳头状癌鉴别困难

部分时，应诊断为 ADH。目前，对于与低级别 DCIS 的区别，尚没有一致的定量标准。有人认为 ADH 的上限是一个或多个导管完全受累，或导管的横切面总体大小 ≤ 2mm，而其他人则认为需要在 2 个腔隙内完全出现典型的细胞学特征和结构。可见微小钙化，局灶或蔓延至受累的腔隙内，其出现不影响诊断。

《中华病理学杂志》1997 年召开乳腺病理专题研讨会，关于乳腺增生症中的"非典型增生"的规定如下。①定义：乳腺导管及小叶上皮细胞异型增生，结构紊乱，但不足以诊断为癌的病变。②标准：组织结构及细胞形态呈异型性。导管上皮增生可呈实性、筛状、乳头状或腺样。管腔大小不等，形态不规则，细胞核增大，核浆比例失调，核仁明显。肌上皮细胞尚存，上皮细胞保存一定极向，无坏死。

鉴别诊断等问题详见本书第 2 章第二节。

四、导管原位癌

对乳腺导管原位癌（Ductal Carcinoma in Situ，DCIS）的认识，近年来发生了巨大变化。目前，病理学界与乳腺临床医师均已共同认为，乳腺导管原位癌属于乳腺交界性病变，或癌前病变，不应当再视其为真正意义的癌。

另外，由于乳腺检查方法的进步，乳腺 DCIS 的检出率已大大提高，据报告已占全部乳腺癌的 20% ～ 30%，相当多见。

随着人们对其本质认识的转变，带来了一系列临床病理问题。对临床的最大问题是过治疗（按照传统，既然是癌就采用一系列的根治性治疗）；对病理的最大问题是低诊断，即如何肯定没有微小浸润，确是一个真正的原位癌（即需要规定原位癌的取材标准）[3]。

由于对乳腺 DCIS 的治疗 VNIP 方案的应用，病理指标变得尤其重要。如果因病理诊断不当，导致临床低治疗或过治疗，都会给病人带来不必要的损失。为此，DCIS 的病理诊断报告的标准规范化，已成为一个应当倍加关注的病理课题。

WHO 2003 年乳腺肿瘤组织学分类定义导管原位癌 ICD-O 分级为 2 级，即交界性病变。组织病理学分为低级别、中级别和高级别，其定义、形态、分级、取材、鉴别诊断、治疗等详见本书第 2 章第三节。

【组织病理学】

细胞形态单一，可排列呈筛状（图 16-9、图 16-

10）、实性（图 16-11）、乳头状（图 16-12）以及微乳头状（图 16-13、图 16-14）等结构形式。细胞核大小一致，染色质规则，核仁不明显；核分裂象可见。常常有明显坏死，如果坏死特别明显（图 16-15、图 16-16），肉眼呈粉刺状，特称粉刺型。肿瘤细胞坏死后，容易发生钙化（图 16-17），立体呈杆状，对钼靶照相诊断具特异性价值。

乳腺导管原位癌的诊断，有人要求一个单一的导管横切面完全有特征性的细胞和结构累及，而其他人则要求受累的 2 个导管，或 1 个以上导管横切面直径大于 2mm。

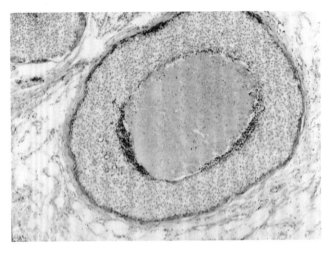

图 16-11　乳腺导管内癌：细胞分化较好，中心肿瘤性坏死明显

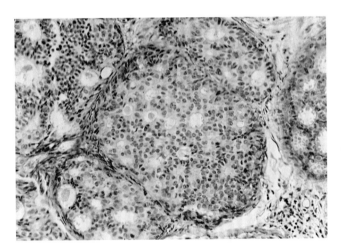

图 16-9　乳腺导管内癌，筛状型：与重度非典型性增生鉴别困难，可归入 DIN1c 项内

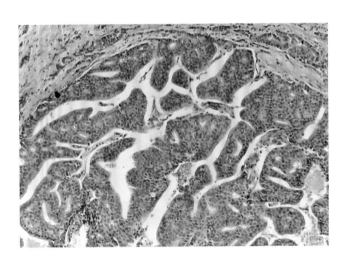

图 16-12　导管内乳头状癌

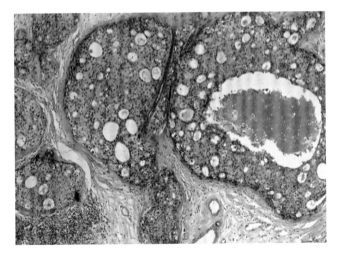

图 16-10　乳腺导管原位癌，筛状型：癌组织形成大小不等的筛孔

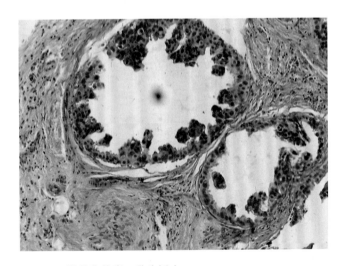

图 16-13　微乳头状癌：乳头矮小

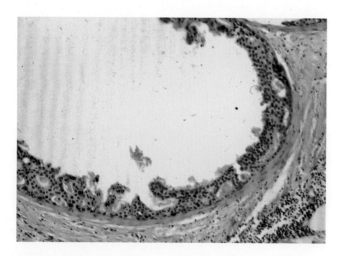

图 16-14 附壁型乳头状癌：乳头矮小贴于管壁上

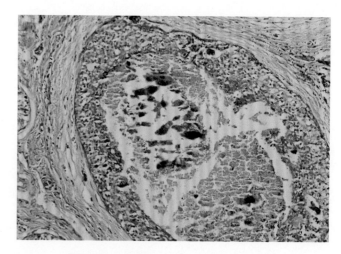

图 16-17 导管内癌，粉刺型：导管中心坏死，钙化

【组织学分级】

组织学上，主要根据核异型性、坏死和核分裂象计数将 DCIS 分成三级：

- 低级别：DCIS 的细胞小，形态单一，排列呈拱状、微乳头、筛状或实性结构。核大小一致，染色质形态规则，核仁不明显；核分裂象少见。有人要求受累至少 2 个导管，或 1 个以上导管横切面直径大于 2mm。微小钙化常常呈沙砾体型，无坏死。低级别 DCIS 的最低标准见表 16-2。

- 中级别：DCIS 的细胞学常常类似于低级别 DCIS，形成实性、筛状或微乳头结构。有的病变可见中等级别的核，偶见核仁，染色质粗大；有或无坏死，可见微小钙化。

- 高级别：DCIS 通常大于 5mm，但即使单一导管小于 1mm，只要形态学特征典型，也足可以诊断。细胞高度异型性，增生呈一层，形成微乳头、筛状或实性结构。核呈高级别，明显多形性，极向差，核形不规则，染色质粗大、簇状，核仁明显。粉刺

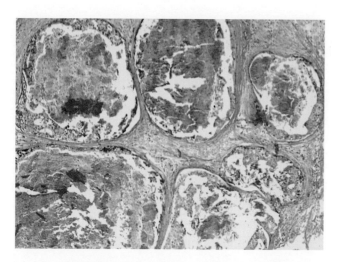

图 16-15 乳腺导管原位癌，粉刺型：导管中心大片凝固性坏死

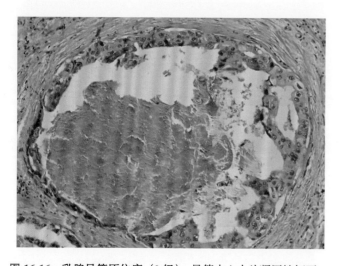

图 16-16 乳腺导管原位癌（3 级）：导管中心大片凝固性坏死

表 16-2	DCIS 的最低标准 [1]
细胞学特征	
1．细胞单一，一致，圆形	
2．核浆比轻度增加	
3．核分布均匀或高度规则	
4．核圆形	
5．有或无核深染	
结构特征	
拱状、筛状、实性和 / 或微乳头结构	

状坏死是特征性的，导管腔内可见大量坏死碎屑，周围是呈实性增生的多形性的大肿瘤细胞。可见无定形钙化。

- 少见类型的 DCIS 包括：梭形细胞型、大汗腺细胞型、印戒细胞型、神经内分泌细胞型、鳞状细胞型或透明细胞型等。这些少见特殊类型可不再分级。

（陈定宝）

第二节　小叶上皮内瘤变与小叶原位癌

小叶瘤变（Lobular Neoplasia，LN）一词是指 TDLU 整个范围的上皮细胞非典型增生，伴有或不伴有末端导管 Paget 样受累，其特点是增生的细胞小，常常粘连松散。至于小叶非典型增生（ALH）与经典型小叶原位癌（Lobular Carcinoma in Situ，LCIS）之间的不同，WHO（2012 版）[4] 认为，其鉴别点只在于侵犯小叶单元的范围（见"鉴别诊断"）。

对少数女性长期随访后发现，LN 是危险因素，可能是发生浸润癌的前驱病变[1]。ICD-O 分级为 2 级，即交界性病变。

【组织病理学】

小叶瘤变病变位于 TDLU 内，多达 75% 的病例伴有末端导管 Paget 样受累。85% 为多中心性，30%～67% 为双侧[4]。

低倍镜下，小叶结构仍存在，一个或多个小叶整个小叶的腺泡不同程度地扩张，增生的细胞小，形态单一，排列松散，核圆形均一，核仁不清楚，染色质一致，胞浆稀少，细胞边界不清楚（图 16-18、图 16-19），此为经典型小叶原位癌（classical lobular carcinoma in situ）。肿瘤细胞取代 TDLU 的固有上皮细胞。肌上皮细胞可保持在原始基底部位或与肿瘤细胞混合。基底膜通常完整。常见附近导管 Paget 样受累，其上面完整的扁平上皮和下面基底膜之间，可形成"三叶草"或"项链"等几种不同的结构。可见闭塞的实性腺泡，有时扩展较大，可见中心坏死。

过去曾识别两种类型的小叶原位癌：A 型较常见的形态学如上所述；B 型细胞较大，更具非典型性，染色质较不一致，核仁不明显。这两种类型的细胞可混合。WHO（2012 版）[4] 认为这种 A、B 分型没有实际意义。

当病变由明显的多形性细胞组成时，称为多形性小叶原位癌（pleomorphic lobular carcinoma in situ）[4]。形态相似于高级别导管原位癌。这些病变均表现典型的

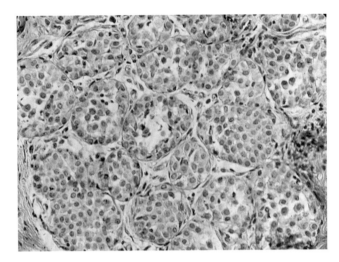

图 16-18　小叶原位癌，实性型：小叶腺泡不同程度地扩张，增生的细胞小，形态单一，排列松散，核圆形均一，核仁不清楚，染色质一致，胞浆稀少，细胞边界不清楚

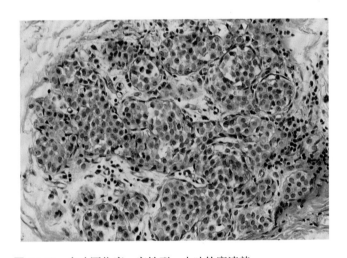

图 16-19　小叶原位癌，实性型：小叶轮廓清楚

E-cadherin 阴性，并且分子遗传学也表现为与典型的小叶病变一致。目前研究大多认为，多形性小叶原位癌与经典型可能有不同的临床过程，但对于其临床治疗意义尚不十分明确。

可表现为上述实性结构（图 16-20），也可呈腺样（图 16-21）或筛状（图 16-22、图 16-23）。坏死、钙化及核分裂少见。常常可见胞浆内空泡，但不是特异性的。但是，在有些病变，增生的细胞较大，更具多形性或呈印戒细胞型。可见大汗腺化生，但 LN 的内分泌亚型是有争议的。

另外，LN 也可出现其他各种病变，如硬化性腺病、放射状瘢痕、乳头状病变、纤维腺瘤和胶原球病等。

【免疫表型】

60%～90% 的经典型 LN 表现 ER 阳性，PR 阳性率稍低。E-cadherin 常常阴性。HER2 和 P53 很少过表达。而多形性则常相反。

【分级】

根据增生的程度和（或）细胞学特征将 LN 分为三级。LIN3 是指腺泡明显扩大，常常可见中心坏死，以及细胞明显多形性或单一的印戒细胞伴有或不伴有腺泡扩大。

WHO 肿瘤分类（2003）认为 LIN 最好不再分级。

【鉴别诊断】

1. LCIS 与 ALH 鉴别　WHO（2003）[1] 认为二者区分困难，而且无大意义，故建议统称为"LIN"（小叶上皮瘤变），不再分级。WHO（2012）描述 [4]，诊断经典型小叶原位癌需要小型一致的增生细胞占据整个小叶单位的一半以上，而特征性细胞侵犯小叶单位不到一

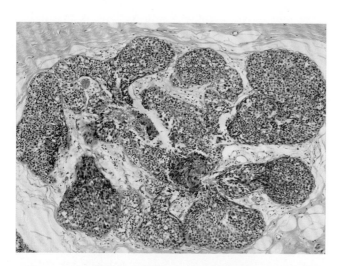

图 16-20　小叶原位癌，实性型：小叶轮廓清楚，小叶内导管受累

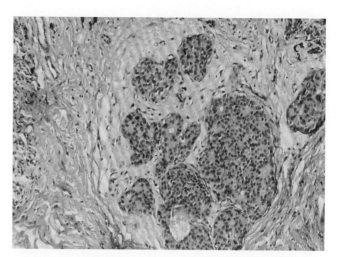

图 16-22　小叶原位癌：腺泡扩大，似筛状，单一型细胞

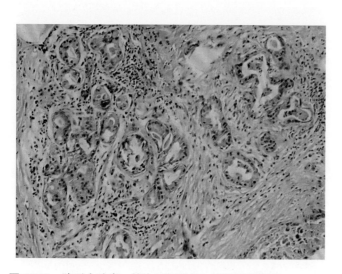

图 16-21　腺型小叶癌：管内坏死明显，腺腔排列紊乱

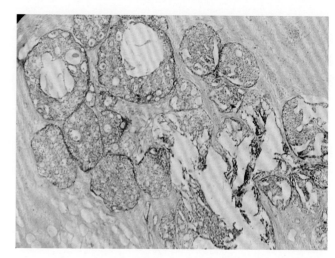

图 16-23　小叶原位癌，筛状型：腺泡极度扩大，呈筛状结构，向导管癌转化

半者，则诊断为小叶非典型增生（ALH）。

2．LCIS 与 DCIS 鉴别　形态学鉴别困难，尤其是小叶癌化，即 DCIS 局限性侵犯小叶而没有完全取代。免疫组化有助于鉴别，LN 时 E-cadherin（－）、CK5/6（－）、34βE12（＋），而 DCIS 则 E-cadherin（＋）、CK5/6（－）、34βE12（－）。P120 对二者鉴别也有帮助。值得注意者，10%～16% 的 LN 表达 E-cadherin，尽管这种现象不正常，但也不应该将这种病变诊断为导管癌[5]。如果形态学及免疫组化染色均不能明确区分时，也可以诊断为乳腺原位癌伴 LCIS 与 DCIS。

【预后】

LN 患者发生浸润癌的相对危险性是普通人群的 6.9～12 倍。Subhawong 等[5] 的研究表明，活检标本中伴有 ALH 的病例，在切除标本中具有 ALH 的病变，并不需要进一步治疗，提示这种患者可以保守治疗。建议对于针芯活检伴有少量 ALH（≤ 3 个病灶）的病例，不需要手术切除，可以采取密切随访措施。

有人认为，发现 ALH 和 LCIS 可作为"指针性"所见。如果针芯活检诊断 ALH 和 LCIS，应当进一步施行影像学及病理学检查，以决定治疗措施。如针芯活检诊断是多形性 LCIS 或经典型 LCIS 伴有粉刺样坏死，应行外科手术切除。

（陈定宝　阚　秀）

参考文献

1. Tavassoli FA, Devilee P. World Health Organization Classification of Tumors. Pathology and Genetics of Tumor of the Breast and Female Organs. WHO, Lyon, IARC Press, 2003.
2. Shoker BS, Jarvis C, Sibson DR, et al. Estrogen receptor expression in the normal and precancerous breast. J Pathol, 1999, 188：237-244.
3. 阚秀，陈定保. 乳腺导管原位癌取材及报告标准化的几个问题. 诊断病理学杂志，2010，17（1）：1-3.
4. Sunil R. Lakhani, Ian O. Ellis, Stuart J. Schnitt, WHO Classification of Tumours of the Breast. IARC Press, Lyon, 2012.
5. Subhawong AP, Subhawong TK, Khouri WN, et al. Incidental minimal atypical lobular hyperplasia on core needle biopsy. correlation with findings on follow-up. Am J Surg Pathol, 2010, 34（6）：822-888.

第17章
乳腺良性增生性疾病

阚 秀 陈定宝 沈丹华

乳腺增生是妇女最常见的非炎症性非肿瘤性乳腺疾患，临床上常表现为乳房肿块，属瘤样病变。该病包括多种既有联系又各有特点的一大类病变。其共同点是乳腺组织实质成分的细胞在数量上增多，在组织形态上发生变异，由此产生了乳腺结构紊乱。表现为组织学方面的一系列改变以及临床上病人可产生月经前胀痛等各种自觉症状。因此许多人从组织学观点出发，称此病为乳腺结构不良。

一、关于该病的名称及分类

因为乳腺良性增生病变过于复杂而难于寻找一个概括的通称。因此文献中名称繁多，很不统一。国外多称为囊性增生症、囊肿病、纤维性囊性乳腺病或乳腺纤维性囊性改变（fibrocystic changes）。近年多数著作称其为乳腺良性增生性病变。

国内，1997 年《中华病理学杂志》召开全国乳腺病理专题研讨会[1]，提出命名及分类的"推荐方案"，仍采用了"乳腺增生症"一词。并提议如下分类：①囊肿为主型（包括单纯性囊肿、乳头状囊肿）；②腺病为主型（包括单纯性腺病、硬化性腺病、盲管腺病、结节性腺病、微管性腺病）；③纤维瘤样结构为主型；④导管内乳头状瘤为主型；⑤非典型增生。

2003 年版 WHO 国际乳腺肿瘤组织学分类[2]，将这一大类病变不再做统一命名。并将非典型增生和原位癌统统包括在良性增生性病变范畴内，分别列成 5 大类病变，即：小叶内瘤变（LIN）、导管内增生性病变（DIN）、导管内乳头状肿瘤、良性上皮病变（包括腺病、腺瘤）、肌上皮病变。从此，从根本上改变了这一疾病的名称及分类，提出了对这一类疾病的新认识。但问题是，还有不少良性增生性病变不能被这 5 项所概括，因此 2004 年，Rosai 在《Akerman's 外科病理学》一书[3]中，仍保留了"纤维性囊性乳腺病"一词，囊括了诸如囊肿、大汗腺化生、纤维腺瘤变、导管扩张、小叶增生、泌乳腺结节、炎症改变等，以及 5 项未能包括进去的其他各种各样的病变。

二、临床及病变概述

乳腺增生性病变是乳腺的一种重要的病变，发病率高，有些病例的临床和病理学表现与癌难以区分。常发生于 25 ~ 45 岁的女性。激素在疾病的发生中具有明显作用。病变常为双侧，以一侧较为严重。

病变主要累及乳腺终末导管小叶单位（TDLU）。其大体和显微镜下形态具有多样性，取决于哪种病变占优势。其基本形态改变主要表现为乳腺腺管上皮增生，这是纤维性囊性乳腺病中最重要而诊断困难的部分。其重要性还在于与癌的发生可能有关[4]。在大多数病例，仅表现为轻度增生，也可呈各种各样的多种形式的增生[5]。以下做较详细地叙述。此外，还可有其他一些变化，如纤维化、钙化、慢性炎症等。

第一节　囊肿病

一、囊肿形成

囊肿（cyst）大小不等，体积可以很大，直径大于3mm者称肉眼可见囊肿。囊肿常常含有混浊或清亮液体。有的囊肿外观呈蓝色（又称"蓝顶囊肿"）。大囊肿周围常常可见多个小囊肿，囊壁较薄，为显微囊肿（图17-1）。显微镜下，大多数囊肿被覆扁平上皮，上皮可以缺如。如囊肿内充满多量泡沫细胞和胆固醇结晶，称为脂性囊肿（图7-2）。囊肿也可破裂，内容物溢出，引起周围间质炎症反应，也可见多量泡沫细胞和胆固醇结晶。本病变常同时伴有其他增生性病变。

二、乳头状囊肿

乳头状囊肿（papillary cyst）可单发或多发。大多数囊肿被覆柱状上皮，有时被覆大汗腺上皮（图17-3～图17-5）。上皮呈乳头状生长为其特点，为生长活跃的表现。

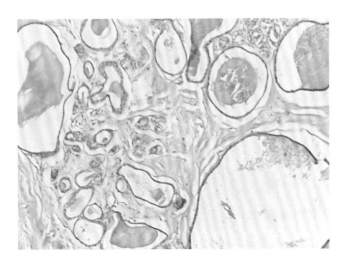

图 17-1　单纯囊肿：乳腺腺管增大，扩张，形成小囊肿，被覆立方上皮

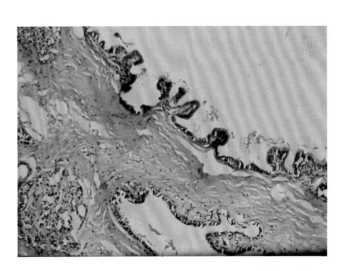

图 17-3　乳头状囊肿：囊肿上皮乳头状增生，细胞轻度异型性，同时有单纯囊肿

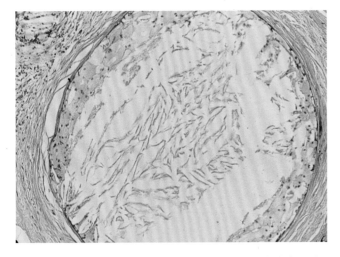

图 17-2　脂性囊肿：囊肿壁上皮呈泡沫细胞样，囊内容为大量脂性物质，并有胆固醇结晶

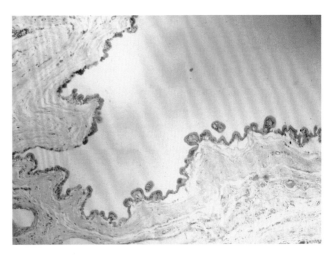

图 17-4　大汗腺乳头状囊肿：囊肿上皮乳头状增生，上皮由大汗腺化生细胞组成

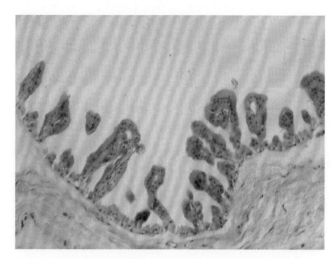

图 17-5 大汗腺乳头状囊肿：上皮大汗腺化生形成囊肿，上皮乳头状增生

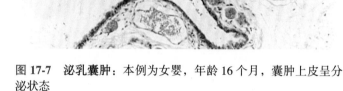

图 17-7 泌乳囊肿：本例为女婴，年龄 16 个月，囊肿上皮呈分泌状态

三、黏液囊肿样病变

黏液囊肿样病变（mucocele-like lesion）于 1986 年由 Rosen 报告，并描述其形态。患者平均年龄 40 岁。可表现为肿块或偶然发现，常见于乳腺增生症中。可伴有导管非典型增生或导管原位癌。

表现为多发囊肿，被覆扁平上皮，偶见乳头状突起，上皮可出现非典型增生，含有大量黏液（图 17-6），黏液常常外溢至间质。炎症反应轻微。偶尔见于婴幼儿，可能为先天性（图 17-7）。

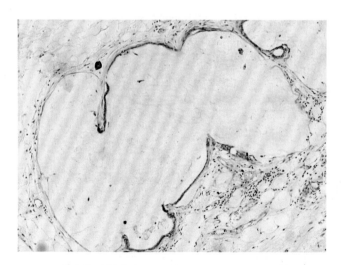

图 17-6 黏液囊肿样病变：被覆立方上皮，腔内充满黏液，局部上皮脱落缺失

【鉴别诊断】

1. 黏液癌 患者年龄较大。肿瘤性上皮漂浮在黏液湖中，细胞可呈乳头状、实性或腺泡状，可伴有原位癌。而黏液囊肿样病变则很少出现大量的散在漂浮的上皮。

2. 囊肿病 囊内容为混浊或清亮的液体，而非黏液。

四、导管扩张

乳腺导管扩张症的名称是由 Haagensen 提出的，特点是导管扩张（duct ectasia），伴有不同程度的导管周围炎和纤维化。常常发生于大导管，可以是双侧。这一名称已被广泛接受。Azzopardi 则认为称为导管周围乳腺炎更为合适。Dixon 认为乳腺导管周围炎和导管扩张症是两种病因不同的病变，或同一病变的不同类型。

患者发病年龄 22 ～ 79 岁，平均年龄 54 岁。可出现浆液性、血性或脓性乳头溢液。有些患者可出现乳头内陷、疼痛、瘘管形成和乳晕下脓肿。有时可表现为乳晕下可触及的蠕虫样肿块。扩张的导管破裂时，分泌物溢入周围间质，引起炎症反应。随着疾病的进展，炎症逐渐被纤维化所取代。临床上，导管扩张症可与浸润性癌混淆。23% ～ 40% 的患者可无症状。

导管扩张症的发病机制和病因仍不清楚。有人认为炎症是始发因素，而另一些人则认为炎症是导管内容物溢出的结果。鳞状化生阻塞导管可引起导管扩张症和瘘管形成。乳腺照相，其表现多样，可见小导管阴影，灶

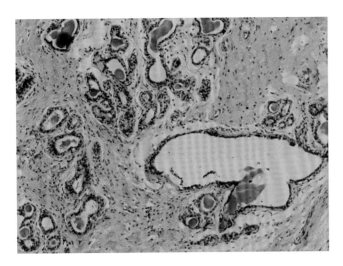

图 17-8　乳腺小导管扩张：伴小叶上皮增生

状至广泛的钙化。有的病变可见针状和结节状肿物。

扩张的导管周围可见炎症浸润，可含有分泌物（图 17-8）。泡沫样组织细胞聚集在管腔内，上皮细胞层脱落、漂浮或折叠。随着疾病进展，急性炎症细胞被淋巴浆细胞取代，纤维化形成，可使导管管腔消失。当以浆细胞为主并弥漫累及周围间质时，则称为浆细胞乳腺炎。

乳腺增生症中多是轻度导管扩张，严重时可形成导管扩张症。

（陈定宝　阚秀）

第二节　腺　病

WHO 对腺病（adenosis）的定义是：一种常见的良性增生性病变，主要发生于乳腺实质的小叶（腺泡）部分。可伴有纤维化，引起腺体的明显变形，类似于浸润性癌。病变常常小而广泛。可形成可触及的肿块，称为结节性腺病或腺病瘤（adenosis tumor）。组织学表现多样，有以下几种亚型。

一、小叶增生症

小叶增生症（lobular hyperplasia）是各种腺病发展的起始阶段。病变的小叶结构与正常相似，只是数目增多。

低倍镜下，小叶数目增多，分布密集（每一个低倍视野可见数个小叶）。小叶变大，腺泡数目增多（每一个小叶腺泡数目＞30个）（图 17-9）。轻度增生时，与正常乳腺难以区分；重度增生时，小叶结构紊乱，相互融合，形成典型的腺病。

二、管状腺病

管状腺病（tubular adenosis）的小管增生，腺腔大小不等，形状不一，内衬两层细胞，肌上皮细胞增生明显。分支状增生的小管延伸入脂肪组织，不呈分叶状、簇状排列，缺乏胶原化的间质，与硬化性腺病不同（图 17-10）。

鉴别诊断：

管状腺肌上皮瘤，其特点是小管密集增生，至少有

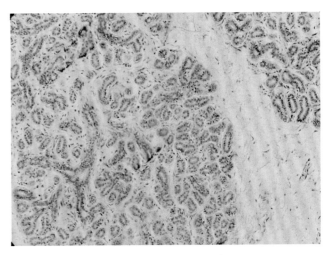

图 17-9　乳腺小叶增生症：小叶增生变大，腺泡明显增多（30个以上）

些小管肌上皮增生呈多层，而导管腺病则导管呈分支状散在分布，仅有一层肌上皮细胞围绕上皮细胞层。

三、硬化性腺病

硬化性腺病（sclerosing adenosis）是一种良性病变，呈分叶状，密集聚集的小导管，被覆上皮细胞和肌上皮细胞。乳腺 X 线照相、大体和显微镜下均类似于浸润性癌。大多数病例为显微镜下病变，可形成大的可触及的结节，称为结节性硬化性腺病。

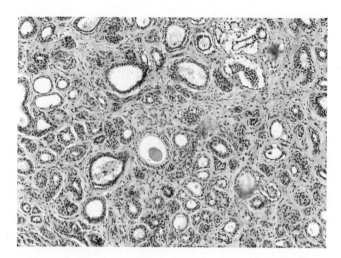

图 17-10 管状腺病：腺泡明显增生，大小不等。小叶界限不清，互相融合

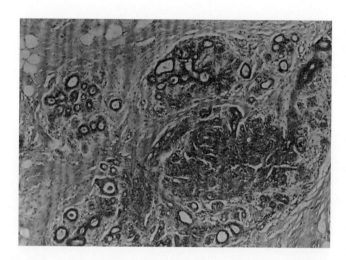

图 17-11 硬化性腺病：间质纤维结缔组织明显增生，原增生的腺体萎缩

【临床特征】

可发生于各个年龄段，但以 20 ～ 40 岁最常见。结节性硬化性腺病可伴有疼痛和触痛。绝经后女性硬化性腺病可消退。乳腺照相常见纤细、点状、颗粒状或簇状微小钙化。

【大体特征】

硬化性腺病是由平行于乳腺导管系统大量增生的小管组成。这些小管可生长入导管，位于导管周围或二者兼有。2% 的硬化性腺病可生长至神经周围间隙。少数病例可蔓延至血管壁。

【组织学特征】

硬化性腺病的特点是密集聚集的小导管因背景中的胶原而不同程度地挤压和变形。小管被覆上皮和肌上皮细胞（图 17-11 ～图 17-13）。肌上皮细胞常常增生而明显，呈梭形。硬化性腺病是最常见的导管周围肌上皮增生性病变。偶尔肌上皮细胞可呈肌样伴有少许上皮成分（图 17-14、图 17-15）；这种结节状增生常常被称为肌样错构瘤（myoid hamartoma）。硬化性腺病在中心处细胞较丰富，纤维化主要位于周边，反之亦然。随着病变进展，纤维化和肌上皮细胞更为明显。两种细胞在周围小管中最易识别。50% 的病例可见微小钙化。当增生活跃的病变弥漫累及乳腺时，在不同的时期进行活检，可见到病变的不同阶段。最终可完全硬化（图 17-16）。偶尔腺病可侵犯神经，形成假浸润（图 17-17）。

硬化性腺病的上皮细胞可发生各种化生和增生性改

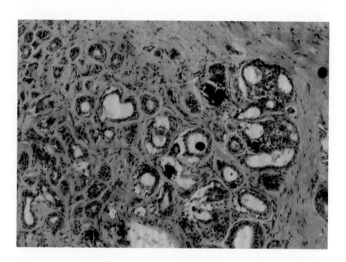

图 17-12 硬化性腺病：间质纤维结缔组织明显增生，原增生的腺体萎缩

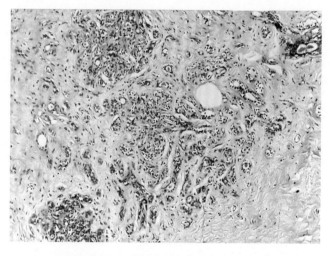

图 17-13 硬化性腺病：早期纤维组织增生，腺体挤压变窄，细胞成排分布，排列规则，明显两型细胞

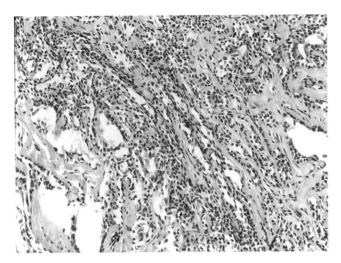

图 17-14　硬化性腺病：早期纤维组织增生，腺体挤压变窄，细胞成排分布，排列规则，明显两型细胞

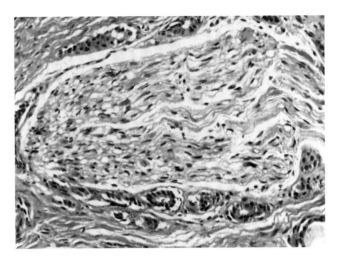

图 17-17　乳腺腺病侵犯神经

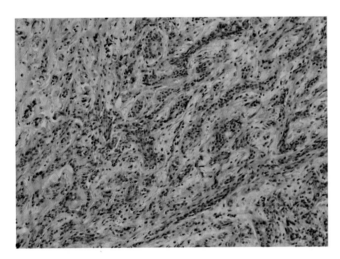

图 17-15　硬化性腺病：纤维组织增生，腺体挤压变窄，实性条索状，细胞成排分布，排列规则，注意与癌鉴别

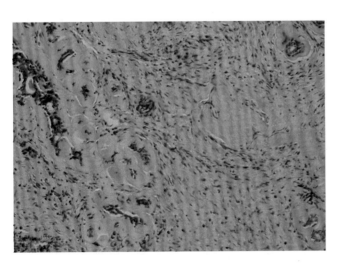

图 17-16　硬化病（纤维病）：增生的腺体萎缩，完全为增生的腺体所代替，玻璃样变性

变。大汗腺化生最常见，当整个病变均被大汗腺细胞取代时，则称为大汗腺腺病（apocrine adenosis）。大汗腺细胞可发生非典型增生。硬化性腺病可发生各种导管和小叶的上皮内瘤变（DIN 和 LIN）。可被误诊为浸润性癌，尤其是在芯针活检时。仔细评估肌上皮细胞层有利于鉴别，必要时进行免疫组化染色。

【鉴别诊断】

硬化性腺病主要应与小管癌和微腺体腺病鉴别。低倍镜下，硬化性腺病的小管呈分叶状分布，明显不同于小管癌中杂乱排列的小导管，也不同于微腺体腺病的带状分布。硬化性腺病的小管呈挤压性，而微腺体腺病和小管癌的小管则是开放的。微腺体腺病的小管含有胶样分泌物，而小管癌的小导管一般是空的。硬化性腺病的小管被覆两层细胞，腺腔侧上皮细胞和外层的肌上皮细胞，而微腺体腺病和小管癌则被覆单层上皮细胞。硬化性腺病的小管被周围的胶原挤压，形成水流样表现。小管癌的小导管被大量反应性成纤维细胞性间质分隔。硬化性腺病的小管被基底膜包围，PAS 染色可识别，而小管癌的小导管则缺乏基底膜，微腺体腺病的小导管周围是多层基底膜，但这种多层基底膜在光镜下不易识别（表 17-1）。

硬化性腺病与浸润性癌鉴别困难，是为病理诊断挑战之一。二者的不同在于，低倍镜下观察很重要，浸润性癌的细胞团巢索分布杂乱无序，细胞体积大，异型明显，单排或单个细胞散在，不存在两型细胞（无肌上皮细胞）。硬化性腺病中心腺管受挤压明显或呈条索状，

表 17-1	硬化性腺病与微腺体腺病、小管癌的区别		
特征	硬化性腺病	小管癌	微腺体腺病
结构	分叶状	不规则	不规则
腺腔	挤压	开放	不开放，含有胶样分泌物
肌上皮细胞	存在	缺乏	可缺乏
基底膜	存在	缺乏	存在，多层

表 17-2	硬化性腺病与浸润性癌的鉴别	
鉴别要点	硬化性腺病	浸润性癌
低倍镜下	保留小叶轮廓平行走向，向心弧形倾向	杂乱无序或呈放射状
上皮细胞排列	腺管、条索，但双排细胞	腺管、条索，单行或单个细胞
细胞异型性	不明显	较明显
肌上皮细胞	增生	无或极少
核分裂象	无	可见
坏死	无	可见
浸润	神经、血管脂肪（假浸润1%～2%）	明显
免疫组化		
SMA、S100	肌上皮明显	无或极少
胶原Ⅳ	基底膜明显	无或不明显

周边腺腔明显（表17-2）。

预后：当硬化性腺病呈单一形式时，其后来发生浸润性癌的相对危险率为1.7，这种危险率不受乳腺癌家族史的影响。硬化性腺病伴有非典型大汗腺细胞的相对危险率是5.5。

四、结节型腺病（腺肌上皮型腺病）

结节型腺病（nodular adenosis）是一种少见的腺病类型，很少为独立类型，多伴有其他良性增生。腺体大小不等，腺管间大量增生的肌上皮细胞，有时排列呈2～3层，易误诊为恶性。有时呈早期硬化性腺病形态，有时呈腺肌上皮瘤形态。

【大体特征】

病变呈结节状分布，单发或多发结节。结节范围似以小叶为中心，扩大呈结节状。

【组织学特征】

腺体上皮细胞及肌上皮细胞同时增生。腺腔大小不等或大部分消失，实性部分为增生的梭形或卵圆形肌上皮细胞（图17-18～图17-21）。腺上皮细胞呈矮柱

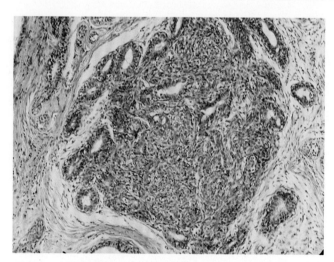

图17-18　结节型腺病：小叶腺泡增生变形，排列紧密呈实性团样，肌上皮细胞大量增生，易误诊为癌

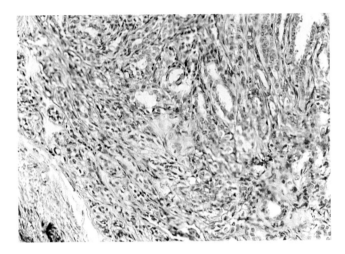

图 17-19　结节型腺癌：腺上皮和肌上皮同时增生，呈腺肌上皮瘤样

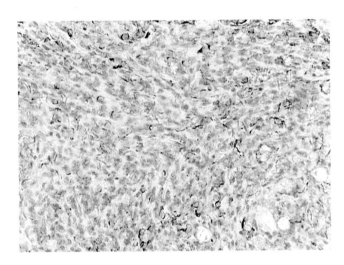

图 17-20　结节型腺病：CK 免疫组化染色，示腺上皮细胞增生

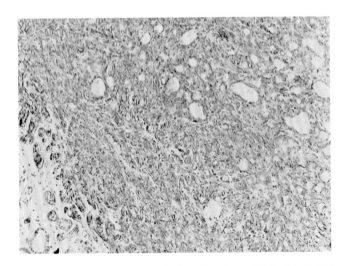

图 17-21　结节型腺病：SMA 免疫组化染色，示肌上皮细胞增生

状或立方形，可有顶浆分泌突起。所谓的旺炽性腺病（florid adenosis）实为结节型腺病的一种形式。

【鉴别诊断】

1. 浸润性癌　结节型腺病增生的细胞排列具有方向性，或平行或呈旋涡状。免疫组化证实结节型腺病有大量肌上皮细胞增生（图 17-21）。

2. 腺肌上皮瘤　形成界限清楚的瘤块，直径大于 0.5cm。可分成若干亚型，各具特征性。多由导管内乳头状瘤演变而来，形态与其相似。

五、盲管腺病

盲管腺病（blunt ductal adenosis），小叶内腺管明显增生，各腺泡形成小导管状，边缘弯曲锯齿状（图 17-22）。腺管被覆立方上皮或柱状上皮（图 17-23），此即属于乳腺柱状细胞病变（参见本书第 2 章第六节）。目前对该病变多有重视，因为其后可有多种改变，常有向囊肿（图 17-24）或纤维腺瘤（图 17-25）转化的趋势，有的高度增生呈搭桥或向非典型增生发展（图 17-26）。

六、微腺管型腺病

微腺管型腺病（microglandular adenosis）少见。特点是增生的小管小而圆，具有致密的胶原间质背景（图 17-27、图 17-28）。至少是局灶小管含有胶样分泌物。小管被覆单层立方细胞，常常为透明细胞伴有截断的腺腔边缘；胞浆嗜酸性或呈粗大颗粒状，类似于大汗腺/

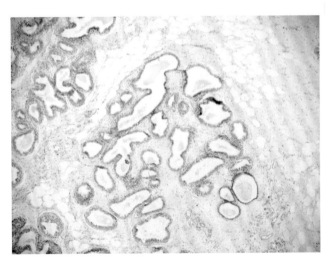

图 17-22　盲管腺病：小叶腺泡导管化，形成腺管，上皮呈立方形，细胞增生活跃

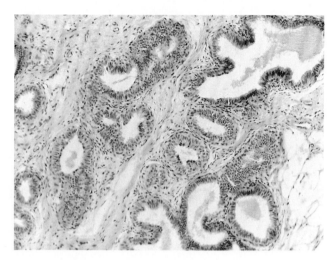

图 17-23　盲管腺病：图 17-22 的放大像

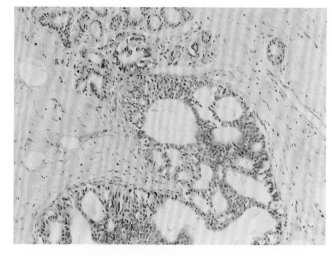

图 17-26　盲管腺病：上皮细胞增生复层，具非典型增生倾向

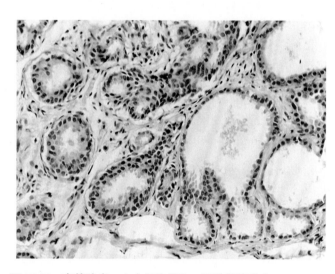

图 17-24　盲管腺病：上皮细胞增生，显微囊肿形成

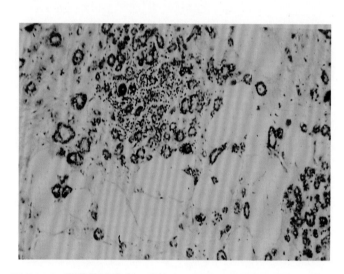

图 17-27　微腺管型腺病：腺体小，圆形，浸润脂肪组织（引自：Sternberg SS，1999）

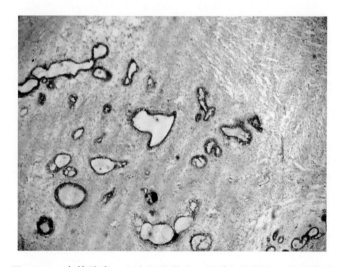

图 17-25　盲管腺病：上皮细胞增生，间质细胞增生，具纤维腺瘤形成倾向

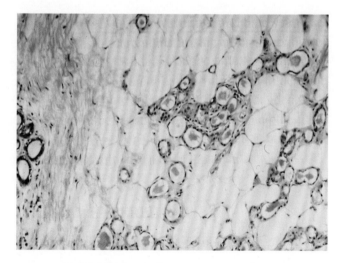

图 17-28　微腺管型腺病：腺体小，圆形，浸润脂肪组织（引自：Rosai，2004）

腺泡分化。非典型性少见，一旦出现，常常伴有癌。缺乏肌上皮细胞。基底膜厚，可能不易识别，因其常常与周围致密的胶原间质混杂。电镜显示多层的基底膜。

重要的是，除了 CK 阳性以外，微腺体腺病的上皮细胞 S100 蛋白呈一致的阳性为其特点之一。肌上皮标记物（actin，calponin，P63）可证实缺乏肌上皮细胞。

微腺体腺病可发生多种类型的癌。癌可以是较常见的上皮内瘤变或浸润性导管癌，或特殊类型的癌。大多数微腺体腺病发生的癌 S100 免疫染色仍阳性，无论其类型如何，这种癌常常 ER、PR 阴性。HER2 也呈阴性，似符合三阴癌，但与微腺体腺病共存的癌并无此特点。大约 1/3 的微腺体腺病伴有浸润性癌。伴有上皮的非典型性或单纯非浸润性癌的微腺体腺病少见，有提示一旦发生非典型性，由于缺乏肌上皮层（阻碍浸润的重要屏障）会很快进展为浸润性癌。

当考虑对微腺体腺病发生的癌进行保守治疗时，重要的是要完全切除周围的微腺体腺病，其常常可见非典型性，以防止残余微腺体腺病复发。

【鉴别诊断】

微腺体腺病应与小管癌鉴别，小管癌的腺管呈角状，有顶浆分泌小突起，而微腺体腺病的腺管圆形一致，无顶浆分泌小突起。小管癌呈放射状或杂乱分布，小管周围没有基底膜，间质反应性结缔组织增生，可伴有原位癌，而微腺体腺病则无此特点（表 17-3）。

表 17-3	乳腺微腺体腺病与小管癌鉴别	
鉴别点	微腺体腺病	小管癌
腺体分布（整体外观）	紊乱，常无小叶轮廓	紊乱，放射状
腺体形状	小圆形，封闭腔	不规则，一端开放的腔
腔内分泌物	明显，胶样（嗜伊红）	缺乏（少见）
被覆上皮	一型细胞	一型细胞
胞浆小突起	无	有
腔内搭桥	无	常见
细胞异型性	无	很轻
基底膜	有（但 PAS 阴性）	无
间质	胶原或脂肪	反应性纤维化（细胞丰富）
病灶周围病变	常有其他良性病变	常有原位癌

（陈定宝 阚秀）

第三节 放射状瘢痕

放射状瘢痕（radial scar）1975 年由 Hamperl 提出，又称放射状硬化病、星状瘢痕、无包膜浸润性硬化病、假浸润性乳腺病、浸润性上皮病、复合性硬化病、良性硬化性导管增生、硬化性乳头状增生等。

【X 线特征】

钼靶照相、临床触诊以及肉眼形态均与癌极其难以区别。4% ～ 28% 的病例为多中心性或双侧性。少数病例可进展为浸润性癌。

【大体特征】

呈小的放射状瘢痕样（图 17-29）。少见，体积多小于 1cm。无包膜，可见放射状（星状）硬化，中心纤维化，外周为纤维及上皮成分。

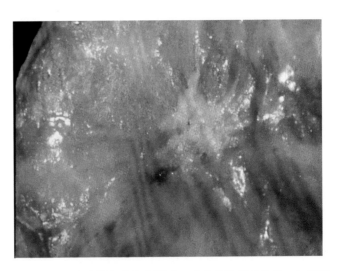

图 17-29 乳腺放射状瘢痕肉眼观：瘢痕呈放射状分布，与浸润癌相似（引自：Sternberg SS，1999）

【组织学特征】

低倍镜下，病变由致密纤维组织及弹力纤维组成核心，周围呈放射状走行（图 17-30）。核心部有变细变窄的小导管，埋在纤维组织内（假浸润），并具有两型细胞。核心部夹杂的小管弯曲变形，呈花瓣状分布。向外放射状分布的上皮成分可包括增生的导管、硬化性腺病、盲管腺病、导管乳头状增生、大汗腺化生或钙化等。多同时伴有导管或小叶的非典型增生。

【鉴别诊断】

1. 小管癌　腺体一端呈锐角状，细胞有顶浆分泌。弥漫浸润于间质及脂肪组织中（放射状瘢痕仅限于病变中心的纤维组织区）。缺乏肌上皮。可伴有导管原位癌。

2. 浸润性癌　浸润不规则，杂乱无序（放射状瘢痕呈放射状，具有方向性）。癌细胞具有恶性细胞的特征。缺乏肌上皮。

※ 浸润性上皮病

浸润性上皮病（infiltrative epitheliosis）由 Azzopardi 描述，可包括在放射状瘢痕谱系内。病变的特点是中心区旺炽性导管内增生 / 低级别 DIN，周围是混合性弹力纤维和促纤维组织增生性间质（图 17-31）。上皮增生由导管呈放射状分布或以导管为轴心，束状多角形至梭形细胞混杂有弹性组织变性和促纤维组织增生的间质（图 17-32）。细胞可发生鳞状化生，CK5/6 阳性可证实。肌上皮细胞表现为上皮细胞束构成周边变细的缘。

浸润性上皮病还见于复杂性硬化性乳头状瘤的背景中，以及导管上皮旺炽性增生的周围。复杂性硬化性病变伴有浸润性上皮病可能具有不同的生物学行为，应该从放射状瘢痕中区分出来。

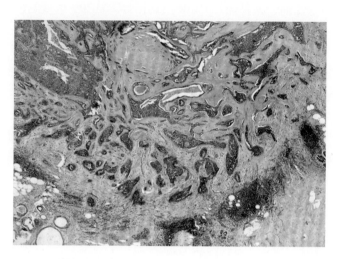

图 17-31　浸润性上皮病：病变在放射状瘢痕内，中心区导管上皮旺炽性增生

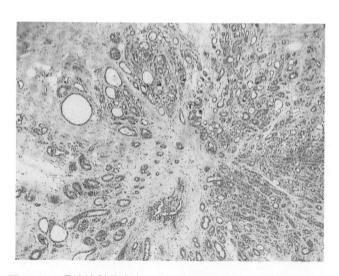

图 17-30　乳腺放射状瘢痕：中心多量纤维组织，瘢痕周围腺上皮高度增生，放射状分布，与浸润癌相似（引自：Sternberg SS，1999）

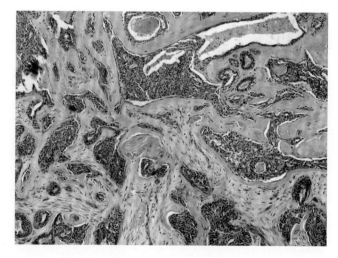

图 17-32　浸润性上皮病：图 17-31 高倍

（陈定宝　阚 秀）

第四节　乳腺增生症纤维腺瘤变

乳腺增生症中局部呈纤维腺瘤样增生很常见，占32.7%。原因是乳腺增生症与乳腺纤维腺瘤具有相似的病因及发病学。局部形成纤维腺瘤后，增生较迅速，临床常诊断为纤维腺瘤，而忽视了乳腺增生的存在。该病发生年龄与乳腺增生症相同，30 岁以上女性的纤维腺瘤大多数属于此型。

【组织学特征】

早期在增生症病变的基础上，可见小灶状管内型纤维腺瘤的形态（图 17-33、图 17-34）。形成纤维腺瘤之后，仍边界不清，无包膜或包膜不完整。肿瘤边缘与增生症互相交错移行。纤维腺瘤形成完全者，其形态与普通型纤维腺瘤相同，多为管周管内混合型。细胞形态与普通型纤维腺瘤相同，通常生长较活跃，但很少恶变。如果发生恶变，则多为小叶癌。

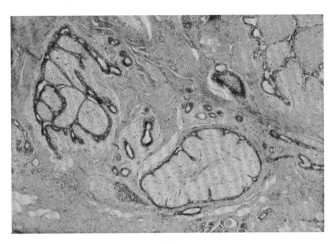

图 17-33　乳腺增生症部分纤维腺瘤变：背景为乳腺增生症，局部呈典型纤维腺瘤形态

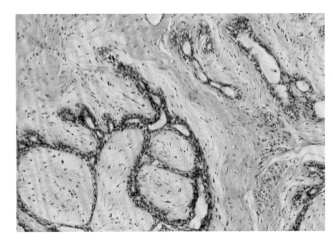

图 17-34　乳腺增生症部分纤维腺瘤变：局部呈典型纤维腺瘤形态

（陈定宝　阚　秀）

第五节　导管内乳头状瘤病及导管上皮高度增生

乳腺增生症病变中，小导管上皮高度增生，其上皮可发生各种形式的变形，以乳腺导管内乳头状瘤病（intraductal papillomatosis）最常见。经常发展成非典型增生，以至癌变。有报告癌变率高达 20% 以上。

WHO 乳腺肿瘤分类（2003，2012）将该种病变单列一类，称为"乳腺导管内上皮增生性病变"，对该种病变的形态学意义，认识更加深入（详见本书第 2 章及第 16 章）。

【组织学特征】

1. 真性多发性小导管乳头状瘤　数目多，体积小，分布广（图 17-35 ～图 17-37）。乳头状结构中有纤维血管轴。被覆上皮细胞为单层，立方或柱状，具有两型细胞。乳头结构顶部的细胞常体积小、核深染。

2. 席卷样乳头状增生　多发生在终末小导管，即小叶内导管。上皮呈乳头状增生，增生细胞呈立方形，排列呈带状，弯折卷曲，或形成叶状（图 17-38）。间质纤维血管轴芯不明显，不分支。具有两型细胞。

3. 搭桥样增生　增生的上皮细胞与对侧搭桥样连接在一起（图 17-39）。乳头状增生的上皮细胞，顶端变细小，细胞变小，核染色深。细胞核卵圆形，其长轴与基底膜呈垂直方向，极性明显。具有两型细胞。

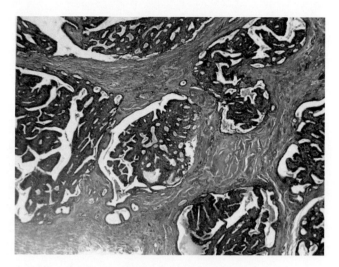

图 17-35 导管内乳头状瘤病：多数小导管内乳头状瘤

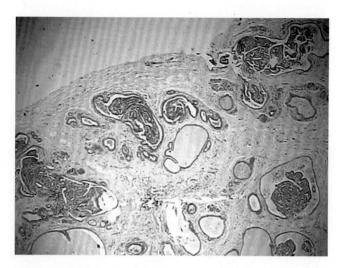

图 17-38 乳腺小导管上皮高度增生：形如卷蓆

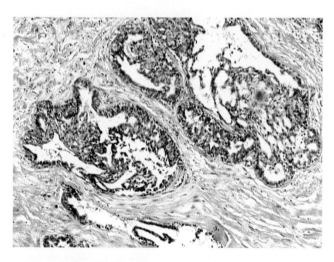

图 17-36 导管内乳头状瘤病

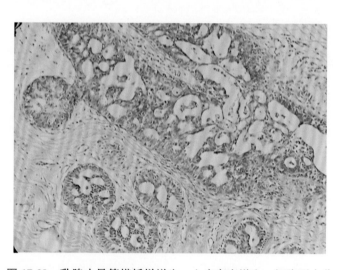

图 17-39 乳腺小导管搭桥样增生：上皮高度增生，细胞不十分规则，腔内互相连接呈桥状

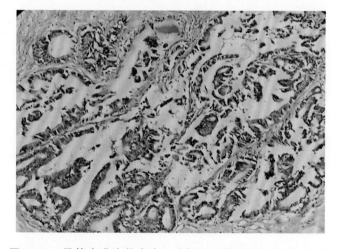

图 17-37 导管内乳头状瘤病：多数小导管内乳头状瘤，互相融合

4. 次级腺腔形成　常位于导管实性增生或乳头状增生的边缘部，裂隙状（图 17-40）。上皮柱状，表面有顶浆分泌样小突起。常为高度增生的表现，或伴有非典型增生。

【鉴别诊断】

应与导管上皮非典型增生、导管内癌和普通型增生（不形成乳头及搭桥，一旦形成即列入乳头状瘤病）鉴别。

（陈定宝　阚秀）

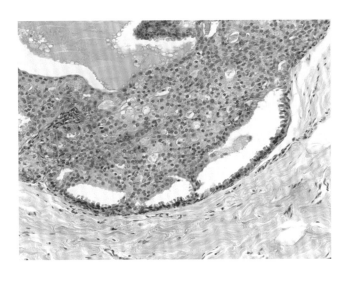

图 17-40 乳腺导管上皮高度增生，次级腺腔形成：位于周边，裂隙状，细胞柱状，表面有顶浆分泌

第六节 上皮化生性病变

一、大汗腺化生

大汗腺化生（apocrine metaplasia）在乳腺良性病变中常见。形态与一般大汗腺相同，具有丰富的嗜酸性颗粒状胞浆，顶浆分泌小突起（图 17-41）。PAS 染色阳性，免疫组化 GCDFP-15 强阳性。有时出现过渡期或发育不良的情况，称为不完全大汗腺化生。此时大汗腺化生不典型，细胞呈立方或高柱状，仍可见顶浆分泌及颗粒状胞浆。化生的大汗腺可出现各种不同病理变化（详见本书第 2 章第七节）。

二、泌乳腺结节

乳腺增生症病变中局灶性或结节状分布，面积大小不一。腺体呈哺乳期或妊娠期形态。镜下，其形态类似于子宫内膜的 A-S 反应。腺体大、数目多、间质少、腺体背靠背，易误诊为癌（图 17-42、图 17-43）。患者多有近期哺乳史，亦可无哺乳史。

三、鳞状上皮化生

鳞状上皮化生（squamous metaplasia）相对少见，但随着细针穿刺活检和芯针活检的应用，其发生率明显

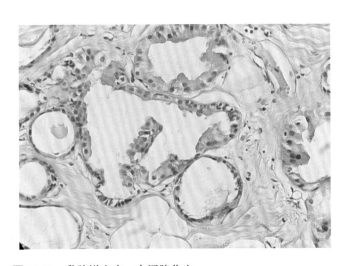

图 17-41 乳腺增生症，大汗腺化生

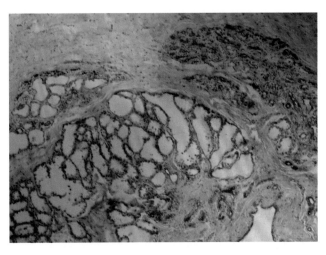

图 17-42 乳腺增生症泌乳腺结节：局部小叶呈妊娠期腺体表现，周围一般性增生

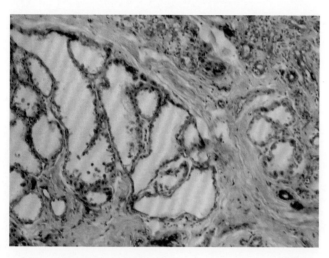

图 17-43　乳腺增生症泌乳腺结节：图 17-42 放大。局部小叶呈妊娠期腺体表现，周围一般性增生

增加。常常见于活检部位的周围、梗死区、乳晕下脓肿，有时可见于导管扩张症。

四、粘液化生

粘液化生（mucinous metaplasia）不少见，可见于乳头状瘤或没有其他变化的小叶。在良性病变中，无论黏液出现在细胞内或细胞外，无论在小叶或导管，均需加以注意，除外恶性变的可能。

五、柱状细胞变

参见本书第 2 章第六节。

（陈定宝　阚　秀）

第七节　肌上皮细胞增生性病变及其他改变

一、肌上皮增生症

肌上皮增生症（myoepitheliosis）镜下通常表现为一种多灶性、由梭形到立方状肌上皮细胞增生组成的病变，增生的肌上皮可突入和 / 或围绕小导管及导管分布。

【大体特征】

肌上皮增生症大体通常表现为质地硬且不规则的病变区。

【组织学特征】

大多数腺泡及小导管肌上皮细胞明显增生。导管内增生的梭形细胞可形成栅栏状生长方式。增生的肌上皮细胞体积大，胞浆透明，核小深染（有人称之为透明细胞）（图 17-44、图 17-45）。被覆的腺上皮细胞受推挤至腺腔中间，甚而萎缩以至消失。严重者肌上皮细胞成片成团，似透明细胞型肌上皮。细胞也可立方状，可有类似移行细胞的纵向核沟。细胞非典型性和核分裂极少见，否则应归为非典型性肌上皮增生症。

导管周围型肌上皮增生症常伴硬化，有人认为是硬化性腺病的一个亚型。这些细胞的形态学变化很大。完全切除病灶从不复发。

二、乳腺增生症的其他改变

1．纤维化　常常可见程度不等的纤维化。可能是

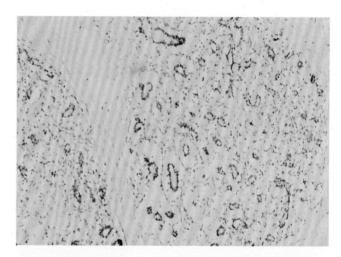

图 17-44　肌上皮增生症：小叶内腺管肌上皮细胞高度增生，上皮细胞被挤至中心

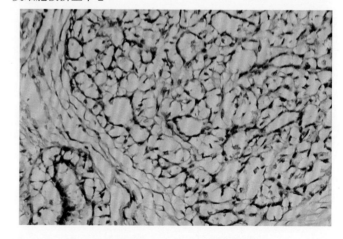

图 17-45　肌上皮细胞增生症：肌上皮细胞瘤样增生

继发于囊肿破裂，可玻璃样变。

2．钙化　常常粗大不规则，由磷酸钙或草酸钙组成。乳腺 X 线摄影，草酸钙无定形，呈中 - 低密度（磷酸钙呈中 - 高密度），总是与良性病变有关。

3．慢性炎症　是纤维性囊性乳腺病的一种常见的

继发性改变。与感染无关，是由于囊肿破裂、分泌物溢出至间质内引起。炎症的主要成分为淋巴细胞、浆细胞和泡沫样组织细胞。伴有明显慢性炎症的纤维性囊性乳腺病不应与导管扩张症混淆。

乳腺良性增生性病变总结如下（图 17-46）。

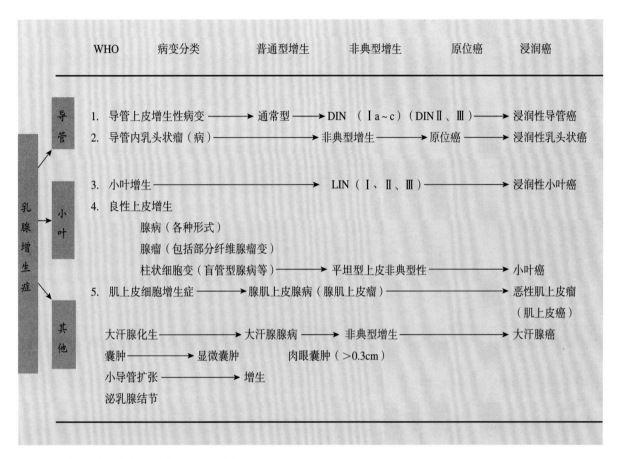

图 17-46　乳腺良性增生性病变总结示意图

（陈定宝　阚　秀）

第八节　关于"乳腺良性增生性疾病"名称及分类的讨论

乳腺增生症（乳腺良性增生性疾病）是妇女最常见的非炎症性非肿瘤性良性增生性疾患。对其名称、分类、诊断及其性质等，历来存在颇多争论，一直难以统一。2003 年 WHO 关于这一病变的论述则焕然一新，呈现完全新面貌[1]。但经 8 年多的应用，发现许多困难，甚而困惑，应用有些混乱。可见传统与现代，国内与国际相结合时，会出现诸多矛盾和问题，需要进一步探讨。本文愿就实际工作中遇到的问题及一些想法，提

供同道讨论，百家争鸣。应当说明，本文意在议，而不是论。

一、关于疾病名称

本病自 1840 年 Sir Astley Cooper 最先报告以来，由于对该病认识不足，其名称之多可谓创纪录者之一。历史名称不提，近年常用者如：乳腺增生症（1997 年《中华病理杂志》推荐意见）[2]、纤维性囊性乳腺病（国

际较为通用名称)[3]、乳腺结构不良症、乳腺良性增生性疾病等。此外还有许多名称，如：乳痛症、乳腺囊肿病、乳腺腺病、乳腺小叶增生症等。

WHO (2003)[1] 索性取消了以上所有名称，将这一大类病变分别按照病变类别命名，分成 5 种病变：小叶内瘤变 (LIN)、导管内上皮增生性病变 (DIN)、导管内乳头状肿瘤、良性上皮病变 (包括各型腺病及各型腺瘤)、肌上皮增生病变。

我们考虑，病理诊断最好是疾病诊断，而不应当仅仅是病变诊断。作为独立性疾病 (包括独立的病因、发病、病理、临床以及疾病的转归)，这一大类病变总称的疾病名称应当保留。至于病名，由于其良性增生的本质，加之习惯性用法，我们认为，称 "乳腺增生症"、"纤维性囊性乳腺病"、"乳腺良性增生性疾病" 等，均无不可。

二、关于病变种类

本文作者曾经对连续 300 例乳腺增生病例进行仔细观察[4]。结果显示，良性增生性病变十分复杂，形态多样，结合文献，归纳起来总结如下：

1. 囊肿病　单纯性囊肿、乳头状囊肿、黏液囊肿样病变、导管扩张症等。

2. 腺病　小叶增生、管状腺病、硬化性腺病、结节型腺病 (腺肌上皮型腺病)、盲管腺病、微腺体腺病等。

3. 放射状瘢痕 (浸润性上皮病)。

4. 乳腺增生症纤维腺瘤变。

5. 上皮化生性病变　大汗腺化生、鳞状上皮化生、柱状细胞变、黏液化生、泌乳腺结节等。

6. 肌上皮增生症。

7. 导管上皮增生。

8. 导管上皮高度增生　小导管内乳头状瘤病、搭桥样增生、席卷样乳头状增生、次级腺腔形成等。

9. 导管或小叶上皮非典型增生。

10. 导管小叶原位癌。

我们观察的 300 例乳腺增生病例[5]，各种病变出现频度见表 17-4。

三、关于分类的历史回顾

为方便系统讨论，回顾过去会有一定帮助，温故而知新，在此仅作阶段重点陈述。

肿瘤及瘤样病变的病理学分类原则，无外乎两个方面：一为病理形态学，一为生物学特性。此两项原则在乳腺增生症长期存在分歧，故形成一系列分类过程。

1965 年王德修等[6] 将乳腺增生症分成囊肿病及腺病两大类，此为形态学分类。Black (1972)[7] 将乳腺病分成 5 级：①正常；②增生；③局灶型非典型性增生；④非典型增生，提示原位癌的可能；⑤非典型与原位癌一致。Fisher[7] 将其分成非增生性及增生性两大类，认为后者与癌关系更密切，在其描述中首次提出了上皮增生症 (Epitheliosis) 一词的概念。Azzopardi 主持的 WHO 乳腺肿瘤分类 (1981)[8] 分成 5 大类：①导管增生；②小叶增生；③囊肿；④局限性纤维化；⑤纤维腺瘤样增生。阚秀等 (1995)[9] 曾建议将乳腺增生分成两大类，即单纯性增生和非典型增生。

1986 年 Page 等[10] 复习乳腺良性增生活检标本 10 542 例，随访平均 17.5 年，研究各种病变与乳腺癌的发生关系。明确提出：①无增加危险度 (非增生性病变)，这些病变癌变的机会甚少，如囊肿病、导管扩张、硬化腺病、硬化病及纤维腺瘤变等；②轻度增加危险度 (上皮增生病变，但无非典型性) (1.2 ~ 2 倍)，轻度上皮增生症及大汗腺化生在 45 岁以下无明显意义；③中度增加危险度 (非典型增生) (4 ~ 5 倍)，乳腺非典型增生是客观存在，癌发生率较对照组增加 4.7 倍，如再有乳癌家族史，增加近 10 倍。随年龄的增加其危险性增高。文章发表后引起了人们的兴趣，美国病理学家癌症委员会 1986 年召开会议，专门讨论这一问题[11]，按照病理组织学形态及其生物学特性进行重新分类，分成 3 大类。其后 Page 等又将其加上第四类，重度增加危险度 (原位癌) (10 倍) (注：危险度倍数，系指与未取病理活检妇女的对比)。后来这一分类为许多学者所引用。

1997 年中华病理学会召开乳腺病理专题研讨会，提出关于乳腺增生症分类《中华病理学杂志》推荐意见[2]，见表 17-5。

2003 年 WHO 乳腺肿瘤分类取消了疾病总称，其病变分别分布在单独的 5 种病变内[1]。

四、2003年WHO乳腺肿瘤分类的应用

2003 年 WHO 关于乳腺良性增生性疾病分类的论述[1]，与前述的名称分类描述等比较，变化明显，感觉焕然一新。

首先，从病变生物学性质出发，提出 DIN 分级标准，将乳腺良性增生性病变纳入统一的肿瘤的 "上皮内

病变种类	各种病变出现频率	作为主要诊断病变
	例数（%）	例数（%）
囊肿		
显微囊肿（直径＜0.3cm）	89（29.6）	10（3.3）
肉眼囊肿（直径≥0.3cm）	12（4.0）	8（2.7）
一般增生		
小叶导管扩张增生	60（20.0）	23（7.7）
小叶增生症	186（62.0）	72（24.0）
大汗腺化生	39（13.0）	1（1.0）
肌上皮增生症	16（5.3）	3（1.0）
泌乳腺结节	6（2.0）	—
纤维腺瘤变	98（32.7）	76（25.3）
腺病		
旺炽型腺病	13（4.3）	10（3.3）
硬化腺病	32（10.7）	6（2.0）
纤维硬化病	9（3.0）	7（2.3）
结节型腺病	9（3.0）	5（1.7）
腺管腺病	72（24.0）	31（10.3）
高度增生		
搭桥（导管上皮高度增生）	71（23.7）	6（2.0）
导管内乳头状病	27（9.0）	7（2.3）
非典型增生		
Ⅰ级	24（8.0）	19（6.3）
Ⅱ级	10（3.3）	10（3.3）
Ⅲ级	6（2.0）	6（2.0）
合计	779	300

表 17-4　乳腺增生症（300 例）各种病变出现频率

瘤变（IN）系统"。明确指出 DIN 为癌前病变，明确了各级可能发展成浸润癌的风险程度。其次，对非典型性增生（DIN1b）标准进一步明确，特别提出平坦型非典型性增生（FEA，DIN1a），强调了病理对这一病变的新认识。再者，从病变组织发生观点，提出导管内上皮增生性病变、小叶上皮内瘤变、肌上皮增生病变等 5 项，具明显独到之处。

但是，我们在病理诊断的实际应用过程中，遇到两大问题。第一，按病变类型诊断，非疾病诊断，总感觉

不标准。第二，在前述复杂的良性增生性病变中，许多杂七杂八的病变在 WHO 的分类中无处安放。如：常见的囊肿、小导管扩张、小导管轻度增生、小叶增生、大汗腺化生、泌乳腺结节等等。这些病变有时很明显，为主要成分；有时手术切除增生病变很轻，只见这些病变，此时按照 WHO 分类诊断感到非常困难。可能也有人具有同感，故在《Akerman 外科病理学》以及美国《AFIP 乳腺病理》（Tavassoli FA，2009）[12] 书中，又单列出"乳腺纤维性囊性增生"一节 [3,12]。这一问题有待

表 17-5	乳腺增生症分类推荐意见（中华病理学会，舟山，1997）[2]

1）囊肿为主型
单纯性囊肿、乳头状囊肿

2）腺病为主型
单纯性腺病、硬化性腺病（包括放射状瘢痕）、结节性腺病（腺肌上皮瘤型）、盲管型腺病（柱状细胞变）、微腺管腺病

3）纤维腺瘤样结构为主型

4）导管内乳头状瘤病为主型

5）非典型增生
　　定义：乳腺导管及小叶上皮细胞异型增生，结构紊乱，但不足以诊断为癌的病变。
　　标准：组织结构及细胞形态呈异型性。导管上皮增生可呈实性、筛状、乳头状或腺样。管腔大小不等，形态不规则，细胞核增大，核浆比例失调，明显核仁。肌上皮细胞尚存，上皮细胞保存一定极向，无坏死。

讨论，得到解决。

五、关于分类的建议

　　综合上述各种意见，主要包括中华病理分类（1997）、WHO 分类（2003）、美国 AFIP 乳腺病理（2009）以及肿瘤病理分类三原则（组织学发生、病理学形态、生物学性质），并结合实际工作需要，我们愿意冒昧提供一个乳腺良性增生性病变分类建议方案如下，供病理诊断参考用。

（一）乳腺普通型增生（此类病变通常不增加癌变危险度）

　　1．乳腺轻度一般性增生　病变包括如下病理改变：小叶增生、小导管增生、轻度导管扩张、大汗腺化生、分泌腺结节、显微性小囊肿、间质纤维化等轻度普通增生性病变。

　　2．囊肿为主型增生　包括单纯性囊肿、大汗腺囊肿、乳头状囊肿、脂性囊肿、黏液囊肿（乳汁潴留性囊肿不在此列）。

　　3．腺病为主型增生　包括管状腺病、硬化性腺病、纤维硬化病、盲管腺病、微腺型腺病、大汗腺腺病、结节型腺病（腺肌上皮瘤型）等。

　　4．增生症纤维腺瘤变　指在增生症基础上，乳腺腺体及间质的局灶纤维腺瘤样病变，轻度为纤维腺瘤形成趋势（局灶出现纤维腺瘤组织学形态，但无包膜），进一步发展为纤维腺瘤变，直至纤维腺瘤形成。

　　5．肌上皮增生病变　包括肌上皮增生、腺肌上皮瘤样增生（与结节型腺瘤区别）、肌上皮瘤形成。

　　6．男性乳腺发育。

（二）乳腺导管上皮高度增生（此类病变轻度增加癌变危险度）

　　包括导管乳头状增生、导管乳头状瘤病、旺炽型增生、搭桥样增生、席卷样增生、柱状细胞变、次级腺腔形成等。

（三）乳腺非典型增生（此类病变中度增加癌变危险度，5 倍）

　　1．导管非典型增生（ADH）
　　平坦型上皮非典型性（FEA）（DIN1a）。
　　非典型增生（DIN1b）：可分低级别病变和高级别病变。
　　注：重度 ADH 与低级别原位癌难以鉴别者，建议归入 DIN1c。
　　2．小叶非典型增生（Atypical Lobular Hyperplasia，ALH）
　　对应于小叶上皮内瘤变（Lobular Intraepithelial Neoplasia，LIN）。

（四）乳腺原位癌（此类病变高度增加浸润癌变危险度，10 倍）

　　1．导管原位癌（DCIS）
　　Ⅰ级（DIN1c）；Ⅱ级（DIN Ⅱ）；Ⅲ级（DIN Ⅲ）。
　　特殊类型：梭形细胞型、大汗腺细胞型、透明细胞型、印戒细胞型、鳞状细胞型、神经内分泌细胞型、微乳头状型、囊性高分泌型等。
　　2．小叶原位癌（LCIS）（LIN）

六、建议方案与WHO分类的癌变危险度

见表 17-6。

表 17-6	乳腺癌前病变 DIN 分级系统的浸润性癌变危险度		
病变分类	WHO（2003）	演变成浸润癌相对危险度（Page）	演变成浸润癌风险率（%）（Rosen）
普通型增生	UDH	低风险，无增加危险度	＜1%
导管上皮普通型高度增生	UDH	轻度增加危险度，1.2 ~ 2 倍	
导管非典型增生（FEA）	DIN Ⅰa		
（ADH）	DIN Ⅰb	中度增加危险度，5 倍 如有家族史，增加到 10 倍	10% ~ 12%
导管原位癌（DCIS）Ⅰ级	DIN Ⅰc		10% ~ 20%
Ⅱ级	DIN Ⅱ		
Ⅲ级	DIN Ⅲ	高度增加危险度，相对危险度 10 倍	＞40%
小叶原位癌	LIN	大致同导管原位癌	

注：相对危险度系指与未取病理活检妇女的对比

七、关于乳腺良性增生性疾病病理报告模式的思考

第一类，病变名称报告：

（1）病变完全符合 WHO（2003）的良性病变标准，即按照 5 项病变报告：小叶内瘤变（LIN）、导管内上皮增生性病变（DIN）、导管内乳头状肿瘤、良性上皮病变（包括各型腺病及各型腺瘤）、肌上皮增生病变。

例如："导管内乳头状瘤病，伴柱状细胞变"。

再如："乳腺导管内上皮增生性病变：导管上皮非典型增生（ADH，符合 DIN1b）"。

（2）明显地以某种病变为主，直接做病变报告。

例如："乳腺腺病，以硬化腺病为主"。

再如："乳腺囊肿病，多为大汗腺囊肿。伴局灶纤维腺瘤变"。

第二类，疾病名称报告：

（1）多种病变，均很明显，报告只能以乳腺增生症诊断作为冠名。

例如："乳腺增生症：囊肿病，硬化腺病，伴导管上皮普通型旺炽型增生（UDH）"。

（2）良性增生性病变花样多，病变轻，仅见一般性轻度增生，报告只好以乳腺增生症一词囊括之。

例如："乳腺增生症：见小叶增生，小导管扩张、大汗腺化生等"。

再如："乳腺增生症：见小导管轻度增生扩张、大汗腺囊肿，并见一泌乳腺结节"。

第三类，两者结合型报告：

可能为最常用者，机动灵活，实用。

例如："乳腺增生性病变：乳腺腺病，导管内乳头状瘤病。伴个别导管低级别原位癌变（DIN1c）"。

再如："乳腺增生性病变：导管内乳头状瘤病为主，个别导管重度非典型增生，不除外原位癌变"。

八、小结

乳腺增生症（乳腺良性增生性疾病）是妇女最常见疾病。目前面临的迫切问题是，对于病理学诊断报告需要有一种较为统一的认识。WHO（2003）为我们提供了一种新的较为合理的分类方案，但在实际工作中发现若干问题。本文的目的即在于提出问题，大家共同讨论，期望得到一种较为明确的共识，病理报告较为统一，以便于临床及患者的理解与病理沟通。

（阚　秀　沈丹华　陈定宝）

参考文献

1. 中华病理学杂志编辑委员会. 乳腺增生症及乳腺癌组织学分类（推荐方案）. 中华病理学杂志, 1997, 26: 325-327.

2. Tavassoli FA, Devilee P. World Health Organization Classification of Tumors. Pathology and Genetics of Tumor of the Breast and Female Organs. Lyon: IARC Press, 2003, P1-106.

3. Rosai J. Rosai and Ackerman's Surgical Pathology. ed-9, Mosby, 2004, 1789-1791.

4. 阚秀, 沈丹华, 史斌, 等. 关于乳腺普通性增生、非典型增生和原位癌相互关系及鉴别诊断的探讨, 中华病理学杂志, 2004, 33 (4): 312-315.

5. 阚秀. 乳腺增生症非典型增生及其与乳腺癌的关系. 临床与实验病理学杂志, 1997, 第 13 卷 (专辑): 83-87.

6. 王德修, 胡豫. 乳腺结构不良症 120 例病理组织学初步研究及其分类. 中华病理学杂志, 1965, 9: 4.

7. Black MM, et al: Association atypical characteristics of benign breast lesion with subsequent risk of breast cancer. Cancer, 1972, 29: 338.

8. Azzopardi JG: Histological typing of breast tumors. WHO, Geneva, 1981.

9. 阚秀, 沈丹华, 史斌, 等. 乳腺增生症的病理组织形态及其分类的再探讨. 诊断病理学杂志, 1995, 2 (1): 5-9.

10. Page DL, Dupond WD, Rogers LW. Cancer risk assessment in benign breast biopsies. Hum. Pathol, 1986, 17 (9): 871.

11. Fitzgibbons P L, Henson DE, Hutter RVP. Benign breast changes and the risk for subsequent breast cancer—An update of the 1985 consensus statement. Arch Pathol Lab Med, 1998, 122: 1053-1055.

12. Tavassoli FA, Eusebi V. Tumors of the Mammory Gland. AFIP Atlas of Tumors Pathology, Washington DC, 2009.

第18章
乳腺炎症性病变及其他良性病变

顾依群　张晓波　钟萍萍　汪颖南　阚　秀

第一节　乳腺感染性炎症

一、急性化脓性乳腺炎

本病又称产褥期乳腺炎。

【流行病学及病因】

急性化脓性乳腺炎主要发生于产后哺乳期女性，特别是初产妇更为多见，多发于产后第 2～4 周内，个别见于产后 1 年以上，其原因是产后机体抵抗力下降，病原菌入侵、生长、繁殖。另外由于乳头过小内陷，输乳管阻塞产生乳汁过多和因初产妇不会哺乳等原因引起乳汁淤积致使细菌生长繁殖。此病也发生于非哺乳期，好发于乳腺实质深部，也可发生于乳晕周围区[1]。

【临床特征】

乳房区红、肿、热、痛，可形成脓肿并破溃，局部腋下淋巴结可肿大，可有全身症状和血液中性粒细胞升高。

【镜下表现】

1. 急性化脓性炎。小叶及腺泡周围可见大量中性粒细胞浸润。
2. 脓肿形成。
3. 组织坏死。较重病变可见有坏死形成。
4. 肉芽组织。随病情进展最终可形成肉芽组织包裹。

【鉴别诊断】

1. 炎性乳腺癌　此病也可发生在妊娠期或产后期，其病灶皮肤也可出现明显红、肿、热、痛，血中白细胞升高和腋下淋巴结肿大，都和急性炎症类似。但炎性乳腺癌病变广泛、质硬、色泽暗，边缘皮肤增厚、硬，可有橘皮样改变。腋下肿大淋巴结、体温升高和血白细胞增加均不如急性化脓性乳腺炎明显，镜下鉴别一般没有困难。

2. 浆细胞性乳腺炎　导管周围可见大量浆细胞、淋巴细胞浸润，并可见肉芽肿性病变。

3. 肉芽肿性乳腺炎　肉芽肿性炎症，多为小叶性病变。

4. 乳晕下脓肿　非哺乳期病变，输乳管伴有明显鳞化，并可见脓肿形成。

二、乳晕下脓肿

本病又称 Zuska 病、非哺乳期乳晕下脓肿、伴有输乳管鳞化的脓肿、乳腺输乳管鳞化病、乳腺导管瘘等。

【流行病学及病因】

主要发生于 14～66 岁的非哺乳期女性，平均年龄 40 岁，2/3 的病例累及双侧乳腺。其原因不清，可能与吸烟有关，也有人认为可能与微生物感染有关，包括葡萄球菌、变形菌和链球菌。由于对本病不甚了解，所以常被误诊，以至于患者得不到正确的治疗。

【临床特征】

可有乳腺疼痛、红肿及水肿等现象，乳晕区排出物黏稠，有恶臭。临床反复发作，经久不愈，常误诊，需

337

手术彻底清除病灶。

【大体表现】

1. 急性期可出现破口或有脓性液体排出。

2. 慢性期形成脓肿，可发展成为窦道，从脓腔穿破皮肤。

【镜下表现】

1. 化脓性改变，脓肿及窦道形成，大量中性粒细胞，周围炎性肉芽组织（图18-1）。少量慢性炎细胞浸润，可累及乳腺导管周围软组织。

2. 受累的一个或多个导管上皮可出现明显的鳞状上皮化生（图18-2），上皮及角化物脱落、充塞管腔。

3. 可有异物巨细胞反应[2]。

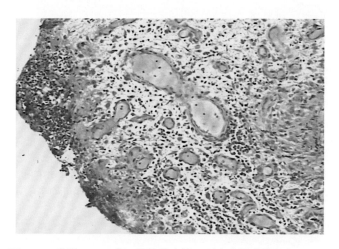

图 18-1　乳腺 Zuska 病：脓性渗出物，下方炎性肉芽组织

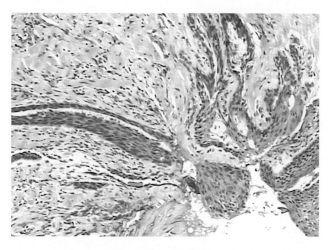

图 18-2　乳腺 Zuska 病：乳腺大导管鳞状上皮化生，角化

【鉴别诊断】

1. 伴有鳞化的乳腺癌　乳腺伴有鳞状上皮分化的癌比较少见，包括导管起源的鳞状细胞癌、梭形细胞癌、黏液表皮样癌和伴有鳞化的浸润性导管癌等。后几种类型的乳腺癌，除有鳞状细胞分化外，还具有其他形态的癌的成分，容易诊断。需要鉴别的主要是乳腺原发性鳞状细胞癌，此癌虽然发生在比较大的导管，但却很少发生在乳晕下输乳管，而且生长迅速，细胞异型明显，常伴导管周围浸润。而乳晕下脓肿虽可复发但病程长，鳞状细胞一般无明显异型，且角化显著，也没有导管周围浸润现象。

2. 起源于输乳管的乳头状汗腺囊腺瘤样肿瘤　此病在扩张的输乳管内有乳头状突起，除有鳞状上皮分化外，仍可见被覆两层上皮的乳头状结构。

3. 其他伴有鳞化的良性病变　可见到其他病变的典型形态学改变，如导管内乳头状瘤，虽有鳞化，但仍可见到乳头状瘤的典型改变。

4. 皮肤鳞状细胞癌　临床病史多有提示。

【治疗及预后】

首先应当处理破溃伤口及排脓，如有窦道发生或反复发作的病例，可行乳头和大导管系统的外科切除术，否则反复迁延数年。目前尚未见有乳晕下脓肿癌变的报道。

三、乳腺结核

本病又称结核性乳腺炎（tuberculous mastitis），是结核杆菌侵入乳腺组织引起的一种慢性肉芽肿性炎。1829 年，由 Astley Cooper 首次报道此病。1860 年，Lan-Ceraux 首先以病理检查诊断此病。原发者少见，多继发于肺、淋巴结及肋骨结核，也可继发于血行播散。局部淋巴结常被侵犯，偶尔受累淋巴结位于乳腺内，乳头很少受累[3,4]。

【流行病学】

多见于中青年女性，绝大多数发生于哺乳期。男性罕见。

近年来结核的发病率有所增加，而且误诊率也比较高，应提高对结核的警惕性。

【临床特征】

临床上可表现为三种类型。

1. 局限型　最多见，乳腺有 1 个或几个硬结，边界不清，可活动。病变发展缓慢，随着肿块长大，出现局部疼痛。逐步与皮肤粘连，病灶液化后，可形成所谓寒性脓肿，直至穿破皮肤形成溃疡或窦道。

2. 弥漫型　急性多发性乳腺病变，病情发展快，可融合成大片坏死，可形成结核性溃疡，往往伴有同侧淋巴结肿大。

3. 硬化型　主要见于老年人，乳腺硬化，常使乳腺变形，乳头凹陷，有的皮肤出现橘皮样改变。临床上乳腺结核容易误诊为癌，甚至行乳腺根治术。发病缓慢，病情隐匿，临床症状及体征均不明显，难以确诊。

【大体表现】

1. 初期，病变呈实性结节状，质地较硬，边界不清。

2. 后期，结节相互融合呈不规则的肿块，质地变软，切面见坏死、液化，形成脓腔，并可形成顽固性窦道。

【镜下表现】

1. 可见典型的结核结节，中央为干酪样坏死，外层为淋巴细胞所围绕，中间分布着上皮样细胞和郎格汉斯细胞（图 18-3）。导管病变比小叶病变更多见。

2. 有时病变内找不到典型的结核结节，仅在炎性浸润中有较多的上皮样细胞及多少不等的干酪样坏死。

3. 抗酸染色可找到结核杆菌。

4. 注意，乳腺结核病并不多见，而不典型结核肉

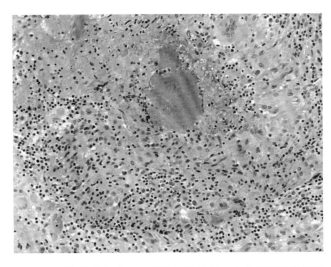

图 18-3　结核性乳腺炎：典型的结核结节，中央为干酪样坏死，外层为上皮样细胞和郎格汉斯细胞，有淋巴细胞所围绕

芽肿多见 [5,6,7]。因此，诊断乳腺结核病时，一定要求见到典型的结核结节及干酪样坏死。

【鉴别诊断】

1. 乳腺癌　乳腺结核可与乳腺癌并存。

2. 肉芽肿性乳腺炎及其他伴有肉芽肿改变的乳腺病变　如脂肪坏死、乳腺导管扩张症、结节病、霉菌病和寄生虫疾病等（表 18-1）。

四、乳腺真菌感染性疾病

乳腺的真菌感染是非常少见的。国内外文献中偶有报道，包括曲霉菌病、毛霉菌病、芽生菌病、隐球菌病、孢子丝菌病、组织胞浆菌病、星形诺卡菌病等。

表 18-1	伴有肉芽肿性炎改变的乳腺病变比较				
疾病	肉芽肿	干酪样坏死	脓肿形成	其他病变	发病频率
肉芽肿性乳腺炎	+	−	+	中性粒细胞为主的炎细胞浸润	较常见
导管扩张症	+	−	−	导管破坏，周围可见大量淋巴细胞、浆细胞浸润	较常见
脂肪坏死	+	−	−	脂肪坏死，大量组织细胞、泡沫细胞	常见
乳腺结核	+	+	+	一般炎症性改变	少见
乳腺结节病	+	−	+	炎症反应较轻	极少见
乳腺丝虫病	+	−	+	（嗜酸性脓肿）可见虫体，淋巴管炎	极少见
乳腺霉菌病	+	−	+	可见霉菌菌丝	极少见

（一）乳腺真菌感染

临床上可表现为脓肿，也可表现为真菌性假肿瘤，镜下多表现为慢性化脓性肉芽肿性坏死性炎症，PAS、六胺银等染色有助于真菌的检查。因大多数真菌都具有自发荧光，故用荧光显微镜观察，是诊断真菌的一个简便的方法。

（二）乳腺放线菌感染

通常表现为乳头和乳晕附近或下方脓肿。当病变进展时，会沿着切口或引流口发生窦道。可以形成慢性脓肿，产生类似癌的硬块。腋窝淋巴结肿大通常代表有炎症反应，并非放线菌病扩散到淋巴结，但是腋窝淋巴结放线菌病也曾有报道。在进展期病例，感染可以扩散到胸壁。诊断依据：显示革兰阳性菌丝或菌落中硫黄颗粒。治疗：青霉素治疗有效，但是复发性或进展性的感染需要切除乳腺。

（三）荚膜组织胞浆菌感染

本病是美国及其他某些国家的地方病。尚未出现过乳腺钙化性肉芽肿，但是少数情况下局限性乳腺组织胞浆菌感染表现为孤立的单侧肿块，临床上类似肿瘤。镜下表现：融合性的坏死性肉芽肿，其中含有六亚甲基四胺银反应可显示的荚膜组织胞浆菌。肉芽肿反应的组织学类似于乳腺非特异性肉芽肿性小叶炎 [6]。

（四）乳腺奴卡菌感染

人类奴卡菌病的病原菌主要是星形奴卡菌。多为外源性传染，可引起原发性化脓性肺部感染，可出现类似结核的症状，肺部症状可转移至皮下组织，形成脓肿和多发性瘘管，也可扩散至其他器官，特别是脑组织、腹膜。镜下表现：化脓性肉芽肿改变，在被感染组织的脓汁中也有类似硫黄样颗粒，呈淡黄色、红色、黑色不等。因奴卡菌生长缓慢，培养时间应延长，以免漏检。为提高疗效、减少复发和防止耐药菌株的产生，对于奴卡菌的治疗应延长抗生素治疗的时间和多疗程的方法。

五、乳腺寄生虫病

乳腺寄生虫病很少见，其中以乳腺丝虫病最多见。

（一）乳腺丝虫病

本病最常由班氏吴策线虫（*Wuchereria bancrofti*）引起，多流行于南美热带和亚热带地区，我国东南沿海以及长江流域，由蚊子传染而得病。

【临床特征】

以成年女性最多见，乳腺受累多发生在感染慢性期，可能因为女性乳房的淋巴管极为丰富，丝虫寄生的机会较多，加之乳房的淋巴管较小，丝虫寄生后容易阻塞而发生病理改变。患者常出现孤立的、无触痛、无痛性单侧乳腺包块。少数病例为多发病变。病变多位于乳腺外上象限，多数病变累及皮下组织，可以固定于皮肤。具有皮肤粘连的质硬包块，伴有炎症改变（包块皮肤水肿），形成橘皮样外观，临床上与癌不易区分。在这种情况，由丝虫性淋巴结炎引起的腋窝淋巴结肿大进一步使鉴别诊断复杂化。乳腺中存活的微丝蚴如果产生称为"丝虫舞蹈症"的独特活动，可经超声检查发现 [8]。

【大体表现】

不规则结节，无包膜，质地较硬，个别有钙化，切面常见多个小囊腔，内可见灰白或灰黄色干酪样物或胶冻样物，有时可见丝线样成虫破碎体段。

【镜下表现】

1. 早期主要为渗出性炎症，表现为淋巴管水肿，可见嗜酸性粒细胞和单核细胞浸润，管腔内可见炎性渗出物。

2. 病情进一步发展出现以死亡虫体为中心的肉芽肿性炎（图18-4），也可见大片组织坏死和嗜酸性脓肿形成。

3. 晚期，纤维组织增生，透明变性，虫体可钙化，乳腺组织萎缩，可见多量的嗜酸性粒细胞及淋巴细胞、浆细胞浸润。成虫和微丝蚴也可见于腋窝淋巴结。

【鉴别诊断】

1. 乳腺结核　可见干酪样坏死，抗酸染色可找到结核杆菌。但是没有大量嗜酸性粒细胞浸润。

2. 其他伴有肉芽肿改变的乳腺病变，如脂肪坏死、乳腺导管扩张症、结节病等。

（二）乳腺包虫病

乳腺包虫病又称棘球蚴病，是棘绦虫的幼虫（棘球蚴）在人体内寄生而引起的疾病。常发生于牧羊区，临床上常以生长缓慢的无痛性乳腺包块而就诊，肿块

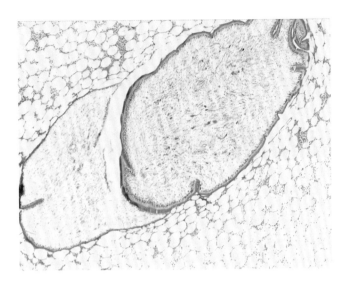

图 18-4　乳腺丝虫病

囊性，可见大小不等的半透明小球（子囊），活动度较大，界限较清，包膜完整，多无皮肤粘连。镜下子囊结构为深伊红色，为平行板层结构，并可见嗜碱性的颗粒层结构，嗜酸性粒细胞常见。需与乳腺单纯囊肿，囊型膜状脂肪坏死相鉴别[9]。若同时其他器官如肝脏也有囊

性病变时，应考虑乳腺棘球蚴病。乳腺包虫病以手术治疗为主，囊液可含有大量的棘球蚴。

（三）乳腺肺吸虫病

患者有生食或半生食蟹的病史，以乳腺肿块为临床表现，常为单个游走性肿块，部分患者可伴有低热、乏力、咳嗽、盗汗等全身症状，外周血嗜酸性粒细胞明显升高。疑诊者行肺吸虫抗原皮内试验阳性有诊断价值。

（四）乳腺血吸虫病

血吸虫病多发生于门脉系统，发生于乳腺者非常罕见，对有血吸虫病史或有疫水接触史者，伴无症状性乳房肿块要考虑乳腺血吸虫病的可能。粪检、毛蚴孵化实验或免疫学检查有助于诊断。乳腺血吸虫病多合并乳腺癌同时发生，治疗以手术切除活检为原则。

另外乳腺蜱感染、乳腺蝇蛆病、乳腺猪囊尾蚴病及旋毛虫病等偶见报道。

（张晓波　顾依群）

第二节　乳腺的非感染性炎症

一、非特异性慢性乳腺炎

非特异性慢性乳腺炎（non-specific chronic mastitis）多由急性乳腺炎转变而来；极少部分一开始即为慢性。慢性乳腺炎经过较为顽固，这可能与乳腺血液供应较差有关。镜下改变为慢性化脓性炎或伴有多量淋巴细胞浸润、组织细胞反应等（图 18-5），周围结缔组织增生。不形成肉芽肿。

二、浆细胞性乳腺炎

浆细胞性乳腺炎（plasma cell mastitis）又称乳腺导管扩张症（mammary duct ectasia）、导管周围乳腺炎（periductal mastitis），是一种较常见的乳腺炎症性病变。

常发生于停止哺乳后几年。浆细胞性乳腺炎病变起始于乳头下的输乳管，其内有大量含脂质的分泌物积聚，引起导管扩张。这些积聚物分解后，可从管内溢出，刺激管壁及周围组织，引起炎症反应。

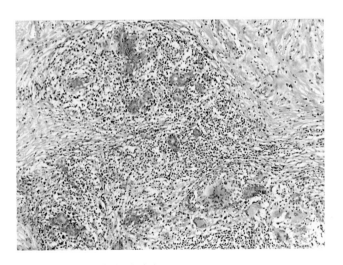

图 18-5　非特异性慢性乳腺炎

浆细胞性乳腺炎原因不明。病变位于乳头下，可累及单侧或双侧乳腺。病程一般较长，反复发作，病变复杂多样。了解其自然发展全过程对临床诊断很重要。自

然病理过程大致分为乳腺导管扩张期、导管破坏期、晚期 [9]。

（一）导管扩张期

【病理经过】

乳头和乳晕下的输乳管内有多量含脂的分泌物积聚，导管膨胀，分泌物刺激引起导管壁炎细胞浸润及纤维组织增生。

【临床表现】

可无症状，有时可表现为肿块疼痛；乳头后方可扪及增粗、变硬的乳管；挤压乳管，乳头处可见有"奶酪"样物质被挤出，也可以是黄色、稠厚或带有血迹的液体。

【大体检查】

组织较硬，乳头和乳晕下的输乳管扩张，内有多量含脂分泌物积聚，挤压时，从切面溢出。

【显微镜检查】

大导管扩张，导管上皮增生或萎缩，管腔内有脱落的上皮细胞及含脂质的分泌物，导管壁及周围组织炎细胞（主要为淋巴细胞）浸润及纤维组织增生，炎症轻微（图18-6）。涂片做细胞学检查可见炎细胞、红细胞或泡沫细胞。

（二）导管破坏期

此期相当于 Adair 所称的浆细胞性乳腺炎。

【病理经过】

导管破坏，刺激性物质穿通导管溢到管周和乳腺间质，发生强烈的炎症反应。导管扩张、反应性炎症及纤维增生等病变逐渐扩延，累及一部分乳腺组织。

【临床表现】

乳头溢液；乳腺导管纤维化收缩可牵拉乳头造成乳头变形、回缩；乳头及乳晕下形成一圆形或不规则形肿块，肿块可与表面皮肤粘连；腋下淋巴结可反应性肿大。易误诊为乳腺癌。

【显微镜检查】

导管壁、小叶内及其周围大量淋巴细胞、浆细胞浸润，另可见肉芽肿形成及多量组织细胞反应，纤维组织增生。此期以浆细胞浸润为主，故被称为"浆细胞性乳腺炎"。后期管周脂肪组织出现小的脂肪坏死灶；坏死组织周围有大量嗜中性粒细胞，浆细胞及淋巴细胞弥漫浸润，尤以浆细胞为著。组织细胞吞噬大量脂质，形成泡沫细胞，肉芽肿形成（图18-7）。

（三）晚期

【病理经过】

炎症逐渐静止、吸收，留下纤维组织为主的硬性结节 [10]。

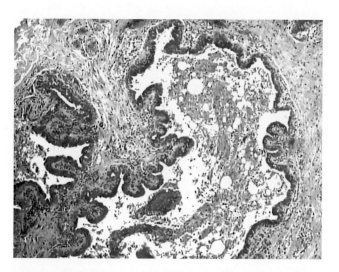

图18-6　乳腺导管扩张：大导管扩张，导管上皮增生，管腔内分泌物积聚，周围少许慢性炎细胞浸润，纤维组织增生

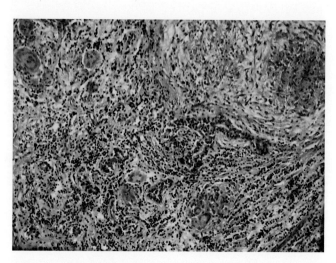

图18-7　乳腺浆细胞乳腺炎：肉芽肿形成。导管周围慢性炎细胞浸润，纤维组织增生

【临床表现】

可在乳头下形成边界不清的硬结。

【显微镜检查】

导管扩张，管周组织纤维化，期间残存部分乳腺组织，导管可纤维性闭塞。

偶尔炎症呈急性经过或合并细菌感染，则临床 - 病理所见类似乳腺脓肿、窦道或瘘管形成[12]。

综上所述，浆细胞性乳腺炎只是导管扩张症其中的一个病理阶段。导管扩张期、导管破坏期、导管扩张症晚期可发生于不同病人，同一病人也可以同时发生以上三阶段病变。

【鉴别诊断】

1. 肉芽肿性小叶性乳腺炎　浆细胞性乳腺炎主要侵犯大导管，导管周围可见大量浆细胞等炎症细胞浸润，临床多有乳头溢液病史；而肉芽肿性乳腺炎是以小叶终末导管单位为中心的肉芽肿性炎，浆细胞不多，病人乳头溢液不常见。

2. 结核性乳腺炎　肉芽肿性病变，中心有干酪性坏死，抗酸染色阳性。

3. 浸润性乳腺癌　晚期导管扩张症冷冻切片与浸润性乳腺癌难以区分，核浆比与核的形态有助于鉴别，而且钼靶 X 线片上浆细胞性乳腺炎常无明显的密度增高阴影，此点也有助于与乳腺癌鉴别[1,12]。

三、特发性肉芽肿性乳腺炎

特发性肉芽肿性乳腺炎（idiopathic granulomatous）又称肉芽肿性小叶性乳腺炎（granulomatous lobular mastitis）、肉芽肿性乳腺炎、哺乳后瘤样肉芽肿性乳腺炎、乳腺瘤样肉芽肿，较少见，是乳腺小叶内及小叶周的肉芽肿性炎。

【临床表现】

- 患者绝大多数为经产妇。
- 常累及单侧乳腺，以乳腺外周部多见。
- 乳腺肿块，界限不清。
- 临床上易误诊为乳腺癌[14]。

【大体检查】

肿块无包膜，边界不清，长径 1.5 ～ 6cm。切面质地硬韧，灰白色，其中弥漫分布黄色粟粒样结节。

【显微镜检查】

- 以乳腺终末导管小叶单位（TDLU）为中心的肉芽肿性炎，周围有增生的纤维组织包绕，病变呈多灶性分布，可融合，小叶结构萎缩或消失。
- 小叶内多种炎细胞浸润：以中性粒细胞为主，另有单核细胞、上皮样细胞和多核巨细胞及多少不等的淋巴细胞、浆细胞浸润。
- 可有脂肪坏死及小脓肿形成（图 18-8、图 18-9）。

【鉴别诊断】

1. 乳腺导管扩张症　病变主要累及乳头及乳晕下

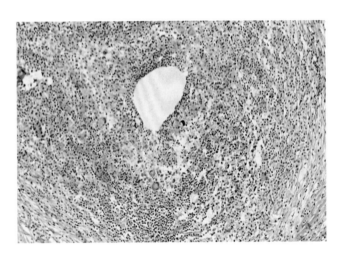

图 18-8　特发性肉芽肿性乳腺炎：小叶内肉芽肿形成，中心形成小脓肿

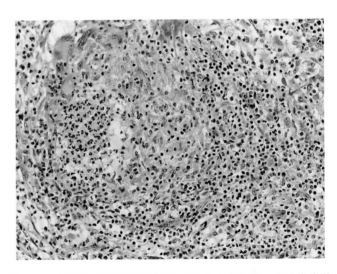

图 18-9　特发性肉芽肿性乳腺炎：图 18-8 高倍像，小叶内肉芽肿形成，中心形成小脓肿

的大导管；扩张期主要为大导管扩张，破坏期炎症细胞以浆细胞为主，晚期有肉芽肿性形成，但不以小叶为中心。

2．结核性肉芽肿　有结核病史，多有低热；病变为伴有干酪样坏死的肉芽肿性炎症，不以小叶为中心，可找到结核杆菌。

3．结节病　结节病典型部位是在乳腺小叶之间，肉芽肿界限清楚，不发生融合，炎细胞较少。

4．乳腺脓肿　常和哺乳有关，局部皮肤红肿热痛，炎细胞主要为中性粒细胞。

四、硬化性淋巴细胞性小叶炎

硬化性淋巴细胞性小叶炎（lymphocytic lobulitis）大多为糖尿病性乳腺病（diabetic mastopathy）。也可单独发生，称淋巴细胞性乳腺炎（lymphocytic mastitis）。

该病多发生在有长期糖尿病病史的年轻和中年女性，主要是 1 型糖尿病，故又称为糖尿病性乳腺病。常累及双侧。乳腺有不规则、痛性硬肿物，可活动。

【大体检查】

肿物直径 2 ~ 6cm，灰白色，硬韧，界限较清楚，无包膜。

【显微镜检查】

- 乳腺小叶内及小叶周围、腺泡和导管上皮层内、血管周围大量淋巴细胞浸润，主要为 B 淋巴细胞[15]。
- 乳腺小叶萎缩，甚至消失。
- 间质纤维化、透明变性，伴多少不等的上皮样细胞浸润（图 18-10）。

【鉴别诊断】

1．淋巴瘤　淋巴细胞单克隆性弥漫性浸润乳腺和血管（侵蚀性血管炎），和硬化性淋巴细胞性小叶炎成熟的淋巴细胞在小叶内及小血管周围浸润不同，后者淋巴细胞为多克隆性的。

2．假性淋巴瘤（淋巴组织增生）　具有明确的生发中心，增生的淋巴组织没有沿小叶分布的特点，另外还有组织细胞、浆细胞和嗜酸性粒细胞，血管增生也比较明显。

3．乳腺癌伴淋巴细胞、浆细胞浸润　硬化性淋巴细胞性小叶炎，间质中可见上皮样细胞易被误诊为乳腺癌，免疫组化 SMA、CK 标记有助于鉴别诊断。

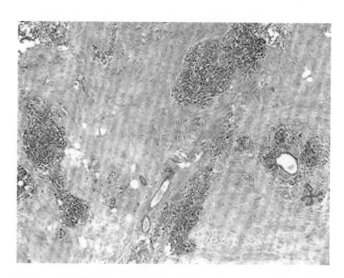

图 18-10　硬化性淋巴细胞性小叶炎：小叶内及其周围大量淋巴细胞浸润，部分乳腺小叶消失，间质纤维化

五、脂肪坏死

脂肪坏死多发生于中年妇女。乳房皮下或乳腺组织之间的脂肪组织，由于炎症、外伤、外科手术等原因引起。

【临床表现】

早期表现为乳房皮下肿块，质软、有压痛，局部皮肤常有淤斑。

晚期，肿块渐硬，不活动，境界不清，肿块可与皮肤粘连，皮肤皱缩、增厚。脂肪坏死位于乳晕周围者，可见乳头内陷、变形。包块可逐渐缩小，亦可持续存在达数年之久，与癌不易区别。

【大体检查】

早期脂肪坏死切面棕黄色，质软，部分区域有出血。

晚期脂肪组织内可见明显肿块，体积小（< 2cm），圆形，边界较清，质硬，切面有棕黄色条纹，并常见致密的纤维化，可见出血区域。

【显微镜检查】

早期脂肪组织坏死，因脂肪细胞大片坏死、液化，融合成大空泡，周围炎症反应：嗜中性粒细胞、淋巴细胞、浆细胞浸润，并可见组织细胞增多，形成嗜脂性泡沫细胞（图 18-11、图 18-12）。

晚期，炎症减退，纤维组织增生，坏死脂肪组织周

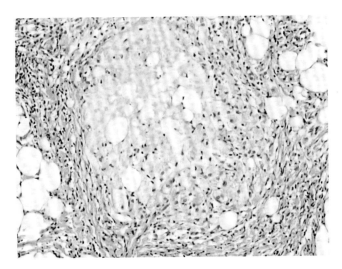

图 18-11　脂肪坏死：脂肪细胞坏死，融合成大小不等空泡，周围炎症反应，可见大量泡沫细胞

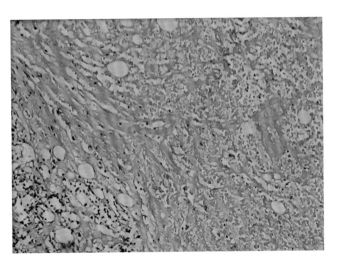

图 18-12　脂肪坏死：脂肪细胞大片坏死，周围炎症反应，可见大量泡沫细胞

围有泡沫细胞反应，胆固醇结晶，异物肉芽肿形成，伴灶状钙化。

【鉴别诊断】

1. 浸润性导管癌（富脂癌和组织细胞样癌）　肿瘤细胞显示细胞的异型性及核分裂象；缺乏脂肪坏死时见到的胞浆内多量空泡；肿瘤细胞 CK 阳性，而 CD68 阴性[16]。

2. 颗粒细胞瘤　多角形大细胞呈巢状或片状分布，胞浆内为丰富的嗜酸性颗粒；多核巨细胞和淋巴细胞、浆细胞很少；颗粒细胞 S-100 阳性，而 CD68 阴性。

六、结节病

结节病（sarcoidosis）是一种系统性疾病，可原发于乳腺，并可长期局限于乳腺，但很少见。大部分乳腺结节病是全身性结节病的一部分。

【大体检查】

肿块质地较硬，切面为灰白色，有散在微小灰黄色斑点。

【显微镜检查】

病变早期组织学表现是由上皮样细胞构成的多发性肉芽肿性病变，肉芽肿较小，周围炎细胞较少；继而，肉芽肿增大，但肉芽肿界限清楚，不发生融合；肉芽肿可以发生玻璃样变性，部分肉芽肿可发生纤维素性坏死。

【鉴别诊断】

乳房结节病虽然有上皮样细胞团，与典型结核的区别是：后者有干酪样坏死区，抗酸染色阳性。但与不典型结核结节很难鉴别，需结合临床和病理，有时只能通过诊断性治疗进行鉴别。

七、隆乳性异物肉芽肿

隆乳性异物肉芽肿是由于隆乳材料（硅胶、石蜡、水溶性聚丙烯酰胺凝胶或自体颗粒脂肪等）植入乳腺，引起的肉芽肿性病变。形成界限不清的结节或肿物，也可导致乳房硬化、变形。同侧胸壁、腋窝、上臂及腹股沟淋巴结可肿大，甚至引起全身症状。

【大体检查】

肿物界限不清楚，切面灰白色，质地较脆，可有沙砾感。

【显微镜检查】

- 蓝色胶样隆乳剂不均匀分布（图 18-13），可分布于病变间质内、导管腔内及组织细胞胞浆内。
- 脂肪、肌肉组织坏死，坏死组织周围急性炎细胞浸润（中性粒细胞、嗜酸性粒细胞），甚至出现化脓性炎。
- 异物性肉芽肿，可见有淋巴细胞、泡沫细胞及异物巨细胞等。可伴急性炎细胞浸润。

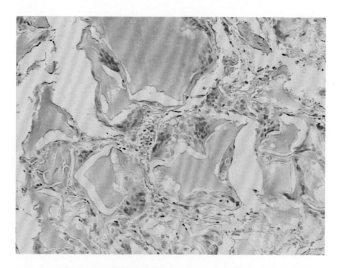

图 18-13　隆乳性硅胶异物肉芽肿：蓝色胶样隆乳剂不均匀分布，周围炎细胞浸润，异物巨细胞肉芽肿形成

- 肉芽组织、增生的纤维组织及纤维组织胶原化。
- 化生性病变：鳞状上皮化生或滑膜细胞化生等。

【鉴别诊断】

1. 其他异物性肉芽肿　无隆乳史，有其他异物的形态学特点。

2. 感染性肉芽肿　有感染性肉芽肿病变的形态改变，无隆乳史。

3. 黏液癌　隆乳性异物肉芽肿有隆乳史，黏液染色阴性，蓝染区内无漂浮的异型细胞，周围可观察到异物性肉芽肿有助于鉴别。

4. 黏液囊肿　无组织坏死和异物性肉芽肿改变，无隆乳史。

八、几种可形成"乳瘘"的炎症小结

综上所述，可以得出以下结论：即浆细胞性乳腺炎、导管扩张症，Zuska 病、乳瘘等，这些疾病本身各自不同，有时是同一疾病的不同阶段，是可区分的。但近年更多的证据显示，它们是由于导管阻塞引起的同一疾病的不同类型。

所谓乳瘘，以上这些乳腺炎症性疾病，包括急性乳腺炎、慢性化脓性乳腺炎、导管扩张症（浆细胞性乳腺炎）、Zuska 病等合并感染，均可出现乳腺脓肿，并形成窦道、瘘管，最终发展成乳瘘（图 18-14）。因此，乳瘘是这一类病变的一个临床结果，是一种结局的临床概念。

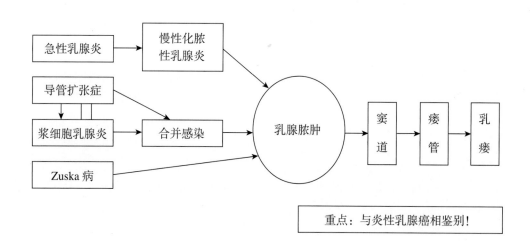

图 18-14　乳腺炎症与乳瘘形成

（钟萍萍　顾依群　阚　秀）

第三节　其他非肿瘤性良性病变

一、乳腺胶原球病变

乳腺胶原球病变（collagenous spherulosis，CS）其实是一种由于导管和（或）腺泡上皮、肌上皮增生，产生基底膜样物质，形成的特殊形态学图像。

【临床表现】

由于病变多因乳腺肿块的活检中偶然发现，临床上可以没有症状和体征。CS 往往作为一种伴随病变出现。

【大体检查】

这种累及乳腺小叶和导管的病变大多数是偶然发现，在 1% ～ 2% 活检标本中见到，可与乳腺其他类型良性增生性病变同时存在。

【显微镜下】

病变呈单灶或多灶状分布，位于终末小叶单元的小叶腺泡和小导管腔内。低倍镜下，见腺管腺上皮增生，腺管扩张，呈大小不等圆形或椭圆形的筛孔状，有的病变位于扩张的腺管中央，有的仅为导管内增生的一部分。筛孔的腔隙中为界限清楚无细胞性的球形小体（20 ～ 100μm）。高倍镜下，小球呈嗜酸性，细丝状或透明变性状，细丝呈同心圆、分层状或放射状排列。有的球形小体出现退行性变，呈皱缩或黏液囊性变，周围上皮成分缺乏。小体周围可见 1 ～ 2 层扁平细胞排列，体积较小，胞浆空。也可见腺上皮增生。其病变周围常见硬化性腺病、纤维囊性乳腺病、导管内乳头状瘤、腺肌上皮瘤、放射性瘢痕等良性增生性病变。可伴有小叶原位癌、浸润性导管癌或低度恶性的叶状肿瘤[1,16]。

免疫组化，球形小体Ⅳ型胶原和层粘连蛋白 laminin 染色阳性，小球周围显示 HHF35[17] 及完整的肌上皮细胞层 SMA、P63、CD10、calponin 阳性表达。球形小体 AB-PAS 及网织染色阳性。

电镜下，证实球形小体含有基底膜成分，说明这种物质是肌上皮细胞的产物。由于其所发生在导管上皮增生的区域内，因此有学者认为这种病变代表了上皮增生中的明显的肌上皮分化。

【鉴别诊断】

1. 腺样囊性癌　一般有肉眼肿块，镜下腺囊样结构，包括真性腺腔和"圆柱"样腺腔，呈浸润性生长。腺腔内缺乏细丝状、放射状结构，没有胶原成分。腔内分泌物黏液染色阳性。

2. 小叶原位癌　小叶结构存在但扩大，腺泡腔内充满比较均匀一致的圆形细胞，核圆，轻度深染，核浆比增大，细胞核多形性不明显，核分裂象少见。肿瘤细胞黏液染色阳性。

3. 导管内癌　特别是筛状导管内癌，缺乏肌上皮，腺腔内形成较规律的圆形筛孔，筛孔中央无胶原小球结构，腺腔周围有异型癌细胞。

二、假血管瘤样间质增生

假血管瘤样间质增生（pseudoangiomtous stromal hyperplasia，PASH）并非真正的血管病变，而是间质增生形成的一种特殊裂隙样改变，类似血管瘤。1986 年 Vuitch 首次报告了这种乳腺间质的良性增生性病变。临床少见，但易与高分化的血管肉瘤相混淆。

【临床表现】

一般发生在绝经前，以年轻女性多见。也可出现在男性乳腺增生的患者[18]。还可见于副乳腺组织中。通常表现为无痛性的乳腺肿块，进行性增大，单侧多见。查体肿块活动，质硬或略有弹性似橡皮，边界清楚，与皮肤无粘连。临床上极易误诊为纤维腺瘤。更多患者常因乳腺肿块做活检显微镜下偶然发现。

【大体检查】

肿块表面光滑，边界清楚，直径 2 ～ 15cm，平均约为 5cm。肿块切面呈纤维性，均匀一致黄褐色、灰白色或白色，质硬，可有包膜，一般无出血、坏死。

【显微镜下】

PASH 并不少见，可在多种乳腺病变中发现，甚至出现在正常乳腺间质中。镜下，乳腺小叶结构仍然存在，小叶内腺体减少，导管扩张，乳腺小叶和导管被增生的间质分隔，间质中广泛瘢痕样纤维组织增生，其内有不规则、大小不一、分支状或相互吻合的裂隙，被覆不连续的梭形细胞，缺乏异型性，核分裂象罕见。裂隙内缺乏红细胞。这些被认为是间质成纤维细胞和肌纤维母细胞性梭形细胞增生。增生的间质周围可见导管和小叶上皮增生，并伴有大汗腺化生、肌上皮增生，有或无小囊肿形成。在间质中看见圆形或椭圆形被覆内皮细胞的真性毛细血管。裂隙间交织的胶原纤维呈透明变性[12]。

免疫组化：裂隙被覆细胞 vimentin、CD34、desmin 可以阳性，但 F Ⅷ、CD31、CK 和 UEA-1 阴性[10]。另外这些细胞对孕激素受体呈强阳性，意味着假血管瘤样间质增生可能是激素（主要是孕激素）刺激引起的一种局部间质过度增生形式[18]。

电镜：假血管瘤样间质增生的被覆细胞显示成纤维细胞分化。

【鉴别诊断】

1. 血管瘤　肿瘤边界清楚，由多量扩张淤血的血管腔组成，内含血液，被覆良性内皮细胞，通常局限在小叶周围，无浸润现象。免疫组化 CD34、F-8、UEA 显示阳性。

2. 低度恶性血管肉瘤　肿瘤由开放的、不规则的血管腔相互分支吻合组成，被覆非典型的内皮细胞，并可出现乳头状结构。内皮细胞常呈梭形或不规则形，核明显而深染，但核异型性不明显，核分裂象少见。可浸润到临近乳腺组织中。免疫组化 CD31、CD34、F-8 阳性。

三、乳汁潴留性囊肿

乳汁潴留性囊肿（galactocele）又称"积乳囊肿"，是育龄期妇女常见乳腺疾病。

【临床表现】

多发生在年轻妇女，一般见于妊娠期、哺乳期或停止哺乳后。多为单侧，常位于乳晕下区。均以乳腺肿块就诊。由于炎症或者肿瘤、乳腺增生等原因引起导管阻塞，或导管受肿块压迫，还可因不良的哺乳习惯，乳汁不完全吸空，均引起乳汁淤积，局部导管扩张形成囊肿。病变多位于乳腺周围区，呈圆形或椭圆形，边界清楚。早期扪诊有压痛，呈囊性感，略有弹性，晚期变

硬，易与纤维腺瘤混淆。一般与表面皮肤不粘连。

【大体检查】

囊肿可单个或多个，形成早期较软，圆形或椭圆形，可呈囊性，大小不一，一般直径为 1～2cm，少数可达 5cm，与周围组织界限清楚，可为单囊，也可多囊。囊壁薄而光滑，囊内可见稀薄乳汁。晚期囊壁增厚，质地变硬，内容物为浓缩黏稠的黄白色奶酪样物。

【显微镜下】

囊壁由薄层或较厚的纤维结缔组织构成，内衬单层扁平上皮细胞。囊内有红染无定形物质及吞噬乳汁的泡沫细胞（图 18-15）。囊肿周围可见较宽的炎症细胞浸润带，包括大量的单核细胞、类上皮细胞、多核巨细胞、淋巴细胞、浆细胞等。有时还可见扩张的小导管和泌乳期乳腺小叶结构。如囊肿内容物外溢到周围组织中，可导致脂性肉芽肿性反应。有时仅见局部吞噬乳汁的泡沫细胞聚集，而原来典型的潴留性囊肿已看不到。病变后期囊壁纤维组织增生，并可见钙化。急性感染可形成急性炎症或脓肿[7]。

【鉴别诊断】

1. 导管扩张症　主要见于乳晕下输乳管及大导管扩张，被覆上皮立方、扁平或萎缩消失。管腔内有脱落上皮，脂性物质碎片，胆固醇结晶或钙化。管腔壁及周围不同程度纤维化，多少不等的浆细胞、淋巴细胞、嗜酸性粒细胞浸润。

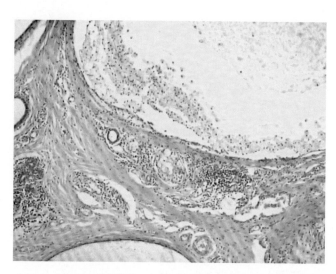

图 18-15　乳汁潴留性囊肿：囊壁由薄层纤维结缔组织构成，囊内有红染无定形物质及吞噬乳汁的泡沫细胞

2．单纯性脓肿 可发生在哺乳期，也可独立发生，可发生在乳腺实质深部，还可发生在乳晕周围。镜下中心形成脓腔，导管上皮细胞无分泌现象。

3．其他肉芽肿病变 无乳汁潴留性囊肿。

4．囊性高分泌性癌 镜下为腺样结构呈不同程度扩张，囊内为均质、甲状腺胶质样分泌物。高倍镜下可见恶性被覆上皮细胞，呈微乳头状增生。细胞核多形性明显。

四、乳房自发性梗死

乳房自发性梗死（spontaneous breast infarct）又称为"乳房自发性坏死"或"乳房坏死"。

【临床表现】

本病多见于妊娠、哺乳期妇女。发生在妊娠、哺乳期的病变可能是由于乳腺代谢增加而血液供应相对不足引起梗死。多数患者常伴有良性肿瘤（如：纤维腺瘤、导管内乳头状瘤等），由于瘤组织生长，血管受压，血液供应受阻，瘤组织中心部分首先出现缺血性梗死。

乳头状瘤可发生部分或全部梗死，任何年龄均可发生，但多见于绝经后妇女，与妊娠无关。乳头血性溢液是常见症状，肿块可有可无，疼痛少见。

另外乳腺梗死也可见于非妊娠、哺乳期妇女，一般是由局部肿块引起。患者首先表现为乳腺红肿、胀痛，皮温高，尤其在产后，随之上述症状消失，出现局限的圆性肿块，可在体检中发现，易误诊为乳腺癌。

乳腺自发性梗死还可发生在恶性肿瘤（如：浸润癌等）。坏死引起的炎症反应时同侧腋下引流淋巴结肿大。

【大体检查】

常表现为 1 ~ 10cm 的肿块，圆形或椭圆形，可见包膜围绕，切面灰白色或灰褐色，稍有膨起，周围可见充血带，新鲜梗死可见出血。

【显微镜下】

镜下的形态学变化随着梗死发生的时间不同而不同，早期表现为出血和局部缺血引起的变性，几乎没有炎症反应。晚期为局部凝固性坏死，HE 染色呈一片较均匀一致的粉红色细颗粒状区域，坏死组织细胞结构消失，但组织支架依然存在。梗死灶周围逐渐有不同程度的肉芽组织长入，含铁血黄素沉积，慢性炎细胞浸润，

纤维化，病变逐渐局限化[19]。广泛的出血性坏死表现为广泛出血，组织细胞坏死，可见急性坏死性血管炎（中 - 小血管）或多发性血栓。

上皮增生性病变如硬化性腺病在妊娠期更容易发生梗死，此时导管上皮高度增生，细胞有一定异型性，并且分裂活跃。

乳头状瘤可以发生梗死，尤其是大的输乳管。乳头状瘤内的急性梗死表现为缺血性的凝固性坏死，这种病灶通常保持了结构完整性，晚期梗死灶细胞破碎，梗死组织中可以形成钙化。有时乳头状瘤梗死退变后只见到导管内息肉，由炎性肉芽组织组成，几乎或者完全没有上皮。慢性缺血或梗死愈合后的纤维化使上皮扭曲变形，易误诊为癌。梗死后的修复性上皮增生时，可以发生鳞状化生。使用免疫组化评价梗死性乳头状瘤病变并不那么可靠，在某种情况下，细胞角蛋白（CK）和肌上皮标记物 P63 的阳性，可以很大程度上"重建"病变的结构。

妊娠期的针吸细胞涂片标本诊断是比较困难的，由于乳腺细胞在妊娠期增生明显，可以出现核异形。在梗死早期阶段，核增大，染色质增多明显，而晚期这些细胞消失。

据文献报道，乳腺梗死可分为两大类，即局部梗死及广泛梗死。二者的区别见表 18-2。

表 18-2	两类乳房梗死的病理学特点	
	局部梗死（似癌）	广泛梗死（不似癌）
形成原因	妊娠期乳腺 纤维腺瘤 导管内乳头状瘤 硬化性腺病	浅表性血栓性静脉炎 抗凝药治疗 脓肿形成
病变	少见	较多见
病变范围	局限	广泛
年龄	以 40 岁以下妇女为主	40 岁以上肥胖妇女多见
皮肤情况	乳房皮肤坏死少见	常有乳房皮肤坏死
血管病变	如有血管病变多为动脉	总有血管病变，多为静脉
梗死类型	多为白色梗死	常是出血性梗死
常伴病变	常伴有乳腺增生或良性肿瘤	无
全身情况	很少伴有严重疾病	多伴有致命性疾病（如心血管疾病等）

【鉴别诊断】

1. 乳腺癌引起梗死　乳腺癌引起的梗死如果在梗死区有残留的癌细胞，易与良性肿瘤梗死区别。少数病例几乎全部梗死，要确诊癌更难，只能用网织染色或HE染色仔细观察存留结构来鉴别。另外周围组织可见硬化或栓塞的血管。

2. 梭形细胞癌　最常见的化生成分多形性梭形细胞化生，构成一种肉瘤结构，可类似梗死后机化的肉芽组织，可见上皮细胞和梭形细胞融合区域，梭形细胞局灶细胞角蛋白阳性。

3. 导管内癌中心坏死　常见导管中心肿瘤性坏死，导管上皮为多形性实性增生的细胞，具有恶性细胞学特点。

4. 导管内乳头状瘤及纤维腺瘤梗死　常见整个肿瘤坏死，但常可见乳头状瘤或纤维腺瘤坏死残影。

（汪颖南　顾依群）

参考文献

1. 阚秀. 乳腺癌临床病理学. 北京：北京医科大学中国协和医科大学联合出版社，1993：198-200.
2. 回允中主译. 外科病理鉴别诊断学. 北京：清华大学出版社，2004：668.
3. Rosai J, Rosais. Ackermans Surgical Pathology, 9-edition, Elservier（Singapore）Pte Ltd, 2004：1769.
4. 中华医学会（丁华野）：临床诊疗指南（病理学分册）. 北京：人民卫生出版社，2009：818-819.
5. 付丽，傅西林. 乳腺肿瘤病理学，北京：人民卫生出版社，2008，p247.
6. 许良中. 乳腺病理学. 上海：上海医科大学出版社. 2000，37-40.
7. 刘彤华. 诊断病理学. 2版. 北京：人民卫生出版社，2006：572-574.
8. 武忠弼，杨光华. 中华外科病理学，北京：人民卫生出版社，2002：1594-1598.
9. 曾莉，刘凡明，宫悦. 乳腺细粒棘球蚴病的影像学及诊断. 中华放射学杂志，2012，46（2）：127-129.
10. 马榕. 乳腺导管扩张症临床病理特征与治疗对策. 中国实用外科杂志，2009，3（29）：217.
11. 回允中译著. 外科病理鉴别诊断学. 北京：清华大学出版社，2004：669-672.
12. 葛自新，尤其邑，王庆庆，等. 乳腺导管瘘的外科治疗. 中国普通外科杂志，2004，13（5）：334-335.
13. 中华医学会（丁华野）. 临床诊疗指南（病理学分册）. 北京：人民卫生出版社，2009：815-856.
14. 冯敬，于泳. 肉芽肿性炎小叶性乳腺炎24例临床病理分析. 诊断病理学杂志，2002，4（9）：79-81.
15. 何丽娟，叶明光，施全. 乳腺硬化性淋巴细胞性小叶炎1例. 诊断病理学杂志，2000，9（7）：80.
16. Tavassoli FA, Eusebi V.Tumors of the Mammary Gland, AFIP, Atlas of Tumors Pathology. Published by the American Registry of Pathology, Washington D.C, 2009：38-46.
17. Cabibi D, Giannone AG, Belmonte B, et al. CD10 and HHF35 actin in the differential diagnosis between Collagenous spherulosis and adenoid-cystic carcinoma of the breast. Pathol Res Pract. 2012, 208（7）：405-409.
18. Rosen PP. Rosen's Breast Pathology, 3rd edition. Lippincott Williams & Wilkins. Philadelphia, 2009：839.
19. 龚西骟，丁华野. 乳腺病理学，人民卫生出版社，北京，2009：150.

第 19 章
乳腺发育异常及异常泌乳

吴起嵩　阚秀

第一节　乳腺的胚胎发生发育

人类和其他哺乳动物一样，乳房发生于外胚层，由皮肤附属器汗腺演化而来。其构造与大汗腺（Apocrine 腺）相类似。人类有乳腺一对，位于胸前两侧。乳腺对于男性属退化性的器官，在女性自胚胎发育起至出生后发育成熟。女性在不同的年龄阶段和生理时期，由于受到机体内分泌激素特别是性激素的影响，乳腺表现出不同的特点。人的胚胎时期，两性的乳腺发育是相同的。整个发育过程可分为 4 个阶段[1,5]。

第一阶段：胚胎第 6 周末（胚长 4mm），于胚胎腹侧面从腋下至腹股沟，外胚层上皮增厚形成左右对称的细胞嵴，称为乳嵴，又称为乳线（图 19-1）。在乳嵴上，有多处局部增厚，形成 6 ~ 8 对的乳腺始基。在乳腺始基的下面，中胚层细胞得以增殖。Veltmaat 等人通过小鼠研究发现，乳嵴的出现与 Wnt 基因的表达密切相关。

第二阶段：胚胎第 9 周（胚长 26mm），乳嵴逐渐消退。除胸前一对乳腺始基继续发育外，其余的乳腺始基逐渐退化。在胸前区乳腺始基处，外胚层基底细胞增殖成团，形成原始乳头芽。乳头芽表面的上皮细胞逐渐向复层扁平上皮分化。乳头芽周围的细胞继续增殖，并向下生长，形成乳头凹。在此之前即乳腺的原始发育期间，不受激素影响。

第三阶段：胚胎 3 个月（胚长 54 ~ 78mm），乳头芽继续发育增大，基底细胞向下生长，形成初级乳腺芽。初级乳腺芽进一步延伸并分支，构成次级乳腺芽。乳头凹的复层扁平上皮逐渐角化、脱落，形成孔洞，即乳孔。此期，胎儿的乳腺发育存在着明显的性别差异，主要是受性激素的影响。

第四阶段：胚胎 6 个月，乳腺芽进一步增殖、分支，并形成 15 ~ 20 个实心的细胞索（图 19-2），伸入真皮内。一般胎儿 9 个月时，实心的细胞索才开始出现管腔，形成初期乳腺导管。此时，乳腺管已有 2 ~ 3 层上皮细胞，其下端出现基底细胞。这些基底细胞形成的细胞团构成了乳腺管末端的原始乳腺小叶，也称小叶芽。乳头下结缔组织不断增殖，致使乳头逐渐外突。乳头周围皮肤的色素沉着加深扩大，逐渐形成乳晕。Foley 等研究发现，乳腺芽分泌的甲状旁腺激素相关蛋白在乳腺导管及乳头形成过程中发挥重要作用，缺乏甲状旁腺激素相关蛋白，乳腺导管停止发育，乳头也不能形成。乳腺芽周围的间充质发育成疏松结缔组织及脂肪组织。至此，胚胎期乳腺基本发育，而原始乳腺小叶继续维持，直到青春期在激素的作用下才逐步形成末端乳腺管和乳腺腺泡。

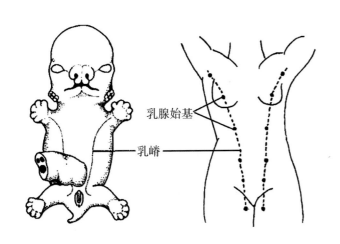

乳腺始基

乳嵴

图 19-1　人胚乳嵴及乳腺始基示意图

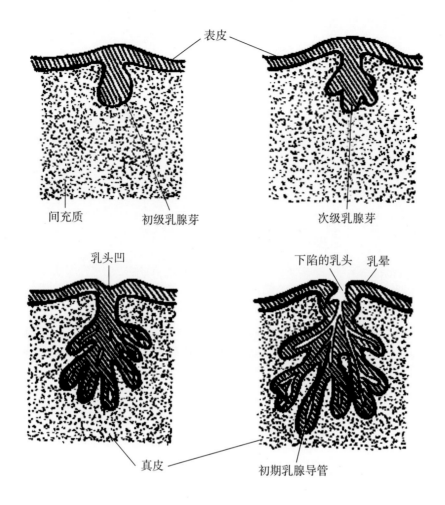

图 19-2　乳腺发生示意图

（吴起嵩）

第二节　乳腺发育异常

乳腺的发育异常包括先天性和后天性两类[1,5]。先天性异常有两种表现：一种是数量减少，如乳腺发育不全、无乳腺或无乳头等。常与胸壁畸形合并发生，较为罕见。另一种为数量增加，如副乳、副乳头等，临床比较常见。乳腺后天性发育异常有过早发育、延迟发育、不发育、女性乳腺肥大、男性乳腺肥大等，多与雌激素或雄激素的失调有关[2]。如外源性激素或类雌激素物质摄入过多、体内产生过多或机体对性激素生理性灭活能力下降均可引起乳腺肥大症。

一、副乳

在人胚 6 周体长约 11.5mm 时，腹侧两旁自腋窝至腹股沟中部外胚层增厚形成乳嵴（图 19-1），由外胚层上皮增殖形成 6 ~ 8 对乳头状局部增厚，即乳房始基。出生时除了胸前第 5 肋间的一对始基继续发育成乳房外，其余的均退化。凡是在乳嵴上的乳房始基如不退化和萎缩，继续发育，即形成副乳（图 19-3），或称多余乳。无论何种哺乳动物的乳房，位置都在乳嵴。因此，人类的副乳腺也主要发生在乳嵴上。其他部位发生的乳腺为异位乳腺（图 19-4）。

人类副乳发生率为 1% ~ 5%。男女均可发生，男女发生的构成比约为 1：5。常有遗传现象。根据副乳腺的形态可分为完全型及不完全型两类。完全型指腺体、乳头及乳晕俱全者，在局部皮肤上，可见一乳头样突起，棕色，大小多数只有 3 ~ 4mm，中央有一凹陷，其下方皮下，有一活动、无痛、质软似乳腺样的肿块。

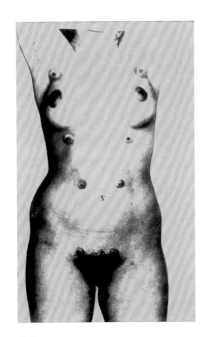

图 19-3　妇女副乳

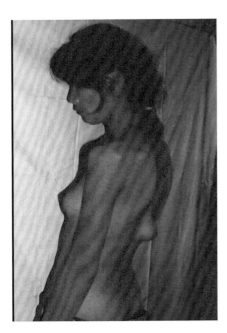

图 19-4　背部异位乳腺

不完全型指乳头、乳腺体、乳晕三者不完全的组合，可以仅有腺体及乳头、仅有腺体、仅有乳头、仅有腺体及乳晕、仅有乳头及乳晕[3]。

　　发生于腋部者常为完全型，体积较大，月经来潮前可膨胀或疼痛，妊娠期增大明显，哺乳期可有泌乳。胸前方者多为不完全型，体积较小，或仅有副乳头。其他

部位者大多数仅有副乳头，无临床意义，无须处理。临床上最常见的是不完整副乳，多见于腋下，多发生在单侧，也可见于双侧，主要表现为局部隆起，隆起皮下可触及一个边界不清肿块，扁平状，边缘向皮下和皮肤逐渐移行。硬度、弹性、移动性也与正常乳房相同。大小常为 1 ～ 5cm。

　　副乳内的乳腺组织同正常乳腺一样，受内分泌的影响，呈周期性变化。随月经期出现胀痛、增大，有微触痛，并在其内可触及均匀的散在小结节。月经后症状消退，哺乳期肿胀更明显，断奶后肿块变软、萎缩。发育完全的副乳，在哺乳期有乳汁经小乳头溢于体表。副乳腺内可发生炎症、感染及形成脓肿，可发生纤维囊性增生症、纤维腺瘤、腺癌以及肉瘤。其癌变的发生率一般为 1%[3]。

　　临床也有报道发生在乳嵴以外部位副乳的病例，如耳、面、颈、上臂、外阴、臀部、下腹部等。这些部位的副乳，称为错位乳房或迷离乳房（图 19-4）。可能系胚胎乳腺上皮细胞异位所致，极为罕见[6]。

二、乳房发育不全

　　乳房发育不全包括无乳房和无乳头或虽有乳腺形成，但发育明显差。无乳房又称先天性乳腺不发育或先天性乳腺缺如，表现为一侧或两侧乳房缺如。无乳头为一个或两个乳头先天性缺如，这种病例少见，不见乳头，可见该部皮肤轻微色素沉着。这可能是由于乳嵴不发育或完全消失造成，也可由乳腺芽未能形成所致。无乳房多见于女性，为罕见的发育异常之一，已有报道无乳房发育呈家族性，子女均可发病，也可伴有同侧肩、胸和上肢发育缺陷。无乳房发育可出现在患有肥胖性糖尿病顶端肾外胚层发育异常的复合遗传缺陷者。在这些女性中，除无乳房发育外，还伴有骨骼和肾发育缺陷，牙发育不全。先天性单侧乳腺不发育，伴胸大肌缺如者，又称 Poland 综合征，常伴有肢体畸形。有乳腺形成，但发育明显差者也称为乳腺发育不良，常常伴有分娩后乳汁分泌不良。此时卵巢机能如排卵、妊娠、分娩等均可表现正常，只是乳腺不能正常发育。其原因可是先天性或其他原因引起的与乳腺发育有关的激素受体敏感性不足所致。

（吴起嵩）

第三节　先天性乳房畸形

一、先天性乳头畸形

1. 先天性乳头凹陷　胚胎 9 周时，乳头芽周围组织增生，上皮向外推移，中心形成乳头凹。随后，乳头下结缔组织不断增殖，乳头渐向外凸，最终形成正常乳头。如上述发育过程出现异常，则形成先天性乳头凹陷。表现为乳头不凸出于乳晕平面，甚至凹陷于皮面之下，致局部呈火山口状。

先天性乳头凹陷是一种较常见的畸形，多为双侧，也可单侧。凹陷程度轻重不一。轻者可经手法牵引、按摩或手术矫正而拉出。严重者乳头缩于乳腺内，无法矫正，易发生化脓性感染，也无法哺乳。

2. 裂状乳头　乳头上下裂开呈唇状，有碍哺乳。

3. 扁平乳头　乳头扁平。与乳晕处于同一水平面上。乳头平滑肌发育不全。手指经常牵引可能利于哺乳。

4. 无乳头症　无乳房症时无乳头，有时有乳房但无乳头，同时亦无乳晕。为胚胎时无乳头芽生成的结果。

5. 小乳头　乳头非常之小，影响授乳。

6. 巨大乳头　乳头极大，小儿吸吮发生困难的状态。

7. 多乳头　多乳头畸形的定义为存在多余的乳头组织，可以表现为多余或异位的乳头。发生率被认为高达 1% ～ 6%。与多乳房症不同，在乳头下无乳腺组织。在临床上，与非哺乳期二者鉴别较为困难。有时一个乳晕上形成两个以上的乳头。也有的在同一部位形成数个互相分开的乳晕，每一乳晕都有其自身的乳头。文献报告[7]，一女孩有 6 个乳头和一个副乳，该女孩家族中有 3 代 6 个人患多乳头症，明显与遗传有关。多乳头症亦可见于男性。

二、巨乳症

巨乳症指女性一侧或双侧乳腺过度增大。可发生于青春期（青春期巨乳症）或妊娠哺乳期（妊娠哺乳期巨乳症）。青春期巨乳症多在月经初潮前开始发病，1 ～ 2 年乳腺快速持续增大，下垂平脐甚至达腹股沟区，重量可达 5 ～ 6kg，可达正常人的 4 倍。患者月经无异常改变，其他内分泌也无异常发现。妊娠期巨乳症多见于 20 ～ 28 岁孕妇，一般开始于受孕后 1 周，可持续增长到哺乳期，断奶后亦不缩小，无其他内分泌紊乱现象，亦不影响再次妊娠和分娩。青春期巨乳症乳腺较妊娠哺乳期巨乳症更为常见，而且其肥大程度一般比妊娠期巨乳症更明显。组织学上，上皮组织增生不明显，但纤维组织和脂肪组织明显增多。巨乳症的病因至今不明，一般认为可能与患者乳腺组织靶细胞对雌激素的刺激过分敏感有关。有人认为与雌激素的过量分泌有关，但动物实验未得到证实。肥胖及遗传也可能是致病因素之一。

三、先天性小乳症

该种病人的乳房与身体其他部位的发育不相称，乳房过小，称为小乳症。成人时乳房大小似小儿或男性乳腺，妊娠时乳腺亦不发育，无乳汁分泌机能。发育不全及内分泌影响是引起小乳症的主要原因。有的给患者带来精神烦恼和抑郁，甚至影响择偶。可行隆乳术或乳房成形术以治疗。

（吴起嵩）

第四节　乳腺肥大症

乳腺畸形为乳腺先天性或遗传性发育异常，与神经内分泌无联系。而乳房变形，通常指男女两性发生的各种乳腺肥大，多与内分泌失调有关，既可单侧亦可双侧。有的为可逆性，有的为不可逆性，依其类型而有不同。新生儿乳腺肥大及青春期乳腺肥大，被认为属生理性反应；而早熟性乳腺肥大、真性弥漫性乳腺肥大症；男性乳腺发育等，则属病理性现象。

一、生理性乳腺肥大

1. 新生儿乳腺肥大　新生儿无论男性女性，于出生后 2 ～ 10 天，受母体激素影响，可出现乳腺增大，并可有似母亲的初乳样乳汁分泌。2 ～ 3 周内消失。新生儿乳腺肥大症常见新生儿乳腺炎。此时非真性炎症，真正的初生儿急性乳腺炎并不多见。

2．青春期乳腺肥大　青春早期 8～11 岁女性乳腺开始成熟肥大。通常为一侧，左右不对称。乳腺可有疼痛，数周内乳腺弥漫性肥大，可触知明显的块状乳腺组织。其组织学表现为输出管周围及腺叶周围结缔组织增多。男性青春期乳腺亦可肥大，即 13～17 岁时乳腺轻度肥大。乳晕下可触及圆盘状较软的肿块，直径通常为 2～3cm。单侧或双侧。组织学表现为结缔组织导管等增生，不形成腺泡。生理性反应，数月内自行消退，不需要治疗，但应排除肝炎或睾丸肿瘤等情况的继发改变。

3．老年期乳腺肥大　见于老年男性，发生于 50～70 岁。临床及病理表现均与青春期乳腺肥大相类似，单侧多见。或一侧轻一侧重，或一侧先一侧后地发生。6～12 个月多可自行消退。本病注意与男性乳癌相区别。生理性反应，不需要特别处理。应检查肝功能及睾丸有无病变。

二、病理性乳腺肥大

1．早熟性乳腺肥大症　系指 8 岁以前，甚至不足 3 岁的小女孩，呈现的双侧乳腺进行性肥大。与新生儿乳腺肥大不同，常常具有一组性早熟表现，长出阴毛、阴唇发育，有时出现月经。其原因多与小儿患者的内分泌器官的肿瘤有关，如卵巢的颗粒细胞瘤、绒毛膜上皮癌、肾上腺皮质细胞瘤和垂体肿瘤等。将肿瘤切除后两侧肥大之乳房可恢复正常。但多数早熟患儿并无这类肿瘤存在，称为特发性早熟。这种早熟的女孩生长迅速，骨骼大，月经来潮早，性激素测定达成人水平。

2．青春期乳腺肥大症　如果青春期女性雌激素分泌过多，乳腺在其作用下，一年左右可急速长大。然后不断增大。偶尔也可自然停止。多为单侧性，也可双侧，乳房常呈高度下垂状，严重者可下垂至脐部水平以下。巨大乳腺可重达 10 公斤。此为一种可逆性的真性肥大，可停止生长，但不能退缩。与早熟性乳腺肥大不同。组织学表现：肥大乳腺主要由纤维及脂肪组织增生

而成；内含略有分支的小管，偶有形成早期小叶的趋势。上皮成分可呈乳头状增生。且可伴有轻度分泌活动。此病偶有发生肿瘤的报告。

3．妊娠期乳腺肥大症　妊娠后第一周乳腺开始发育。第 5～6 个月急剧长大。单侧或双侧均可，两侧不一定同时发生。大多数病例分娩后可缩小。下次妊娠再度肥大。通常不影响妊娠分娩及哺乳。有的病例，乳房可惊人之大，有的下垂可达耻骨联合水平。

性成熟期和妊娠期妇女乳腺肥大，较青春期乳腺肥大为少见。

三、下垂乳腺

由于乳房库伯悬韧带松弛引起乳房下垂。不仅见于老年人，年轻人亦可发生。有时由于乳腺发育不全所引起（萎缩性下垂）。有时则由于青春期过度发育，或哺乳期乳腺过于肥大而下垂（肥大性下垂）。临床表现为上肢上举时乳房不伴随向上移。此病易于引起积乳炎症及湿疹等。

判断乳房下垂的标准，比较有临床实用意义的有 3 种：①根据乳房下皱襞与乳房下极的关系分型：正常乳房，两者一致；乳房下极超过乳房下皱襞 1～2cm 为轻度下垂；2～3cm 为中度下垂；4～10cm 为重度下垂；大于 10cm 为重度下垂。②根据乳头与乳房下皱襞及乳房下极的关系分型：乳头位置在乳房下皱襞水平为轻度下垂；乳头在乳房下皱襞之下，乳房下极之上，为中度下垂；乳头在乳房下极边缘，为重度下垂。③根据乳房的体积分型：正常体积（250～350ml）的乳房下垂；小乳房（低于 200ml）的乳房下垂；中度肥大（600～800ml）的乳房下垂；巨乳（超过 1500ml）的乳房下垂。判断乳房下垂时，还应注意腺体下垂和皮肤下垂的区别。

正常乳房的重量为 250～350g，非妊娠期 200g，近妊娠期 400～600g，哺乳期 600～800g。超过正常乳房的界限和大于这个重量的乳房称为肥大乳房。

（吴起嵩）

第五节　男性乳腺发育（男性乳腺肥大）

男性乳腺发育停留在胎儿期状态，但在腺体周围的结缔组织中脂肪组织较发达，形成出生后稍隆起的乳腺。男性乳腺发育较女性晚，程度也较低，乳腺的变化较轻微且不规律，发育的期限也较短。男性乳腺在近乳头的结缔组织中，仅有作为乳管痕迹的上皮细胞索，而无小叶形成。乳腺主要为结缔组织构成。增生时表现为导管增多，亦不形成小叶。在男性一生中，有三个阶段出现的乳房增大可以看做是生理性的，而不是一种病理性表现。

一、男性乳腺肥大

1．新生儿男性乳腺增生　约有50%以上的新生儿出生时乳腺增大，这是由于母体或胎盘的雌激素进入胎儿循环，作用于乳腺组织引起的。通常在数周内消退，个别病例持续更长一点时间。

2．青春期男性乳腺增生　正常男性青春期阶段可出现一过性乳房增大。发生率约为39%，也有高达50% ~ 70%的报道。出现青春期男性乳腺增生症的年龄多在13 ~ 14岁。可见乳腺稍突出，在乳头下可触及硬结，轻微触痛。多数男孩两侧乳腺增生的程度不对称，一般一侧较另一侧大，或仅限于一侧。两侧乳腺增生出现的时间也可不一致，持续数月至1 ~ 2年，绝大多数在20岁前增生的乳腺自然消退，仅有少数男孩一侧或双侧乳房永久残留不能完全消退的乳腺组织。组织学变化表现为乳腺导管延伸，管腔变宽，上皮呈高柱状，大导管内偶见少量分泌物。管周结缔组织增生，血管丰富。如果体内性激素紊乱可见男性乳腺肥大。

青春期乳腺增生的确切原因还不清楚，可能的原因一是高水平雌激素影响，临床发现伴乳腺增生症的男孩平均血浆雌二醇水平较高，在男孩血浆睾酮达到成人水平之前，血浆雌二醇浓度已达到成人水平，因而雌激素/雄激素比值增高。二是青春期阶段乳房局部的芳香化酶作用增强，局部雌激素形成增多，导致青春期男性乳腺增生。此外，乳腺组织对雌激素的反应过度敏感也是原因之一。青春发育期的男性乳腺肥大，又称特发性

男性乳腺发育，也称为原发性生理性乳腺肥大。

3．老年性男性乳腺增生　在诊断时首先要排除其他原发疾病或药物诱发的乳腺增生，而健康老年男性也可发生乳腺增生。老年男性乳腺增生的发生率较高，一组老年男性尸检的结果为40%，另一报道在50 ~ 69岁的住院男性中高达72%。但老年男性常有各种疾病，如心血管病、肝病、肾病，而且常服用多种药物，这些因素均有可能引起乳腺增生。关于老年性男性乳腺增生的原因，一般认为，老年男性大多伴有不同程度的睾丸功能下降，雌激素和雄激素的代谢已发生变化，血浆总睾酮、游离睾酮的平均水平下降等。

二、男性乳腺发育（男性乳腺增生）

继发性病理性男性乳腺肥大，多见于成年之后。其实质为男性乳腺增生症，与女性乳腺增生症性质一样。本病发生原因尚不十分明确。近年来多认为与内分泌关系密切，雌激素分泌过多或排泄障碍时造成平衡失调，或因用药使其代谢直接或间接作用，刺激乳腺组织增生，从而导致各种类型的乳腺发育[2,8,9]。

该病可发生于任何年龄，7 ~ 85岁都有报告。但发病年龄最高峰为青春期及更年期。此外，还有发生在儿童期的特发性男性乳腺发育，以及药物引起的男性乳腺发育。

临床表现可分为两型：①女性型，发生于一侧或两侧，乳房外观似青春少女，且有同样硬度，此为真性男性乳腺发育症；②肿块型，在乳晕下形成盘状硬块，体积小，边缘规则，可自由活动，与皮肤无粘连。患者有胀痛，轻度触压痛，乳晕色素沉着，乳头肥大变硬。两型的病理组织学表现一致，即发育不全的乳管增生，间质增生并硬化，不形成腺泡[4]。有时输乳管可见乳头状增生。细胞可呈轻度异型性。女性型脂肪组织明显增多。

（本病详见第14章第一节）。

（吴起嵩）

第六节 异常泌乳

一、乳汁漏出综合征

产后授乳，乳汁分泌在中止授乳后 2 ~ 3 月[1,5] 内停止。除此以外的乳头溢乳则属病理状态，是为溢乳。常见的溢乳原因有多种。子宫卵巢切除术后，有时会发生溢乳。特别多见于黄体囊肿切除术后。这是由于卵巢激素对下丘脑及垂体反射作用消失的结果。经常的乳头局部刺激，如老年人让孙子吸吮乳头或其他疾病刺激乳头，通过神经末梢作用于下丘脑亦可产生乳汁。肾上腺皮质功能障碍，原发性甲状腺功能低下，或更年期时可偶见溢乳。某些药物可引起溢乳，如作用于中枢神经系统的镇静剂如氯丙臻、酚噻嗪等。抗高血压药物如利舍平、甲基多巴，其他药物如甲氧氯普胺（灭吐灵）等都可直接或间接促使生乳素分泌及释放，产生溢乳。药物性泌乳多在停药后 3 ~ 6 个月恢复正常。口服避孕药也可造成溢乳，甚而闭经。因为避孕药多为雌激素及孕激素的复合物。溢乳多发生在停药以后，服药期间亦可发生。不合并子宫卵巢萎缩。多在用药停止后半年恢复正常。

二、溢乳-闭经综合征

临床停止哺乳后半年，仍长期持续性溢乳，并伴有闭经。或非妊娠妇女见乳汁分泌并伴闭经，这种病态称为溢乳 - 闭经综合征。常见者如下三种类型（表 19-1）：

1. Chiari-Frommel 综合征 产后溢乳，其特点为产后不随意的持续性泌乳，并伴有闭经及子宫卵巢萎缩。产生原因，多数为下丘脑 - 垂体 - 卵巢系统功能不全。有时为不合理的哺乳和长期吸吮刺激等。此时血中生乳素（Prolactin）水平增高，卵泡刺激素（FSH）、黄体生成素（LH）减少。预后好，可自然治愈，下次妊娠时再发生。

2. Argonz-del Castillo 综合征（特发性溢乳综合征）此病与妊娠无关，亦无明显的垂体肿瘤。由于下丘脑、垂体功能障碍所造成。对外界刺激可造成一时性泌乳。如手术、创伤、麻醉、精神抑郁等。假孕时亦可呈此种溢乳。

3. Forbes-Albright 综合征 为肿瘤引起的溢乳症，与妊娠无关。它是由于脑垂体细胞发生肿瘤所引起。大多为嫌色细胞瘤，也可以是嗜酸性细胞瘤。患者常表现肢端肥大症，并发溢乳闭经。也可能是嗜碱性细胞瘤，伴库欣综合征。此外下丘脑松果体的肿瘤也可引起此症。所有以上各种肿瘤都使垂体前叶生乳素分泌增多而泌乳；多数病人垂体瘤体积微小，临床上无脑系症状，有时溢乳及闭经发生数年后方发现上述肿瘤。因此对这种病人需密切随访，以期早期发现肿瘤。该种病人血清中生乳素水平增高。但血清中生乳素高者不一定都有溢乳症发生。

表 19-1	三种溢乳 - 闭经综合征比较		
	Chiari-Frommel 综合征	Argonz-del Castillo 综合征	Forbes-Albright 综合征
发病	分娩后	自然	分娩或自然
蝶鞍	正常	正常	扩张（垂体肿瘤）
视野狭窄	（－）	（－）	常有
持续性	常一过性，亦可持续数年	常永久性	永久性（至垂体切除）

（吴起嵩 阚 秀）

参考文献

1. 阚秀. 乳腺癌临床病理学. 北京医科大学中国协和医大联合出版社，北京，1993.

2. 刘鹏，乔新民，张嘉庆. 男性乳腺发育与相关激素及雌孕激素之间关系的临床研究. 中华普通外科杂志，2000，15：159-161.

3. 廖谦和. 副乳腺及其肿瘤200例临床病理分析. 临床与实验病理学杂志，2003，19（3）：246-248.

4. Tavassoli FA, Eusebi V：Tumors of the mammary gland, AFIP Atlas of tumors pathology. Published by the American registry of pathology, Washington D.C, 2009.

5. Haagensen CD：Disease of the breast, 3-ed , WB Sanders Co, Philadelphia, 1986.

6. O'Hare PM, Freiden U：Virginal breast hypertrophy, Pediatr Dermatol, 2000, 17：277-281.

7. Galli-Tsinopoulou A, Krohn C, Sehmidt H, Familial polythelia over three generations with polymastia in the youngest girl, Eur J Pediatr, 2001, 160：3.

8. Johnson RE, Murad MH. Gynecomastia：pathophysiology evaluation and management. Mayo Clin Proc, 2009, 84（11）：1010-1015.

9. Devalia HL, Layer GT. Current concepts in gynaecomastia. Surgeon, 2009, 7（2）：114-119.

第20章
乳腺正常结构生理变化及其与乳腺癌相关问题

阚　秀　吴起嵩

第一节　正常乳腺大体及组织学结构

一、乳房的位置及形态

（一）位置

乳腺由乳腺导管和腺体积所构成，结缔组织以及脂肪组起支持作用和保护作用。乳房位于胸部，左右各一，处在胸大肌前方的皮下组织中，中央为乳头，乳头周围有环状的乳晕。女性乳房在青春期逐渐发育成熟，分娩后成为婴儿哺乳器官。其形状、大小因性别、年龄、体型、机能状态、种族等不同而有显著个体差异。

（二）形态

性成熟期而未孕妇女的乳腺，一般为规则的半球形或圆锥形，饱满、紧张而富有弹性。左右大小、位置基本对称。成年女性乳腺上部多位于第 2～3 肋间，下达第 6～7 肋间。正常情况下，双乳外上部位乳腺组织最为发达，通常较其他部位厚大，因而发生肿瘤的机会较其他部位为多。

临床上为检查记录的方便，常人为地通过乳头中心做垂直线和水平线，再绕乳晕外做环行线而将乳腺分为 6 个区，即外上象限、外下象限、内上象限、内下象限、中央区（乳晕部）及腋尾区（图 20-1）。

乳腺的形态可因种族、遗传、年龄、营养状况、哺乳等因素影响差异较大。发育的乳房基底直径 10～21cm。日本作者根据乳房的长轴（基底至乳头的长度）与基底面直径的比例不同，将正常乳腺分成三型：扁平乳房，长轴径小于 5cm，基底面半径小；钟形乳房，长轴 5～6cm，与基底面半径相似；梨形乳房（下垂乳

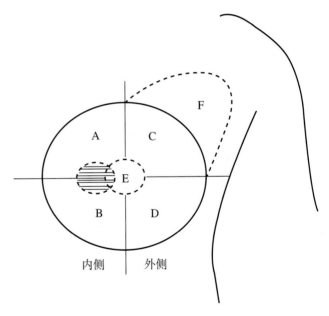

图 20-1　临床用乳腺区域划分（A. 内上限；B. 内下限；C. 外上限；D. 外下限；E. 乳晕区；F. 乳腺尾叶肿物占三区域，记载为 ABE）

房），轴长 6cm 以上，大于基底面半径。也可根据乳腺前突的程度，将成年女性乳腺分为 4 型：①圆盘型：乳腺前突的长度（乳腺长轴）小于乳腺基底部的半径，乳腺稍隆起，形如碗盘状，在胸前壁的隆起为逐渐过渡，边界不甚明显，站立与仰卧乳腺形态变化不大。②半球型：乳腺前突的长度等于乳腺基底的半径，形似半球。乳腺在胸前壁隆起较骤然，边界明显。乳腺丰满浑圆，曲线明显。③圆锥型：乳腺前突的长度大于乳腺基底的

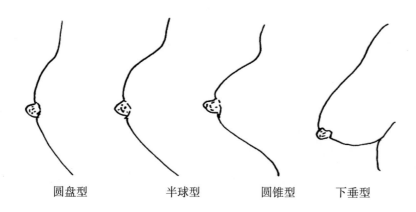

圆盘型　　　　半球型　　　　圆锥型　　　　下垂型

图 20-2　乳腺形态分类示意图

半径，乳腺下缘与胸前壁所形成的角度多小于90°，形成明显的乳腺下弧线，站立时乳腺高耸而微垂。④下垂型：乳腺前突的程度更大，站立时下垂呈袋状，仰卧位时乳腺向外侧垂展（图20-2）。

正常乳房的重量，通常为 250 ～ 350g，非妊娠期200g，近妊娠期 400 ～ 600g，哺乳期 600 ～ 800g。超过正常乳房的界限和大于这个重量的乳房称为肥大乳房。

乳头：乳头位于乳腺中央偏下，青年女性的乳头一般位于锁骨中线外侧，通常双侧对称。乳腺特别发达或多次授乳的妇女，乳头会向下移位，位置可以较低。乳头表面的皮肤粗糙，呈颗粒状，有许多皱折和裂隙。裂隙状凹陷内有输乳管的开口（输乳孔），有大约15 ～ 20 条输乳管分别开口于乳头。

乳晕：乳头周围的环形色素沉着区域为乳晕，直径 2 ～ 5cm。乳晕的颜色一般为棕色，因含有较多的色素细胞，有较多黑色素颗粒沉积所致。乳晕具有许多皮脂腺性质的乳晕腺，亦称为蒙哥马利腺（Montgomery gland），开口于乳晕的表面，形成许多散在的圆形小结节状隆起。乳晕腺在妊娠期更为明显，分泌物为油脂，可以保护及润滑乳晕及乳头的表皮。乳晕腺有时会形成皮脂腺囊肿，也可能并发感染。

二、乳房的组织学结构

乳房体由乳腺实质及脂肪组织构成（图20-3）。其中有不同方向走行的纤维结缔组织，分隔脂肪组织，并将乳腺组织与前方的皮肤及后方的胸肌膜相连接而起固定作用。此称乳房库伯悬韧带或库伯韧带（Cooper ligament）。因此，吊在胸前的乳房可在胸壁前自由活动而又不至于过度下垂。

乳房库伯韧带纤维组织将乳腺分隔成 15 ～ 20 个乳腺叶或称乳段。每一乳腺叶有一条输乳管单独开口于乳头。其下方延续成一系列大中小乳腺导管，共同构成一套完整的系统，称乳管系统。输乳管在乳晕下呈放射状分布。小导管继续延伸，即进入小叶内形成末梢导管。乳腺小叶为构成乳腺的基本单位，乳腺小叶由末梢导管、腺泡及小叶内间质所组成。

（一）乳腺终末导管小叶单元（TDLU）

近年研究者提出"乳腺终末导管小叶单元"的新概念，即 TDLU（Terminal Ductal Lobular Unit）[2]。乳腺终末导管小叶单元由乳腺小叶内及小叶外的终末导管和乳腺小叶腺泡共同构成，即将原来的乳腺小叶，另加上小叶外的终末导管（图20-3、图20-4）。

为什么要做如此改变？据研究，该处上皮除存在有腺上皮细胞、肌上皮细胞外，还存在有神经内分泌细胞和幼稚的具有多分化潜能的储备细胞。据认为，乳腺良性增生性病变或乳腺癌多由此处发生。特别指出这一改变具有理论意义及临床实践意义[2]。

TDLU 小结：

乳腺终末导管小叶单元 = 末端导管 + 小叶内导管 + 腺泡

该处有 4 种细胞：● 腺上皮细胞
　　　　　　　　● 肌上皮细胞
　　　　　　　　● 神经内分泌细胞
　　　　　　　　● 幼稚的多分化潜能的储备细胞

乳腺增生、乳腺癌多由此处发生。

（二）乳腺的小叶及 TDLU 组织学结构

乳腺是由皮肤大汗腺衍化而来的复管泡状腺。其基本结构为 15 ～ 20 个乳腺叶（乳段）及其相应的乳管系

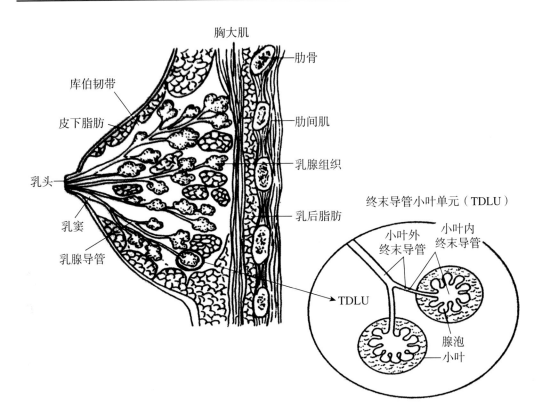

图 20-3　乳腺终末导管小叶
单元示意图

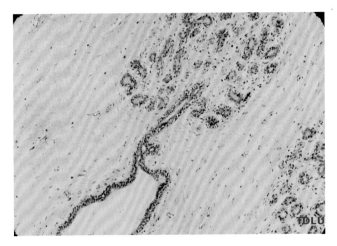

图 20-4　乳腺终末导管小叶单元（TDLU）：由末梢小导管及腺泡组成

统两大部分。每条输乳管连同它的分支和末端腺泡呈树状结构，围以结缔组织，所以乳腺叶大致呈锥体形，以乳头为中心呈放射状排列。每个乳腺叶被视为一个独立的解剖结构，因此在外科手术中将它们看作一个整体可被切除。

每个乳腺叶又被分隔成若干乳腺小叶，每一小叶由小叶内腺泡、导管及小叶内间质三部分构成。乳腺的每一小叶与小叶外的终末导管相连接，即共同构成

TDLU。每个小叶为一个复管泡状腺，分支的末端膨大形成腺泡，腺泡汇聚为腺泡管，继而与小叶内终末导管相通连。每一个小叶有 10 ～ 100 个腺泡，为乳腺的分泌部。

乳腺的腺泡上皮细胞：为单层立方或柱状，胞质嗜酸性，胞核较大，圆形，位于细胞中央，染色质细小。腺泡结构可显示剧烈的生理变化。青春期前不发达。成年妇女乳腺静止期被覆腺上皮为单层立方上皮细胞，围成圆形腺腔（图 20-5 ～图 20-8）。

肌上皮细胞：在上皮与基底膜之间嵌有一些狭长的卵圆形细胞。其长轴与基底膜平行，细胞核小而染色深，胞浆染色浅含有纤细的原纤维，酷似平滑肌细胞，称为肌上皮细胞（myoepithelium），又名篮状细胞（basket cell）。免疫组织化学研究表明（图 20-8、图 20-9），肌上皮细胞具有上皮特征的抗原标志物，如细胞角蛋白；同时也有肌性抗原特征，如与 SMA，P63 等抗体反应；有些肌上皮细胞还呈胶质纤维酸性蛋白（GFAP）阳性。肌上皮细胞收缩时，可将乳汁由腺泡驱出，经导管排出。肌上皮细胞也围绕在除乳头开口处以外的乳腺导管的各段。

腺泡只有在授乳期发育完成，可见乳汁分泌。非授乳期腺泡是否存在一直存在争论。

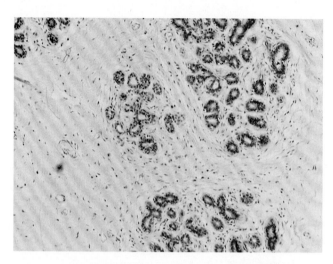

图 20-5　性成熟期的乳腺小叶：由末梢的小导管及腺泡组成，小叶轮廓清楚，小叶周纤维组织包绕，小叶内间质疏松

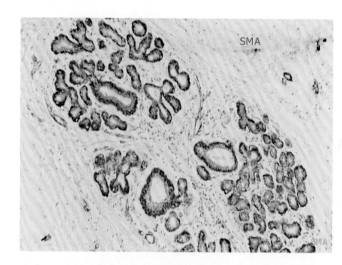

图 20-8　乳腺小叶：SMA 免疫组化染色，肌上皮细胞 SMA 强阳性

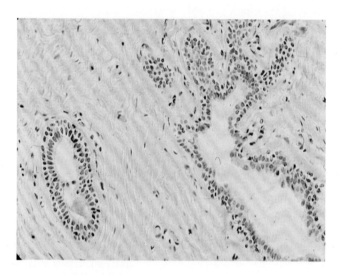

图 20-6　乳腺小导管增生：肌上皮细胞突出，形成明显的双层结构

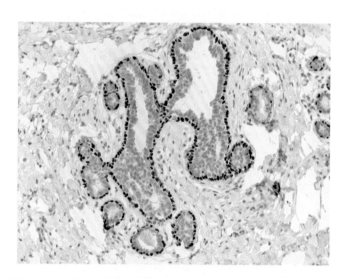

图 20-9　乳腺小导管免疫组化染色：肌上皮细胞核 P63 强阳性

乳腺小叶内间质：小叶内导管及腺泡周围结缔组织细胞成分较多，胶原纤维纤细，排列疏松，此为小叶内间质。因可随着卵巢的内分泌功能状态而变化，故可将其视为小叶实质的一部分。当乳腺增生症时，小叶内间质硬化，与周围间质连成一片。小叶间结缔组织为一般性结缔组织，包绕小叶，混有不同量的脂肪组织，包含有血管、淋巴管及神经等。

（三）乳腺的导管系统

乳腺的导管呈分支状，输乳管分支为小叶间导管，再进一步分支为小叶内导管，之后与腺泡相通连。静止期乳腺也可见各级导管。近乳腺小叶的一段小叶外导

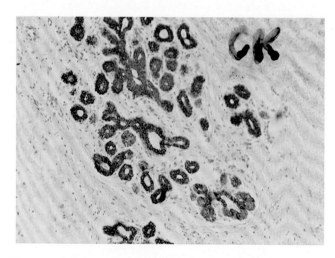

图 20-7　乳腺小叶 CK 免疫组化染色：腺上皮细胞 CK 强阳性

管（又称终末导管）与腺泡共同构成终末导管小叶单位（TDLU）。现在认为，乳腺的增生性病变和肿瘤发生的组织学基础就是终末导管小叶单位的病变。

乳腺输乳管直径约 2mm。距乳头开口 0.5～1.0mm 处（乳头基底部），乳管有一个梭形膨大扩张段，称为乳窦或输乳管壶腹部（图 20-10）。哺乳期在充满乳汁时直径可达 6～8mm，供暂时贮存乳汁功能。

光镜下，不同的乳腺导管其结构有显著差异。终末导管及小叶内导管的组织结构相似于分泌部，两者不易区分。管壁由一层柱状或立方上皮构成，其外可见肌上皮细胞，成为星状的不连续的细胞层。该部双层细胞结构表现最为典型，外层肌上皮细胞数量较多，在显微镜下极易见到，外围以基底膜，此末梢导管行出小叶后，称为小叶间导管。输乳管壁表面衬覆单层柱状上皮，细胞质少，核卵圆形，位于中央，核仁一个或多个，基底

层为与导管平行排列的梭形肌上皮细胞。输乳管在接近乳头孔处延续为复层扁平上皮，与乳头表面的皮肤表皮组织相连续。

（四）乳头及乳晕

乳头表面被覆表皮，角化的复层扁平上皮组织与输乳管上皮连接并延续，一直到乳窦部转变成为柱状上皮。表皮下方的结缔组织形成很多高而不规则的真皮乳头，内含丰富的毛细血管。乳晕部表皮深层有多数色素细胞聚集，毛细血管发达。

乳头皮肤无毛发及汗腺。真皮乳头发育良好，内含丰富的皮脂腺，分布于输乳管开口部的四周。乳晕范围的皮肤含有丰富的皮脂腺，即蒙哥马利乳晕腺。还有很多顶泌汗腺（Apocrine 腺）。此外乳晕部常有副乳腺，哺乳期也有腺泡形成，分泌的乳汁经细小导管注入乳晕

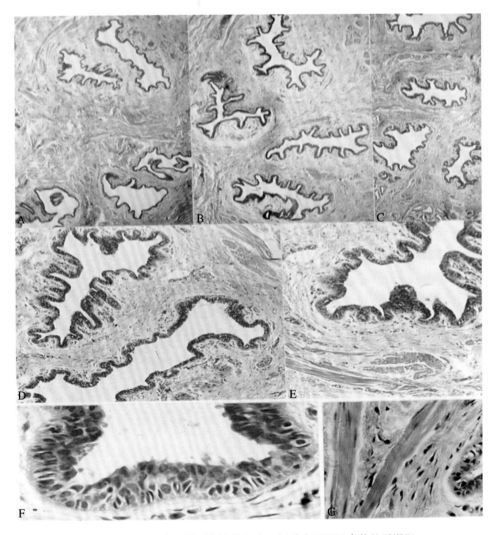

图 20-10 乳头部输乳管（乳窦或称壶腹）：有皱襞，被覆高柱状上皮，间质内可见呈束状的平滑肌

上皮内的乳晕腺，开口于皮肤。

（五）乳腺间质

乳腺小叶为构成乳腺的基本单位。小叶内导管及腺泡周围结缔组织细胞成分较多，胶原纤维纤细，排列疏松，此为小叶内间质。小叶内间质可随着卵巢的内分泌功能状态而变化，故可将其视为小叶实质的一部分。小叶周围胶原纤维包绕，为一般结缔组织，称小叶间结缔组织。通常情况下，小叶内与小叶间结缔组织界限较清楚。

乳头及乳晕内部含有发达的平滑肌纤维。纵行肌纤维顺着输乳管排列，而环形肌纤维则环绕输乳管排列。乳头部的平滑肌呈环形及纵行排列，当乳头受到寒冷、接触、情感刺激或在哺乳时神经受到刺激情况下，平滑肌反应性收缩，可使乳头变硬勃起。

三、乳腺实质的超微结构

（一）导管细胞

导管细胞含有少数线粒体、稀散的内质网、自由核蛋白体（ribosome）和张力原纤维（tonofilament）。导管细胞之间可见明显的细胞连接器。在性激素影响下，特别是雌激素作用影响下，乳腺上皮增生，使之成为复层，形成乳芽等及乳头。增生的乳腺上皮细胞分化成基底的透亮细胞及表面的嗜碱性暗细胞。

（二）乳腺上皮三种细胞

Basslar（1970）对非妊娠期妇女乳腺上皮三种细胞结构进行过详细的描述[2]。三种细胞即：①A细胞，表面细胞或腔面细胞；②B细胞，底层细胞或主细胞；③肌上皮细胞。

电镜观察，可见腺泡腔面的A细胞有少量大小不等的微绒毛，细胞间有桥粒，细胞基部位于基膜上或与肌上皮细胞相邻；胞质约占细胞的50%，含有各种细胞器及中等量的包含物。线粒体呈短柱状或卵圆形，具有横嵴和均匀的基质。高尔基复合体通常位于核上区。胞质内有游离的核糖体、粗面内质网和小脂滴，偶见溶酶体及多泡体，处于活动期的腺泡上皮细胞内可见分泌颗粒。

基底层的B细胞亦称主细胞，此为乳腺上皮的主要结构成分。胞浆透明，含有圆形或卵圆形的核，染色质细而均匀。细胞膜平滑，通过桥粒（desmosome）连接在一起。这些细胞以顶部的微绒毛抵达腺腔表面。通

过观察发现，胞浆内可见微丝显示向肌细胞分化的过程。透明的嗜碱性细胞被认为是具有分化腺腔细胞能力的细胞。因此，有人称具有分泌功能的底层细胞为"透明细胞器官（clear cell organ）"。

肌上皮细胞见于腺泡及小乳管，通过Masson三色染色，可以清楚地显示出来。肌上皮细胞位于腺上皮与基膜之间，为梭形或星状多突起，紧贴腺泡细胞和导管上皮细胞的基部，细胞的分支突起插入上皮细胞与基膜之间，相邻肌上皮细胞的突起相互交织，呈篮筐状结构包在腺泡管和腺泡周围。肌上皮细胞来源于上皮组织，肌上皮细胞与上皮细胞之间有桥粒，与基膜之间有半桥粒，胞质内有肌原纤维，直径50～80Å，通过半桥粒插入细胞基底膜内。肌上皮细胞可能由B细胞分化而来。妊娠或哺乳时肌上皮细胞增生，并且胞质分支，形成密集的纤维质网，包绕腺泡及小导管。

（三）泌乳期乳腺

泌乳期乳腺的超微结构变化主要是出现活跃的分泌现象。乳腺在未怀孕或末授乳时是静止的。只有少许导管，其分泌部分也发育不全。然而，当确定或已存在需要乳汁时，在激素刺激之下，导管大为增殖，分泌腺泡扩大且开始泌乳。上皮细胞分泌活跃，这些细胞显示大量的核蛋白体和成堆的粗面内质网。高尔基复合体发达，它的一些扁平囊和小泡含有小而致密的蛋白质颗粒。大量较大的蛋白质颗粒，通过细胞分泌作用释放于腺腔内。肌上皮细胞不像腺上皮细胞结构上有明显变化。

下面附上两副扫描电镜图像，可见乳腺小叶立体观（图20-11、图20-12）[6]。

四、上皮细胞和肌上皮细胞的分化

据认为，肌上皮细胞来自于B细胞。而A细胞是否亦来源于B细胞尚无定论。B细胞可能为具有一定分化潜能的储备细胞，可分化成肌上皮细胞及A细胞。另外一些作者认为，A、B两种细胞均为干细胞，两种不同类型。妊娠后两种细胞都具有分泌功能。

新近的研究发现[3]，在成人的乳腺导管小叶系统内，除腺上皮和肌上皮细胞外，还存在一种定向干细胞（committed stem cell），具有多向分化潜能，可沿着腺上皮细胞系和肌上皮细胞系分化，经过各自的中间细胞分别分化为腺终端细胞（glandular end cell）和肌上皮终端细胞（myoepithelial end cell）（图20-13）。

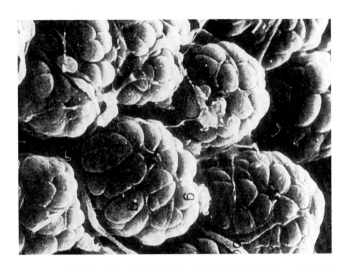

图 20-11　乳腺小叶扫描电镜图像：结缔组织已剥除，显示腺泡细胞（g）、肌上皮细胞（↑）、毛细血管（bc）、成纤维细胞（f）（引自：Rosen PP，2001）

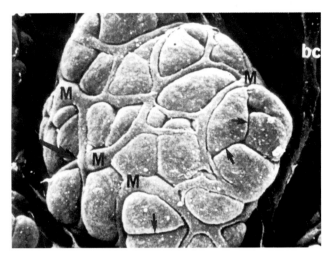

图 20-12　乳腺小叶扫描电镜图像：示一个小叶的放大像。显示呈网状的肌上皮细胞（M）、毛细血管（bc）、腺细胞间分界（↑）（引自：Rosen PP，2001）

原来仅表达 CK5 或 CK5/6 的乳腺定向干细胞，可分别逐渐获得 CK8 或 SMA 表型，并逐渐丧失对 CK5 在这个过程中的表达性。

这种表型变化可以概括为：乳腺定向干细胞表达 CK5（CK5/6）/14、p63。腺前体或中间细胞（glandular precursor or intermediate cell）表达 CK5/14、CK8/18（CAM5.2），而且表达高分子质量细胞角蛋白 34βE12，存在于正常乳腺组织和普通型导管增生组织中。在这个过程中，原来仅表达 CK5 或 CK5/6 的乳腺定向干细胞，可分别逐渐获得 CK8 或 SMA 表型，并逐渐丧失对 CK5 的表达。成熟腺上皮细胞（腺终端细胞）和分泌细胞只表达 CK8/18，不表达 CK5/6、CK14，这些成熟型细胞存在于正常乳腺组织和各种增生性病变及 90% 的乳腺癌中（图 20-13）[4,5]。

五、乳腺相关筋膜

（一）浅筋膜

由于乳腺发生于皮肤腺体，因此整个乳腺位于皮肤浅筋膜的浅层与深层两者之间。浅筋膜浅层位于真皮层的深面，为富含脂肪的结缔组织。浅筋膜不仅将整个乳腺包裹，而且发出纤维伸向乳腺腺叶之间，形成小叶间隔，即乳房悬韧带，也称 Cooper 韧带。当癌肿侵及乳腺悬韧带，使其挛缩变短，可牵拉肿瘤表面皮肤，形成有一个以点为中心的皮肤凹陷，称为酒窝征。

浅筋膜的深层组织，从后方包围整个乳腺，它与胸大肌前方的胸大肌筋膜之间组织疏松呈明显的间隙，称

为乳腺后隙或乳腺下滑囊，可使乳腺在胸前具有一定移动性。乳房后面，偶有若干腺体小岛穿过浅筋膜深层及胸大肌筋膜，伸入生长到胸大肌中，为乳癌易于侵犯胸大肌的机制之一。

（二）胸固有筋膜

腋窝部胸固有筋膜对外科医师非常重要，覆盖肌肉的胸肌筋膜（深筋膜），不仅分别包围在两块胸肌的前后面，而且还跨越腋窝部——从锁骨和肩三角肌盖过腋窝，分布到胸前肌上。即深筋膜实际上分成二层：浅层包裹胸大肌称胸大肌筋膜；深层称肋骨喙突筋膜，除包裹胸小肌外，跨过腋窝，并与腋窝内的脂肪和淋巴结较紧密地连在一起，此为淋巴结整块切除创造了条件。

六、乳房的神经分布

（一）乳腺的皮神经

乳腺系外胚层来源，受躯体神经支配。乳腺上部的皮肤感觉来自颈丛第 3～4 颈神经。乳腺下部的皮肤感觉来自相应的肋间神经。

如切断肋间臂神经或肋间神经会引起所支配区的麻木。但若与血管一起结扎，则会引起支配区的皮肤疼痛。对乳腺施行小手术时，采取肋间神经的阻滞麻醉，常可获得较为满意的效果。

此外，有交感神经纤维随胸壁外侧动脉及肋间动脉至乳房，分布于血管、乳头及乳晕部的平滑肌，以及

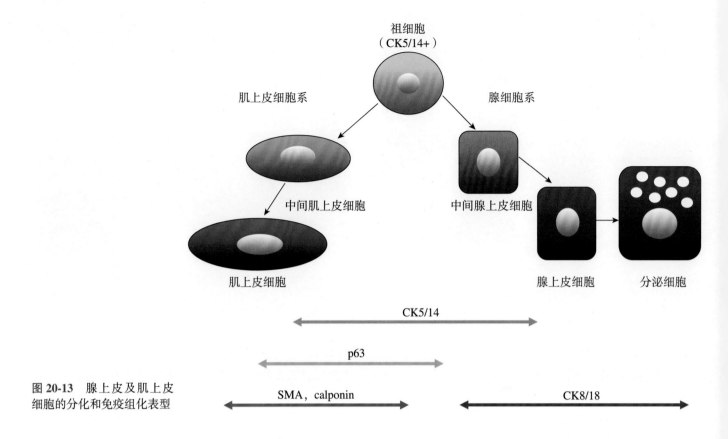

图 20-13 腺上皮及肌上皮细胞的分化和免疫组化表型

乳腺组织。交感神经的功能主要是支配乳腺腺体的分泌和平滑肌的收缩。乳头及乳晕的神经末梢丰富，感觉敏锐，在乳头皲裂时会感到疼痛，哺乳吸吮产生反射，乳头的神经末梢是反射的传入途径。

（二）胸前神经、胸背神经，胸长神经等

此不详述。

七、乳腺的血液供应

（一）动脉

乳腺的血液循环十分丰富，供应乳腺的动脉主要有胸廓内动脉的穿支、腋动脉分支及肋间动脉的前支。这三组动脉分布区域并非界限分明，它们之间相互吻合，构成了致密的动脉网，保证了乳腺充足的血液供应。据统计，腋动脉的分支胸外侧动脉最为重要，它供应乳腺大约 68% 的血液，居首要地位；胸廓内动脉次之；肋间动脉供应乳腺的血液较少。

1. 胸廓内动脉的穿支　胸廓内动脉又称胸骨旁动脉或乳内动脉。该动脉沿胸骨旁在第 1 ~ 6 肋软骨、胸膜及胸横肌的前方、肋间内肌和肋间外韧带的后面下行，达第 6 肋间隙，分为肌膈动脉和腹壁上动脉两个终末分支。胸廓内动脉在胸骨旁相应的肋间隙穿出，通过胸大肌，分布于乳腺的内侧及上方。其中以第 1 ~ 4 肋间支为主，以第 1、2 肋间支为最粗大。

2. 腋动脉分支　腋动脉分支变异较大，是乳腺外侧部及上部主要血液供应来源。腋动脉在第 1 肋外侧缘由锁骨下动脉延续而来，通过腋窝，至大圆肌和背阔肌下缘移行为肱动脉。腋动脉 6 个分支中有 4 支供应乳腺：①胸肩峰动脉，②胸最上动脉，③胸外侧动脉，④胸背动脉。腋动脉直接发出的乳腺支较少，出现率大约为 15%，而由腋动脉向下延续的肱动脉直接发出乳腺支的出现率为 37%。它们一般沿腋中线或腋前线行向下内，营养乳腺的外侧部。

3. 肋间动脉的前支　肋间动脉，除第 1、2 肋间动脉来自锁骨下动脉的分支肋颈干外，其余 9 对肋间动脉和 1 对肋下动脉均发自胸主动脉。

4. 乳头和乳晕的血液供应　乳头和乳晕由三组细小的血管网供给，即乳晕深面的真皮下血管网、乳腺导管周围和乳头下方的毛细血管网、乳晕周围动脉环上的辐射状分支，这三组血管互相吻合。

（二）静脉

乳房的表浅静脉位于浅筋膜浅层的下面。用红外线摄影可以显示出乳房浅部组织回流的血液。经浅部的静脉，汇入深部静脉。乳腺深部各静脉与同名动脉伴行。分别汇入胸外侧静脉、内乳静脉、腋静脉及肋间静脉。乳房的静脉回流对于外科医生尤为重要，因为乳房的静脉常与淋巴管之间有紧密的伴行关系，而乳腺癌转移常通过淋巴管和淋巴结转移；同时，癌细胞也会直接通过乳房静脉回流途径发生血行转移。

（本节基本资料依照：阚秀. 乳腺癌临床病理学. 北京：北京医科大学中国协和医科大学联合出版社，1993.）。

（阚　秀　吴起嵩）

第二节　乳腺相关淋巴结及淋巴引流

一、正常乳腺淋巴管分布

乳房内有丰富的淋巴网及淋巴管，互相吻合成丛。因此乳腺癌转移的主要途径系经淋巴路。了解乳腺的淋巴及其回流，对临床医师理解乳腺癌的临床表现及拟定治疗方案非常重要。乳腺淋巴系统包括乳腺内的淋巴管和由乳腺向外引流的淋巴管及区域淋巴结。

1. 乳腺实质的淋巴管　乳腺实质的淋巴管起自于乳腺小叶周围结缔组织内的毛细淋巴管网。在乳腺小叶周围围绕一层毛细淋巴管网，网眼细小而密集，由该网发出的淋巴管在乳腺小叶周围结缔组织内的血管和输乳管周围吻合成淋巴管丛，并沿输乳管向乳头方向汇集，汇入乳晕下淋巴丛。一般认为，乳腺皮肤及乳晕、乳头的淋巴管向深处注入乳晕下淋巴丛，而乳腺实质的淋巴管则向浅表汇入乳晕下淋巴丛，二者在此丛内汇合。因此，当乳腺肿瘤浸润乳腺实质并阻断其淋巴回流时，产生淋巴逆流，经皮肤毛细淋巴管网转移到对侧乳腺和对侧腋窝淋巴结以及胸腹部皮肤及皮下。但是 Turner Warwich 的研究证明，乳腺实质的集合淋巴管主要伴随营养乳腺的血管走行，乳晕下淋巴管丛在乳腺实质的淋巴引流中并无重要意义。在乳腺癌病理切片上，乳晕下淋巴管丛很不明显，似乎支持该观点。

2. 乳腺皮肤的淋巴管　乳房皮肤真皮下有浅、深两层毛细淋巴管网。浅毛细淋巴管网位于真皮的乳头下层，网眼细小而密集，管腔内无瓣膜。当乳腺癌浸润乳腺实质并阻塞乳房皮肤内淋巴管与乳腺实质内淋巴管交通时，或肿瘤累及乳房皮肤时产生淋巴逆流，癌细胞可随乳房皮肤淋巴管内的逆流淋巴液转移到对侧乳房、对侧腋窝淋巴结或胸腹部皮肤。乳晕下淋巴管丛远较乳晕周围淋巴管丛丰富，而且乳晕下淋巴管丛与乳腺实质的淋巴管相通，一般认为前者与皮肤淋巴液回流的关系较后者更为重要。

3. 胸前外侧壁淋巴管　胸前外侧壁淋巴管分为浅组淋巴管和深组淋巴管两组。临床上即使是位置较低的乳腺癌如已侵及乳房下方的皮肤，其淋巴结也是首先汇入腋窝淋巴结，而脐平面以下的腹壁淋巴液则是向腹股沟淋巴结引流。此外，胸壁浅组的集合淋巴管有时可越过正中线而汇入对侧的集合淋巴管或注入对侧的局部淋巴结，因此，乳腺癌可发生对侧乳房、腋窝、肝、腹腔的转移。

二、乳腺部属淋巴结的数目与分组

1. 腋窝淋巴结　腋窝淋巴结为乳房淋巴引流中最重要的淋巴结。乳腺实质淋巴网及乳晕下淋巴管丛引流来的淋巴，皆注入该淋巴结。腋窝淋巴结约占乳腺淋巴管引流的 75%，因此乳房各区域淋巴液均可流入该淋巴结，但以乳房外侧为主。

此外，整个胸壁前侧面、上肢、颈后下部及脐平面以上腹壁的淋巴管也都引流入腋窝淋巴结。可以理解，即使位置很低的乳腺癌，如已侵犯乳房下部皮肤，也转移到腋窝。所以，乳腺癌发生淋巴结转移时腋窝淋巴结是最重要的一站。

（1）腋窝淋巴结解剖学分组：腋窝淋巴结在腋腔内，沿腋窝神经血管排列，根据其位置和接收淋巴的范围及临床需要，目前对腋窝淋巴结有解剖学及临床学两种分组方法。

解剖学分组可分为 5 群（图 20-14）：

①前群：又称胸肌群淋巴结或乳腺外侧群淋巴结，1～6 个，平均 1.7 个。

②后群：又称肩胛下淋巴结，1～8 个，平均 5.9 个。

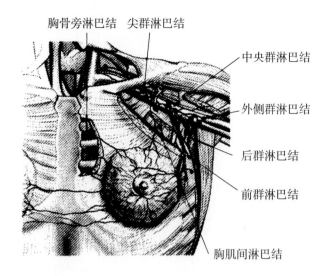

图 20-14　乳腺淋巴结分布

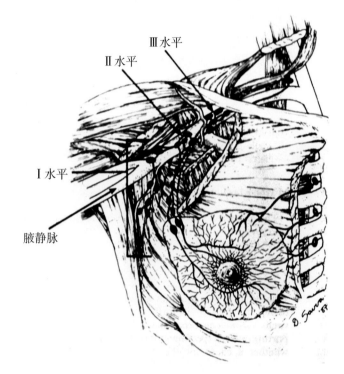

图 20-15　乳腺淋巴结外科分组示意图

③外侧群：又称腋静脉群淋巴结，平均 10.7 个，位于腋窝的外侧壁，在肩胛下血管的远侧端沿腋静脉排列，接收上肢的淋巴回流。

④中央群：平均 12.1 个，位于腋腔中央、腋筋膜深面的脂肪组织中，为腋窝内最大的淋巴结群。接收腋淋巴结外侧群、后群、前群的输出淋巴管，并直接收纳乳腺的一部分集合淋巴管及胸前外侧壁的部分集合淋巴管，其输出管注入尖群淋巴结。

⑤尖群：又称锁骨下群，是腋淋巴结最高和最内侧的一群，平均 3.5 个。

（2）腋窝淋巴结外科临床分组：临床分组采用 Berg 提出的分组方法，即以胸小肌为界，将腋窝淋巴结分为 3 组（三水平）的分法（图 20-15）。

① 低位组（Ⅰ水平）：位于胸小肌外下侧（相当于前、后群的全部，及外侧群和中央群的大部分）；

② 中位组（Ⅱ水平）：位于胸小肌深面（相当于部分外侧群及中央群）；

③ 高位组（Ⅲ水平）：位于胸小肌内侧（相当于尖群）。

这些水平能在手术时被严格准确标记。这种划分方法淋巴结分组明确，便于临床应用，对治疗方法的选择及估计预后都有一定的指导意义。目前，这种分组已在国内外得到广泛的认同。我国卫生部医政司于 1991 年在"乳腺癌诊断规范"[7]中已正式推荐。

（3）腋窝淋巴结数目：腋窝淋巴结是上肢最大的一群淋巴结，其总数因各研究者使用的方法不同而差异很大。Pickren 采用手感检查法解剖根治标本 75 例[8]（表 20-1），平均从每例找到腋淋巴结 21.5 个；而采用溶去腋窝脂肪的透明标本法，在 196 例根治标本中发现淋巴结平均为 37.3 个。Haagensen 报道[8]腋淋巴结最多可达 82 个，最少 8 个。一般认为，腋淋巴结总数为 30 ~ 60 个。

2．内乳淋巴结　也称胸骨旁淋巴结、胸廓内淋巴结。位于胸骨两旁，肋软骨后，沿胸廓内动静脉排列。分布于第 1 ~ 6 肋间，但以第 1 ~ 3 肋间为主（表 20-2）。每侧每肋间可有 1 个，一般为 3 ~ 7 个，典型分布每侧 4 ~ 5 个。由于内乳淋巴结在解剖学上的这一特殊位置，越来越引起临床的重视。

表 20-1	182 例腋窝淋巴结数目统计（个）（Pickren）	
淋巴结群	淋巴结数目	平均数目
前群	311	1.7
后群	1061	5.9
中央群	2199	12.1
外侧群	1948	10.7
尖群	641	3.5
合计	6160	33.9

表 20-2	胸骨旁淋巴结不同部位出现率
位置	出现率（%）
第 1 肋间	91
第 2 肋间	89
第 3 肋间	70
第 4 肋间	46
第 5 肋间	12
第 6 肋间	10
乳内动脉分叉处	23

3．胸肌间淋巴结　又称 Rotter 淋巴结。该群淋巴结位于胸大、小肌之间，沿胸肩峰动脉的胸肌支排列，平均 1.4 个。

4．肋间淋巴结　分为前、中、后三群。临床所谓的肋间淋巴结仅指肋间后淋巴结。肋间淋巴结位于肋小头附近，沿肋间动静脉排列，每个肋间有 1～3 个淋巴结。

5．锁骨上淋巴结　属颈深下淋巴结的最下群。在锁骨内 1/3 的后方，居于颈内静脉、斜方肌前缘和锁骨下静脉构成的三角区内。锁骨上淋巴结一般有 10～

15 个。

6．胸骨后淋巴结　Arao 等对 100 具尸体的内乳淋巴结的研究表明，56.6% 的人存有胸骨后淋巴结。位于第 1 肋间隙平面的左右淋巴干之间，平均 6.6 个。

7．偶见的乳房内淋巴结　有时在乳腺内或其他部位发现淋巴结，并不足为奇。据 Haagensen 报告[8]，在人体几乎任何部位都可见到偶见的淋巴结。他报告一例乳腺癌根治标本，在乳腺深部中心稍下方胸大肌筋膜的表面，有两个很小的淋巴结，其中大者直径 0.5cm。

三、乳腺的淋巴引流

乳腺的皮肤、皮下结缔组织及腺实质的淋巴管网汇合为集合淋巴管，最后汇合为较粗的输入淋巴管进入局部淋巴结。另外，淋巴管之间还有一些相互交通的管道。进入输入管的淋巴液，有时可循短路绕过前面的淋巴结，而进入下一站的淋巴结。在淋巴管与小静脉之间亦有许多吻合存在，淋巴液可不经局部淋巴结而直接进入血液。

（一）乳腺淋巴引流的主要途径

乳腺不同部位淋巴引流方向不同（图 20-16）。

1．乳腺外侧部及中央部的集合淋巴管，通常汇集

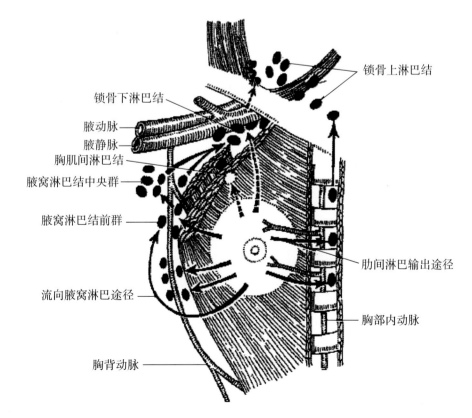

图 20-16　乳腺淋巴引流途径

为数条集合淋巴管向外上方走行，经过胸大肌外侧缘，沿胸外侧动脉和静脉向上注入腋淋巴结的前群及中央群，继而达锁骨下淋巴结。这是乳腺淋巴引流的最主要的途径。但亦有少量来自乳腺上部的淋巴液流向胸肌间淋巴结，直接到达锁骨下淋巴结，通过锁骨下淋巴结后，淋巴液继续流向锁骨上淋巴结。

2．乳腺内侧和中央的集合淋巴管向内侧走行，穿过胸大肌和第1～5肋间隙，流入胸骨旁淋巴结，继而直接或经胸导管（或右淋巴管）进入静脉。

3．乳腺底部的集合淋巴管，穿过胸大肌，经胸肌间淋巴结或直接沿胸小肌上缘，注入腋淋巴结尖群，亦可沿胸小肌下缘注入腋淋巴结中央群和前群。另有少部分集合淋巴管向后注入肋间（后）淋巴结。

4．乳腺内上部的部分集合管有时可穿过胸大肌向上直接注入锁骨上淋巴结。

乳腺淋巴引流虽有以上几条主要途径，但乳腺各部淋巴引流并无恒定的界限。乳腺任何部位的淋巴液均可引流到腋窝淋巴结，也可回流到胸骨旁淋巴结。换句话说，腋窝淋巴结既可接收来自外侧乳腺的淋巴液，又可接收来自乳腺内侧的淋巴液。而胸骨旁淋巴结亦可接收来自乳腺外侧的淋巴液。一般认为，腋窝淋巴结接收乳腺引流的75%左右，胸骨旁淋巴结接收淋巴引流的20%～25%。

（二）其他引流途径

除以上主要的淋巴引流途径外，在一些特殊情况下或病理状态下，乳腺会出现另外的引流途径和方向。

1．较大的乳腺肿瘤，可阻塞乳腺实质的正常淋巴回流，产生淋巴逆流，癌细胞即可随乳腺皮肤淋巴管内的逆流淋巴液转移到对侧乳腺、对侧腋窝、胸腹壁皮肤，或沿腹直肌前鞘及镰状韧带转移到肝。

2．当癌肿侵及胸大肌、胸小肌时，可循胸大肌、胸小肌的淋巴引流转移到腋窝淋巴结、锁骨上淋巴结及胸骨旁淋巴结。

3．若癌肿侵犯肋间肌，可随肋间集合淋巴管转移到胸骨旁淋巴结及肋间后淋巴结。

4．胸骨旁淋巴结接收上腹壁及肝淋巴回流，并且与纵隔淋巴结广泛交通，因此癌肿侵及胸骨旁时，发生淋巴逆流的淋巴液转移到纵隔淋巴结及肝[9]。

5．癌肿有时也可能从乳腺的内下部沿着皮肤深筋膜淋巴管经过上腹部穿透腹壁到达膈下淋巴结，从而发生腹腔内转移。

（吴起嵩　阚　秀）

第三节　乳腺生理性变化及内分泌调节

女性乳腺随年龄、月经、妊娠、哺乳等不同时期形状与组织学上呈现各种变化。影响乳腺变化的主要因素是神经内分泌系统的调节作用。

女性乳腺可以看做是生殖系统的一个组成部分[10]。乳腺的发育和分泌功能均直接接受内分泌系统，特别是性激素的调节和控制，亦受大脑皮质的间接调节。在各种内分泌腺中，以卵巢及垂体前叶的影响最大，其他如肾上腺皮质、甲状腺、胰岛等的激素亦有一定影响。

一、乳腺的不同年龄、性别变化

出生后乳腺发育受多种内分泌激素的影响，青春期前乳腺两性发育差异不明显，而青春期后女性乳腺受性激素影响充分发育成熟。

（一）新生儿乳腺

新生儿乳腺是指出生后6个月内的乳腺。不论男女，大约60%的初生婴儿乳腺出现不同程度的生理活动。一般于出生后第3～5天出现乳腺增生，乳头下乳腺组织肿胀明显，可触及直径1～2cm的扁平肿块，并偶尔可挤出少量稀薄的黄白色乳汁。这是因为出生前受母体血中雌激素影响而出生后雌激素突然中断所致。此现象一般持续2～3周，然后自行消失。显微镜下可见：乳腺导管上皮细胞增生肥大，乳腺组织有中度分支的导管，部分导管明显扩张，其内可见少量分泌物。末端导管上皮呈柱状，部分导管末端可形成萌芽性细胞团，偶见腺泡样结构。导管周围疏松结缔组织中富含毛细血管，且有淋巴细胞浸润。

（二）儿童期乳腺

此时两性乳腺发育差别不大，处于静止时期。表现为乳腺的退行性变化。乳腺导管上皮逐渐萎缩，呈排列整齐的单层柱状或立方状细胞。管腔变狭窄或完全闭塞，导管周围结缔组织玻璃样变，淋巴细胞浸润消失。镜下可见：乳腺小叶不发达，乳腺管单独或成簇分布于结缔组织及脂肪组织。乳腺的外形扁平。此期一直持续到青春期开始。

（三）青春期乳腺

进入青春期后，受内分泌激素的影响，女性乳腺则逐渐发育。此阶段开始的早晚在一定程度上与种族、生活条件、营养状况等因素有关。白种人女性一般在 8～12 岁开始发育，我国女性乳腺发育年龄则推迟 1～2 年，此期持续 3～5 年。

此时乳晕增大，血循环增加呈粉红色，乳头变大。乳腺皮下脂肪组织及间质增生明显，形成乳晕下半球形的乳腺轮廓。丰满的乳腺为第二性征表现之一。此时期，乳腺主要表现为：脂肪组织增多，导管周围间质内富含血管；导管扩大、延伸、分支变多，较大的导管内有时可见少量分泌物。至月经来潮时，小导管末端的基底细胞增生，形成乳腺小叶芽，以后逐渐有管腔形成，最终形成乳腺小叶。

（四）性成熟期乳腺

此期又称月经期乳腺，月经来潮为乳腺及性成熟的标志。此时乳腺发育成熟，乳腺的导管、小叶、腺泡系统发育完善，呈典型的乳腺结构及形态。此时期的乳腺和子宫内膜一样，随着卵巢的周期性活动而呈现周期性变化。

（五）绝经期乳腺

妇女闭经前若干年，乳腺即开始慢慢萎缩。此变化在乳腺各部表现不一致，不规则。此时因脂肪组织沉积增厚，乳腺体积反而变大，但实质在萎缩。乳腺小叶及末端导管明显萎缩减少。管周纤维组织增多，并胶原化。

（六）老年期乳腺

50 岁以后，乳腺导管周围纤维组织越来越多，一般无小叶或仅残留少许小叶，小导管闭锁消失。乳腺内血管减少，间质硬化，玻璃样变，有时可见钙化。

（七）男性乳腺

男性乳腺发育一直停留在胎生期状态。仅可见导管及周周结缔组织、脂肪组织。无乳腺小叶及腺泡发育。在胚胎期有乳腺形成，与女性相同。新生儿可有暂时性乳腺增生，可见乳汁分泌，男女性无大差别。在儿童期，暂时增生开始退缩，男孩表现更为完全。男性青春期发生较晚，70% 以上男孩乳腺出现增生变化，乳头下可触知纽扣大腺体硬结、触痛、乳头甚敏感。组织学表现与初生儿时改变相似，持续 1～1.5 年。

二、成熟期乳腺的月经周期性变化

女性青春期后，月经来潮，进入性成熟期。此时子宫内膜呈现月经周期性变化。乳腺接受同样内分泌激素影响，同样出现周期性变化。但个体不同及同一乳腺的不同部位，其周期性反应不完全一致。

（一）增殖期

相当于子宫内膜增殖后期，在雌激素作用下，乳腺导管上皮增生，变大，管腔扩张。小叶内间质开始变得疏松水肿，并出现淋巴细胞浸润。

（二）分泌期

排卵后，在黄体素作用下，子宫内膜开始分泌期。乳腺导管上皮细胞肥大，有的呈空泡状，可见轻度分泌。至月经前，分泌达高峰。上皮细胞空泡状，导管及腺泡都可有分泌物。小叶内间质明显水肿，血管增多，扩张充血。此时乳房体积变大，紧张、较坚实，因此，有的妇女自觉乳腺胀痛或有触痛。月经前 3～4 天达高峰。

（三）月经期

月经来潮后几天，乳腺显示退行性变化。小叶分泌减少，细胞萎缩剥落。导管变小或消失。间质内纤维结缔组织增生，致密化，且有小圆形细胞浸润，多量吞噬细胞开始修复。月经后乳腺变小变软，疼痛消失。这种退缩表现一直延续到子宫内膜增殖期的前半期。以月经后第 4～7 天，乳腺体积最小。实际上，从组织学判断人乳腺各期机能变化非常困难，与子宫内膜不同。这是因为腺上皮萎缩剥落，又有新的细胞补充上来，乳腺不同部位对激素的反应各有差异，而同一妇女乳腺连续取材制片又不可能。妇女至 30～35 岁以后，卵巢每一周期，腺体都轻微的持续性生长，不能完全复旧，即由于复旧不完全而残留增生腺体。

三、妊娠及哺乳期乳腺

妊娠、分娩、哺乳时的乳腺达到充分发育，因为乳腺的基本功能是分泌乳汁。

（一）妊娠期

妊娠期乳腺变化较大。早期，在卵巢雌激素及黄体素作用下，乳腺实质增加。末梢导管发出上皮芽，其上皮细胞增生。小管增多，小叶间质水肿，小叶得到良好发育，体积变大。

妊娠中期，黄体素分泌增加，乳管终末部扩大，腺泡充分发育。腺泡上皮开始分泌活动，上皮细胞出现分泌颗粒（脂肪滴及蛋白颗粒），腺泡内可有多量分泌物。间质减少，水肿间质内除毛细血管增多扩张充血外，尚可见淋巴小结。乳腺变大而坚实，表浅静脉扩大。乳头乳晕色素沉积增加。

妊娠后期，胎盘的雌激素及孕激素开始起作用。腺泡进一步扩大，上皮细胞内含有分泌空泡及颗粒。分泌物释放进入腺腔。腺腔内出现嗜伊红染的分泌物。腺泡互相紧密靠拢，间质减少，几乎消失（图20-17）。妊娠末期，腺腔充满了分泌物。上皮细胞受压而变扁平。分泌初乳。

（二）哺乳期

虽然妊娠末期腺泡开始分泌并可见初乳，而真正的

哺乳变化开始于分娩后第3～4天。产后，胎盘排出，雌激素及黄体素骤然减少，垂体后叶分泌的催乳素增加，开始乳汁分泌活动。此时腺泡及小叶内导管明显增多，密集，腺泡腔扩张增大。小叶间组织明显减少，形成薄层小叶间隔。必须说明，此时不同部分的腺泡具有不同的形态：部分上皮由立方状变柱状，胞浆富有分泌物而透明，核圆位于基底部；部分腺腔高度扩张，充满乳汁，上皮扁平（图20-18）；有些则很少分泌物，为分泌物排出的表现，之后细胞再生复原。这些情况说明，各部腺泡的分泌活动不是同步进行，而是交替进行的。

分娩后2～3天，分泌乳汁，称为"初乳"。此乳稀薄，水样透明，多少有些黏性。含有大量蛋白及脂肪。其中，有充满脂肪滴的巨噬细胞，称为初乳小体。哺乳开始后即行消失，后逐渐变为"成乳"，为乳白色，不透明液体，可见细微脂肪球，也可见腺上皮细胞及白细胞等。

乳汁分泌时腺泡上皮大部分呈顶浆分泌，即腺上皮细胞向腔内突出部分，含乳汁各种成分。分泌时一起脱离细胞，游离至腺腔内，即为乳汁。脂类多通过此种方式分泌。目前有人认为，有部分乳汁为开口分泌方式，即分泌物由腺细胞浆内排出至腺腔内，不伴细胞脱落。蛋白质多通过此种方式分泌。水及无机盐多通过弥散及渗透分泌。

柱状的腺泡细胞内有脂滴聚集，在石蜡包埋HE染色的切片中，因脂滴溶解，细胞内出现许多空泡，尤多见于核上部胞质内。多数腺泡和小叶内导管腔内含有微

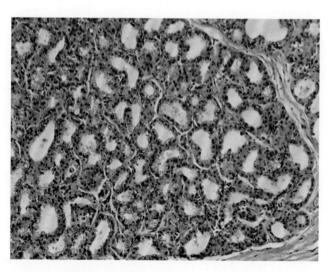

图20-17　妊娠期乳腺（妊娠7个月）：小叶明显增大，几乎互相融合，间质较少，腺泡明显增大、扩张，腺上皮细胞呈立方形，细胞核活跃，染色深

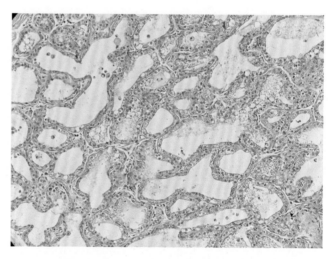

图20-18　哺乳期乳腺：小叶互相融合，腺泡明显增大，大小不等，扩张，腺腔内分泌物，腺上皮细胞呈立方形，细胞核活跃，染色深

嗜碱性物质和脂滴的混合物。小叶间导管有两层细胞：内层细胞含丰富的脂滴，核圆形，染色质细小；外层即肌上皮细胞，位于上皮细胞的周围。哺乳开始后，间质内的淋巴细胞和嗜酸性粒细胞数量迅速减少。电镜下观察，哺乳期的腺泡上皮细胞内粗面内质网增多，尤以细胞基部为多，高尔基复合体发达，常位于细胞核的上方，滑面内质网也相当发达。同时线粒体增加，还有一些溶酶体（图 20-19）。

（三）断乳后及授乳中止的乳腺

规则的哺乳可持续数月或数年。停止哺乳后数日内，乳腺进入复旧期变化。腺泡破裂，细胞崩解，细胞内分泌颗粒消失。基膜中断，形成大而不整的腺泡间隙。在小叶及导管萎陷区内，散在崩解的上皮细胞，吞噬细胞及间质内圆形细胞浸润。然后开始复旧，小管小叶周围结缔组织再生，末梢导管又可出芽，约需历时数月，乳腺方可恢复至非妊娠时乳腺状态。继上皮崩解被吸收之后，由于结缔组织量增生不足，不能完全补充哺乳期被吸收的间质量，致使哺乳后乳腺松软，常呈悬垂

状。若乳腺复旧不完全或不规则，可出现哺乳期乳腺增生结节或导管扩张等病变。

四、乳腺生理变化的神经内分泌调节

（一）乳腺的生长和发育时期

电镜下观察，哺乳期的腺泡上皮细胞内粗面内质网增多，尤以细胞基部为多，高尔基复合体发达，常位于细胞核的上方，滑面内质网也相当发达。同时线粒体增加，还有一些溶酶体。

婴儿出生后 3 ～ 4 天其乳房往往呈现一定的增生现象，乳腺略见肿大、变硬、有少量乳汁分泌。这是由于母体的雌激素及催乳素在分娩前进入婴儿体内循环所致。5 ～ 7 天后，进入婴儿血循环的母体激素已逐渐耗竭，其乳房恢复成婴儿的静止状态。

女孩大约 10 岁左右青春发育期开始。卵巢的卵泡成熟，能大量分泌雌激素。此时乳腺开始迅速发育，至月经来潮，乳腺发育成熟。此时变化主要受卵巢及垂体前叶激素的影响，其中尤以卵巢分泌的雌激素（estrogen）为乳腺导管上皮组织的主要刺激素。现

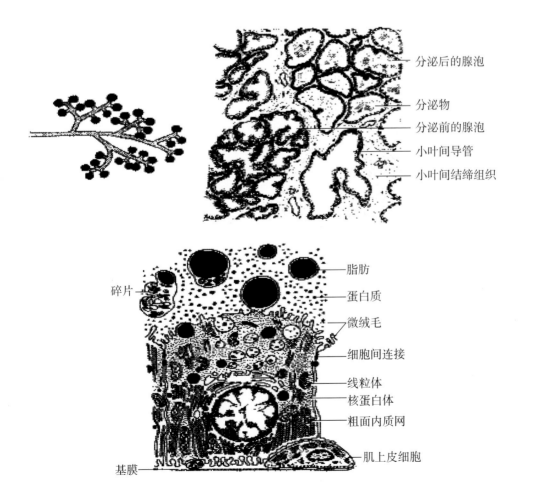

图 20-19　乳腺上皮分泌状态电镜模式图

已证明，雌激素只能导致乳腺小管的广泛增生，而小叶的形成和乳腺的成熟则需雌激素和月经前分泌的黄体素（progesterone）适当比例的联合作用下才能开始，到妊娠后才得到充分发育。另外卵巢的激素（雌激素及黄体素）并非是刺激乳腺发育的唯一激素，它们必须在完整的垂体控制下，才能对乳腺起到刺激作用。在正常情况下，卵巢与垂体处于功能平衡或相互代替的状态。卵巢功能不足时，垂体前叶功能亢进；而卵巢功能亢进或长期使用大量雌激素时，可抑制垂体前叶的分泌。

（二）月经周期乳房变化的调节

性成熟后乳房变化与卵巢及子宫内膜周期性变化相一致。卵巢从卵泡发育→排卵→黄体形成→退化，子宫内膜相应出现增生→分泌→月经。卵巢的卵泡发育过程中，分泌卵泡素（雌激素），致使子宫内膜及乳腺均出现增生性变化。卵泡发育成熟，卵细胞排出，黄体逐渐形成，乳腺及子宫同样由增生期逐渐转入分泌期。于行经前 4～6 天，黄体发育到极盛期。如卵细胞未受精，黄体即开始退化，渐成为白体，月经来潮，子宫内膜脱落，乳腺出现萎陷及退行性变化（图 20-20）。

（三）乳汁分泌的调节

现已证明，在乳腺细胞膜上有垂体泌乳素的受体，在细胞质及细胞核内有雌激素及黄体素的受体。

1. 妊娠前 在卵巢雌激素及黄体素作用下，乳腺实质得以发育。妊娠中期，黄体相对增多，乳腺腺泡明显发育，分泌物形成。妊娠后半期，胎盘形成，并分泌雌激素及黄体素使乳腺得以充分发育。但妊娠期并无乳汁分泌，这是由于胎盘分泌激素作用于丘脑下部，分泌生乳抑制因子，致使生乳素及催产素不致分泌过多，因而乳腺无乳汁排出。

2. 产后 胎盘排出，雌激素、黄体素骤然减少，垂体前叶分泌的生乳素大量增加，乳汁开始分泌，乳管内充满了乳汁。此时在垂体后叶分泌的催产素作用下，腺管及导管周围的肌上皮细胞收缩，腺腔内压力增高，排出乳汁（射乳）。肌上皮细胞较一般细胞对催产素的作用敏感 20 倍以上。催产素的产生是随着生乳素的释放，反射性的伴同作用。

3. 哺乳时 由于小儿吸吮乳头的刺激，通过脊髓路，到达视丘下部，经垂体-门脉系统的神经体液作用，传达到垂体的前叶和后叶，刺激产生泌乳素及其他必要的激素，维持着乳汁的不断分泌。同时，这些有关乳汁分泌的内分泌条件（包括胰岛素、肾上腺皮质素、甲状腺素和甲状旁腺激素等）及神经性条件互相结合，以满足乳汁原料来源的营养条件。

泌乳素大量分泌的同时，催产素亦大量分泌，促使乳汁排出。乳腺开始分泌后，必须继续不断哺乳，因为泌乳的维持，必须靠吸吮乳头刺激，不断地影响大脑皮质。否则，泌乳将迅速停止。

4. 几种与乳腺有关的激素（图 20-21）

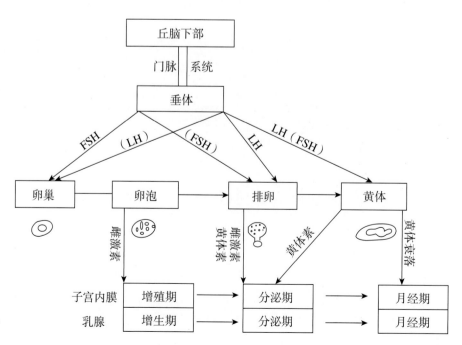

图 20-20 乳腺的月经周期调节

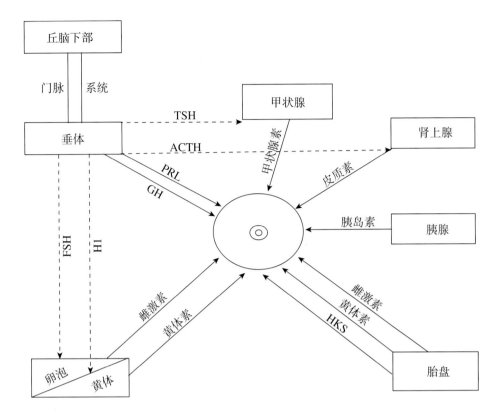

图 20-21　影响乳腺发育及功能的内分泌因素

FSH，促卵泡素；LH，促黄体素；TSH，促甲状腺素；ACTH，促肾上腺皮质素；PRL，生乳素；GH，生长素；HCS，绒毛膜催乳素

（1）雌激素（estrogen）：又称卵泡素，主要由卵巢的卵泡分泌，肾上腺可分泌少量，妊娠时胎盘的绒毛膜上皮亦可分泌该激素。其作用可促进乳腺的乳管上皮增生，输乳管周围及腺叶周围的结缔组织发育，使乳管延长并分支。对乳腺小叶的形成及乳腺成熟，不能单独起作用。可使乳腺血管扩张，通透性增加。

（2）黄体酮（Progesterone）：又称孕酮，主要由卵巢黄体分泌，此外胚胎的绒毛、肾上腺皮质也产生类固醇。主要作用为促进乳腺小叶及腺泡的发育。与雌激素共同作用，使乳腺得到充分发育。

（3）泌乳素（prolactin，PRL）：由垂体前叶分泌。具有刺激乳汁分泌的作用，保护黄体。最近研究认为，在乳腺发育的过程中，该激素具有能使乳腺小叶终末导管发展成为小叶腺泡的作用。

（4）促性腺激素（gonadotropin）：由垂体前叶分泌。促卵泡素（FSH）刺激卵巢分泌雌激素，黄体化素（LH）刺激产生黄体素。对乳腺系间接作用。

（5）生长素（growth hormone，GH）与促肾上腺皮质激素（ACTH）、促甲状腺激素（TSH）：这三种激素均由垂体前叶分泌而来，对乳腺均起间接作用。

（6）男性激素（androgen）：在女性系由肾上腺皮质分泌而来。对乳腺的作用，由于动物种类及作用量而不一致。通常情况下，微量时能促进乳腺的发育；而大量时则相反，可能起抑制作用。

（7）肾上腺皮质激素（adrenocortico-hormone）：由肾上腺分泌的各种激素，主司糖及盐类物质代谢。除此而外也产生雄激素、雌激素、黄体素等。对乳腺究竟起何作用，尚无定论。

（8）甲状腺素（thyroxine）：由于其一般作用为增强代谢，所以对乳腺起间接作用。

（阚　秀　吴起嵩）

参考文献

1．阚秀．乳腺癌临床病理学．北京：北京医科大学中国协和医科大学联合出版社，1993：222.

2．Rosai J. Rosai's & Akerman's Surgical Pathology，9-ed. Elservier（Singapore）Pte Ltd，2004，1763.

3．Boecker W，Moll R，Dervan P，et al. Usual ductal hyperplasia of the breast is a committed stem（progenitor）cell lesion distinct from atypical ductal hyperplasia and ductal carcinoma in situ. J Pathol, 2002, 198 (4): 458-467.

4. 朱鸿, 步宏. 乳腺病理学诊断和研究进展. 医学综述, 2007, 13 (6): 444-446.

5. 陈国璋, 徐艳, 周晓军. 乳腺上皮性病变的诊断与鉴别诊断. 临床与实验病理学杂志, 2008, 24 (1): 1-5.

6. 藤森正雄: 乳房とどの疾患, 中山书店, 东京: 昭和 47 年, P-13.

7. 中华人民共和国卫生部医政司编. 中国常见恶性肿瘤诊治规范. 北京: 北京医科大学协和医科大学联合出版社, 1991, P-25.

8. Haagensen CD: The Lymphatics in Cancer. Philadelphia: Sanders Co. 1972.

9. 雷秋模. 实用乳腺病学. 北京: 人民军医出版社, 2012, P-98.

10. Haagensen CD: Disease of the breast, 3-ed, WB Sanders Co., Philadelphia, 1986.

第 21 章
肿瘤病理常用名词术语及特定名词概念诠释

阚 秀

第一节　肿瘤病理学检查有关名词

1. 肿瘤病理诊断（pathological diagnosis of tumors）

- 概念：肿瘤病理诊断包括确定肿瘤良恶性质、恶性程度、组织来源、累及范围等。为临床诊断的主要依据。至少在目前，多作为肿瘤病人出院的最终诊断。由此可知肿瘤病理诊断的价值。
- 常用病理检查方法：
  - ①活体组织检查（活检）：为术前检查确定肿瘤性质。
  - ②细胞学检查：包括脱落细胞学和针吸细胞学检查。
  - ③手术切除标本病理检查：确定肿瘤性质、组织来源、累及范围等，对决定辅助治疗方案及预后的预测提供主要依据。
  - ④尸体解剖检查：作为肿瘤病人死后的全身检查。对疾病的全面了解及研究具有重要价值。
- 肿瘤的病理诊断，目前作为最终诊断。但必须指出，病理诊断由于种种条件限制（如临床提供资料不全、标本取材不足、切片质量不好以及抽样取材和医师水平限制等），病理检查不能达到100%的准确性。临床需掌握全部检查材料，综合分析。
- 病理诊断，目前除常规的肉眼检查、显微镜检查外，又增加不少现代辅助手段，如免疫组化、超微结构、分子生物学方法等。大大提高了诊断的准确性，并丰富了诊断内容。

2. 活检（biopsy）

- 概念：活检即"活体组织病理学检查"的简称。从患者病变部位取得小块组织，做病理组织学检查，用以判断肿瘤的良恶性质。为目前确定肿瘤良恶性的决定性手段。
- 活检的种类：
  - ①切除活检：将肿物全部切除，送病理检查。
  - ②切取活检：切取肿物的一部分，行病理检查（常因体积较大，不能全部切除，不得已而行之）。
  - ③钳取活检：多通过内镜钳咬小块组织活检。
  - ④穿刺活检：穿刺针吸取或切割微小组织活检。细针吸取细胞学诊断广义地讲也属此类。
  - ⑤影像定位引导穿刺活检。

- ⑥冰冻活检：手术中需明确病变性质、确定手术范围行冰冻切片诊断。

  优点：快速，半小时左右可得初步诊断结果。

  缺点：由于切片质量不如石蜡切片，故其诊断准确性受限，不可作为最后诊断。有时有些病理因不能明确诊断，而必须等待石蜡切片诊断。

- 活检，作为确定肿瘤良恶性质的重要手段，具有决定性意义。但决不可绝对化，应客观对待，结合其他诊断结果，综合考虑。
- 乳腺癌活检，详见本书第3、4章各节。

3. 诊断细胞学（diagnostic cytology）

- 同义词：细胞学检查（cytology）、临床细胞学（clinical cytology）、肿瘤细胞学诊断（cytological diagnosis of tumor）。
- 概念：应用从机体内取得的细胞标本，涂片观察细胞的形态，从而做出病变的诊断，主要用来确定肿瘤良恶性。
- 检查方法：包括脱落细胞学检查及针吸细胞学检查。
- 细胞学检查特点：简便、快捷、节省。最大优点为可以发现早期癌，特别是脱落细胞学检查可以发现原位癌，是其他任何方法所不能比拟的，故可用于肿瘤普查。其缺点在于其准确性不如病理组织学检查，不能准确地做出组织类型诊断，故通常不可作为手术依据，也不能像病理诊断一样作为最终诊断（乳腺细胞学诊断，详见本书第5章）。

4. 脱落细胞学检查（exfoliative cytology）

- 概念：癌细胞较正常组织细胞更容易脱落，利用此原理，通过一定方法，收集到黏膜或浆膜等表面上皮细胞，制成涂片，做出肿瘤良恶性质诊断。又称脱屑细胞学，为诊断细胞学的一部分。
- 方法：细胞的采取、收集方法，各器官有各自方法，如宫颈刮片、食管拉网、内镜涂片等。涂片方法包括一般涂片、印片、抹片、压片等。显微镜观察重要依据是细胞异型性。
- 举例：常用者如检查宫颈癌（刮片）、食管癌（拉网)、肺癌（支气管镜刷片或痰涂片）、膀胱癌（尿涂片）、胸腹水检测等。

- 优点：可以发现早期癌或原位癌，可用作肿瘤普查。

5. 针吸细胞学检查（fine-needle aspiration）

- 同义词：细针吸取细胞学（FNA）、细针吸取细胞病理学、穿刺细胞学，国外亦称细针吸取活检（fine-needle aspiration biopsy）。
- 概念：应用细针吸取肿物组织细胞，涂片，进行细胞学诊断，确定肿瘤良恶性。细针系指针头外径 ≤ 0.9mm。
- 应用：接近体表的实性脏器：乳腺、甲状腺、唾腺、淋巴结、软组织；深部实质性脏器：需在影像定位引导下进行，如肝、肾、肺、纵隔、腹膜后肿物等。
- 优点：除诊断细胞学所述优点外，针吸取得的细胞为活细胞，可进行细胞培养、药物筛选等用途。
- 乳腺癌细针吸取细胞学（FNA），详见本书第 5 章。

6. 免疫组化（immunohistochemistry）

- 免疫组化全称为"免疫组织化学"或"免疫细胞化学"。其基本原理是利用组织细胞含有的特殊抗原与相应单克隆抗体进行免疫性结合的原理。再用组织化学方法显色，显示肿瘤细胞的种类和类型。
- 目前，在乳腺癌的诊断与治疗中，免疫组化已得到广泛应用（详见本书第 4 章第七节）。

7. 特染（special staining）

- 正式名称为"组织化学"。其原理为利用肿瘤细胞内含有的特殊化学成分，与某些已知的化学物质进行化学性结合，显示不同颜色的原理，以确定细胞内某些物质成分，以决定细胞的种类。

8. 超微结构检查（ultrastructure）

- 超微结构即电镜检查技术。相对于光学显微镜检查而言。其观察细胞结构更加细微，可观察各种细胞器，用以辅助确定细胞类型、组织发生、分化程度、分化方向等。对肿瘤的病理诊断有一定帮助。

9. 肿瘤标记（tumor marker）

- 概念：肿瘤组织产生的反映肿瘤自身特性的化学物质，即肿瘤标记物。这些物质可以是大分子蛋白质或小分子脂类，利用这些化学物质成分制备成单克隆抗体。病理学应用上述单克隆抗体的特异性，用来检测肿瘤细胞中某种特殊成分，即肿瘤标记。用以诊断肿瘤类型及来源。
- 举例：AFP（甲胎球蛋白用来检测肝癌）；PSA（前列腺特异抗原检测前列腺组织）；CEA（癌胚抗原用来检测癌组织）；HMB_{45}（用来检测恶性黑色素瘤）等。
- 目前，在乳腺癌的诊断与治疗中，多种标记物已得到广泛应用，如 ER、PR、HER2 等（详见本书第 4 章第七节）。

10. 细胞增殖活性检测（assay of proliferative activity）

- 概念：细胞分裂周期分为间期及分裂期。G_0 期为细胞处于静止状态。检测细胞分裂期出现率，测知细胞增殖活性，即反映细胞生长活跃性。
- 常用病理检测法：
  ①核分裂计数；
  ② AgNOR（核仁组成区嗜银蛋白）；
  ③ DNA 含量及倍体分析（图像分析或流式细胞术）；
  ④免疫组化：Ki-67、PCNA（增殖细胞有关的抗体）。
- 意义：参见本章第三节"生长活跃性"。

第二节　肿瘤临床病理相关名词

1. 肿瘤组织学分类（classification of tumor）

- 同义词：组织学分型（histological types）
- 概念：按其组织学来源及组织学结构形态进行分类。对病理诊断、临床治疗及预后推测均具有十分重要的意义。

- 乳腺癌的组织学分型，详见本书第 1 章第五节。

2. 肿瘤组织学分级（grade of cancer）

- 概念：根据恶性肿瘤组织的分化程度，按照其基本形态特征（包括幼稚性、异型性和活跃性），将恶性肿瘤进行的分级。通常运用于各种恶性肿瘤。

- 恶性肿瘤组织学分级，一般分为三级：即Ⅰ级（高分化）、Ⅱ级（中分化）、Ⅲ级（低分化）。分化越低（差），其分级越高，恶性度越高。
- 恶性肿瘤分级对肿瘤预后的预测具有显著的意义。因此，大多数肿瘤均要求病理报告注明其分级。
- 乳腺癌的组织学分级详见本书第1章第七节。

3. 肿瘤 ICD-O 分级（International Classification of Disease for Oncology）

- 概念：ICD-O 分级即国际肿瘤疾病分类。为 WHO 组织国际有关专家，经过研讨，拟定了各种肿瘤的良恶性质。有了 ICD-O 分级，使肿瘤的良恶性质一目了然。
- ICD-O 分级对肿瘤的生物学行为规定如下：

  /0 — 良性

  /1 — 交界恶性，低度恶性潜能，未确定恶性潜能（交界性或生物学性质未定）

  /2 — 原位癌，上皮内瘤变 - Ⅲ级，非浸润性，非侵袭性

  /3 — 恶性（原发部位）

- ICD-O 分级的应用：WHO 2003、2012 版"肿瘤组织学分类"中，每种肿瘤均注明 SMOMED 编码及 ICD-O 分级（前4位为 SMOMED 命名编码 / 后第5位数为 ICD-O 分级）。
- SMOMED 编码：为国际规范化使用的疾病命名编码，为计算机输入检索和统计分析提供了方便，国际统一。
- 举例：

  乳腺外上限导管内癌（高级别，粉刺癌）

  编码为：C50，4，M-8500 / 2

  说明：C50 = 乳腺， 4 = 外上限， M = 形态学，8500 = SNOMED 编码 导管内癌， / 2 = ICD-O 编码 交界性（原位癌）。（参见本书第2章第四节）

4. 肿瘤临床分期（clinical staging）

- 概念：根据原发肿瘤大小、侵犯范围及转移状况推测肿瘤临床所处时期（即早、中、晚期）。
- 通常采用国际 TNM 分期系统：

  T = 原发肿瘤的大小及浸润深度

  N = 淋巴结转移情况

  M = 远隔脏器的转移

- 根据以上 TNM 所处状况，将肿瘤分成4期：Ⅰ期为早期；Ⅳ期为晚期。每一种肿瘤均有各自 TNM 的具体项目规定及分期方法，是由国际抗癌协会制定的。
- 乳腺癌 TNM 分期，系指临床分期。近年又提出乳腺癌病理分期 pTNM 分期。病人出院应以 pTNM 分期为准（详见本书第1章第八节）。
- 肿瘤分期与组织学分级不同，前者代表的是肿瘤所处时期的早晚，后者代表的肿瘤恶性程度。
- "肿瘤分期"为影响肿瘤预后的最重要独立因素。早期治疗预后好，晚期则常难以收到理想治疗效果。
- 乳腺癌的组织学分期详见本书第1章第八节。

5. 早期癌（early carcinoma）

- 概念：顾名思义，此概念仅指癌的早期，与进行性癌（或中晚期）相对而言。
- "早期"概念可包括以下几个方面：

  ①病理组织学概念：系指原位癌（非浸润性癌）。

  ②肿瘤体积：肿瘤越小应当越早，如微小癌、小癌。但必须指出，体积小，并不一定意味着无转移。

  ③临床 TNM 分期：Ⅰ期（T1N0M0）为早期。

  ④有些癌具有明确规定：如早期胃癌，规定未侵及肌层者称之。

- 其意义在于早期诊断、早期治疗，可大大提高肿瘤治愈率。
- 乳腺早期癌，详见本书第1章第九节。

6. 小癌及微小癌（small carcinoma or microcarcinoma）

- 概念：仅表示肿瘤体积大小，至于多小算做"小"或"微小"，各种肿瘤有其本身的规定标准。
- 举例：

  乳腺癌直径 1cm 以下为小癌；0.5cm 以下为微小癌；

  肝癌直径 3cm 以下称小肝癌；

  肺癌直径 2cm 以下称小癌；

  胃癌：系指早期胃癌时，直径 1cm 以下称小癌，0.5cm 以下称微小癌。

7. 一点癌（pin-point carcinoma）

- 概念：通常系指在黏膜活检时诊断为癌，但手术切除的大标本上经系列取材仍找不到癌，可能由于肿瘤极小，已被活检钳全部取出，又称点状癌。

- 诊断标准，必须符合下述条件：
  ①活检诊断需肯定可靠；
  ②手术标本检查仔细彻底；
  ③排除其他可能性（标本无误差等）。

8. 隐性癌（occult carcinoma）

- 概念：由于原发癌灶很小，临床不足以发现，常以淋巴结转移或血行转移为首发症状，故称为隐匿性癌。
- 必须指出：当前，由于现代检测仪器及检测手段的不断进步和肿瘤普查的广泛开展，小癌、早期癌（包括许多隐性癌）的发现越来越多，多为临床所不可触及，也未发生转移，此时亦为隐性癌。此隐性癌与原来概念已有所差别。
- 最常见隐性癌，如鼻咽癌、乳腺癌、前列腺癌、胰腺癌、肺癌。
- 意义：隐性癌体积小，不易为临床所发现（亚临床癌）。但需注意隐性癌不一定是早期癌，因为可能已有转移或较明显的转移。

9. 原位癌（carcinoma in situ）

- 概念：全层上皮细胞癌变，基底膜完整，未被破坏，无间质浸润。当前已被划作为癌前病变范畴。
- 原位即相对浸润而言。又称上皮内癌、非浸润癌、本位癌等。
- 近年将原位癌又称为上皮内瘤变，划作为癌前病变范畴。如乳腺原位癌已不做根治性治疗。
- 原位癌过去认为是真正的早期癌，不转移，治疗效果良好，5 年存活率应为 100%。如诊断原位癌，又发现转移，此为病理取材不足，未能发现浸润癌所致。
- 举例：最常见者如子宫颈原位癌、食管原位癌、乳腺导管内癌等。

10. 浸润癌（invasive carcinoma）

- 概念：系指已经发生浸润的癌，相对原位癌而言。肿瘤浸润，肿瘤细胞即可浸入血管、淋巴管或自然管腔而引起转移。浸润性癌才是真正意义上的癌，即为进行性癌。

11. 原发瘤（primary tumor）

- 概念：系指肿瘤发源器官初次发生的肿瘤。相对转移瘤（继发瘤）而言。

12. 转移瘤（metastatic tumor）

- 概念：包括所有的转移性肿瘤，为恶性肿瘤播散的结果。又称继发瘤，相对原发瘤而言。
- 举例：最常见者为淋巴结转移性癌，其次为血行转移至肺、肝、骨等脏器的转移性肿瘤（肉瘤或癌）。种植性转移瘤见于浆膜（胸膜、腹膜、心包膜）。
- 转移瘤的出现意味着肿瘤已进入中晚期。
- 病理检查的转移瘤形态，推测原发瘤的部位通常十分困难，有时可提供一定的思考线索。

13. 多发癌（multiple cancer）

- 概念：系指同一脏器发生的相似组织类型的多个肿瘤结节，可能为多中心发生，多灶起源。又称多发性癌灶或多灶性癌。
- 诊断标准：
  ①每一肿瘤明确为恶性；
  ②每一肿瘤彼此分离，间隔以正常黏膜；
  ③非转移性，非复发性。
  常见胃肠道多发癌、多发性肝癌等。
- 对双侧器官特别值得注意，如双侧乳腺癌、双侧肾癌、双侧卵巢癌等，多属多发癌（不包括转移癌）。

14. 多原发癌（multiple primary cancer）

- 概念：多原发癌又称重复癌（multiplicity cancer）。系指身体不相关部位，同时或异时独立发生的多原发性恶性肿瘤，其组织类型不同（偶尔也可相同），必须排除转移的可能。
- 举例：如同时患肠癌及卵巢癌；原患乳腺浸润性导管癌，若干年后又患胰腺癌等。
- 其实，"多发癌"和"第二个原发性肿瘤"也应属于多原发癌，但因各有其名，具独特意义，故三者之间有所区别。

15. 第二个原发性肿瘤（second primary cancer）

- 概念：该瘤为肿瘤治疗引起的相关性肿瘤，原因多是放疗、化疗或手术后引起的远期并发症。
- 第二次肿瘤多是肉瘤。间隔期（潜伏期）5 ~ 24 年不等。
- 举例：放射治疗后引发的纤维肉瘤；乳腺癌根治术后发生的血管肉瘤等。

- 区别：与继发癌不同，后者专指转移癌。与多原发癌不同，后者与肿瘤治疗无关。

16. 非典型性增生（atypical hyperplasia）

- 同义词：异型性增生，或不典型性增生，亦有人用"间变"一词。
- 概念：为一种诊断性病变，系指增生的组织或细胞表现为细胞大小不一致，细胞核相对增大、深染、核形不规则、核浆比例增大，可见核分裂等，但尚不具备恶性肿瘤的形态特征。
- 通常将非典型增生分为三级：即轻度非典型性（Ⅰ级）；中度非典型性（Ⅱ级）；重度非典型性（Ⅲ级）。
- 非典型增生属于癌前病变，或称临界性病变（borderline lesion）。由于其病理诊断困难，故有"诊断灰区"之称。重度非典型增生癌变率高，临床处理宜特别重视。
- 近年，多被"上皮内瘤变"（intraepithelial Neoplasia, IN）一词所取代。
- "非典型性增生"诊断，如子宫颈 CIN。亦同样分为Ⅰ、Ⅱ、Ⅲ级。

17. 异型性增生（dysplastic hyperplasia）

- 与非典型性增生为同义词。
- 不同器官部位，可能有不同的习惯称谓。如胃腺体异型上皮灶，意与非典型性增生相同。

18. 癌前病变（precancerous lesion）

- 概念：泛指具有一定癌变潜能的病变。但究竟需要达到多大癌变率，才可归入癌前病变，尚未见明确规定。因此，具体到哪些病变为癌前病变，尚无较一致意见。只有非典型增生，特别是重度非典型增生，是被公认的。
- 癌前病变范围不可无限增大。如将外阴黏膜白斑、慢性宫颈炎、乳腺增生症等统统列为癌前病变，就有范围扩大之嫌。上述举例如发生非典型增生则当属癌前病变。另外，如家族性多发性息肉病、交界痣等为癌前疾病。
- 由癌前病变转变成癌是一逐渐演变过程，有时需经几年、几十年，有时则可时间很短，时间长短不一。
- 意义：不是所有的癌前病变都一定发展成为癌，但任其发展，有较高的概率可能发展成为癌。因此，对癌前病变的处理，即密切监视和适当的治疗（如

手术切除等），对预防癌变和早期诊断、早期治疗无疑具有重要意义。
- 目前，对于癌前病变有新的概念，将原位癌也划入癌前病变范畴。

19. 交界性病变（borderline lesion）

- 或称临界性病变，即介于良恶性之间，具有一定恶性潜能的病变。通常系指非典型增生、原位癌，及某些癌前病变（详见本书第 2 章）。

20. 癌变（cancerization）及恶变

- 概念：系指良性肿瘤或癌前病变演变成恶性的过程。恶变与癌变可视为同义词。
- 意义：病理诊断局部恶变或局灶恶变，其意义有二：
  ①有明确的良性病变做基础；
  ②局灶小范围，非全部病变是癌。
- 确切地讲上皮性良性肿瘤恶变称癌变，间叶组织良性肿瘤恶变称肉瘤变，统称为恶变。

21. 上皮内瘤变（intraepithelial neoplasia）

- 上皮内瘤变的形态与意义，基本与非典型性增生或异型性增生相同。
- 目前，已将很宽的浸润性癌的前驱病变谱系，统统列入上皮内瘤变范围。除非典型性增生或异型性增生外，甚而包括了各种原位癌。如：
  CIN（子宫颈上皮内瘤变）
  PIN（前列腺上皮内瘤变）
  DIN（乳腺导管上皮内瘤变）
  （详见本书第 2 章第四节）

22. 瘤样病变（tumor like lesion）

- 概念：非真性肿瘤细胞增生所形成的肿块。
- 特点：其生长常为自限性，一般不具有持续性生长能力，增生的细胞成分多样，无恶性临床行为。
- 举例：乳腺增生症、结节性甲状腺肿、息肉、皮赘、增殖性肌炎、腹膜后黄色肉芽肿、瘤样纤维组织增生等。
- 意义：原因不消除或切除不彻底，仍可复发。少数瘤样病变可发生恶变。

23. 交界性肿瘤（border-line tumor）

- 交界性肿瘤或简称"交界瘤"，系指肿瘤的组织形

态及生物学特性均界于良性和恶性肿瘤之间，即具有恶性潜能的一类肿瘤。

- 肿瘤的传统概念，是按照肿瘤的生物学性质，将肿瘤分成两大类，即所谓的良性与恶性。多年的研究证实，肿瘤除这两大类之外，尚存在一大批介于良恶性之间的中间型肿瘤，称为交界性肿瘤。这一观点已为学者所公认。近年，WHO 肿瘤工作小组对交界性肿瘤及交界性病变的定义和范围作出了明确规范。

- 交界性肿瘤，或称中间型肿瘤，或低度恶性潜能肿瘤，或未确定恶性潜能肿瘤，名称不同，但意义相似。这一类肿瘤具有独立的定义、概念、诊断和治疗的标准，已形成一种明确的疾病实体，即 ICD-O-1。

- 对交界性肿瘤和交界性病变的认识理解非常重要。这一新问题对病理医师及临床医师都是必须面对的新挑战，必须重新认识，重新理解。其目的在于使肿瘤患者得到恰如其分的治疗，严防过治疗或低治疗。

第三节　肿瘤病理组织学有关名词

1．肿瘤（tumor or neoplasm）

- 概念：机体在各种致癌因子作用下，某局部组织的细胞基因突变，导致异常过度增生所形成的新生物，通常形成肿块，称为肿瘤，或称新生物。
- 特性：某种细胞一旦转化成为肿瘤细胞，其形态、代谢和功能等均发生异常，生长旺盛，失去分化成熟的能力，具相对自主性，持续性过度生长，对机体造成危害。
- 肿瘤分成两大类：即良性肿瘤和恶性肿瘤。
  ① 良性肿瘤（benign tumor）：对机体影响小，疗效好；
  ② 恶性肿瘤（malignant tumor）：又称癌症（cancer），俗称毒瘤。可发生浸润和转移，疗效差，严重危害人类健康，甚而致死。
- 恶性肿瘤在病理学上具有四大特性：① 幼稚性（不分化、不成熟）；② 异型性（包括多型性）；③ 生长活跃性；④ 浸润性（包括转移性）。这四大特性，为病理诊断恶性的重要形态学依据。
- 实际上，肿瘤除上述良恶性两大类外，还存在第三类肿瘤，既非恶性也不属于良性，具有恶性潜能的肿瘤，属于中间状态，如前述称为交界性肿瘤（见前述）。
- 癌症并非"不治之症"，关键在于早期发现、早期诊断、早期治疗，即所谓"三早"。晚期肿瘤疗效仍然很差。在此，病理医师起着无可取代的作用。

2．新生物（neoplasm）

- 该词与肿瘤（tumor）同义。
- 有作者将 neoplasm 与 neoplasia 共用，不妥。
- 对 neoplasia 译意则多有不同，如"肿瘤"、"新生物"、"肿瘤性增生"、"瘤形成"等，意即细胞自主性增生，失去正常调节机制的生长。目前，将 intraepithelial neoplasia 译成"上皮内瘤变"。
- 《世界新英汉医学词汇》（徐群渊等主编，1999），将 neoplasm 译成"瘤"，将 neoplasia 译成"瘤形成"。

3．增生（hyperplasia）

- 概念：通常系指某种组织细胞数目增多，经常同时伴有细胞肥大。
- 单纯性增生：多种原因均可刺激细胞分裂能力增强，而引起细胞增生。常见于炎症性增生、再生及一些生理性增生（如子宫内膜增生、哺乳期乳腺增生）等，为可复性，可逆性增生。
- 不典型增生：详见本章"不典型增生"条目。
- 肿瘤性增生：为某种组织细胞自主性增生，即失去正常调控机制的生长。

4．化生（metaplasia）

- 概念：该词系指一种已分化的组织，转化成另一种分化组织的过程。它是由组织内未分化细胞向另一种组织细胞分化的结果。该种转化是通过增生完成的，因此通常伴有增生，但并非肿瘤性增生。

- 常见者举例：慢性宫颈炎、慢性支气管炎时的鳞状上皮化生，慢性胃炎时胃黏膜的肠上皮化生等。
- 肿瘤组织也可出现化生现象，如乳腺癌伴骨或软骨化生、子宫内膜癌伴鳞状上皮化生等。

5. 再生（regeneration）

- 概念：该词意指一种损伤的修复过程，当然必须通过细胞增生来完成。这种增生受机体调节，修复完成，增生终止。与肿瘤性增生完全不同。
- 种类：①完全再生：生理性再生，如表皮细胞、胃黏膜表面细胞不断脱落，不断再生；②不完全再生：在病理情况下，原组织结构的功能不能完全恢复，由纤维结缔组织来代替，如伤口愈合、瘢痕形成等。

6. 分化（differentiation）

- 概念："分化"一词，为胚胎学细胞学术语，系指原始幼稚细胞在胚胎发育过程中，向不同方向演变，而渐趋成熟的过程。通过分化，胚胎期原始多能性细胞出现特殊化分工，分化成各种具有独特形态、功能和代谢的成熟组织，各司专门职能，这一过程称为分化。
- 将分化概念引入肿瘤组织细胞形态，反映了肿瘤组织的幼稚性（或不成熟性）、异型性（含多形性）、生长活跃性（细胞丰富、瘤巨细胞及核分裂增多）等肿瘤基本特性。
- 分化程度：可分为高分化、中分化、低分化（俗称分化好、中等分化及分化差）。
- 分化程度是肿瘤良恶性诊断的主要依据，也是确定恶性肿瘤组织学分级的主要指标。
- 意义：肿瘤组织越分化成熟，其恶性度越低。完全分化成熟细胞组成的肿瘤则为良性肿瘤。反之，低分化的肿瘤，组织分级Ⅲ级，为高度恶性肿瘤。

7. 成熟（maturity）

- 概念：组织细胞分化定向后，即将由幼稚逐渐成熟。成熟与分化具有共性，但又不同。成熟的组织一定是分化的组织，而分化的组织未必成熟。
- 举例：胚胎原始细胞分化成外胚叶细胞，再分化成上皮细胞，即分化过程；鳞状上皮为分化的组织，其基底细胞则为具有增殖潜能的幼稚细胞（并未成熟），棘细胞层为成熟组织。

- 成熟细胞组成的肿瘤为良性肿瘤。

8. 多方向分化（multiple direction of differentiation）

- 概念：人体幼稚细胞具有多方向分化的潜能。同一组织起源的肿瘤向不同方向分化，致使同一肿瘤形成多种成分。
- 举例：胃肠道间质瘤、癌肉瘤、间叶瘤、黏液表皮样癌等。
- 注意：肿瘤多方向分化与碰撞瘤不同。

9. 幼稚性（immaturity）

- 概念：幼稚性即不成熟性。肿瘤幼稚性表现为不成熟、不分化。
- 形态：原始幼稚性细胞的胚胎细胞，通常形状较单一、细胞小、核深染、胞浆少，即未分化细胞。幼稚性常同时表现异型性及多形性（详见前述）。
- 意义：同不分化、不成熟。即肿瘤细胞越幼稚、即不分化、不成熟，其异型性（非典型性或多形性）越明显，生长越活跃，恶性度越高，预后越差。常对放疗、化疗更敏感。

10. 生长活跃性（proliferative activity）

- 概念：系指肿瘤细胞生长的活跃程度。良性肿瘤生长缓慢，生长活跃性差；恶性肿瘤生长活跃，生长速度越快，反映该肿瘤倍增时间越短，恶性度越高。
- 形态：表现为细胞丰富，核分裂增多，出现单核或多核的瘤巨细胞及细胞核深染等。
- 此外，现有多种检测"细胞增殖活性"的方法（详见本章第一节）。
- 如良性肿瘤诊断名称后加注"生长活跃"之类词语，意即诊断为良性肿瘤，但生长较快，提供临床，予以适当注意。

11. 核分裂（mitosis）

- 概念：即核分裂象（karyomitosis），为细胞有丝分裂的表现。核分裂象增多，显示肿瘤细胞增生活跃，对诊断肿瘤良恶性具有重要价值。
- 病理性核分裂：核分裂象数目增多，显示增生活跃的意义。此外，其形态可分为正常核分裂及异常核分裂，后者又称病理性核分裂。病理性核分裂形态表现为：不对称性、多级性及顿挫性等。病理性核分裂几乎不见于良性肿瘤，因此对诊断恶性肿瘤具有独特的意义。

- 计数：检查核分裂通常选择细胞增生最活跃部位，以每 10 个高倍视野的核分裂计数（即 ×/10HPF）。

12．异质性（heterogeneity）

- 概念：肿瘤异质性系指同一恶性肿瘤可以由具有多种特性（包括不同组织结构和不同分化水平等）的细胞所组成，或称异源性。
- 肿瘤异质性可表现为：核型、生长速度、DNA 含量、治疗效应、转移倾向、细胞表面抗原、受体、标记物和克隆等的不一致性。
- 意义：帮助人们深入了解肿瘤生长、分化以及分型，同时对于同一肿瘤、不同细胞具有不同特性的原理得以解释。

13．非典型性（atypia）

- 同义词：不典型性、异型性，亦有人视"间变"为等义。
- 概念：肿瘤组织细胞的形态和组织结构均与其发源的正常组织有不同程度的差异，即异型性或非典型性。
- 形态表现：

　①细胞多形性，形态不规则，大小不一致，可出现瘤巨细胞；

　②细胞核多形性，细胞核增大，核浆比例增大 [正常细胞 1：（2～3）；瘤细胞可 1：1]，出现巨核、双核或奇异核；染色深，染色质粗大，聚集成块，在核膜下，核膜增厚；核仁清楚，数目增多；

　③核分裂象增多；出现病理性核分裂（pathologic mitosis），包括核分裂象不对称性、多级、顿挫性核分裂；

　④胞浆嗜酸性是胞浆内核蛋白增生所致。瘤细胞可产生黏液脂质、糖原或色素等；

　⑤组织结构紊乱，与所起源正常组织相差甚远。

- 非典型性（或异型性）的程度与肿瘤的恶性程度密切相关，为肿瘤组织学分级的依据。异型性越明显，分化越差，组织学分级级别越高，恶性度越高。

14．异型性（dysplasia）

- 可视为"非典型性"同义词。
- "dysplasia"原意，在胚胎学意为"发育异常"或"发育不良"（有人译为"结构不良"），在病理学上系指异型性，即与 atypia 同义。

15．多形性（pleomorphism）

- 概念：系指肿瘤细胞形态的多样性。
- 形态：表现为细胞及细胞核：①大小不一致性，相差较明显；②形状各异，不规则；③染色加深，深浅不一。
- 意义：多形性常为幼稚性、异型性、间变等的重要形态表现之一，但含义又不完全相同。

16．间变（anaplasia）

- 概念："anaplasia"一词，其原意为"退行发育"或"逆行发育"。意味着细胞从分化成熟的组织"倒退"分化，向原始幼稚状态逆反，重新获得其胚胎时期的旺盛繁殖能力。
- 病理学概念：系指细胞失去正常形态和功能特性，失去正常细胞分化和组织结构的恶性肿瘤细胞。其形态与原始干细胞相似，呈不分化、不成熟的状态，难以确定其组织细胞来源。
- 形态表现：与非典型性或异型性相同。由于"间变"一词应用概念不统一，目前许多作者主张少用。
- 间变癌，系指分化差、恶性度高的癌。

17．癌（carcinoma）

- 概念：上皮组织发生的恶性肿瘤统称为癌，如鳞状细胞癌、腺癌、移行细胞癌等。
- 通俗用法：意即恶性肿瘤。
- cancer 与 carcinoma 同义，与"癌症"词一样，也泛指恶性肿瘤。

18．肉瘤（sarcoma）

- 概念：间叶组织发生的恶性肿瘤统称为肉瘤，如纤维肉瘤、脂肪肉瘤、骨肉瘤等。
- 肌肉发生的恶性肿瘤，当然也是肉瘤，如横纹肌肉瘤、平滑肌肉瘤。但肉瘤一词绝非单指肌肉肿瘤。

19．浸润性（infiltration）

- 概念：浸润为恶性肿瘤的重要生长方式，肿瘤细胞破坏周围组织，向周围播散，即肿瘤侵袭性。

- 浸润为恶性肿瘤重要特征之一。由于其破坏性，可破坏血管、淋巴管，导致肿瘤细胞转移。因此，临床对恶性肿瘤必须施行广泛切除或根治性手术治疗。

转移瘤或继发瘤。

- 转移途径：最常见为淋巴管、血行和种植性转移。有时沿神经干周围、神经膜内转移。
- 意义：肿瘤转移，意味着肿瘤进入中晚期或晚期，治疗较为困难。

20. 肿瘤转移（metastasis of cancer）

- 概念：恶性肿瘤细胞从"母体"（原发部位），通过一种渠道，运行到与原组织器官不相连的部位称转移，有时称播散。
- 肿瘤细胞转移到新的部位，形成一个新的肿瘤，称

21. 种植性转移（implantation metastasis）

- 概念：肿瘤细胞脱入体腔，种植于浆膜面所引起的转移。为肿瘤转移的一种方式。
- 主要见于胸腔、腹腔，偶见于心包腔及脑室。
- 肿瘤种植，偶见于良性肿瘤，如腹膜的假黏液瘤。

第四节　一些特殊的肿瘤名称

1. APUD 肿瘤（Apudoma）

- 概念：APUD 肿瘤系指弥漫分布于许多器官及内分泌腺体内的内分泌细胞来源的肿瘤。该类肿瘤能从细胞外摄胺前体，通过脱羧作用，使胺前体形成相应的胺和多肽类激素。APUD 即 Amine Precusor Uptake Decarboxycation 的缩写。
- 例如：胃肠道各种神经内分泌细胞癌（最常见类癌）、甲状腺髓样癌（甲状腺 C 细胞来源）、副神经节瘤（乳腺、宫颈、胆道），胰岛细胞瘤、Merkel 细胞瘤等。
- 目前多将 APUD 肿瘤称为"神经内分泌肿瘤"。

2. 类癌（carcinoid tumor）

- 概念：类癌为神经内分泌肿瘤（APUD 瘤）的一种，即由弥漫性神经内分泌系统发生的低度恶性肿瘤。
- 形态特点：呈癌样形态（故名）。但细胞体积小，形状较一致。
- 好发部位：大多器官均可发生。但以消化道，特别是结肠、小肠为最多见，且形态典型。
- 免疫组化：NSE、Synptophysin、chromogranin A 等阳性。
- 电镜：可见典型的神经内分泌颗粒。
- 临床：部分病人可出现类癌综合征。

3. 类肉瘤（sarcoidosis）

- "类肉瘤"一词，完全由 sarcoidosis 直译而来。
- 中文正式译名为"结节病"。正式名称已很少有人用"类肉瘤"译名。该病是一种原因不明的肉芽肿性炎症性疾病，与肉瘤无关。

4. 肉瘤样癌（sarcomatoid carcinoma）

- 概念：该种肿瘤本身为上皮发生的恶性肿瘤（癌），由于其间变或异质性发育，形成肉瘤样组织学形态，实为梭形细胞癌。
- 病理诊断，常称为癌肉瘤、假肉瘤、梭形细胞癌或间变癌。
- 常见部位如肺、甲状腺、乳腺、肾等。
- 免疫组化表达及电镜观察均可证实为癌。
- 注意，原文 sarcomatoid 与 sarcoidosis 之不同，后者为结节病。

5. 癌肉瘤（carcino-sarcoma）

- 概念：系指同一肿瘤内，既有癌又有肉瘤两种成分的复合性肿瘤。
- 关于起源方式：
  ①同一原始组织干细胞的不同方向分化，如子宫苗勒（Müllerian 中胚叶混合瘤，可谓真正的癌肉瘤。
  ②同一组织干细胞间变或化生为形态不同的组织类型，如乳腺的癌肉瘤（实为肉瘤样癌）。

③碰撞瘤性肿瘤不属于癌肉瘤。

- 免疫组化：大多数肿瘤中肉瘤成分均表达 CK 与 Vimentin，电镜观察梭形细胞也见细胞间连接。故有作者统称为肉瘤样癌而主张废弃"癌肉瘤"一词。

6. 间叶瘤（mesenchymoma）

- 概念：除纤维成分外，含两种或两种以上间叶组织成分的肿瘤。间叶瘤可分为良性间叶瘤和恶性间叶瘤两大类。
- 良性间叶瘤：多数可能为错构瘤，如血管平滑肌脂肪瘤等。
- 恶性间叶瘤：可能起源于具有多方向分化潜能的原始未分化间叶细胞。要求两种独立的间叶成分（不相关组织类型），不包括纤维肉瘤成分。

7. 混合瘤（mixed tumor）

- 本瘤缺乏严格定义，通常系指特定的习惯称谓。如：涎腺混合瘤（实为多形性腺瘤）；女性生殖道恶性苗勒管混合瘤（或称恶性中胚叶混合瘤）实为癌肉瘤。
- 而真正间叶与上皮混合性肿瘤通常不称混合瘤（各有自己名称），如：乳腺纤维腺瘤；卵巢 Brenner 瘤（勃伦那瘤）。
- 最复杂的混合性肿瘤为畸胎瘤，也不称混合瘤。

8. 畸胎瘤（teratoma）

- 概念：是由多方向分化潜能的生殖细胞发生的肿瘤，由两个以上胚层分化的组织构成，形态特殊。
- 根据分化程度可分为成熟性（良性）和不成熟性（恶性）畸胎瘤。
- 肉眼所见：多呈囊性或囊实性。
- 肿瘤常见主要成分，如鳞状上皮（或皮肤，毛发）、骨及软骨、脑组织等。
- 好发部位：卵巢、睾丸和身体中线部位（如腹膜后、纵隔等）。

9. 炎性假瘤（inflammatory pseudotumor）

- 概念：在致炎症因子作用下，局部组织细胞增生，形成一个境界清楚的瘤样肿块，为瘤样肿块，而非真性肿瘤。
- 举例：肺的淋巴细胞性炎性假瘤、结核瘤等。

10. 错构瘤（hamartoma）

- 概念：机体某一器官内局部原有成熟组织或细胞过度生长，异常组合构成的肿块。
- 本质：非真性肿瘤，为肿瘤样畸形。
- 举例：血管瘤或血管瘤样病、色素痣、多发性外生骨疣、肾血管平滑肌脂肪瘤、乳腺小叶脂肪瘤、肺的错构瘤等。
- 意义：很少恶变。

11. 迷离瘤（choristoma）

- 概念：在胚胎发育过程中，体内某些组织可离开其正常部位，而到一些不该存在的部位（误位），称组织异位或迷离。该迷离组织形成的肿块称迷离瘤。
- 与异位组织肿瘤为同义语。其本质非真性肿瘤。
- 举例：甲状腺组织异位、胰腺异位、胸腺异位、肾上腺异位等。
- 意义：常见。非真性肿瘤，恶变不常见。易误诊为转移瘤。

12. 异位性肿瘤（ectopic tumor）

- 与迷离瘤同义。

13. ～母细胞瘤（～blastoma）

- 概念：母细胞瘤的种类繁多，概念混乱，对母细胞肿瘤的认识，尚难以取得一致的解释和归类。
- 大致可以分为以下几种情况：
  ①真性胚胎性母细胞性肿瘤：起源于神经或内脏组织，为恶性肿瘤。多发生于儿童，细胞原始幼稚，但异型性不明显。如肾母细胞瘤、肝母细胞瘤、神经母细胞瘤、视网膜母细胞瘤等。
  ②许多肿瘤组织已经分化，但欠成熟，习惯上称母细胞瘤。如淋巴母细胞瘤、免疫母细胞瘤、星形胶质母细胞瘤等。
  ③许多良性肿瘤也称母细胞瘤，常冠以"良性"字头。如脂肪母细胞瘤、血管母细胞瘤、骨母细胞瘤、横纹肌母细胞瘤等。

14. 碰撞瘤（collision tumor）

- 概念：又称邂逅瘤。少见，仅见食管及子宫内膜的报告。应具备以下条件：
  ①同一部位形成的同一瘤块内，两种成分独立存

在，紧密并列（如有部分混合，也必须可识别出两种起源）。

②两种成分的组织发生，应为独立起源。

③两种成分均属原发性。

- 应与下列肿瘤概念鉴别：

①肿瘤混合型；

②混合瘤（前述）；

③肿瘤多向分化（前述）；

④多发癌（多发性癌灶，如前述）；

⑤多原发癌（重复癌，如前述）；

⑥第二次原发癌（second primary cancer，如前述）。

15. 蝾螈瘤（triton tumor）

- 概念：该瘤为恶性外周神经鞘瘤伴横纹肌肉瘤两种成分（见 WHO 肿瘤分类第二版，1994）。

16. 冬眠瘤（hibernoma）

- 概念：又称棕色脂肪瘤。为脂肪瘤的一种特殊形态，此瘤因与动物冬眠腺中棕色脂肪相似而得名。
- 为良性肿瘤。其细胞特点为部分细胞含脂褐素。

17. 绿色瘤（chloroma）

- 概念：即粒细胞肉瘤，为幼稚粒细胞（骨髓造血系统中粒细胞同类细胞）形成的恶性实体瘤。
- 可发生在骨、肝、脾、淋巴结甚而肌肉、胃肠道、乳房等部位。
- 常为粒性白血病的继发改变，亦可无白血病。
- 肿瘤特点：切面绿色而得名。可能是与肿瘤细胞溶酶体中含有髓过氧化物酶有关。
- 暴露于空气中 1~3 小时，绿色消失。

18. 黑色素瘤（melanoma）

- 概念：黑色素细胞发生的恶性肿瘤。
- 常发生于皮肤与某些部位黏膜。
- 恶性度高。

19. 黄色瘤（xanthoma）

- 概念：黄色瘤为局部反应性泡沫状组织细胞增生性病变，非真性肿瘤。其黄色皆因泡沫细胞中含多量脂类物质，肉眼所见黄色而得名。
- 原因：多与血中胆固醇或血脂过高有关。
- 好发部位：皮肤及深部软组织（如肌腱、滑膜，偶见骨组织）。

名词索引及中英文对照

推荐阅读

1. 阚秀. 乳腺癌临床病理学. 北京：北京医科大学中国协和医科大学联合出版社，1993.
2. 付丽，傅西林. 乳腺肿瘤病理学. 北京：人民卫生出版社，2008.
3. 龚西騟，丁华野. 乳腺病理学. 北京：人民卫生出版社，2009.
4. 中华医学会（丁华野）. 临床诊疗指南（病理学分册）. 北京：人民卫生出版社，2009.
5. 许良中. 乳腺病理学. 上海：上海医科大学出版社，2000.
6. 刘彤华. 诊断病理学. 2版. 北京：人民卫生出版社，2006.
7. 雷秋模. 实用乳腺病学. 北京：人民军医出版社，2012.
8. 廖松林等. 肿瘤病理诊断及鉴别诊断学. 福州：福建科技出版社，2006.
9. 舒仪经，阚秀，黄受方. 细针吸取细胞病理学. 北京：人民卫生出版社，2000.
10. 藤森正雄. 早期乳癌（临床和病理）. 东京：中山书店，1976.
11. Tavassoli FA，Eusebi V. Tumors of the Mammary Gland. AFIP Atlas of Tumors Pathology. Washington D. C：American Registry of Pathology，2009.
12. Rosen P P. Rosens Breast Pathology，3rd edition. Philadelphia：Lippincott，Williams & Wilkins，2009.
13. Rosen PP，Hoda SA，Dershaw DD，at al. Breast Pathology Diagnosis by Needle Core Biopsy. Second edition. Philadelphia：Lippincott Williams & Wilkins，2006.
14. Rosai J. Rosais and Ackermans Surgical Pathology. tenth-edition. Elservier（Singapore）Pte Ltd，2012.
15. Haagensen CD. Disease of the Breast. 3rd edition. Philadelphia：WB Sanders Co，1986.
16. Wells CA. European Guidelines for Quality Assurance in Breast Cancer Screening and Diagnosis. Fourth edition. Quality Assurance Guideline for Pathology. EUSOMA. Italy，2006.
17. Scarff RW. Histological Typing of Breast Tumors. Geneva：WHO，1968.
18. Azzopardi JG. Histological Typing of Breast Tumors. Geneva：WHO，1981.
19. Tavassoli FA，Devilee P. Pathology and Genetics of Tumors of the Breast and Genital Organs. WHO. Lyon：IARC press，2003.
20. Lakhani SR，Ellis LO，Schnitt SJ. WHO Classification of Tumors of the Breast. WHO. Lyon：IARC press，2012.